U0204073

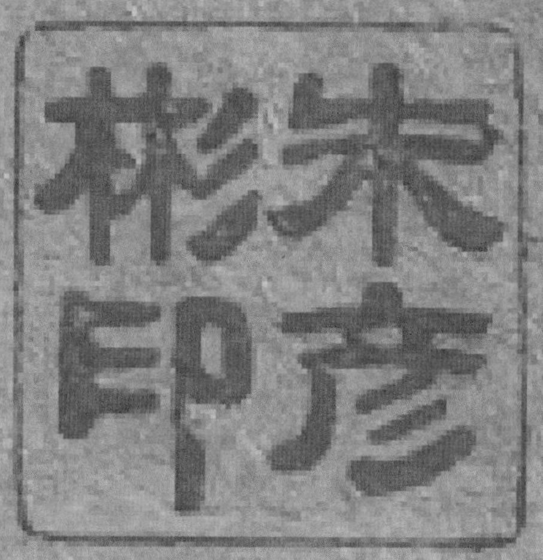
朱彦彬印

國醫朱彥彬先生方箋

临证课徒录

朱彦彬／著

朱彦彬印

蒋滨　梁文华　钟薏　蒋谦／整理

人民卫生出版社
·北京·

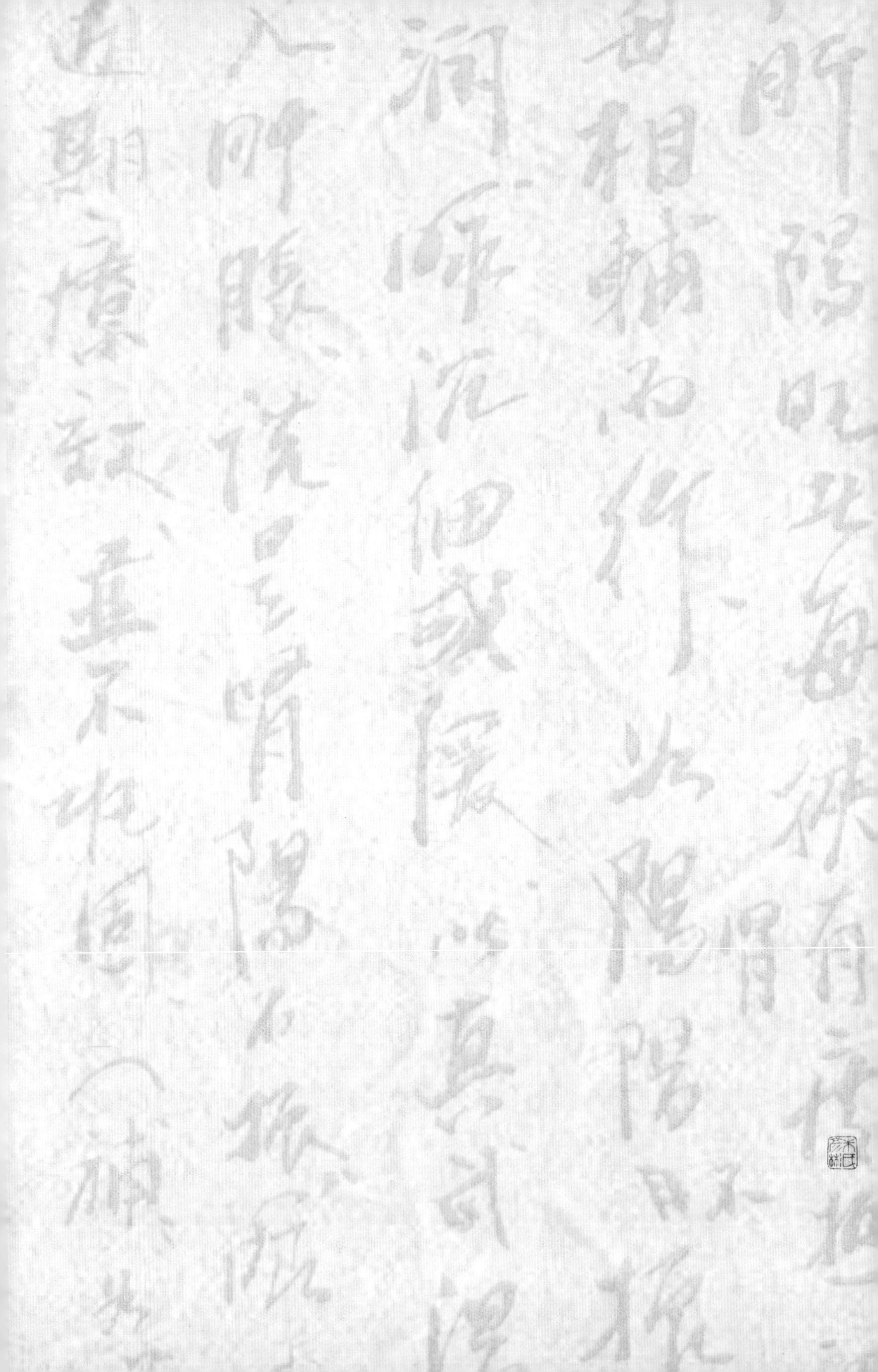

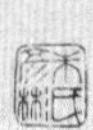

内经证治漫话

课徒集 卷四

党参代之，清代名医之论，

书中讲无力服人参，也可以黄芪一两代之，亦可用

代之，黄芪二钱至用以代参，我常用之，效亦显。

本草载人参甘温微苦，大补肺中元气，其实可以说大补一身元气，不独肺也。气为阳，阳指脏器的功能，所谓气虚，或说阳虚，大体上是指脏器功能的衰弱。人参具有促进和恢复脏器功能的作用。

用辨证论治方法以阴阳二纲来说，总之人体或人体中的任何一个脏器，或这个脏器与[illegible]

醫學漫話叢書
黃帝內經素問心得
朱彥彬

醫學漫話續選 卷壹

醫道漫話 全一冊

外感證治漫話 全一冊

本草漫話 下冊（[illegible]）

民國三十二年
醫學叢書之二
武進朱硯賓著
課徒集 卷壹 稿本

課徒集 稿本 卷貳

朱彥彬印

临证课徒录

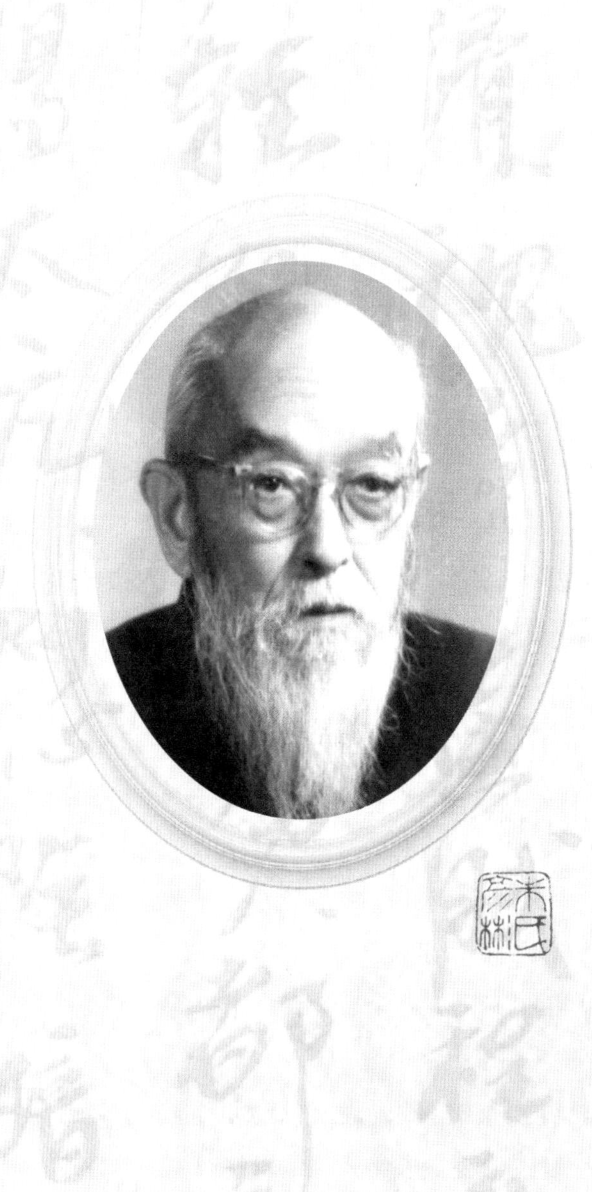

前　言

先外祖朱彦彬先生（1909—1990），幼读私塾，及冠学医。师从晚清孟河四家代表人物之一巢渭芳先生。业后返乡开业行医，医名轰然乡里。后就任于武进县人民医院中医科，1979年被评选为江苏省名老中医（首批）。

朱彦彬先生生平酷爱博览群书，对中医之理论兼容并蓄。从医五十余载，年逾八旬，笔耕不辍。著有《医道漫话》《内伤证治漫话》《外感证治漫话》《本草漫话》《医学漫话续遗》计11卷。观其所著，内容务求真实，不尚虚夸，皆从实践中得来之宝贵经验。在病机、辨证方面，重视阴阳之“常变”“胜复”。立法丝丝入扣。立方选药从孟河派轻灵活泼，流通枢机，往往看似平淡而效奇。不拘于门派之成见，承流派而跳出流派，“当用则用”。言“有定法而无定方，师其法而勿泥其方”，强调理论与实践并重。所列方案，条理明晰，读者易学易用。

朱老一生于祖国传统医学孜孜不倦。尝引清代赵翼诗“李杜诗篇万古传，至今已觉不新鲜。江山代有人才出，各领风骚数百年”，是于后学者有厚望焉。惜未能克绍箕裘，终生憾事。

在本次整理中，亦将朱老之《简易妇科证治》及所做旧著《课徒集》4卷一并纳入，编辑整理成书。虽不可谓窥其全豹，然对其道亦可思而知了。

“人过留名，雁过留声”。幸得人民卫生出版社慧眼，诸位老师秉持传承与发扬传统祖国医学之信念，拨冗编审，细心校正，使朱老之著述得以付之剞劂，其良法不至湮灭，大有功于后来学者。感激之情无可言表。在本书编辑整理中，梁文华博士、钟薏博士、蒋谦医生提出了诸多宝贵意见，并付出了大量精力参与整理工作，乃能完稿付梓。另外，对在编辑整理过程中，得到诸位亲朋好友的大力支持及鼓励，亦在此一并感谢。

需要说明的是，本书由朱彦彬先生20世纪50年代至80年代的手稿整理而成。临证用药时，先生对计量单位之间的剂量换算或舍或入。整理时，遵从先生用药习惯，计量单位两、钱、分、厘与克均保留。同时，以两、钱、分、厘计量的，在括弧内补充先生以克计量的习惯剂量，如薄荷钱半（4g）、橘红钱半（5g）、生地黄六钱（20g）等。再者，为原汁原味呈现先生理法方药思路，手稿中部分药材虽录入，但现今临床多已不用，仅供阅读参考，如无价散、人中黄、陈金汁等。

由于书中某些部分时代较久远，加之本人学识之有限，在整理中有不足和疏漏之处，真诚地希望中医界同仁、前辈和其他爱好传统医学的读者批评和指正。

整理者

2022年4月

目录

上篇 | 医门漫话

下篇 | 课徒集

本草漫話 下册

本草漫話 上册（共二册）

內傷證治漫話 中册（共三册）

內傷證治漫話 下册（共三册）

医门漫话

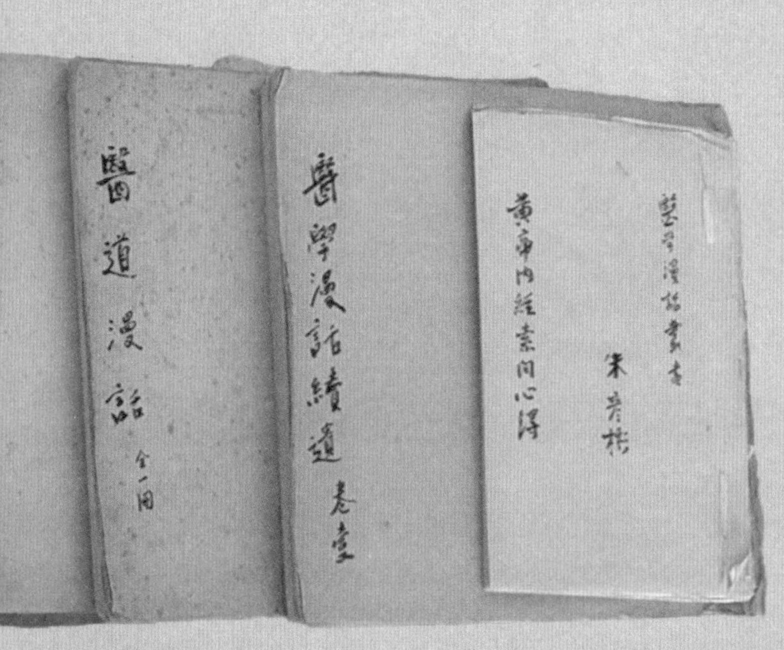

上篇

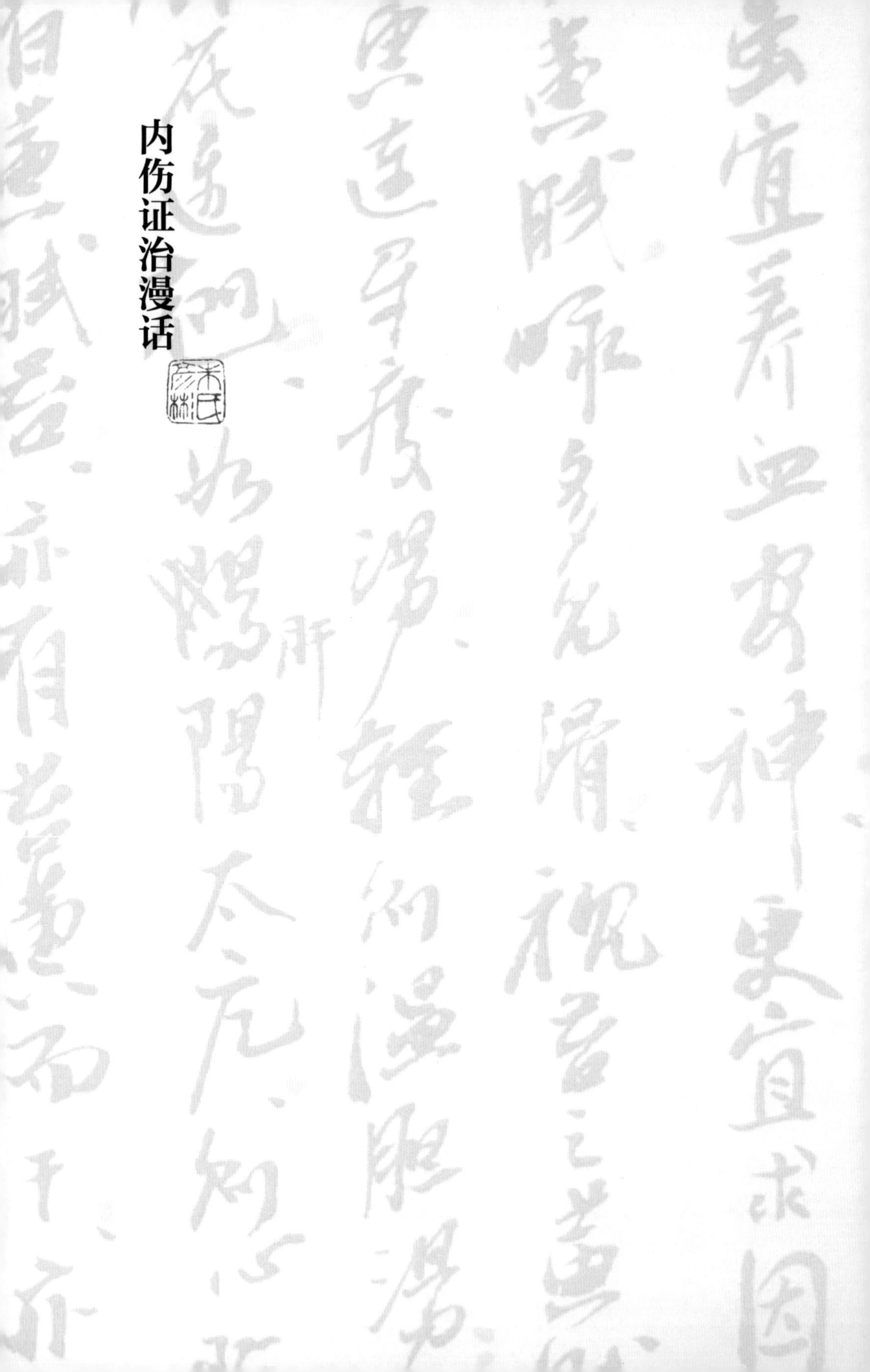

内伤证治漫话

内伤证治漫话·序

幼读私塾，及冠学医。迨后行医，以治外感为多，竟达十之七八。新中国成立后入城，又以治内伤为主，亦达十之七八。年事既久，阅历渐增，亦势使然也。在治外感为主时，偶有体会。及治内伤为主时，又得从头学起。在实践中重求体会，以期达到理论与实践相结合。甚非易也。

治外感固难，治内伤亦不易。外感脏器未损，正气犹存。如两国交战，国力未衰，自易克敌制胜。如伤寒有六经辨证，温热病有三焦辨证、卫气营血辨证。治之不误，奏效尚捷。若夫内伤则不然，症情繁复，千头万绪。脏器暗损，正气日漓。譬之国政，政治腐败，民生凋敝。虽有四诊审查，八纲辨证，谈何容易！治国治病，医相一理。

夫医，非不欲病之速愈。犹之良相，非不欲国之速治。每有力不从心之处，事与愿违之时。理法方药，辨证论治，亦有法可遵。但有时效，亦间有不效。有时心中有数，可以从容应付。亦间有胸中茫然而不知所措。更有自信证治切合，而投之反不效。亦有自视杂乱无章，而竟有捷效。此中自有至理。此无他，在辨证时仍凭一己之见，与客观实际并不相符。理论固须实践检验也。医亦难矣！若侃侃而谈，实效茫茫。何足奇哉！

祖国医学是辨证论治，以证为主。亦有证病难分，归类混淆。亦有借用西医病名，不伦不类。本是漫话，牛头马嘴，何伤大雅。务求真实，不尚虚夸。可则可，否则否。知之为知之，不知为不知。医关生命，书传后人，可不慎哉。或曰，名人之言，并不都是名言。天才之书，并不都是杰作。笔者既非名人，更无天才。仅供参考，是否有当，还凭实践作答。是为序。

朱彦彬 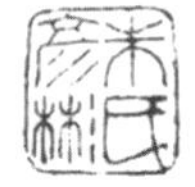

1980年6月9日，时年72岁

目录 | **内伤证治漫话**

内科门

眩晕

眩者，旋也。晕者，转也。晕，古作运，是旋转的意思。与头昏、昏重，似是而非。眩晕好像大地旋运，天翻地覆，伏枕不能起动。两目怕光，不敢张开。重则呕吐黏痰，轻则心泛吊恶。大便或干而艰，亦有四肢发麻。从近代医学来说，高血压每有之。但血压不高的亦有之。致病之因亦不一。

《内经》病机中“诸风掉眩，皆属于肝”。所以又说是肝风。肝主风，主动。顶巅之上，唯风可到。树欲静而风不宁也。刘河间主火，朱丹溪主痰。李东垣，薛立斋又说是清阳不升，正气下陷。有人又说血虚，血虚则生风。所以有“治风先治血，血行风自灭”之说。昔徐洄溪论金元四大家谓合则全，分则偏。各人所说的只对一部分，并不能概括全面。同时，古人已经说过的有之，还没有说到的亦有之，说而不全的亦有之。既要继承，更要发展。所以，在实践中不断总结，不断修正。

任何一个事物，都有常变，有普遍性，亦有特殊性，不能一概而论。叶香岩在《景岳发挥》一书中论眩晕，比较具体而确切。适用于多数，即适用于普遍性。

遵照其法主治，确有良效。叶氏综合起来，说是肝风挟痰上升。治法是一面清息肝风，一面蠲化痰浊，是相辅相成。此病每易复发，又须中药多服，方能彻底痊愈。前卫生科董某，眩晕频发已十年余。服中药30帖，连服膏方2料而痊愈。如有其他夹杂症，用兼治法。

一般性的基本治法，用息肝化痰法。杭菊10g，茯苓12g，双钩藤15g，橘红5g，瓜蒌皮15g，密蒙花10g，青龙齿15g，大贝母10g，炒怀牛膝10g，穞豆衣15g，姜半夏6g，生竹茹10g。

以上杭菊、钩藤、密蒙花清肝息风，二陈以化痰，瓜蒌皮、大贝母、竹茹治痰热，牛膝潜阳下行，龙齿镇逆。

眩晕，脉多滑象，如弦滑、细滑、滑动等。舌苔多见淡黄、微黄、姜黄而带腻。如苔微黄腻者，上方去穞豆衣、大贝母，加连翘10g，忍冬藤或银花10g。如厚黄腻，可加黄连、胆星，则为黄连导痰汤法。以石决明换龙齿，则药力更雄。以龙齿较稳妥，而石决明清泄肝阳之力为大。亦可用山栀，淡竹叶。如大便干结不畅，用蒌仁以通腑气。重症可酌用大黄、元明粉，则效捷。(补注：如舌红绛无苔，忌用导痰法。以橘、半、星皆燥，当以清肝育阴法，如生地、石决明、银花等。甚则可用羚羊角、玳瑁。但药稀价昂，今已不用。)[又注：以前常用明天麻，今缺。以密蒙花三钱（9g）代之，其效更捷。以其亦可清肝息风。]

眩晕已减轻，黄苔亦渐化，可加北沙参、丹参。沙参是清肺以抑肝，丹参是养血以安神。(自注：血虚则生风，养血亦可息风。)

眩晕频发，可去竹茹，改用黄荆树叶15g。豁痰之功独大，功同竹沥而平稳。在化痰药中，分湿痰与热痰二种。苔腻，所以用橘红、半夏。但二陈性温，每以清热润燥与化热痰之品同用。有时也用陈胆星。在化痰中，橘红、半夏亦可与胆星同用，亦可择一二味用之。但不论何种舌苔，何种颜色。其干而无津，二陈当禁用，以其性温而燥也。如舌质或红或绛，光亮无津者，不特辛温禁用，就是苦寒之品，如连、芩，淡渗之品如滑石、通草等，都在禁用之例。苦者其化以燥，淡渗亦伤阴。又宜大剂甘寒，育阴生津，清肝息风。如增液汤、玉女煎，玳瑁、犀、羚之类。但犀、羚既缺又贵，非农民所宜，农村中鲜芦根、鲜淡竹叶都是好药，大剂煎服有良效。而西瓜、鲜梨、荸荠，亦是好药，可大胆啖食之。此种病症是少数，不是多数。

血虚而眩晕者有之，亦是少数。脉多细软，苔多白润。如单纯清泄，往往愈泄愈重。我曾治一宜兴县妇女病人，用归、芍、二陈，结合息肝而效。

还有一种眩晕经久不愈，脉细软舌淡者，可考虑用补中益气汤法。亦是少数，不多见。但此种病例，每只有眩晕，并无泛恶，呕吐。以此为辨。如泛恶呕吐，升、柴禁用。

民间单方，每以天麻与红枣同煮服，多不效。天麻虽有祛风之力，而无清肝之功。应以天麻与鲜竹二青同煮服，有效。竹二青清化痰热有专功。运村西有一蒋童，15 岁左右，眩晕频发。后即服天麻、竹茹。一月而愈，至今 10 年未发。

另外，眩晕或头痛的严重症，可用上腰黄二分（0.5g）研末，1 次或分 2 次开水过服。上腰黄即顶好的雄黄，专擅搜风化痰，有良效。用之于脑震荡后遗症而头痛者亦效。此取法于无锡市已故名医张聿青前辈。张氏每与珍珠粉合研同用。由于珍珠粉价昂，非平民所宜，故独用之亦效。但不宜长服，一般只用 5 天即止。以雄黄有毒也。

另外，有一种头昏，与眩晕有别。头昏多不心泛呕吐，其因亦多端。如由其他病而引起头昏者，以治其他病为主。如单纯头昏，用蔓荆子、决明子、双钩藤、穞豆衣等等。

近来中年妇女头昏甚多，苔多不腻，脉多不滑。既不心泛，亦不呕吐。主要是计划生育，放环结扎后月经量过多。久而久之，血虚阳旺。如用一般眩晕治法，全然不效。要用调经法，或治崩漏法。一定要使月经量少，才能渐愈。

还有是外科手术后，或长期有鼻衄，牙衄等出血症。亦能头昏，亦不呕吐。应先治其出血。

还有妇女带多，亦能令人头昏，亦不心泛呕吐。应先治其带。

既要找致病原因，又要治病治本，都须在舌苔或脉象上细察。但眩晕之苔偏腻，脉偏滑，并有心泛恶吐。以此为鉴别。（补注：在问诊中一定要问详细，弄清病因。）

还有一种是头重。饮食如常，男人为多。只觉头重而闷，四肢无力，面黄无华。中医说是脾弱湿困。农村常说是吃食懒黄病。脉多软或滞。其实是西医所谓的钩虫病引起贫血。另有治法。应以焦苍术、香砂仁、大腹皮、炒六曲、荷叶、佩兰叶、藿香等，有效。以前中药店合有治黄病成药，用苍术、六曲、皂矾，针砂研末，用大枣煮烂泛丸。亦有良效。此亦亲见目视者。

还有一种严重头昏，面黄如蜡。西医说是再生障碍性贫血。此症亦颇恶。宜大补大温，用人参养荣法有效。看来此症可治可愈。雪堰公社一中学教师患此，用此法后已 7 年仍健在。（自注：横山公社一教师亦患此已 6 年，常服人参养荣丸。83 年 11 月补）

另 1 例重病员张某，女性，63 岁。遥观公社东家头村人。在 1968 年 6 月初诊。曾在常州一院住院，前后输血 750ml。转来门诊时头昏，昏厥。我亦大惊。见其面黄无华，略浮，目视物不明。苔微腻，淡黄，脉虚软无神。胸次稍闷。每日只食稀粥 2 两。以黄芪八钱（25g），党参八钱（25g），肉桂心八分（2.5g），归身三钱（9g），杞子六钱（20g），淡附片二钱（6g），炙甘草八分（2.5g），白术三钱（9g），白芍钱半（5g），桂圆肉三钱（9g），鸡血藤八钱（25g），炒麦冬五钱（15g），生姜钱半（5g），大枣 10 枚出入加减，前后共服 60 余帖。我于 7 月 10 日到县。我嘱承少槐医生，我走之后坚守此法续服。至8月31日最后来复诊。面色红润，胃口亦振。能吃饭一碗多，能吃大量肥肉。脉已起而有神，精神亦好。病虽愈，见其满背满胸及二腋，黑斑成片，如锅底色，几无完肤。并中间有紫红色出血点，如黄豆大。此症亦少见，《名医类案》《清代名医医案精华》中均有此记载（自注：古人谓是阴斑）。见其神情色脉均佳，知病已愈，嘱停药。时在炎热暑天，大温大补，连服60剂，亦不易易。至1969年9月，该病员又来门诊。说又有些头昏，精神不及以前。仍用轻剂前法。后既未随访，又未联系。此例愈后年余，复发后情况不知，然前曾治愈，亦可记也。

杨桥邮局朱某，吃参茸酒2瓶。眩晕呕吐，慌慌然不知所措。人参助气，气有余便是火。鹿茸本身亦是热性，火热生风，生痰也。以石决明一两（30g），连翘，银花，蒌皮，密蒙花，橘红，半夏，杭菊，牛膝，鲜竹茹，钩藤等。服后头目顿觉清醒，连服近20帖而愈。（如苔带腻而心泛，呕吐。清息中稍兼二陈。此叶法。）

老友杨某，家在前王公社薛渎村。闻其有高血压，亲往视之。见其扶竹杖而行，行动甚艰，如欲跌倒。我曰，病能愈，但须久药耳。以龙齿，杭菊，茯苓，橘红，连翘，蒌皮，大贝母，密蒙花，决明子，牛膝，半夏，胆星，竹茹。前后共服70余剂。今精神仍健，能行走10余里，血压已不高矣。（自注：徐大椿谓“有久药而愈”。即此也。）

戚墅堰中街，梅某，40多岁。在1968年7月，头昏并胀。每在中午前后五心烦热，至晚稍适。《内经》云“平旦至日中，天之阳，阳中之阳也。”肝阳本旺，两阳相从，故日中乃剧。近日左目红，亦系肝阳为患。舌偏红，脉细动。以鲜生地，石决明，连翘，生赤芍，生草，钩藤，麦冬，黑山栀，银花，蒌皮，杭菊，竹茹复方而愈。此症本想用制大黄，因其已有效未用。

附录已故名医范文虎治眩晕方。（见近代《中医流派经验选集》172页）苦眩晕，阳见于面，目不能开，开即眩晕。脉弦硬。此火郁于上之候。大小便亦闭。生大黄三钱（9g），元明粉三钱（9g），炙草二钱（6g），小生地八钱（25g），元参四钱（12g），炙龟板五钱（15g）。复诊。余热尚在，元气渐衰。生石膏八钱（25g），党参三钱（9g），竹茹三钱（9g），杞子八钱（25g），炙草一钱（3g），麦冬六钱（20g），半夏三钱（9g），薏仁四钱（12g），鲜芦根一两（30g）。我看范氏治病，确有手面。录之可以广开吾人思路。

另外，眩晕每伴有耳鸣，或脑鸣。此亦肾虚肝旺，风阳不静。亦有大出血后，血虚阳旺。耳鸣是两耳或一耳轰轰作响，或如雷鸣。脑鸣则吱吱作响，或作虫鸣。奇声怪响，不一而足。脑为髓海，而髓亦属于肾。《内经》谓“阴平阳秘，精神乃治”。此亦阴虚阳亢，阴阳失调引起。唐代大文学家韩昌黎曰“凡物不得其平则鸣，草木之无声，风挠之鸣。水之无声，风荡之鸣”。

治法，如有眩晕而兼耳鸣者，于前法中加入灵磁石、炒牛膝、潼白蒺藜、穞豆衣，或杞子等。如并不眩晕，单纯耳鸣，或脑鸣者，用六味地黄合磁朱丸合法。舌绛者，用生地、沙参、麦冬、五味子、白芍。此等病亦不易速愈。

另外，有一种两耳或一耳突然闭塞，听觉不聪。此是起于感冒发热之后。与上述耳鸣之病机全然有别，治法亦不同。前者其来也缓，后者其发也突然。前者是久病，后者是暴病。前者属肾居多，后者属肺居多。前者难愈，后者易愈。此等区别，不可不知。感冒风热后，邪郁于肺。感冒虽解，余热未清。《医学读书记》谓“耳聋治肺，鼻塞治心”。王孟英谓“肺之结穴在耳中，名曰茏葱”。肺既不清，则耳穴闭塞，宜用清肺药。

杨桥供销社翟某之夫，在常州做汽车驾驶员。两耳暴塞，多方治之不愈，来邀诊。我笑曰，此是感冒引起。答：有之。以南沙参、北沙参各五钱（15g），大麦冬五钱（15g），挂金灯三钱（9g），桑叶五钱（15g），蒌皮五钱（15g），蛤粉六钱（20g），马勃钱半（5g），大力子二钱（6g），马兜铃四钱（12g），枇杷叶三钱（10g），生竹茹三钱（10g），橘叶二钱（6g），钩藤五钱（15g）等，5 帖病去其半，再 3 帖而愈。《清代名医医话精华》谓马勃能治勃然之病。辨证总有一个关键，关键处不可不雪亮于心也。

（自注：古人谓无痰不作眩。实则无痰不作泛恶与呕吐。有本病是眩晕者，亦有其他症而兼有眩晕者。前者以治眩晕为主，后者以治其他症为主。前后主次，不容混同。更有由于中毒而引起昏晕者。如工作关系，或误食有毒物品。是则又当清化解毒，并做好预防。治病求因，务使胸中雪亮，辨证论治。）

头痛

头痛一症，亦比较复杂。有整头痛，偏头痛，额前痛，眉棱痛，两太阳穴痛，当顶巅痛，脑后痛等。头部受到外伤后亦痛，即西医的脑震荡后遗症。而以偏头痛，痛在太阳穴处者，更为严重。一侧头痛，痛在太阳，多损目。我曾见一侧太阳痛，目瘪陷而盲。以后又换一侧痛，目又盲。

原因亦不一，不外风火痰热为多。真正寒厥头痛，极为少见。暴病多属风火与痰，久病亦有虚者。外感亦每有头痛。本篇是属内伤范围。外感头痛当在《外感证治漫话》中论述，兹不赘。

治头痛，古人每以六经辨证。如脑后属太阳，额前属阳明等。但亦不容过于拘泥。头痛亦伴有心泛呕吐。究属厥阴与阳明为主。厥阴肝与少阳胆相为表里，同居一室。肝胆二经之病，互相牵连，肝病胆亦病。

在立方用药上，治肝之药亦能治胆，治胆之药亦能治肝。而阳明胃为水谷之海，兼收并蓄，亦为聚痰之处。肝主风，主动。痰浊随肝阳而上升，则头痛呕吐。大体言之，与治眩晕大体相同。中医本有异病同治之旨。徐洄溪曾经说过，“某药为能治某经之病则可，以某药为独治某经则不可。谓某经之病当用某药则可，谓某药不复入他经则不可”。

在用药，亦每根据经络学说，部位痛处，加入引经之药。如脑后痛加羌活，额前痛加白芷，太阳穴痛加薄荷，柴胡等。

在舌脉上，以舌苔为主要，以脉为次要根据。重症，舌苔多是厚黄腻，或灰黄腻，其次淡黄腻。如一般舌苔，微见黄腻为轻。如无苔而舌红绛光亮而干者，心肝气火炽盛，津液亦耗。后者与前者的舌与苔既大不相同，治法亦随之而大别。前者在清息风热之中兼化痰浊。后者在清火息风之中兼以育阴。原则上有区别，不得混同而治。不论苔之颜色如何，如带腻者，应兼以化痰浊。舌干光绛者，或虽有苔，而干刺亦无津者，都应佐以育阴生津。以此为别，以此为界。有苔带腻，以辛凉苦寒兼用，辅佐化痰，而化痰又是带有性温也（二陈等药）。舌红绛光亮或干，宜大剂甘凉甘寒，苦寒淡渗均在禁例。

凡病如此，不独头痛为然。其他如中风每伴头痛，照中风治之。眩晕症亦每兼头痛。问清何者为主。如眩晕为主，则照眩晕法治。如头痛为主，则照头痛法治。

论其脉象，亦是滑者居多。如滑大，滑实，弦滑，细滑等等。亦有细软无神者，久病虚证有之。如久病脉虚软无神，而舌苔又淡润者，照虚证治之。如一侧太阳痛如虫咬，参之舌脉，可用龙胆泻肝汤合三黄解毒汤加减，并用玉枢丹二分（0.6g）过服。玉枢丹解毒，通窍，辟秽。治重症头痛有效。腰黄亦可用。玉枢丹内原有腰黄，只用 1 种，不宜并用。如大便干结，可考虑通腑法。重则如大黄，元明粉。轻则如蒌仁，知母等。

一般性的头痛基本方药。

藁本一钱至三钱（3~9g），茯苓四钱（12g），生甘草六分（2g），双钩藤五钱（15g），瓜蒌皮五钱（15g），橘红钱半（5g），姜半夏二至三钱（6~9g），炒牛膝三钱（9g），杭菊三钱（9g），连翘三钱（9g），银花五钱（15g），决明子五钱（15g），陈胆星二钱（6g），黑山栀三钱（9g），生竹茹三钱（10g），龙齿五钱（15g）。

前药加减去取，不是一方全用。如灵磁石，石决明，珍珠母亦可加易用之。头痛还可用生铁落一两（30g），古方原有生铁落饮一方。如苔黄腻，用黄连。黄连之分量亦不一定，看其黄苔程度而定。有用六分（2g）者，亦有用一钱（3g）者，亦有用一钱半（5g）者。一般来说，是用六分（2g）与一钱（3g）之间。古法每用羚羊角。我学医时，老师对牙痛病亦用羚羊角一钱半（5g）。今既缺又贵，与平民不宜，久已不用。头痛多数有黄腻苔。舌红绛光亮而干者，是极少数，不多见。宜鲜生地，鲜石斛，石决明，玳瑁，天花粉，麦冬，或用石膏，元明粉。

一干部在海南岛工作。头部被打伤，头痛久治不愈。即西医之脑震荡后遗症。来我处门诊。以杭菊，茯苓，蒌皮，龙齿，磁石，牛膝，橘红，胆星，决明子，双钩藤，生草，藁本，生竹二青，连翘，密蒙花等出入为方。初诊并用腰黄末二分（0.6g）过服。前后共服30多帖而愈。此法我屡用以治脑震荡后遗症，有效。

武进刘某偏头痛已10余年，频发。我亦常为诊治，而不愈。其人舌淡润，脉细软。后以变法治之，以补中益气丸，磁朱丸各半斤（250g），分作10日量，布包。每日加大麦冬五钱（15g），五味子一钱（3g）。初服痛轻而时间亦疏，以此长服渐愈。补中益气鼓舞脾胃正气，使清阳上升。磁朱丸安神镇心，益肾，兼收摄纳之功。再加麦冬，五味，一滋一收。此等处全在舌脉及久病辨之。

又，杜某，男性，26岁。初诊，1967年8月21日。头痛并昏胀，欠寐。视物有金光乱舞。脉滑右甚，舌白偏干。恙已2年，不外心肝二经之火不宁。以清心肝而滋肾水。大生地六钱（20g）以沉香三分（1g）拌，炒白芍三钱（9g），元参四钱（12g），木通钱半（5g），双钩藤四钱（12g），蔓荆子四钱（12g），珍珠母六钱（20g），决明子五钱（15），薄荷一钱（3g），天麦冬各四钱（12g），生竹二青三钱（9g），5帖。复诊加杞子，去白芍而愈。

又，我的娣娣在30多岁时，偏头痛。太阳穴处其痛如咬。以薄荷，龙胆草，川连，山栀，赤芍，生草，珍珠母，铁落，玉枢丹。服5帖，至今未复发，已80岁矣。此是泻肝法，用于暴病实证。但头痛实证究是多数，虚证则偶有之，不多见也。

去年10月，有村前公社搬运工人何某，男性，51岁。右脸及右太阳牵引作痛，已6年。经常复发，久治不愈。苔黄腻，舌质偏红。脉弦而细。此种病，实在经验也不多。思之思之，认为既已6年，一般方药已遍尝，应作为特殊之病对待。如仍用一般普通治法，早已痊愈，何待我处诊治。但总不离足厥阴肝经。以薄荷4g，炒柴胡6g，炒赤芍12g，生草2g，龙胆草5g，鲜生地45g，夏枯草12g，紫地丁15g，板蓝根25g，花椒1g，乌梅9g，嘱服5帖。服3帖后，疼痛牵引即止。二诊，原方10帖以巩固疗效。如此立法用药，对此症还是初次。既仿龙胆泻肝法，又有椒梅汤法。生地以养血凉血。生草，板蓝根，地丁以清热解毒。初亦不料其有如此捷效也。

又，1967年5月13日，初诊。戚墅堰唐某，额前偏右疼痛。头汗多，大便秘结。脉滑实。我先以清泄肝阳，如龙胆，蒌仁，川连，山栀，双钩藤，贝齿等，只是稍见减轻。后来由承少槐医生复诊。承改用焦苍术，半夏，白芷，薄荷，防风，天麻，连翘。共服 5 帖而痊愈。此例舌苔如何，记录不详。可见我用药亦每有偏也。承的父亲是已故名医承槐卿先生。几代医生，又是秀才出身，名震常武地区。少槐亦家学渊源，颇有根底。

另有一种头痛，西医说是结核性脑膜炎。而舌苔一般反应不大，并无厚黄腻，往往看不出问题。在中医来说，亦统称头痛而已。头痛甚，有时有神昏，不易速愈。我对此病，曾以石膏，珍珠母，炙姜蚕，腰黄，全蝎，蜈蚣等研末成药。每日 2 次，每次 3 钱，调服有效。曾有新安公社一病员，曾以此末药坚持服 20 日，而头痛大减。

又补注：

本门何某。右颊抽引作痛。以龙胆泻肝法合椒梅汤治愈后，越 1 年复发。原方服 10 帖又愈。又越 1 年，又复发，前方 15 帖不应矣。又来门诊，脉已转细。予思暴病属实，久病属虚。前方是治标，当滋肾以涵肝，肝肾同治。于是以生地、熟地各六钱（20g），天冬、麦冬各六钱（20g），生甘草一钱（3g），地骨皮五钱（15g），炒怀牛膝三钱（9g），元参五钱（15g），银花六钱（20g）。服 5 帖大减，10 帖而愈。至今未复发。

又，周姓。左颊蠕动抽引，左目不能张开，唇亦为之牵动，亦 5 年余。脉细弱。以补中益气丸，磁朱丸各 50g，加麦冬 15g，五味子 3g 煎服，服后显见减轻。常以此法治之。经 1 年后，今已不常发，即发亦很轻。

又，商业局某干部亦患是症，且痛甚。曾在上海手术，术后仍抽痛，我用清肝法或补益法均未效。

抽掣

在外感温热病中的抽掣，多是热极生风，与神昏同时出现。在内伤症中，亦多有抽掣。其因不一。总不外肝经病。肝主风，主动，主筋也。有痰热者，有血虚者，亦有风火本旺者。亦有少数因于寒湿者。此寒主收引，又与痹痛同时出现。治法与外感不同。

常州某药厂金某，男性，53岁。于1979年1月18日初诊。两腿抽搐，形寒。原有鼻衄。阴虚风动。以大熟地15g，鸡血藤15g，炒杞子12g，穞豆衣15g，生黄芪15g，橘红5g，炒木瓜9g，桑寄生15g，炒牛膝10g，炒当归6g，桑枝15g，5帖。抽筋未发，复诊而愈。

宫某，曾在本院工作。四肢抽搐频发，已8年，亦屡经医治。我初以祛风通络法不效。后以生地、熟地各五钱（20g），当归二钱（6g），炒白芍三钱（9g），炒杞子五钱（15g），牛膝三钱（9g），伸筋草三钱（9g），生牡蛎六钱（20g），炙鳖甲五钱（15g），鸡血藤八钱（25g），炒红花八分（2.5g），川续断五钱（15g），首乌五钱（15g）。服后发时渐疏，前后共服70~80剂。以前是每日发作，闻今已不发。

金坛县水北公社赵某，女性，24岁。1980年1月29日初诊。四肢颤抖动摇，头摆项仰。有物触及背部即发，旋即平复。仅头昏。脉细带弦不畅。《内经》“诸风掉眩，皆属于肝”。掉即颤抖之意。肝主风，主动。肝风不静使然。背为阳。背部受压，则阳郁不舒，则动摇颤抖。以治厥阴法兼以通畅。炒柴胡6g，薄荷4g，龙胆草4g，橘叶10g，双钩藤15g，夏枯草10g，鹿角片6g，花椒2g，乌梅9g，炒川芎3g，生甘草2g。1帖后，动摇减轻。服完5帖已止，复方而去。此是一个奇症怪疾。来门诊时，我问其何病。曰，背不能着物，着物则头仰，上半身摇摆不止。我亦不信。病人即转身以背着台沿，其病即发。亦是奇事也。此方薄荷，柴胡起疏肝作用。龙胆草，夏枯草是泻肝。椒，梅，一辛一酸，专治厥阴。厥阴体阴用阳，本寒标热。椒，梅为厥阴专药。奇症怪疾，我每喜用之而多效。用川芎较奇。《内经》“肝欲散，急食辛以散之”。是取其辛散也。古人谓医者意也。亦以意辨证耳。

横林公社张某，男，40岁。先是有肾结核，已动手术，摘去右肾。于1974年左肾又痛，发热。6月来院治疗。手足抽掣不止，神昏目瞠，斜视，牙关紧闭。以铁压舌板撬开，舌无苔而干绉。脉细隐数。坐而动摇，不能平卧。人皆谓左肾亦坏，不治之症。以其口噤，难于服药。嘱每日以鲜芦根1斤煎汤，频频饮之。以农村中芦根不须钱买，饮时浪费一些亦无妨。我早夕往视，坚持服芦根2月，愈而出院。张某今尚健全，每言感激不置。我曰，此医生分内事，有何感激！此例是肾阴虚，液涸而风动也。芦根生胃津，滋肾液，而疗效亦最好。而且又不费钱，平民之福音也。

焦溪公社坎某，男，12岁，有虫病。服西医驱虫药，曾泻出死蛔虫10多条。后来四肢抽筋，眼睛一闭即发作，开张则渐止。来住院，转来我处。余无不适，仅抽筋耳。西医说是死蛔虫毒素使然，但不知如何解法。我以玉枢丹二分（0.6g）2支，每日上下午各1支，用郁李仁六钱（20g）煎汤过服。一服抽掣即止。2天共玉枢丹4支，愈而出院。此例治法虽简，而有巧思存焉。玉枢丹芳香，功专解毒。郁李仁是胆经专药，不特润肠，兼有镇惊定悸专长。用以煎汤过药，故其效甚捷。

吴某，女性，18岁，某纺织厂职工。因厂房上面有重物下落，几伤及身，大惊。后头昏抽掣，神识呆滞，已7天。舌质偏红，有白苔偏腻，脉滑。于1980年5月9日初诊。我初认为是风动痰蒙，以大丹参，郁金，竺黄，钩藤，橘红，胆星，龙齿，蒌皮，连翘，菖蒲，竹茹，并用腰黄二分（0.6g）过服。初服有小效。5月12日2诊，原方3帖。至5月26日，抽搐昏厥又发作。脉转细数，舌无苔仍偏红。我想前法已不效，转拟甘麦大枣汤加味，以天冬、麦冬各15g，生甘草3g，淮小麦15g，双钩藤15g，川百合15g，鲜生地30g，黄精15g，大枣6g，南沙参、北沙参各15g，5帖。6月2日复诊。头昏抽搐止，神情大佳，欲出院回家。按曰：经甘麦大枣汤加味法，诸恙均止。此本《金匮》治脏躁症法。脏躁症原有无故悲泣。《内经》论五志谓肺主悲，燥气伤肺使然。此症并不悲泣，似与脏躁无关。但神情呆顿，有时抽搐，则又是手足厥阴并病显然。手厥阴心包络代君行事，足厥阴肝经为风木之脏。手厥阴之阴不足，足厥阴之阳有余。肝苦急，急食甘以缓之。心欲缓，急食甘以缓之。甘麦大枣汤甘缓之法，故移用于此症亦效。病由受惊而起，惊则气乱，气乱则失调，失调者急而不缓。前法既效，原方加易。北沙参，大麦冬，生草，小麦，鲜生地，黄精，大枣，双钩藤，5帖。后其母又来改方1次，已愈，欲上班工作矣。

又补注：抽搐一症，其不外乎肝。当以治肝为主固矣，而治肝之中又有别焉。本门所举数例，其属抽搐之甚者。至于四肢有痹痛，或发麻，亦兼有转筋或四肢抽引不舒，又当以蚕沙，秦艽，钩藤，丝瓜络，桑枝，海风藤，络石藤，生草，赤芍，牛膝，独活，荆芥，防风等，加减为方。其血虚者，加入养血活血。叶法清灵而流通，平稳而有效，宜取法之。如奇症怪症，又须心灵手巧，别出心裁。不能以一法而概之。

中风

中风分真中与类中。病情之严重者，说是真中。病情之轻微者，说是类中。类者，像也，像中风的一类，一般称中风。古人论中风，有谓内风者，有谓外风者，张介宾更有非风之说。此限于科学与历史条件，远不如西医所谓脑出血，脑溢血之说为准。中医虽有中脏中腑，中经中络之分，概要分为两大类，即闭证与脱证两类。其实脱证，是指中风之严重者。以脑出血，而具有脱证之状。而闭证则病情虽亦严重，在症状上并未到阳亡厥脱程度。脱证是汗多，大小便失禁，神昏，喉痰辘辘，面色皖白，脉细肢冷。此由汗多而阳气将亡，危在顷刻。此时以救阳为主，大剂参附。古人三生饮，即为此症而设。此症多数不救，如能阳回，转与清化。至于闭证，亦神昏口噤，亦有痰声。面有红光，无汗，或有汗而不多。脉滑大有力而数。治宜清肝化痰，开窍息风。亦有生者。脱证时间短促，往往来不及抢救。而闭证亦多有死亡。中风一症，虽经挽回，往往半身偏废，不易痊愈。

以前治中风多用羚羊角，既缺且贵，今已不用。偶用少量，杯水车薪，于事无补。

亦有不治而自愈者。有一胥家塘村贫困老年妇女，年60岁左右，患中风。住丁家塘保健站。静卧数日，逐渐清醒而愈。我屡往视之，口噤吃药不易，亦未与中药。仅由其静卧5日，醒而愈。此症来往奔波，往往不利。

中风之脉，如极大，极有力，极数，与极细，极软，都不吉。前者病势正甚，后者神元已衰，接近死亡之象。唯缓滑者为良。大凡一切出血症，脉愈数者愈出血，一定要缓滑脉为宜。缓则出血已止，滑则仍有胃气也。至于病后半身不遂，此亦颇恶。能复其原状者，极为少数。经络之病，药轻则不达经络，药重反伤胃气。以养血润燥，通络化痰为佳。舌苔有淡黄，深黄，厚黄，焦黄等等。多是偏腻，少数亦有干者。在后期之舌，亦有红绛光者。在治疗上以舌苔为主要根据。

初期用药，如神昏闭证，苔黄者，以黄连，连翘，郁金，钩藤，橘红，竺黄，川贝母，银花，胆星，菖蒲，杭菊，瓜蒌皮，山栀，竹沥，至宝丹，或加鲜石斛，鲜淡竹叶。大便秘者加元明粉等等。如后期，舌红绛光干，则以甘寒育阴生津，并以息肝。大法不外如此。如有西瓜，鲜梨，荸荠时，可绞汁频饮。

常州有一退休工人，姓秦。患类中。口眼㖞斜。先有神昏，后来半身不遂。舌苔一直老黄而腻。服黄连导痰汤加菊花，蒌皮，连翘。共服60余剂，以后偏废亦愈。极为少数。

洛阳公社周某患类中，在上海治疗。神昏舌黑，西医诊为蛛网膜下腔出血。曾用大剂羚羊角，鲜芦根曾吃100多斤而愈。确是风火重证。

古人用竹沥，每佐少量生姜汁。此配伍深有法度。竹沥大寒而滑利，往往损胃，稍佐姜汁以监制之。但竹沥与姜汁同用，亦有一定比例。姜汁性温热，不宜过用。大约5与1之比为适当。

中风偏瘫后遗症，药猛则伤胃，药轻则不达病所。我每喜以桑枝，丝瓜络2味，煎汤过服桑麻丸。长服有小效，于胃亦无害。桑麻丸是桑叶、芝麻两味，研末合丸。一以祛风息肝，一以养血润燥。再加丝瓜络、桑枝以通经络，是平剂治法。

横林公社周某，男性，50多岁。1978年6月23日初诊。案曰，类中风。头痛，口眼㖞斜，右上下肢行动不便。舌干绛不能出口。大便坚。频频呃逆，如连珠不停。平时原有胃病。肝风不静，冲击胃腑则呃逆。胃主肌肉，胃津已耗，肝风亦流走入络，则上下肢不用。脉弦滑。经络阻痹，脉道不宣。滑为有痰热，弦为肝阳不潜。手足阳明相为表里，肠燥便艰，神识呆钝，默默不言。宜清息肝风，兼养胃津。以北沙参20g，大麦冬15g，双钩藤 30g，绿梅花 3g，瓜蒌皮、瓜蒌仁各 12g，郁金 10g，大贝母 15g，石决明 30g，连翘 9g，枇杷叶 10g。服后诸恙均平，呃逆即止。复诊 3 次而愈。

又补注：中风后半身不遂，确实不易恢复。我曾多方应用，效者不多。经络之病，不易舒也。病者痛苦，家属亦穷于照顾，此医者之责也。

胃脘痛

胃脘痛，面广量大，是常见病，多发病。影响健康，影响生产。而根治亦不易。久而不愈，往往引起胃出血。轻则大便出血，重则呕血。并不是轻微小恙。

症状是胃部痛，或呕吐、吞酸、嗳气等。古人论因，有寒、热、气、血、痰、积、虫等。总不免失于太繁，治法亦杂乱难遵。明代喻嘉言谓是寒热夹杂之症，当以夹杂之药治之。叶天士在《景岳发挥》一书中简明扼要地谓病起于寒，郁久化热。也要以寒热夹杂之药治之。我在 50 多年实践中，验证这个治疗原则是对的。即使是舌润脉细，纯用辛温或辛热，往往服后格拒不舒。以寒热并用法，既平稳，有良效。浅见者认为，如此寒热夹杂，杂乱无章，不伦不类。而不知伤寒的五泻心汤，何莫非寒热并用者乎。昔徐洄溪提倡多读唐代以前书，如《伤寒论》《金匮》《千金》《外台》等。这些书，寒热并用者不少。看似容易实在难。如此用法，不但是药的寒热搭配上要适当，而且在相互的分量上，相互间要有一定的分寸和适当的比例。如烹调烧菜，既放盐，又放糖。又咸又甜，是对立统一。这样菜味鲜美。如果太甜太咸，这菜就不好吃。天下任何万物，道理都是如此。这是有对立统一的辨证法则存焉。

人体脏器相互之间，或一个脏器本身中间，都是一分为二地有阴阳两个方面。因而在脏器相互之间，或一个脏器自身的两个方面，此阴彼阳，此寒彼热，此润彼燥，形式复杂多样，往往是有的。在治疗上，如果单纯地一刀切，一个调子，一个法子。呜呼！天下岂有如此易事。医者易矣哉。然而难与庸俗道也。

一般性的基本方药。

苏梗 10g，制香附 6g，淡吴萸 2~3g，瓜蒌皮 15g，炒白蒺藜 10g，佛手片 5g，香橼皮 10g，白蔻仁 2g，淡干姜 3~4g，橘红 5g，生竹茹 10g。

如脉较滑，苔稍干，加天花粉 15g。如苔黄，加黄连，又是左金丸法。如苔白而痛甚剧者，加九香虫 2g。或可加附子片 5g。加附子后去蒌皮，或加麦冬。（自注：附子蒌皮是相反，不用蒌皮为宜）如舌腻甚，可以连、朴同用。又成为王孟英的连朴饮法。如舌质偏红，加沙参、川石斛。可与吴萸同用，亦可用枇杷叶。

另一种胃痛。舌光红绛，无苔，此胃阴已伤。辛热苦寒都禁用。宜养胃，泄肝，育阴法。如沙参、麦冬、石斛、绿梅、蒌皮、白芍、桑叶、枇杷叶、钩藤、橘叶等。（亦是叶法。）

另一种胃痛经久，以后又痛偏于胃脘之左。此叶天士所谓久痛入络，应兼去瘀。如泽兰，红花，川楝，降香等。

还有一种痛偏及右，在西医或属胆囊炎。然究竟是胃病，还是胆病，要以舌脉来辨证。如是胆囊发炎，在不同程度上有黄苔，脉亦多滑象。如是胃病，舌多淡白而润，脉多细软。我每以此为别。胃病要照胃病治，胆病要照胆病治，不能混淆。

胃病每多出血，西医多属溃疡出血。轻则大便色黑，重则上面呕吐，往往有之。在胃出血时，今已多由西医治疗。在我学医及青年时行医，多由中医治之。

上下出血，在治法亦稍分别。不外柔肝和胃，化瘀止血。忌用大辛、大热、大苦、大寒之品，以其损其胃。在呕血时，盈盆盈盂，见之惊骇。每用花蕊石散加减。如花蕊石，炒白芍，香附，橘白，苏梗，蒲黄，茜草，龙骨，炒川楝子，白蒺藜，藕节，沙参，泽兰等。如大便出血，去花蕊石。有时亦用绿梅花、野白术。

胃病在出血时，反而胃部不痛。亦有少数胃部仍有痛，则用小剂量吴萸、佛手片等。出血症之脉忌数，愈数愈出血，必得脉静身凉乃吉。出血症，舌苔易见淡白无华，或反见黑而少津。前者是血虚而无华色，后者是血虚阴伤，津液不足。忌用大热大寒，大热更易伤阴，大寒又恐增其胃痛。如见严重出血，汗多，脉细，肢冷而有阳亡之象者，急用参、芪，或加淡附子以回阳救脱。今虽西医治疗，然亦不可不知也。

另外，胃病经西医截除手术后，往往有一部分食少饱闷，食后不易消化。由于动过手术，正阴已伤。舌苔往往淡白偏干，或中间有裂纹。滋腻呆补，又多是滞钝之品。而育阴生津，又偏于太凉。在调理上要一碗水端平，防止偏燥偏润。要用轻剂，忌用重镇。如以炒北沙参，野白术，焦薏仁，生谷芽，橘红，绿梅花，荷叶，炒怀山药，苏叶，白残花等。久服自有全功。此是和胃理脾之法。此等处看似容易，而实最难入手。

大凡在一切腹部外科手术后，往往有一部分脘腹作痛。时发时止，并腹部牵引不舒。在西医说是术后肠粘连。中医用活血化瘀，软坚宣气法。虽难于完全彻底治愈，但近期疗效上，止痛作用完全有效。在实践中屡经检验者矣。以藿梗，佩兰，泽兰，炒红花，广木香，乌药，陈皮，焦山楂，煅牡蛎，降香，平地木等。如痛势严重时，可加炒小茴、炙甲片、香砂仁。上法用牡蛎，人多不解，有时可与昆布同用，是取其软坚散结。我师巢渭芳先生法也。当然，在外科手术后，还有其他一些后遗症发生，在本书后面谈到外科问题时再谈。兹不多赘。

还有一种是胃部嘈杂难受，并不作痛，病人每难于说清病状。既不痛，又不闷胀，只能说出胃里难过难忍。此症舌质多偏于红，忌投刚燥，宜甘酸育阴法有效。如沙参，蒌皮，白芍，麦冬，橘叶，石斛，绿梅花，双钩藤，枇杷叶，乌梅等。此肝之疏泄太过，犯胃耗液，亦是肝胃不和之症。上法是酸甘化阴，缓肝之急，养胃之阴。虽不多见，但每遇此症，切勿误认胃寒而用刚燥。要仔细察舌辨脉，自能知之。

家乡圩家桥，朱姓男，年40左右。有胃痛，已10余年。经查为胃溃疡。以苏梗，吴萸，香附，蒌皮，干姜，天花粉，白蒺藜，佛手，香橼皮，九香虫，蔻仁，生竹二青。连服30余帖。已10年未复发。（自注：蒌皮，花粉，竹茹与吴萸，干姜同用。）

王某，女性，24岁，寨桥公社庙巷里人。于1974年5月10日起，当脘及左作痛，甚剧。两手抽筋。并怀孕4个月，大便秘。舌质偏红，苔白腻。5月29日，初诊。炒川连八分（2.5g），小川朴钱半（5g），郁金三钱（9g），炒川楝子三钱（9g），上沉香六分（2g），蒌皮四钱（12g），炒白蒺藜三钱（9g），苏梗二钱（6g），淡吴萸八分（2.5g），制香附二钱（6g），花椒四分（1g），乌梅三钱（9g），2帖痛止。于6月3日出院。川楝子既能杀虫，并大泄肝胆之阳。吾师每与白蒺藜同用，以治肝木犯胃，有效。但川楝子甚苦，颇难吃。

鸣王公社小留大队，一男性，年50岁左右。1974年3月6日初诊。胃脘嘈杂难过，小便不爽，阴茎隐隐抽引作痛。舌苔厚黄而腻，根有灰色。脉沉细不畅。石菖蒲钱半（5g），赤苓五钱（15g），乌药三钱（9g），生苍术三钱（9g），滑石五钱（15g），川萆薢五钱（15g），川桂枝八分（2.5g），制南星二钱（6g），桔梗二钱（6g），蚕沙四钱（12g），淡芩三钱（9g），枇杷叶三钱

（10g），5帖。6月18日复诊。嘈杂已止，阴茎抽痛亦定，舌苔已化大半。原方去蚕沙加木通钱半（5g），5帖而愈。此方是变法，今视之，亦自觉杂乱。想系从舌治也。

下录已故名医朱南山前辈，治顽固性胃脘痛方。公丁香八分（2.5g），鲜生地一两（30g），白术钱半（5g），陈皮二钱（6g），姜川连八分（2.5g），厚朴花钱半（5g），党参六分（2g），麦冬钱半（5g），五味子八分（2.5g），乌梅一钱（3g），甘草八分（2.5g）。朱氏并自注："上方治肝郁化火伤津，而久年不愈的胃脘痛。有确效。"我想朱方亦是杂乱，而云有确效，想系在实践中来也。（自注：别开生面，令人启发，看似杂乱实在难。）

胃部饱闷，撑胀

胃部饱闷，气胀不舒。即上腹部饱闷撑胀，嗳气，自觉上撑，食后尤甚，有时嗳气呃逆。多系痰湿食滞，阻滞气机，气机不畅。治法与胃痛完全不同。以胃痛法治饱闷不效。反之，以饱闷法治胃痛亦不效。尽管西医说同样是胃炎，胃窦炎等。在中医以症来辨证而论，是有区别的。在病员自述时，往往说不清楚。一定要问清是痛还是饱闷。如果既闷亦痛，二者兼而有之。亦一定要问清痛多还是胀闷多。如痛多，照痛的治法。是闷多，照闷的治法。以此鉴别。此症是湿滞痰凝，气痹不畅。治之得法，轻则10到15帖即愈。重症服20余帖亦多愈。关键问题是痛与闷分治。

舌苔多白腻。脉多缓，或滑。每有呃逆，又挟有肝气。亦每有嗳气，食后饱闷撑胀益甚。大寒大热之品忌用。宜苦温辛开，通阳理气，兼以导滞。

基本方药如下：苏梗 10g，川朴 5g，炒薤白头 15g，焦六曲 10g，瓜蒌皮 15g，佛手片 5g，炒白蒺藜 10g，香橼皮 10g，上沉香 3g，橘红、橘叶各 5g，佩兰叶 9g，荷叶 10g，枇杷叶 10g，姜半夏 9g，双钩藤 15g，枳壳等出入加易之。

此法本从瓜蒌薤白汤及瓜蒌薤白枳实汤化裁而来。是通阳宣痹，滑润法。加厚朴，辛温苦降。佛手片，香橼皮理气疏肝。白蒺藜专主疏肝泻气。六曲以导滞。如呕吐就用半夏，不呕去之。其中用钩藤、枇杷叶，如舌质稍偏红而呃逆者，用之多效。以其清泄肝肺。肺气清则一身之气皆清，肝气平则一身之气皆平。昔柯韵伯有枇杷叶是肝家肺药，桑叶是肺家肝药之说。我的体会，枇杷叶、桑叶都是酌量加易。如舌质偏红，都可与厚朴同用。又如苔白腻而大便干艰，可以杏仁与厚朴同用。一燥一润，相互配搭，并能一开一降。如苔有黄腻，厚朴可与炒川连同用，又是连朴饮用法。应该明了，上述加减法，并不是一下子统统齐上，而是辨证地有所取去。在前面的基本方药，是一个基础。

在胃脘饱闷上撑症中，舌光绛干，我行医 50 多年，并不多见。一般来说，如舌光绛干，无津，只有胃呆不欲食。胸中郁闷，亦间有之。并无能食而胃脘饱闷或饱胀上撑（此指舌红光无苔者）。在叶氏《临证指南》（全称《临证指南医案》）一书中，对脾胃分治，已有详述。

在《脾胃论》中的脾胃分治法，今人多混淆不清。此未读叶氏书，因而不知叶法治脾胃之精奥。脾胃分治，自叶氏始。李东垣虽论脾胃，其实详于脾而忽于胃。相互混淆，心中并未雪亮。大凡胃呆不欲食，食后胃脘舒适。只厌食，不欲食，此胃病宜治胃。反之，如能食，食后胃部饱闷，嗳气，甚则上撑者，此脾病，治在脾。前者舌多光亮，或偏红，或偏绛。如有薄白苔或薄黄苔，则多偏干。治宜甘凉或甘寒，养胃育阴。在脉来说前者每有细滑，或细滑带数，亦有细涩不畅者。胃津既伤，脉道失畅也。后者舌苔多白腻，或微黄腻，少数是厚黄腻。以脉来言，有缓滑，软滑。此有痰浊也。胃为阳土，宜柔宜润，得凉而安。脾为阴土，宜温宜健，得温则运。此中区别，判若二途，岂容混同。

本论治法，是治脾法。至于治胃，用甘寒养胃，或说甘凉养胃。基本上以沙参，石斛，白芍，麦冬，绿梅花，蒌皮，鲜芦根，桑叶，双钩藤，穞豆衣，枇杷叶，天花粉，玉竹等加减取去。则又须根据具体的症来辨证施治。

补注：治胃脘痛亦有用补中益气汤法者，亦有用黄芪建中汤法者，亦有用乌梅丸法者等。前述治法，是多数，是予常用法。医亦每有偏也，此亦理论基础与实践经验还不足耳。当自勉之。

又补注：胃痛、胃部发闷与胸痛、胸闷，治法原则上不同。胸痛、胸闷是在胸膺部，宜从肺治。胃痛、胃闷是在胃脘部，宜从胃治。病家不知，说时含糊不清。医者粗心，不作区别，往往误治。在四诊中要用手摸清部位。

呃逆　冲气

有外感引起呃逆者，有内伤引起呃逆者。在内伤中，还有在垂危临死前后出现呃逆者。兹所论者，仅是内伤中的呃逆。

呃逆，方书又称呃噎。而呃逆与冲气往往相牵连。有寒有热，有痰有滞。有属胃，有属肺，属肾，属肝之殊，而以肝胃为多数。肝气上逆，胃气不降者为多。亦间有肾不纳气，肺气不肃者。又以肝气痰火为多数，以胃寒阴浊者为少数。世人统称胃寒。以桂、丁为套方，非也。针刺有立效，但不巩固，逾时复作。

横林公社一病员，说是原有冠心病史。呃逆如连珠，声闻于邻。舌苔厚黄带焦，两脉滑实而弦动。我以玉女煎加易。如鲜生地，石膏，知母，双钩藤，石决明，生竹茹，芦根，枇杷叶而愈。此治肝火胃热法，凭舌脉也。1978年事也。

又同年。鸣王公社龚家村一病员，年40多岁，男性。呃逆不止，服中药20多帖逾甚。所用方丁香，沉香等燥药。又针刺，呃立止。越二时复作。我见舌无苔偏绛，右手脉滑。并无其他不适，唯呃逆而已。以桑叶，双钩藤，瓜蒌皮，前胡，橘叶，蛤粉，郁金，绿梅花，枇杷叶，生竹茹。病员见方问曰，并不咳嗽，何以用枇杷叶，桑叶等肺药。我笑曰，此非尔所知也。因为不咳嗽，所以要用肺药。如果咳嗽，倒不一定都用肺药。嘱服5帖，未来复方。托人问之，已愈。

夫治病求其因，本是辨证论治中主要关键。肝胆同居一室，肝胆之火，冲击胃腑。胃以下行为顺，不下行而反上逆，于是呃逆作矣。此宜清息肝胆以宁胃，此一法也。今用清肃肺药者，以肺清则能制肝。有隔二隔三治法，又一法也。

如舌苔黄腻者，苏连饮。腻甚则连朴饮都可酌用。至于橘皮竹茹汤，丁香柿蒂汤，是普用一般方。我喜用钩藤，有用至一两（30g）者。亦喜用枇杷叶。

1978年5月，有家乡朱某之媳，40多岁。呃逆无时稍停。平时有胃部不舒。呃甚不能饮食，食后连连冲逆吐出。来住院治疗，经西医治疗5日无效。病人之夫拿一张中药方来给我看，并说是乡下的老单方，已治愈多人。其方是肉桂，公丁香，蔻仁，刀豆子，淡吴萸，一派大辛大热。丁香竟用至三钱（9g），肉桂，吴萸各一钱半（5g），剂量颇重。视病人舌苔白腻，嘱其试服，以观动静。讵知1帖大减，3帖痊愈出院。我心甚异而默记之。至1979年12月，有医院前奋斗街，林某，男，60岁。身体肥胖，呃逆5日，甚剧，如连珠。舌苔白腻，但脉甚弦滑。我沉思良久，照舌治宜温，照脉治宜清肝。由于清降法是多数，是普遍性。温纳法是少数，是特殊性。兼因我平时习惯于清降法，最后以双钩藤，石决明，橘红，半夏，蒌皮，竹茹清肝化痰法，2帖。服后呃逆更剧，夜不能卧矣，连吃粥面亦困难。面色灰滞，苔仍白腻，脉仍弦滑。我大惊，思前方虽是舍舌凭脉，在实践检验已误矣。因病人之女，曾经患乳癌，经我治愈，素信我。我急以改为温胃法，兼以纳气。淡吴萸3g，淡干姜5g，上桂心5g，姜半夏9g，蔻仁3g，橘红5g，公丁香3g，淡附子片6g，刀豆子10g，炒破故纸6g，上沉香5g，柿蒂6个，仍嘱服2帖。2日后未来复诊。我心悬不能释。5日后，病人特来告我。服复诊方1帖，即病去大半，2帖全止。我又惊其如此之效也。医有学派，其实是手面有偏。（自注：还是功夫未到，经验不足。）清代叶天士、王、薛、陈都喜清灵，统称叶派。我师巢渭芳先生亦属叶派范围，我亦不免于叶派。我师即用丁香，亦只用一分（0.3g）。我今丁香用至一钱（3g），而附、桂、萸、姜并用。所以如此放胆用药，实得力于朱某媳之单方启发也。可知为医实不易。误诊难于完全避免，贵在知误而迅与纠正。

又，陆某，男，39岁，1976年4月26日诊。呃逆不止，声如连珠，脉细数。肝阳上逆，肺胃之气不降。舌苔白。以温凉并用法。北沙参六钱（20g），双钩藤六钱（20g），白蔻仁五分（1.5g），炒川楝子二钱（6g），橘红、橘叶各钱半（5g），炒薤白头五钱（15g），炒白蒺藜三钱（9g），郁金三钱（9g），苏叶二钱（6g），生竹茹三钱（10g），枇杷叶三钱（10g），鲜生姜一钱（3g）。3帖呃止。复诊舌渐偏红，转以清肃而愈。此一面清肃肝肺，一面温胃法。

又，剑湖公社供销社，女，20多岁。原有肝炎，近来呃逆不止，每晨必呕吐。初以瓜蒌薤白汤合二陈，不效。改与苏子、苏叶各钱半（5g），桑叶四钱（12g），瓜蒌皮四钱（12g），大贝母三钱（9g），旋覆花二钱（6g），陈皮钱半（5g），姜半夏二钱（6g），炙白前三钱（9g），马勃钱半（5g），南沙参四钱（12g），生竹茹三钱（10g），枇杷叶三钱（10g）。5帖。呃逆均止。此降肺和胃法。

另有一种是冲气上逆。既非呃逆，又非嗳气。自觉有股气上冲，甚则直冲至咽。有从脐下而上冲者，有从脐处上冲者，有从胃部上冲者。我初行医时，有朱姓族长之子，从脐下觉有一股冲气上升。渐上冲至咽，则发呃逆。用六味地黄汤加沉香，肉桂，破故纸而愈。此肾气上逆，舌脉已忘矣。

又有一例，姓名年月都未记全。舌苔黄腻，脉隐滑。自觉有热气从睾丸上冲，直攻心胸，则汗多如洗。此亦肝肾冲气上逆。以龙胆草钱半（5g），炒赤芍三钱（9g），木通钱半（5g），大生地五钱（15g），生牡蛎六钱（20g），龟板三钱（9g），上沉香六分（2g），黑山栀三钱（9g），龙骨五钱（15g），牛膝二钱（6g），川萆薢五钱（15g），青黛拌灯心10尺。5帖。5月11日复诊，诸恙大减。脉仍滑大，有流精。原方去龟板，沉香，龙骨。加滑石，泽泻，生草。5帖而愈。

又，戚墅堰菜市场瓮某，男，54岁。1966年6月1日，胃部气冲上逆，有直冲至咽之象。此肝气上逆，胃不和也。以炒薤白五钱（15g），川朴钱半（5g），上沉香五分（1.5g），苏梗三钱（9g），川楝子炭三钱（9g），炒白蒺藜三钱（9g），双钩藤五钱（15g），姜半夏二钱（6g），金樱子三钱（9g），陈皮钱半（5g），炙白前三钱（9g），枇杷叶三钱（10g）。6月6日复诊。冲气已平，原方加生竹二青三钱（9g）。

噎膈　呕吐

噎膈，又说关格。真正的噎膈，即今之所谓胃癌一类。古人对此症，议论纷纭。有主香燥理气者，有主柔润滋胃者，有主攻下祛瘀者。总之，其见效者实鲜。亦有暂效而终不起者。我为此曾参阅古方古法不少。虽有效案，总非定法。

王孟英所辑《古今医案按选》一书中，杨素园曾与当时名医专门研讨噎膈治疗方案，亦未有结论。只有一个单方说是有效。以初生小鼠焙干研末，陈酒过服。有一次家乡蒋某患此症，适得初生小鼠。欲嘱蒋试服，而蒋不愿服此。迄未实验，凡未经实践检验，未敢信也。

以前患噎者比今少，患此亦经 1~2 年死亡。今之得此，既多且死亡亦速。一是和现代医学放射设备有关，发现得多。一是发现癌症后，与精神因素有关。

我初行医时，家乡有朱某者，年近 60 岁，患噎。与今之所谓胃癌相似。呕吐，形瘦，憔悴。至雪埝桥名老中医法瑞生处诊治。时法已须发花白。共服药近百帖而愈。又活十余年，以他疾终。我曾见其方，是刺猬皮主药。我只记得刺猬皮、大力子、怀山药 3 味。其余已忘。《本草》载刺猬皮治噎膈反胃，我亦想用此以作科研。刺猬皮将缺，曾嘱门人殷士杰试用之。今雪埝桥法平旦医生，即法瑞生已故名医之子。见之，每谈及此事。惜平旦医生茫然于家传真秘。良法湮灭，可惜之至。

其次是《清代名医医案精华》书中载有金匮肾气丸能治此症，并有病例记述。但也要治得早，并且要用好肉桂。古人治重症用肉桂，须交趾桂方效。我问之药师，上好肉桂，每两要 16 元。今之普通应用肉桂，每两只八分钱。而交趾亦久缺。古人曾有桂无交趾之叹，今亦然也矣。

我留心此症亦久，亦曾多方实验。其中有不效，有暂效。亦偶有效，而转治他人又不效。凡所实验，多经西医诊查钡透者。金匮肾气丸我曾作重点实验，有几例有暂效而终不效。

运村公社，施某，男，63岁。吃入呕吐，胃部不舒。于1974年10月11日来我院钡透摄片，为贲门癌。由徐有虎医生陪同来服中药。徐医生亦病员同乡也。徐和我曰，开个中药方，对病人做精神安慰而已。我笑曰，如欲服中药，应认真像样服之。敷衍之事，我不为也。开一方，嘱一定要服30剂。冬至我回家，在运村汽车站遇见病人之子，急问之。曰，已愈矣。能吃饭一碗多，且到田中作轻微劳动。我回家，急至其家随访。是日西北大风，天气寒冷。仅二里半路，急至其家。见病人确已痊愈，精神甚佳。并查阅原门诊病历，原方如下，北沙参五钱（15g），淡附子片钱半（5g），佩兰叶二钱（6g），瓜蒌皮四钱（12g），橘红、橘叶各二钱（6g），绿梅花八分（2.5g），炒川楝子二钱（6g），双钩藤五钱（15g），蔻仁五分（1.5g），佛手片钱半（5g），枇杷叶三钱（10g），鲜生姜钱半（5g）。本方只吃10帖即痊愈。后亦未服药。我把处方抄下，并抄下摄片号是4017号。我回院后，即至放射科查问，并查出原摄之片。放射医生重看片子，亦未作答。盖片上是有问题。

至1977年秋，病人施某呕吐复发，又来院。是钡透，未作摄片。又由徐有虎医生同来。云，这次复发，活不到1月矣。我见舌有厚黄腻苔，此是外感温热病。与黄连，橘红，连翘，银花，青蒿，藿香，鸡苏散，5帖。有一次我又回家，顺道随访。又愈矣。至今尚健。于是乡下谣传，我有治胃癌秘方。运村东黄泥沟村有一妇，亦有胃癌。至施某家抄我方，服近30帖亦无效。

1976年10月30日。常州西门张姓，男，年56岁。西医诊为食管癌，已半年。上膈阻塞，呕吐，汤饮涓滴难于通过。舌稍腻，脉细稍滑。我即用治施某方去川楝子，加郁金三钱（9g），5

帖。11 月 5 日复诊。上膈稍通，能饮流汁。原方双钩藤改为八钱（25g），附子改二钱（6g）。11 月 12 日诊。上膈已开，能食烂面一盅。唯大便不通已 7 日，腹稍胀。原方去橘红，蔻仁，加厚朴一钱（3g），炒火麻仁三钱（9g）。后来不知是好是坏。所以对此症治法，还是茫然，心中并不雪亮也。上方附子，蒌皮本是相反之药，大概治食管之病或是有效。

运村南贾绛巷村有一男，抬至我家诊治。亦是呕吐，汤饮妨碍。西医亦说食管癌。亦以上法 5 帖，呕止能食。我以后问其子，其子曰，西医又说是食管痉挛，不是食管癌。治贲门癌与治幽门癌，是否治法有分，亦不知。这些恶病，如不努力钻研，想法治好，吾辈医生之耻也。

至于一般呕吐，内伤外感均有之。兹所论者，皆是内伤。在病机上与呃逆基本相同。王太仆曰“食不得入，是有火也。食入泛出，是无火也”。此亦言其大概，未可一概而论。在治法，亦与呃逆基本相同。有治肝法，有治胃法，亦有治肺法。有以痰饮为主，有以痰火为主。总之，还以舌脉为凭。近人治呕吐与呃逆，每用仲景代赭石旋覆花汤法，此暴病实证用之。久病而虚者，重镇泻气之法愈伤其正。不可不知。

大凡苔黄者，痰火或肝旺居多。舌光，绛红干者，胃阴不足为多。白润舌苔，则又胃寒痰饮为多。再征之脉象，或弦，或滑，或动，或软，与舌合参。再分暴病久病，年龄大小，身体强弱。并每与胃病肝病相牵连。亦有大便秘结不畅者，又宜用通腑法。

1966 年，秦某，男，65 岁，呕吐每月 1 次。呕出清酸水，如喷射而去。病已 2 年。每在小便站立久时即发。肢微冷，脉模糊而细，有汗。以淡附子片二钱（6g），潞党参五钱（15g），姜半夏三钱（9g），淡吴萸六分（2g），炒小茴一钱（3g），茯苓三钱（9g），苏梗二钱（6g），白蔻仁一钱（3g），绿梅花一钱（3g），生姜汁 3 滴冲服。5 帖，呕吐即止，复诊而愈。此温胃兼化痰饮，而稍兼补法。

高某。女性，42 岁，金坛县人。胃脘部及当脐处腹痛甚剧，呕吐。广治不愈。已用去 300 余元。于 1976 年 4 月 7 日来诊治。与乌梅丸法。淡附子片钱半（5g），炒川楝子二钱（6g），淡干姜一钱（3g），炒黄连六分（2g），炒黄芩钱半（5g），淡吴萸六分（2g），乌梅三钱（9g），花椒四分（1.5g）。1 帖即痛呕均止，能食饭一碗多。连服 5 帖，来改方。去附子、黄芩，继服 5 帖而愈。乌梅丸的神效如此。乌梅丸是治厥阴肝经法。厥阴体阴用阳，本寒标热。寒热夹杂之病，故以寒热夹杂之法治之。初不知效如此之速也。前案治秦某，是吴茱萸汤加减，均仲景法也。

黄某，男，25 岁。每晨作呕，夹有酸味。肺有郁热不化，胃亦不和，肺胃肃降无权。大便稍艰，舌偏红。以北沙参五钱（15g），苏叶钱半（5g），双钩藤五钱（15g），佩兰叶二钱（6g），瓜蒌皮、瓜蒌仁各三钱（9g），炒川楝子二钱（6g），橘红钱半（5g），佛手片钱半（5g），枇杷叶三钱（9g），生竹二青三钱（9g），5 帖。复诊继服 6 帖而愈。此又是肃肺，息肝，和胃法。（1974 年 10 月 8 日初诊，复诊时 10 月 14 日）

护士吴某，40 岁。于 1977 年患呕吐。自觉咽喉阻塞，不欲食。食后即呕吐而尽出，甚至汤饮亦呕出。甚恐。舌苔白腻，平时并无胃痛史，脉亦无异常。以苏叶，藿香，佩兰叶，橘红，绿梅花，佛手片，蔻仁，双钩藤，姜半夏，穞豆衣，枇杷叶，荷叶。极平淡，极轻之药，5 帖大减，10 帖愈。近 4 年来，曾复发过 2 次，都以上法而愈。此例颇难处理，如药过病所，反而吃坏。用药贵在适当。如此平淡之法，每能出奇制胜。然而最不易也。

还有一种是嗳气，亦与胃病相牵连。如是胃病而伴有嗳气者，结合治之，胃病愈而嗳气自止。有停食滞者，当导其滞而嗳气自止。有腑气不通，肠有燥矢者，当通腑润燥而嗳气亦止。有肺之肃降无权者，还有肝之疏泄太过，肝气上逆者。看着是小病，都要辨证而分治。

杨某，女性，30多岁，戚墅堰缝纫社女工。在4月间，曾大便干结。胸闷嗳气，若不相接续。舌质偏红，平时月经先期6天。我以五仁汤加橘叶，天花粉，郁金，苏叶而愈。至8月底，胸闷复发。大便每日1次，稍干，舌已不红。我用疏肝理气，降逆法。沉香，薤白之类。服后胸闷甚，若阻塞。喉有锯嘶声。我大惊，审阅4月间治法，仍以五仁汤加易。瓜蒌皮、瓜蒌仁各四钱（12g），炒郁李仁四钱（12g），甜杏仁三钱（9g），天花粉六钱（20g），川贝母三钱（9g），银花四钱（12g），炒白芍二钱（6g），双钩藤四钱（12g），炙紫菀三钱（9g），橘叶钱半（5g），生竹茹三钱（9g）。2帖而胸闷已舒大半，再3帖而平。此阳明大肠有燥气。胃与大肠同属阳明，而肺又与大肠相表里。阳明以下行为顺，故用通腑而效。并在秋燥季节，燥气更甚。但上次以舌红大便艰为确诊，这次每日大便亦有1次。舌又不红，脉亦未有滑数。可知治疗不可墨守成规。在四诊中当有所舍取。如舍症从脉，舍脉从症，舍症从舌，舍舌从症，舍舌从脉，舍脉从舌等，均要仔细权衡。

又补注：真正噎膈症古人治法虽多，而有实效者甚鲜。《诊余集》《清代名医医话精华》有验案记载，是用金匮肾气丸法。予曾用于南夏墅公社2例，先有效。未经随访，亦未知究竟如何。此病究应如何治疗，还未摸出治疗规律，亦科研中重任也。

梅核气

梅核气之名，原载《金匮要略》。咽喉若有一个梅核阻梗不舒，吐之不出，咽之不下。我师巢渭芳先生列入妇女肝郁门。此症以妇人为多，男人亦间有之。经西医五官科检查，亦查不出问题。此症每胃部不舒，多数伴有嗳气。虽无性命之忧，而对病人颇有威胁，疑其喉生肿瘤也。与平时思想情绪，精神因素有关。虽是小恙，速愈亦颇难。

《金匮》原有厚朴饮法，在临证用之效不显。尤在泾曾论及之。我在实践中尝以沙参五钱（15g），苏叶钱半（5g），绿梅花八分（2.5g），瓜蒌皮四钱（12g），郁金三钱（9g），橘叶钱半（5g），上沉香六分（2g），射干二钱（6g），制香附二钱（6g），佩兰叶二钱（6g），枇杷叶三钱（9g），降香一钱（3g）。有效。其中以沙参与苏叶同用，一以疏肝理气而性温，一以肃肺润燥而性凉。沉香、香附虽理气解郁，究属性温。蒌皮、绿梅花润燥以生津。不用橘红而用橘叶者，橘红偏燥而橘叶较平也。其中以射干为主力，射干清咽喉，消肿瘤。我用射干有效，古人方书及我师均不用此。枇杷叶以肃降肺气，肺气通于喉，故用肺药。吾师对此症尝用降香，是配枇杷叶同用。降香亦偏于燥，有沙参、蒌皮、枇杷叶起制约作用。用之既效，故沿袭之。但有时酌用炒白蒺藜二钱（6g），炒川楝子钱半（5g）。此症在妇人来说每有之，故病例不具载。

自注：凡情志之病，为医者，应兼做思想工作。舒其忧郁，畅其情怀，则效更剧。切勿恐吓病人。

胸痛　胸闷

胸闷或胸痛与胃脘痛或闷，在原则上不同，有较大区别。以后者来治前者完全不效，而反有害。胸闷胸痛，是在横膈之上的胸膺部位。而胃脘痛闷是在横膈之下，即剑突之下的陷凹处。今人每多误治。本篇所谈的胸闷胸痛，其范围包括胸部上端、下端及胸膺两侧。另外有一种西医所说的冠心病，其部位、舌脉，各症亦有不同，可足鉴别。兹先谈胸痛与胸闷，下一篇再谈冠心病，即中医的胸痹。

中医是要讲经络学说的。横膈之上，肺与心居之。肺脉布于胸中。肺主气。肺气不清，肃降无权，则气机阻痹，郁而不畅。不通则痛或闷。任何事物皆然。不通不畅，其执行功能必失其常度。此万事万物之规律。医生治病，不能例外。而肺之所以失之清肃，亦必有故。不外痰与热也。肺经即有痰热，欲其不失常度，得乎。治肺宜清降，更宜化痰热。若肺有郁热，则煎熬津液而成痰。故痰与热每相互为患。因而轻则胸闷，重则胸痛，或痛闷并作。有痛闷于胸部上端者，亦有痛闷在胸之下端者，或痛及两侧者。总的一条，原则是以治肺为主，必有良效。

论其舌苔，舌质稍偏于红，或有薄白苔，多偏干，或中间有细小裂纹。脉来多滑，如细滑，隐滑，细滑带数等等。

大体言之，以下列药味加减。南沙参，北沙参，郁金，蒌皮，马勃，大力子，炙紫菀，生蛤粉，苏子叶，大贝母，马兜铃，橘叶，枇杷叶为基本方。如舌或苔干者，加天花粉，或加大麦冬。挂金灯，射干亦可用（如舌苔淡黄，可加黄芩）。有时每用双钩藤，桑叶。此两味虽是肝药，以肝火偏旺，则能刑金。肺本能制肝，反过来肝亦能刑金。此中自有辨证法存焉。我行医 50 余年，用之有效。

应该注意，不但问诊要清楚，一定还要用手扪叩病人胸部。一定要问清痛闷部位。如果痛闷不在胸部，而在胃部。则非唯无效，而反有害。此又属误诊矣。

又此症黄腻舌苔不常见。如是舌苔黄腻或厚黄而腻，又要考虑是胸痹症。即西医所说的冠心病（自注：主要以舌苔为鉴别）。冠心病多数痛闷在心区，不若胸痛，胸闷之在上部、下端或两侧。亦是可以鉴别的。

孟城公社蒋某，女，成年。胸部郁闷，若窒塞，善叹息。右脉隐滑，左脉细弦，已2年。拟抑肝清肺法。北沙参六钱（20g），炒薤白五钱（15g），瓜蒌皮四钱（12g），橘红、橘叶各钱半（5g），马勃钱半（5g），炒白蒺藜三钱（9g），炒川楝子二钱（6g），上沉香六分（2g），佛手片钱半（5g），双钩藤五钱（15g），鲜枇杷叶三钱（10g）。此1975年6月2日，由孟城任祖根医生陪同来。未来复诊，未知效否。此方还有理气之品在内（补注：一般不用理气，以其偏燥），基本治法仍以前述为准。

（自注：用清肺化痰热，以治胸闷、胸痛确有效。而少具体病例者，以其为一般之病未记载也。今年郑陆公社一麻糕饼店主，患胸痛。痛甚，痛连背部。亦以上法而愈。1982年11月）

胸痹

冠心病本是西医病名，中医以症来辨证。由于症状的不同，中医并无统一的病名或症名。根据症状表现的各别，有时说是胸痹。痹者闭也，胸次闭塞不畅之谓。有时又叫心悸。悸者，亦是心脏疾患。脉来多有歇止。而歇止又分促、结、代。促为阳，而结代为阴。又是结代之脉居多。有时又说肝阳旺，即西医所说的高血压病。脉亦歇止，以促脉居多。中医又要分出痰热蒙蔽心包，痰滞气阻，瘀凝络道，肝阳旺盛，胸阳阻痹等的不同病因。在中医治疗上，并无共同套方。不是以一方一药而统治诸症，仍是辨证论治法。

此症膏粱之体为多。厚味滋腻，助痰化热。农村藜藿之体不多见。又以肥胖之人为多，亦是痰热素盛。城市厚味醇酒，不易速愈，而愈后每多复发。农村茹素淡味，既不多见，而且易愈。好事变成坏事，天下事固如是也。

主要症状是心区隐痛，胸闷，心慌。舌苔多是淡黄腻，或厚黄浊腻，或夹有灰腻苔。脉象多滑，如弦滑、滑动、滑实、滑大等。亦有脉来沉细，涩滞不畅。（补注：滑脉为有痰，人多易知。而沉细涩滞之脉，是痰热阻痹，脉道不宣。人多忽之。）

今西医每用苏合香丸治之。苏合香丸多是辛香走窜开窍之品。救急时用之则可，若作为常用药则不可。辛香之品，耗散心气，又耗阴液。不唯无益，反有暗害。昔已故名医费绳甫重用清化痰热，重用大贝母、干金石斛。而大贝母用至八钱（25g），金石斛用至一两（30g）之重，有奇效。而王孟英重用雪羹，即海蜇头与荸荠。亦取其一以清热，一以化痰。现在成方很多，无非丹参、降香、山楂、麦芽之类。既无大效，亦无大损，仅是因循苟且之治。既非斩关夺门之将，亦无运筹帷幄之功。仍是一般普通套方应敷而已。

武进县辛某，西医说原有高血压、肝病、冠心病。脉歇止不匀而乱，前后已10余年。见其苔厚黄而腻，我以黄连导痰汤加钩藤、决明子等而渐见减轻。黄苔化后，舌中有裂纹。心悸，脉仍不匀。以沙丹参、蒌皮、枣仁、柏子仁、龙齿、牡蛎、桑叶、竹茹、枇杷叶，息肝养心法，前后共服近百帖而渐愈。已久不服药矣。

另有谢某。症状与上述病例同，亦以此法渐愈。此痰热挟浊，内蒙心包，神明失宣。导痰汤为化痰主方。苔黄而热亦盛者加黄连，又为黄连导痰汤法。再加钩藤、决明子清泄肝阳，蒌皮、大贝母以化痰热。导痰汤原方是以化痰为主，而偏于温。必以寒凉滑润之品为佐。银花、桑叶、杭菊亦可随症加易。

又，辛某的爱人，年48岁。心区闷甚，呼吸困难，甚则有昏厥之状。西医认为冠心病。另一中医予以熟地、杞子，病益甚。我诊其脉沉细，涩滞不畅，舌如正常。此痰气不化，阻痹碍气。与三子养亲汤合瓜蒌薤白枳实汤加沉香、菖蒲、枇杷叶。二诊即愈。此症脉舌都相符合。今人不辨舌，不察脉，亦是奇事。

陈某，男，48岁。1978年1月18日初诊。体质偏肥胖。胸闷，心区为甚。脉迟，每分钟只有44次。住院20余日，脉迟如故，来服中药。我曰，把西药停掉，单服中药可也。舌苔亦白润如常。以沉香导痰汤合三子养亲汤。炒苏子、炒苏叶各二钱（6g），上沉香八分（2.5g），炒远志二钱（6g），陈南星二钱（6g），橘红钱半（5g），决明子五钱（15g），茯神四钱（12g），炒莱菔子三钱（9g），前胡二钱（6g），瓜蒌皮四钱（12g），枇杷叶三钱（10g）。5帖后，脉率增至每分60次。又3帖，增至每分66次。亦未继服。此病例我虽记下，但已忘。前日陈某之子来看病，谈及前事。陈自述，到现在仍是66次，胸部亦舒。

所以治病必求其本，此是经训。本者，病因也。大凡痰阻气滞之症多闷，脉多不畅。气痹而脉道不畅，本是常见，并不奇怪。三子养亲汤为豁痰理气要药，而以豁痰为主。痰豁则气自理。所谓顺水推舟之法。

清代大名医徐大椿善用莱菔子，有治富商气粗胸闷病例可法。我师巢渭芳先生亦善用之。我50多年来屡用亦屡效。（自注：一定要辨证求因。孟子谓，不揣其本，而齐其末，是缘木求鱼也。）

胆区痛

中医并无专门胆囊炎名称。在外感伤寒，有少阳胆症。在内伤病，每肝胆并称。肝病有时说是胆病，胆病有时又说是肝病。肝胆同居一室，相为表里。而治肝之药，即能治胆。治胆之药，即能治肝。总之，胆为腑，以清宁为顺。

兹所论者，即西医之胆囊炎。其症状，胃脘偏右胆区作痛，痛引背部。大便每艰，甚则目黄。以老年人及中年妇女为多，尤以肥胖之体为多。舌苔多是淡黄而腻，或老黄而腻。脉多滑，如弦滑、滑动、滑实等。其痛，时轻时重，甚则绞痛。古人往往列入胁痛门，是肝胆同治。

昔王孟英治重症，每以当归龙荟丸，大泻肝胆之火。我师亦用之。此丸成药今缺，不复用。古法亦有用一味瓜蒌皮四两（120g）煎服。

治法不外清热化痰，开郁通络，并每佐以化瘀。与治肝区痛法大体有相同处。亦常用通下药，即通其腑气。胆亦以清降下行为顺。主要是症、舌、脉合参。

轻症，反复发作，舌苔淡黄腻，基本方药如下：瓜蒌皮五钱（15g），郁金三钱（9g），大贝母四钱（12g），佩兰、泽兰各二钱（6g），炒川楝子三钱（9g），炒苏子三钱（9g），炒红花六分（2g），煅牡蛎六钱（20g），炒黄芩二钱（6g），制香附二钱（6g），枇杷叶三钱（9g），降香一钱（3g）。

此方轻症有效。此症易于复发，每月要服5帖到6帖，以控制其复发。若长服久服，一般农民经济有困难。轻症中大便干结者，蒌仁、郁李仁随症加减。此症嘱病人忌食生姜、辣椒、胡椒、酒等，此皆辛热之品。运村公社张舍桥，张某媳，40多岁，患此频发，即以此法治之。

重症或较重型，舌苔厚黄腻，或熏黄腻。脉滑大。胆区痛甚，发热，或大便艰。呕吐，目或黄。

川黄连一钱（3g），郁金三钱（9g），瓜蒌皮、瓜蒌仁各五钱（15g），连翘三钱（9g），黑山栀三钱（9g），银花五钱（15g），赤芍三钱（9g），鸡苏散五钱（15g），粉丹皮三钱（9g），制香附二钱（6g），炒川楝子三钱（9g），橘叶三钱（9g），桃仁钱半（5g），降香钱半（5g）加减出入。

亦可用大黄或元明粉。如苔干无津，或用鲜石斛。如舌光绛而干无津，就忌用或禁用苦寒之品。又宜凉血生津，如玉女煎、增液汤，加蒌皮、郁金、元明粉。1977 年周姓同志患此，曾以上法治之。

轻症中每用香附，重症中或用或不用，是疏肝胆，疏气机，亦是反佐药。虽是性温，在大剂寒润中夹用之，亦无妨。川楝子、蒌皮、郁金均用之，为胆囊炎必用药。川楝子平泄肝胆，有特长。瓜蒌皮大清痰热。郁金开郁利胆。在轻症中每用牡蛎，是取其软坚消结作用。在重症不用牡蛎，而易以蛤粉。是牡蛎大涩，而蛤粉善于化痰。用郁金是取其开郁利胆，并能攻坚。《本草》载郁金与蓬莪术是一类两种，功用相同。在实践中，郁金缺货时即用蓬莪术代之，亦有效。

应该注意，在轻症胆囊炎，每与胃脘痛相混淆。在部位相互毗连，且胃痛亦间有痛引偏右。其鉴别诊断法详见胃脘痛病条，宜参阅。

唐某，原有胆囊炎，并有结石，频发。1978 年冬，痛又发作，邀我诊之。唐曰，胆囊炎又发矣。我见其舌润如常，脉亦细软。我曰，此非胆囊炎，已是胃痛矣。唐谓其痛和胆囊炎一样，是胆囊炎。我漫应之。与香附、沉香、佛手片、古陈皮，稍佐高良姜。服后痛减，3 帖痊愈。

又我院苏某。胃脘偏右痛，右肋下有一块。舌亦润如常，脉细。我曰，此非胆囊炎，是胃痛耳！亦以治胃痛法，理气，和胃，疏肝。稍佐牡蛎以软坚，以其右肋下块也。治之亦愈。前案曾屡服上海排石汤，其中有大黄、元明粉。后案亦曾服大黄、金钱草。寒凉太过，郁遏胃阳。此即《内经》所谓热病未已，寒病复起。古人三禁中犯药禁也。

补注：王孟英《王氏医案》及《归砚录》中，轻症每用雪羹汤，重症每用当归龙荟丸。不外泻肝胆之火兼化痰热。胆为清宁之腑，以通为顺。胆有郁热，熬液成痰，阻痹络道，不通则痛。在四诊中要重视舌苔。根据舌诊，辨证治之。切记切记。古人病案，每详于脉而忽略舌。致使后学难于鉴别，当以意会之。

胁痛

肝区痛，中医列入胁痛门。首先要分清急性，慢性两种。

有一种急性，并非黄疸。突然肝区痛，或剧痛如咬。多属痰热挟有瘀滞。肝脉络于两胁，又肝为藏血之脏。有肝火炽盛而痛者。有痰热不化而痛，并带有瘀凝络道者。亦有挫闪后络有瘀血凝滞者。治法不外清热化痰，祛瘀通络。如用当归尾，炒赤芍，瓜蒌皮，桃仁，炙甲片，炒川楝子，白芥子，郁金，大贝母，降香，牡蛎等。大便艰者，大黄、元明粉酌用之。我初行医时，后堵家村朱姓患此，以上法 3 帖而愈。

前年又治一人，肝区痛，并不甚剧。曾由他医服理气之药，久服无效。我见其舌无苔，脉隐隐有滑象，别无所苦。以桑叶，郁金，大贝母，蒌皮，蛤粉，炒川楝子，北沙参，枇杷叶，橘叶，钩藤，生竹茹与之。病人见方曰，并不咳嗽，何以多用肺药，而且平淡无力。我笑曰，古人隔二隔三之治，今人知者少矣。平淡之中才能出不平淡也。

另有一种肝区作痛，是由于血吸虫病后遗症引起。但此症多有肝胀大，而且脘腹部亦伴有饱闷不舒。凡是由血吸虫病引起的，另有治法。今人多与肝炎引起的肝区痛混同而治，此是大错。

一般言之，当以苏梗、藿梗、内金、青陈皮、蓬莪术、枳壳、大腹皮、六曲、焦苍术、荷叶等治之。有时要用香砂仁。凡有血吸虫病的，多数会发展成腹水。因而必须肝脾并治。若予苦寒清泄，大损脾阳，反而促成腹水。

还有肝痈，西医说是肝脓疡。鸣王徐姓，年 50 多岁。于 1977 年冬患肝痈已溃。西医一次抽出脓液一千多毫升。满舌黑色如墨，偏干。如此黑舌，亦不多见。以银花、连翘、丹皮、赤芍、生草、鲜石斛、紫地丁、人中黄、天花粉外，大量饮鲜芦根汤，每日 1 斤。恣吃荸荠。中西医结合治疗 3 个月余而痊愈。共服鲜芦根 100 多斤，荸荠亦 100 多斤。庸俗之辈，一听到芦根即非之，而且还认为药越贵越好。而今之医者，亦多趋势奉俗，抑何其陋耶。

在慢性肝区作痛中，原因亦很多，以黄疸后为最多，还有西医所说的无黄疸型肝炎。黄疸多是肝胆有积热，脾胃有蕴湿，热湿交蒸而成。在黄疸时照黄疸辨证论治，兹不复赘（另写入《外感漫话》黄疸门）。但黄疸退后每有肝区痛发现。而无黄疸型肝炎更以肝区痛为特征。清代叶天士、王孟英等诸名家，亦归入肝胃郁热夹痰类。王孟英推崇叶氏，制有 3 张超凡药方，即玉枢丹、神犀丹、甘露消毒丹 3 方。而甘露消毒丹即是治今之所谓肝炎之病，即无黄疸型肝炎之病。我在孟河学医时，巢渭芳夫子及其子少芳先生常用之。中药店备有合成成药，方上写六钱（20g）包煎。今已不备，医之知者亦罕矣。

黄疸型肝炎病后，以肝区痛与胃部饱闷交错互见为多，而以胃部饱闷为主。无黄疸型肝炎则以肝区痛为主。前者有苔者多，如淡黄、深黄、厚黄等，亦偏腻。而后者以无苔者多，如舌红、舌偏绛等。可见前者热湿交蒸，有时热多，有时湿多，相互移易。而后者是肝胆之郁热多，而胃阴亦伤。以脉象来说，多滑，如弦滑、细滑、滑动等。前者有时亦有缓滑、软滑，而后者以重按隐滑为多。在西医验血中，往往以谷丙转氨酶的高低来区别病势的进退。中医则以舌脉为准。世俗以五味子降谷丙转氨酶，每用至五钱（15g）之多，服之确能下降，但不久即回升。殊不知五味子五味俱备，以酸为多。酸者，能收能敛。虽有暂效，大有隐祸。把郁热收敛，如油入面，莫之能出，迁延难愈矣。苦口婆心而莫之听。

昔清代名医魏柳洲善治此症，亦不外一贯煎法。我喜用以清肝养胃法治无黄疸型的肝痛。如无苔而舌红者，每以沙参、桑叶、蒌皮、郁金、石斛、大贝母、蛤粉、双钩藤、橘叶、枇杷叶、生竹二青、绿梅花等，但亦疗效不显。更宜注意，大凡用此药，久用每产生胃部不舒或胃痛。虽是平剂，总偏清凉。久之则胃阴渐复，而胃阳又伤。（补注：此阴阳胜复之理，用药要有限度，有分寸，防止药过病所。）

大凡察看舌苔，不论苔是何种颜色，治之得法，均易于退化。而舌质红绛者，则不易转淡。虽有好转，欲其恢复正常舌质，则非短时所能达到。既要凭舌，更要凭症也，在实践中遇见不少。立方用药既有原则性，更有灵活性。在慢性病中，处处以保护胃气为主。

另一种倾向，一听到是肝病，以小柴胡汤起家。叶天士曾有“柴胡劫肝阴，葛根竭胃汁”之戒。还有一种倾向，石见穿、三棱、莪术、桃仁攻克乱投，正气愈虚。有一教师服石见穿破血药后，引起呕血。此等症宜稳扎稳打，无求速效，欲速则不达。

胆道蛔虫

有一种胆道蛔虫痛，中医谓之虫痛，有时谓之胃痛。其痛突然而发，痛在胃脘偏右。剧痛时不知痛在何处，但觉胃部剧痛。多有呕吐，大便多艰。平时并无胃痛病史，痛止则愈。亦有一年中突发 2~3 次者。见症与治法，均与胃痛有别。

此症剧痛时，痛不可忍。起病 1 到 2 天，舌苔速见变化，如淡黄、厚黄、老黄或厚黄夹灰（自注：以黄糙干苔为最恶），舌质偏红等。亦有腻，有偏干之不同，多数是稍有腻色。脉多滑实。西医注射杜冷丁，亦只能暂缓 3 到 4 小时。其发也速，其舌苔之变化也快，每朝夕变化不同。其痛则甚剧。以呕吐，便艰及舌脉鉴别。

中医治疗得法，见效亦速。治虫三法是酸，苦，辛。蛔虫得酸则安，得苦则降，得辛则伏。此乌梅丸法也，人皆知之。但在寒热温凉并用中，既有规格，亦多化裁。苦如黄连，黄芩，大黄。辛如附子，干姜，吴萸。酸如乌梅。再加川楝子，花椒以杀虫。甘松以理气止痛。苔偏干，以天花粉、麦冬以生津。其关键在于轻症重症的适当处理。毋不及，毋太过，过犹不及。古有戒训。在寒热药相互之间，配搭要适当。并在寒热药相互之间的剂量，亦要相互间配搭恰如其分。能如此，其庶几乎。

用药以舌苔为主要依据。基本方药如下：

苔淡黄，轻症。淡吴萸 3g，淡干姜 4g，炒黄芩 6g，炒川楝子 9g，乌梅 10g，炒黄连 3g，花椒 2g，甘松 6g。

上方是一般轻症治法。如舌苔厚黄，重症。加淡附子片 5~6g，炒大黄 9g。苔如干，加天花粉 15g 或加大麦冬 15g。

此症多有发热。虽见苔干，辛热之药，仍应照用。不得因舌苔干而不用辛热。但用附子后，就应加重寒凉的一面，达到相互制约相互协调（自注：附子可与石斛同用）。如大便甚艰，元明粉亦可酌用。

一定要苦、辛、酸具备，才能治蛔止痛。忌用甘草。还要嘱病家不能用糖汤过口。蛔亦喜甜，得甘则扰动不止而痛益剧。痛止后还要禁食 2 天，得食每有复痛。

凡治此症，每诊 1 次，只能服药 1 帖。逐日诊视，逐日拟方。此症情变化迅速，药方的轻重随症而定。一般在 1~2 帖，其痛即止。亦间有服 3~4 帖才能痛止者，此是少数。如一见痛止，即停药以观动静，或用极轻之剂以消息之，步步注意变化。亦有个别病员，每年发 2~3 次，并无定时。可与轻剂方，每 1 个月或 2 个月服药 1 帖，即不复发。

1978 秋，嘉泽一男性，年近 30 岁。在公社医院治疗 3 日无效。转来后，治疗 3 日，痛不减。以前法 1 帖而效，即停药。两天后，早饮食，痛又发，又 1 帖而止。

卞某的爱人亦患此，曾服 3 帖而止。此病发作快，好得快。农村中蛔虫痛很多，与痛在脐周者治法亦不同。

腹胀

腹胀大，西医说是腹水，中医说是鼓胀。由血吸虫而引起的，又说是蛊胀。肿胀并发者，病稍轻。单腹胀大而四肢瘦削者，确是顽固重症。治之或有小效，复发者甚多，而彻底愈者甚鲜。在腹胀初期、中期尚有效者，若至后期，多属不效（自注：脉沉细者亦有治愈，脉弦硬者多数不救）。曾历查古人方书，虽有立论，验案甚少。《诊余集》《续名医类案》《清代医话》略有数则而已。而清代名医徐洄溪说是千中难愈一二。虽未免言之欠当，然亦可见确是棘手重症。

若言攻泻，如舟车、十枣等，用之于初期实证，亦有效者。用之于后期正虚病实，疗效亦不好。西医说是肝硬化腹水，脏器已损，难于为力。

我初行医时，前朱家场朱某，患腹胀。病在初期，正气尚好。我以大蓟、甘遂、芫花，各炒，各二分（0.6g）共研末。开水1次过服。先大泻，继呕吐，腹绞痛，泻后腹平。继服调理脾胃10余帖，至今仍活。前年我回家，有一沈家滩老农见我说，他年轻时患鼓胀，服我药吐泻而愈。我已忘。大概亦是攻逐之法。

常熟县有戴巧宝，俗名戴仙人。有祖传治鼓胀丸药。轻症3粒，重症5粒。丸如黄豆大。服后泻水腹平，而门庭若市，求治者不绝。时承少槐医生随我调至苏州。我谓少槐曰，腹水本是顽症，何戴姓治之之易。于是至常熟随访戴氏。此丸名麝香木香丸。是巴豆霜、麝香、木香3味研末合成为丸。大泻峻剂。归而试用。戴氏所治及我所诊治都是晚期血吸虫病员。苏州地区亦是严重流行灾区。试用结果，一是大泻腹平。要坚持淡食，尚能迁延时日。稍一食咸，腹水复发。再用麝香木香丸，亦不效。一是大泻后在一星期内神昏而亡。泻后伤阴，引起神昏。西医所说肝性昏迷。总之，其效亦不好。

新中国成立以后，血吸虫病之蛊胀已是不多。而黄疸后及无黄疸型肝炎引起的腹水，为数仍多。在腹水的初期、中期，治愈者亦不少，但复发率高。复发年限不一，有2~3年或10余年复发者。虽是难治，然较之血吸虫病之蛊胀还比较好治。余听鸿曾用金匮肾气丸，有验案。我亦用之，有暂效或竟无效。后我又用中满分消丸，亦效甚少。我师治此症，每用温肾阳，健脾运法。在后期效者亦不多。

当然，因有不同，治法当别。但总要胸中有数。在一定程度上，总要有几分把握。独对严重单腹胀，心中茫然。其病之确难愈耶，亦我医术之未精耶。总是一个重点研究项目。医而不能愈病，医之耻也。

我现在并无大体上的基本方药。现采取如下几种措施：

一是健脾化湿法。如腹胀，脘腹饱闷，舌白润，脉缓或弦。以平胃散加减。如焦苍术，砂仁，炙内金，焦楂曲，大腹皮，藿梗，小川朴，陈皮，香橼皮，焦薏仁，煨生姜，茯苓皮，荷叶等。亦即厚朴温中饮加减。如腹胀尚在中等度而板硬者有效。一般要服30帖左右。我家对门朱某患此，即以此法而愈。今已4年未复发。

二是温阳健脾法。郑陆公社陆某，男，49岁，木匠。于1979年11月30日初诊。腹大溲少，面色灰黧，足及阴囊肿甚。脉弦细。焦苍术8g，小川朴5g，炙内金9g，香砂仁3g，焦薏仁15g，桂枝5g，炒葫芦巴12g，茯苓皮15g，大腹皮10g，冬瓜子、冬瓜仁各12g，生姜2g，炒枳壳5g。在多次复诊中，曾用炒小茴香、炒白术、炒破故纸、巴戟天、煨生姜等出入加减。前后共服60余帖。腹围由96厘米而小到64厘米，今已恢复木工工作。

三是清热健运法。吴某，男性，43岁。原有黄疸，肝区常痛，后又腹胀（中等度）。面色黑，鼻、牙衄，大便溏。舌质偏红，有薄黄苔。脉细滑。以寒水石15g，块滑石20g，炙内金10g，茯苓皮15g，生谷芽15g，生薏仁15g，炙侧柏叶15g，焦山楂10g，冬瓜子、冬瓜仁各12g，佩兰叶9g，枇杷叶10g。服后病情逐渐好转，衄止，腹渐松。后以桑叶，忍冬藤，黑山栀，双钩藤，通草，炙内金出入加减。此今年上半年事也。今腹已平，仍在治疗中。

四是清热化湿法。腹胀大而舌苔厚黄腻，或夹灰者，病情甚恶，多致不起。有一工会干部张某，年40岁左右。先因黄疸，一直在传染病医院治疗。黄退后，舌苔一直厚黄腻。彼以为病已愈，有时来我院配药。见之，每视其苔。即曰，病情仍严重，无轻视之。彼不之信，坚持上班工作。迁延2年，腹渐胀大如鼓。牙衄，苔仍厚黄腻。乃来院治疗。经治3月，腹水总不退。后转上海治疗半年，亦无效而死亡。

腹水如腹围在100厘米左右者，多数不治。古人虽有脐突、腹平、喘急等五不治，此亦言腹水之甚耳。有时经治后亦见好转，每突然上下出血，迅速病情恶化，治愈者甚少。

此外还有舌干，光绛无苔而腹胀者。育阴生津又碍其胀，运化利水又碍伤阴。亦后果多不好。

另外还有伏暑化胀，古人亦有论述。此又宜桂苓甘露饮加炒银花有效。在抗日战争初期，湾渎村杨某，在秋季患温疟。用奎宁丸止疟后，腹胀大而板硬。我仿桂苓甘露意，而未用其全方。以六一散、炒银花、杏仁、厚朴、通草、黑山栀皮等，20余帖而痊愈。后仍以腹水死亡，其间时间亦达30年左右。

此外还有瘀滞腹胀。在抗日战争初期，宜兴县和桥镇一男童，11岁左右。于秋季湿温发热后，大便出血。西医诊为肠伤寒，急止其血。于是腹胀大，发热，大便闭。气粗，形瘦，苔黄腻。我以别直参、生大黄、川黄连、上肉桂心等服后，大便泻出血冻而腹渐平；再以石斛、青蒿、益元散、通草、连翘、银花、橘红清其余热而愈。夏秋痢疾，如止涩太早，瘀滞不清，亦多转成腹胀。此不难治，宜用通腑法。当用大黄。

实践体会。腹胀之由于湿热、痰滞、食积或瘀血者，辨证治之，尚易愈，不难治疗。如西医所说的肝硬化腹水，腹大如鼓，小溲涓滴不畅，四肢瘦削，多不治。现在看来，尚是难题。

水肿（肾炎）

水肿一症，中医往往与腹胀并列，称谓肿胀。有时混淆不清。至于所谓肾炎的水肿，在治法上，有分治肾、治肺、治脾之不同。肾为水脏，肾病则肿。但肺为肾之上源，上不清则流不洁。而脾又有御水之功，脾不御水，则水湿泛滥。叶天士又有从上之下而甚于下者，必先治其上，而后治其下。治上是治肺，治下是治肾。而在治肺治肾之时，刻刻照顾到治脾。不兼治脾，就不能完全收功。脾为后天之本也。回忆学医时，及初行医时，对单腹胀则十分重视，而对肾炎的水肿，并未引起十分注意。水肿比单腹胀当然好治，但亦不能忽视。任何一个事物，都有一定的发生发展的规律过程。肾炎水肿亦然。现在西医多用激素。瘦者变胖，舌脉亦变。在中医四诊上，已辨不出真相。这样的诊断与治疗，就难做到切合实际。我每婉言谢诊，此非得已也。

在初发病因上，有上下之不同。在上是肺，在下是肾。在肺是风热犯肺，在肾是肾有热湿，而以肺受风热者居多。此症以儿童为多，成人亦有之。儿童往往以皮肤有湿疹疮疡引起者亦不少（自注：皮毛合肺，肺气通于喉，故亦与肺攸关）。亦有喉蛾红肿引起，迁延不愈。在机转上，后期脾肾并病为主。往往反复发作，致成败症。

在治疗原则上，首分阶段。病分初中末也。暴病属实，久病属虚。我年轻时对初期肿甚于上者，喜用越婢汤。用麻黄，亦是开鬼门法。古人治此，大法是开鬼门，洁净府。所谓开鬼门，是汗而表之。所谓洁净府，是利而渗之。如此而已。然此是前期治法，后期不中与也。在后期尤当以脾肾为主，从虚治之。

前期治法。如头面肿甚，其发也突然。在舌脉兼有热象。对症用越婢汤法疗效最快。现在每用变法，师其意而不泥执其方。

如初起头面肿而舌苔微黄，或足胫阴囊亦肿的，基本方药如下：

前胡 6g，赤苓 15g，杏仁 6g，鸡苏散 15g，银花 12g，橘红 5g，川萆薢 15g，炒黄芩 6g，紫地丁 12g，蒲公英 12g，冬瓜子、冬瓜皮各 12g，浮萍草 10g。

大便溏者去杏仁，加通草 5g 或苏叶 6g。此方浮萍草、前胡以开表。赤苓、萆薢以利小便。银花、紫地丁、黄花地丁本是三花汤，以清热解毒。黄芩以清肺热。用杏仁是开肺法，亦有效。与越婢法相较，效较缓而稍稳。如皮肤仍有湿疹或疮疡作痒，地肤子、白鲜皮均可酌加。一般在 5 帖，水肿即可减退。由于此症复发率高，因而必须服本方 25 帖左右，方能停药，以彻底清除其内蕴之风热湿毒。如在前期，即初发时未能彻底除治，则反复发作，更难为力。这一类型病症，以治肺为主，兼以治肾。（自注：治肾不过是利小便而已，并非壮阳补肾。）

另有一种类型，同样是前期，即同样是初起。头面四肢，阴囊皆肿甚。而腹胀如鼓板硬。甚则脐突，阴茎肿如螺旋。但舌苔多是白腻，或稍有微黄而腻。脉象多沉细而软。在治法与前述完全不同。当以健脾，化湿导滞为主。治之得法，疗效亦快。切忌凉润。基本方药如下：

藿梗 6g，茯苓皮 15g，川朴 5g，炙内金 6g，大腹皮 10g，焦六曲 10g，炒枳壳 5g，炒山楂 10g，陈皮 5g，香砂仁 3g，冬瓜子、冬瓜皮各 12g，生姜衣 2g。

复诊时，亦可去川朴，加焦苍术，荷叶 10g。又如炒车前子、炒防风、焦薏仁、佩兰叶、苏梗等，亦可出入加减。

在服 5 帖后，各种症状皆会迅速好转。大约服 15 帖即愈。而且复发率较上述类型为低。此法全是治脾，化湿导滞，消积法也。

（补注：近来有肿胀而舌苔或灰，或黑而腻者，儿童为多。亦用本法，有良效。亦可苍术、川朴同用。）

（补注：灰腻苔亦可用菖蒲。）

肾病水肿一至后期，有延至3~5年或6~7年不愈。其间反复发作，好好坏坏。面黄如蜡，毫无华色。脉细，舌淡白润。宜大补脾肾。以补脾为主，补肾为辅。又宜久服，非60~70剂不为功。甚矣！久病之虚，不易填补也。

基本方药如下：

潞党参15g，茯苓12g，生黄芪15g，炙甘草2g，炒白术9g，怀山药15g，炒杞子12g，炒杜仲15g，焦薏仁15g，荷叶10g，大枣6枚。有时可酌加炒巴戟肉，炒葫芦巴，菟丝子等。

宜兴县锺溪楝树港一陈姓男，21岁。在1970年来我处诊治。病已3年余。曾服舟车丸逐水，神气大败。我用上方以直参须9g，去党参。连服50帖左右而愈。

又，前王公社塘田村黄姓。在部队患肾病水肿而转业。回来后3年不愈。亦以此法，服70帖左右而愈。如此大剂补药，我素不习惯。亦是实践中所迫改用此法，亦非初意，甚矣！医亦难也。（补注：可用人参养荣丸久服亦有效。凡面黄如蜡，脉沉细，不论有无内热，用此丸均效。真神方也。）

又，我也看到一个漕桥西黄土桥病人，男，30多岁。病达3年余，水肿已退，只是西医小便化验不好。舌红绛而干，无津。凭舌只能与以育阴生津法。经过3次诊治，后亦未随访。中医治病，是凭四诊以了解和搜集情况，凭八纲来进行辨证论治。现在多数服激素，症已改变，在辨证上已失所凭。

更有一种后期病人，西医属肾性高血压之尿闭症。多面黄如蜡，脉象反而弦硬滑实。小溲少，舌苔白。此症最恶，效者极少。（补注：虽脉弦，只有舍脉从症，从舌。大胆用人参养荣丸，才能得救，切记。）

（自注：当今时医，不分阶段，不根据四诊八纲以辨证。开口肾炎，闭口肾阴肾阳。不是六味就是右归。医风日下矣。）

腹痛

腹痛之因既不一，由于腹痛部位的不同，亦更为复杂。一般来说，有满腹痛、当脐痛、脐上痛、脐下痛、少腹痛等不同。其因则有寒热，气血，湿，虫，瘀滞等。必审其因而治之。

由于寒湿郁而气滞者，气滞则不宣，不通则痛也。如舌白腻，脉细迟或软者，可用温中化湿理气法。如厚朴，木香，乌药，生姜，腹皮，六曲，陈皮，藿梗等。如不用川朴，亦可以炒苍术。理气以木香、乌药最好，故多用之。燥湿之药，以苍术为最。厚朴，半夏，菖蒲次之。而祛寒，每用生姜。但上药既辛温又燥烈，如发热而舌苔干者忌用，防其化燥也（亦可配伍制约使用）。

亦有腹大痛，舌光绛干。用温用凉每有关碍时，古法有五汁饮合四磨饮同服。一以生津，一以理气，相互制约。但现在五汁，四磨都缺而不备。如发热，苔黄，而腹痛者，可以六一散、银花、黄芩、黄连、青蒿，加入木香。如光绛干舌，无苔，而腹痛，可以清热育阴中加木香煎服，此亦仿古法四磨五汁之意。此症于外感中有之，兹不多赘。（补注：四磨饮合五汁饮法，我师常用之。我以前亦常用之。有效。）

虫痛。儿童居多，大人亦有之。除化验大便外，虫痛症状特征与其他腹痛不同。其痛突来忽止，兼嗜食等。重则用乌梅安蛔丸法，轻则以吴萸、干姜、川楝子、雷丸、鹤虱、大腹皮，或槟榔、使君子、芜荑、乌梅、花椒等亦有效。如因食积停滞而腹痛，则用导滞消积法。如山楂，六曲，腹皮，木香，苍术，陈皮，藿梗等。

唯脐下痛及少腹痛为难治。有用厥阴法，以厥阴之脉，亦循少腹也。乌梅丸加减较好。亦有瘀滞者，又当用理气化瘀法。如红花，木香，泽兰，甲片，归尾，煅牡蛎，降香等。

另有一种妇人带多，其少腹滞坠作痛。以滞而有下坠感为主。此与带多是同为下焦湿热不化。只要用治带法，清化下焦。带愈，而少腹下坠感亦止。世人每作腹痛治。此误也。以辛温香燥理气，愈服而病愈重。此不知治带法也。另外，便泻、痢疾、肠痈等均有腹痛。列入疾病的归类。兹亦不赘。

另外有一种突然腹胀硬而痛，大便闭，或呕吐。西医谓是肠梗阻。我师每用生苍术，炒防风，大腹皮子，蚕沙，木香，半夏，藿香等药。我初行医时，曾有沈家滩村一人患此，以此治之而愈。今已多由西医治疗。

1974年5月2日，薛某，男，成年。左上腹痛，痛连左少腹，已3个月余。脉细弦涩，舌稍剥。以炒当归尾二钱（6g），炒赤芍三钱（9g），生甘草八分（2.5g），桃仁钱半（5g），炒延胡索二钱（6g），青皮、陈皮各钱半（5g），佩兰、泽兰各二钱（6g），广木香八分（2.5g），瓜蒌皮四钱（12g），炒郁李仁四钱（12g），桂枝六分（2g），花椒五分（1.5g），乌梅三钱（9g）。1帖痛止，复诊而愈。

1974年1月2日。潘家公社王某，男，成年。腹痛便溏6年。小溲作痛，痛引腰际。脉沉细，稍有急意。以炒小茴香一钱（3g），赤苓四钱（12g），川萆薢五钱（15g），煨木香八分（2.5g），台乌药二钱（6g），橘红、橘叶各钱半（5g），炒防风二钱（6g），花椒四分（1.5g），乌梅三钱（9g），炒泽泻三钱（9g），冬葵子八钱（2.5g）。此人曾多处医治无效，服此方5帖而愈。

1973年12月22日，于某，男，成年。两少腹隐隐发酸，发时头昏泛恶，已2年。脉虚软，舌有裂纹。下焦冲任不摄。大熟地五钱（15g），茯苓四钱（12g），炒杞子四钱（12g），炒小茴香一钱（3g），炒巴戟肉三钱（9g），橘叶二钱（6g），鹿角渣六钱（20g），淡苁蓉四钱（12g），仙灵脾三钱（9g），菟丝子三钱

（9g），桑枝六钱（20g）。复诊用砂仁八分（2.5g）拌熟地，加炒薤头三钱（9g）。此病例曾服过香燥理气健脾之品，百余帖不效。共服10帖即愈。

又，忆1977年，有华家塘朱某之子，年40余。腹痛，痛在当脐。痛的范围只有1寸多周围。痛一发，即直穿当脐背部作痛。范围亦不大，只有1寸多周围。每日发作，已5年多。如此腹痛，亦是少见。我亦以椒梅汤法加理气，疏肝，润肠。药只1角多钱，未来复诊。我有一次回家，见而问之。云，连服30余帖已愈。厥阴本寒标热，体阴用阳。每有奇疾发生。椒梅汤和乌梅丸是治厥阴法。每多奇效。

慢性痢疾

外感门中称为滞下，此为内伤。

痢疾古称滞下，是滞黏不爽而有冻垢之意。腹隐痛，虽是慢性，有时也会里急后重。痢疾有夹血、不夹血之分。慢性痢疾，多数是由时痢即细菌性痢疾未能彻底痊愈，湿热之邪未得清澈，因而又转为慢性。

古人每多用止涩法。如诃子，没食子，罂粟壳等。留邪之法，总非良策。古人论此，又有太阴与厥阴之分。其实所谓属太阴是指属脾，以寒湿为主。所谓厥阴是指属肝，每多寒热夹杂。应该知道慢性痢疾与慢性泄泻久治不愈，或治不得法，会损伤肝、脾、肾。因而转成腹胀大者不少。若延至腹胀大则危。

一般性的慢性痢疾尚易治疗。治疗原则是化湿理气，和荣祛风。痢与泻不同。泻属气分，而痢每与荣分有关。而古人又有肠风之说，涉及肠也。

一般性痢疾基本方药：

焦苍术一至三钱（3~9g），赤苓三钱（9g），煨木香六分（2g），炒防风二钱（6g），左秦艽三钱（9g），大腹皮三钱（9g），炒扁豆四钱（12g），炒荆芥三钱（9g），焦山楂三钱（9g），炒白芍三钱（9g），煨葛根二钱（6g），荷叶三钱（9g）。

如血垢多，加地榆炭三钱（9g），槐米炭三钱（9g）。如脉沉细，舌白润，酌用炮黑姜、炙甘草。

另有一种痢疾，大便虽有冻垢黏物，有时还带有血丝。粪便反而干燥，甚则坚硬如栗。往往硬粪之外，包有冻垢黏腻。左下腹有一条直条隐痛。每日 3~4 次。西医说是结肠炎。有 3~5 年甚至 10 余年不愈者。中医说是休息痢，以其时止时发。

此症亦颇恶，治之不得其法，虽药亦不愈。治之得法，10 帖病愈其半。一般在 35 帖左右，即可痊愈。我在 50 岁前，尚未得其治法，往往效果不好。后在柳宝诒评《柳选四家医案》上看到柳评“自利胶滑，有因燥矢不行，气迫于肠，而脂膏自下者”。此肠有燥气，迫液下行，则成冻垢。柳氏提出治疗原则大法，但未有具体方药。后在《清代名医医话精华》书中有张畹香验案。虽是寒热并用，如苍术、厚朴与芩连同用，但偏于治湿，并未照顾到肠燥。我因而悟出，把二氏治法结合起来。既是寒热并用，又是润燥并用。此症固属肠有燥气，但亦脾有积湿。在人体脏器相互之间，并不是一蓬风，一刀切，清一色。往往此燥彼湿，此寒彼热，形成一种错综复杂情况。在治法上应根据具体客观实际，以复杂之方治之。肤浅者，往往不悉其中巧妙，而目为杂乱无章，不伦不类。此全未读唐代以前书也。更由于人体脏器，在某个脏器，或脏器与脏器相互之间，都存在着一分为二的阴阳两个方面。在阴阳的相互依赖，相互消长，相互制约，相互转化等，是千变万化。不能拿一根死杠子划定，或死框框套定。1973

年12月我回院后，至今已治百余例。皆有显效。

基本方药如下：

焦苍术二钱（6g），肥知母三钱（9g），炒黄连六分（2g），瓜蒌仁五钱（15g），小川朴钱半（5g），炒防风二钱（6g），左秦艽三钱（9g），煨木香一钱（3g），炒黄芩二钱（3g），大腹皮三钱（9g），焦六曲三钱（9g），台乌药二钱（6g），荷叶三钱（9g），槐米炭三钱（9g）。

按照以上方药出入加减。蒌仁、知母是治肠燥主药，都要用。此是润肠燥。苍术、厚朴可全用，亦可只用1种。如用1种，以用苍术较好。此是治脾湿。黄芩、黄连可全用，亦可只用1味。一般来说，芩、连是与术、朴相互配搭。如术、朴只用1味时，芩、连亦用1味。芩、连苦寒，既能清热又能燥湿。但苦者其化以燥，既是肠有燥气，所以必用蒌仁、知母。其中有严谨之组织法度存焉。

有一个常州的中学教师，患结肠炎3年不愈。我开方需由常州内指定医院把方转抄，才能报销。医见我方，问此方治何病。曰，治痢疾也。医曰，此方是泻药，何能治痢。病人曰，请你照抄，吃坏与你无关。及病愈后医曰，此方虽能治病，总太奇杂。此不知其所以然也。不少医生见我方，无不称奇。奇在用蒌仁、知母。我所恃者亦赖此2味耳。尤应注意，四诊中往往舌苔并无反应，凭症舍舌可也。

1975年1月18日，陈某，男，46岁。患此2年多，疑为肠癌。至上海肿瘤医院检查，途径常州，由其戚陆某介绍来诊治。以焦苍术二钱（6g），知母三钱（9g），焦六曲三钱（9g），炒防风二钱（6g），乌药二钱（2g），瓜蒌仁五钱（15g），大腹皮三钱（9g），秦艽三钱（9g），煨木香一钱（3g），川连六分（2g），陈皮钱半（5g），荷叶三钱（10g）。共诊3次，一直服原方，共30帖痊愈。回汉口时，以此方15帖量和合为丸，服之以作巩固。去年又来治疗他疾，言愈后并无复发。（自注：愈后有复发者。应初愈时继服 1 料丸药。照原方另合。）

我所诊治结肠炎，多数是以基本药出入，加减用之。从我所知，均有显效。此非夸大，但有时亦稍变法。

1974 年 12 月 1 日。陈某，男，41 岁。大便干结，外包黏冻。腹痛，舌苔白中泛黄。此太阴有蕴湿，而阳明复有燥气也。焦苍术二钱（6g），知母三钱（9g），炒郁李仁五钱（15g），煨木香八分（2.5g），炒六曲三钱（9g），左秦艽三钱（9g），炒防风二钱（6g），木通二钱（6g），大腹皮三钱（9g），槐米炭三钱（9g），荷叶三钱（9g）。亦服 10 余帖而愈。

1978 年 5 月 22 日，马杭公社裴某，男，39 岁。便坚如栗，外包冻垢，有时夹血。脾湿不化，肠燥少润。此燥湿夹杂之症。欲化其湿，又碍其燥。欲润其燥，又碍其湿。用润用燥，二有关碍。症既复杂，以复杂之方治之。炒苍术二钱（6g），知母三钱（9g），小川朴钱半（5g），瓜蒌仁五钱（15g），炒川连六分（2g），炒防风二钱（6g），秦艽三钱（9g），炒黄芩二钱（6g），槐米炭四钱（12g），煨木香六分（2g），焦山楂三钱（9g），荷叶三钱（10g）。共服 20 帖愈。

1978 年 3 月 12 日，陈某，男，55 岁，痢疾有白冻，大肠有燥气。脉来不匀，有时有歇止，心阴亦虚。病已 10 余年。以肥知母三钱（9g），川石斛五钱（15g），炒白芍三钱（9g），大麦冬五钱（15g），小川朴一钱（3g），左秦艽三钱（9g），炒防风二钱（6g），焦苍术三钱（9g），瓜蒌皮五钱（15g），煨木香六分（2g），焦山楂四钱（12g），荷叶三钱（10g），5 帖。3 月 22 日复诊，服后白冻已止。大肠之燥气渐清，脾湿亦渐化。原方续服 5 帖而愈。此病已 10 余年，愈后病人喜甚，经常介绍其他病人来我处诊治。

1974 年，刘某，男，恙经 7 年，由夏秋时痢而起。以后腹痛无定所，痢中夹血。舌尖红，脉滑。厥阴腹痛下痢。仿乌梅丸法。花椒五分（1.5g），乌梅三钱（9g），川连六分（2g），干姜一钱（3g），炒防风二钱（6g），乌药二钱（6g），木香八分（2g），煨葛根二钱（6g），炒小茴钱半（5g），淡附子片钱半（5g），炒大黄三钱（9g）。复诊，腹痛大便冻垢稍减。淡附子片钱半（5g），肥知母三钱（9g），炒大黄三钱（9g），炒苍术二钱（6g），煨木香八分（2g），槐米炭三钱（9g），左秦艽三钱（9g），木通钱半（5g），炒防风二钱（6g），复诊后未来。至1978年，又来诊其他疾病。据述曾服30余帖而愈。

另外，我遇见2个病员。其中1个是牛塘公社妇女。此2人都曾有结肠炎。据病员所述，都是长期服白扁豆花而愈。有1人愈后1年复发。牛塘这个妇女说，她的病很典型，多方医治无效。后用白扁豆花炒鸡蛋，常吃1年而愈。这次复发在春节，无白扁豆花。故到我处诊治。

又，相传苦参子治此有效。我曾用过2例，效不显。

如上所述，可知任何一个疾患，都有特殊的和一般的内在阴阳两个方面的不平衡。《内经》所谓“阴平阳秘，精神乃治”。不平则病。而且在特殊的和一般的不同性质疾患的表现上，又往往会出现相同的形态。相反，具有不同形态表现的症和证候群，其内在的阴阳不平衡的本质，却可能是相同的。形同实异，或形异实同的疾患，往往是很多的。一定要同中求异，或异中求同。这就叫要达到同病异治，或异病同治。尽管有很多假象迷惑我们的认识，但是任何一个事物都有他自己一定的规律。如果违反了规律，就提供出我们同中求异，异中求同的征兆。

如以慢性痢疾而言。一般性的痢疾和所谓结肠炎的痢疾，鉴别的关键在于：前者是粪便溏而冻垢多，后者是粪便干硬，而往往冻垢包在外面。因而在异与同之间，是有线索可寻的。只有不断实践，摸透每一个疾患的发生发展规律，以及具体的表现形态。庶几不被假象瞒过。

泄泻

慢性泄泻，中医虽有肾泄、晨泄、鹜泄等之分，治疗上大抵是健脾化湿，或温阳理气，或稍加固涩。我的体会，本病还是比较单纯。要抓住以下两点。

第一，控制饮食。即俗语忌口。蔬菜中的青菜、丝瓜、新鲜咸菜以及荤油等，忌食。现在还有奶粉、麦乳精等，一应忌绝。可以吃些豆制品。在吃粮方面，饮食常带三分饥。不吃零碎杂食，禁食水果。其中以梨、柿最能令人泻。饭前可适当吃点黄酒、烧酒等。我对此体会尤深。由于年老齿落，蔬菜中常食丝瓜，如丝瓜汤、丝瓜烧豆腐、丝瓜炒鸡蛋等。且夏秋清暑解毒，我亦喜食。此农村中之佳菜也。半月后，大泻而且腹痛，每夜4~5次。我习惯先在生活上，特别是饮食起居上找原因。因而悟及此多食丝瓜所致。丝瓜性寒，大损脾阳。阳衰寒存，于是健运失常。即忌食丝瓜，每在饭前吃烧酒一两，以温中健运。数日即愈。

1960年，农村粮食匮乏，多食蔬菜野菜。不仅水肿病蜂起，而且多食蔬菜野菜后，青紫病亦不少。一发即便泻肢厥，浑身青紫，脉伏。抢救不及，顷刻死亡。西医用美兰口服或注射，效果很好。中医用大剂干姜加黄糖煎服，疗效亦好。此时我身上常带干姜，即为此症作抢救之用。中医有直中阴寒症，症状和青紫症完全相同。我本来怀疑行医几十年中，只见书中载，未见其症。继而悟及古书所说的直中阴寒，即古人食野菜所致。甚矣。事非亲历，总不能心中雪亮。此实践之可贵。

小孙幼2岁时患便泻。时在无锡市，多方医治，终不效。形瘦骨立，肛门脱出。我见之，此不忌口也。嘱送回杨桥老家，由其祖母接养。只吃大枣煮稀粥，经数月不药而愈。

第二，在药物的方面。慢性泄泻，有3~5年或20~30年不愈者。服煎剂亦要30~50帖，而且要继服丸药3~5斤以巩固之。便泻初止，如不忌口，病即复发。一定要在泻止后继续忌口，经1年左右，才能巩固疗效。

基本方药如下：

小川朴钱半（5g），赤苓四钱（12g），香砂仁一钱（3g），煨木香八分（2.5g），煨葛根二钱（6g），炒扁豆四钱（12g），焦六曲三钱（9g），大腹皮三钱（9g），台乌药二钱（6g），炒车前子四钱（12g），陈皮钱半（5g）[或藿梗二钱（6g）]，荷叶三钱（9g）。

如久泻，脉沉细，面色㿠白，形神俱衰者。酌用党参、附子片、炒白术、炒破故纸等，以温阳补气。

在用丸药方面。如泻较严重，在一方面服煎剂时，结合服纯阳正气丸。可每日服2次，每次1钱，开水送服。只服3日，至多5日，不宜长服。则泻止效速。常服丸药，参苓白术丸为最优，不必再服煎剂。如单服此丸，服1斤后亦可十愈五七，须服2至3斤才能愈。其次是香砂六君丸亦可，但不如参苓白术散平稳有效。

常州市潘某，在邮电局工作。先有肺结核，其后便泻。西医亦说结核性的，久不愈。服煎剂近百帖，丸药长吃年余。愈后吃肉多少亦无碍。其余，戚墅堰徐某，亦以此法而愈。如此诊治者不少。

清代名医徐洄溪曾言“有不药而愈，有必药而愈，有久药而愈，有虽药不愈”四种。此须久药而愈。但关键还在忌口，控制饮食。否则虽久药亦不效。世人不知，往往不能治愈。其实所用方药，亦平和无奇也。

但焦溪公社有一承姓中学教师，患慢性泄泻近20年，服药甚多。我亦屡为诊治，至今还是屡发屡止，尚未彻底治愈。我生平所遇，亦只此一人，可知治病之不易也。（补注：承姓久泻已愈。又有心悸，或与服香燥过量有关。1983年7月）

另有一种同样是慢性泄泻，而舌红光无苔，或红，或深红。脉滑有力。辛温又当忌用。古人谓肺热移于大肠，肺与大肠相表里也。当以沙参，桑白皮，枇杷叶，地骨皮，绿梅花，扁豆，白芍，桑叶，怀山药，生谷芽，荷叶等。此是少数，不常见。

便血

大便冻黏，虽有夹血，此痢疾，并非便血。便血是大便出血。有下纯血的，有粪便中夹血的，还有粪前出血，粪后出血。鲜艳色红，与胃出血的粪便黑色、灰色不同。其中有痔血，有便艰肛门出血，亦有肠有溃疡而出血，种种不一。

中医对大便出血，称为肠风渗血。粪前出血者称为近血。粪后出血者称为远血。一般来说，是脾与大肠同治。脾胃相为表里，而胃与大肠同属阳明经。脾统血而易生湿，喜燥恶润。大肠为传导之官，喜润恶燥。脾不健则湿生，统血亦失司。肠燥则便坚，努挣每致肛门裂而出血。

如肛门裂出血，应以润燥通肠，如五仁汤法。一般的便血如无明显热象与寒象，就不应用大热大寒之药，防止药过病所。应以健脾化湿，和血为宜。如便血甚，加黄芪以固气，气能摄血也。然亦应以舌脉为凭。如舌苔润，脉虚软。以苍术炭二钱

（6g），白芍炭四钱（12g），炒防风二钱（6g），左秦艽三钱（9g），煅龙骨五钱（15g），槐米炭三钱（9g），蒲黄炭三钱（9g），煨木香六分（2g），炒扁豆四钱（12g），炒荆芥三钱（9g），煨葛根二钱（6g），焦山楂四钱（12g），荷叶三钱（10g）。（自注：叶氏善用此法，名醉香玉屑丸。出血甚者，要加黄芪。）

1978年秋，鸣王公社，某，大便下纯血甚多。西医说坏死性小肠炎。阖家惶惶，邀我诊之。舌白润，脉虚软而仍有数象。大凡一切血症，必得脉缓则吉。脉愈数，则血愈出。脉渐缓，则血止。与前法去槐米，加黄芪五钱（15g），服5帖血大减。停药后便血又多，仍以前法而愈。

此例并无热象，故用此法。有人疑用苍术太燥，其实舌苔如是白腻，苍术是主药。因湿郁于脾，则运化滞钝，于是统血失司。湿化则脾健，脾健则统血有司。如舌淡白无华，脉沉细者，炮黑姜、炙甘草、赤石脂、禹余粮等均可酌用。《金匮》有黄土汤法，亦可辨证用之。

1973年12月10日。礼加公社一叶姓女小孩，3岁。2日来突然大便出血甚多，腿胯皮肤青色连片。牙龈亦出血。舌面，耳内有瘀斑。脉滑大而数无伦。西医说是血小板减少症（只有2万）。以党参、太子参各六钱（20g），黄芪八钱（25g），炙生地六钱（20g），炒白芍三钱（9g），炮黑姜六分（2g），炙甘草八分（2.5g），蒲黄炭三钱（9g），炒阿胶四钱（12g），野白术三钱（9g），煅龙骨六钱（12g），炒杞子五钱（15g），艾叶炭六分（2g），1帖出血大减。复诊去杞子，加炒枣仁四钱（12g），又2帖血止。继与调理而愈。3岁小孩，此方手笔颇大。本应用别直参，但价太贵，故重用黄芪，枸杞。古人谓无力服参，可以黄芪一两（30g）代之，亦可以杞子一两（30g）代之。大剂补气，固能摄血。但引血归经，则全赖炮姜与艾绒炭。必须要引经药，尤画龙必须点睛也。

至于痔血，是粪便夹血。大便时努挣，则血由痔瘘管而生。亦用苍术、防风、槐米炭、焦山楂、荷叶、黄芪等，止血有暂效。每多复发，以其痔之瘘管未除也。痔疾出血，以柿饼每日在饭锅上蒸熟，食 3~5 个。吃柿饼 2~3 斤，血亦止。但亦不痊愈。我师去痔疾漏管，每开丸药方。长吃 1~2 料。我初行医时亦用此法。要用琉璃灯、象牙屑、刺猬皮等。今配不全，已不用。

淋浊

淋与浊应分开来看。淋是淋，浊是浊，不能混同。淋多实证，浊多虚证。实为下焦有湿热，虚为肾多阴虚。古人有五淋之说，如石淋、血淋、膏淋、劳淋、气淋等。其中石淋、血淋多与西医之膀胱结石或肾结石相类。淋证今已不多见。昔之淋病，多由梅毒引起。

淋证茎管刺痛，浊则不痛。此是鉴别。现在白浊仍有之。一是尿道时有黏液流出，一是小便时有米泔水样流出，茎管都不刺痛。治淋证以萆薢分清饮法加减，如萆薢、赤猪苓、滑石、生草、怀牛膝、海金沙、瞿麦、黄柏、木通等。甚则加大黄、琥珀、生地。今虽不用，聊备大法而已。

至于白浊，与淋证治法大别，今多混淆不分。门诊中亦尝有之。由于经治不得其法，往往迁延甚久。舌质每偏红，脉多细数。细数之脉多是阴虚。基本方药如下：

北沙参五钱（15g），茯苓三钱（9g），川石斛五钱（15g），炒白芍三钱（9g），女贞子四钱（12g），炒怀牛膝三钱（9g），生牡蛎六钱（12g），功劳叶三钱（9g），生薏仁五钱（15g），粉丹皮二钱（6g），莲须五钱（15g），或加白芍。

看来不似治白浊，实则疗效甚好。大概亦要服15至20帖方愈。并须忌吃生姜、胡椒、辣椒等辛热耗液之品。我师用此法，我几十年亦用此法。

1979年4月21日，初诊。黄某，男，40岁，探勘公司工作。经常州一院摄片为肾结石。案曰，输尿管结石，脐下左腰连及左少腹一横条酸痛频发，已3年余。以化瘀通络，软坚。炙甲片8g，炒赤芍10g，桃仁3g，煅牡蛎25g，生甘草2g，橘核、橘叶各6g，炒郁李仁12g，瓜蒌仁12g，昆布12g，炒川楝子6g，丝瓜络10g，降香5g。

5月8日，二诊。左腰痛已止，少腹仍有隐隐刺痛。炒怀牛膝10g，炒赤芍12g，生草2g，台乌药6g，桃仁5g，广木香3g，橘核、橘叶各9g，煅牡蛎30g，炒川楝子6g，炒郁李仁15g，冬葵子30g，滑石20g，降香5g，上方共服20帖。又去摄片，见结石已下移至膀胱上口。

5月18日，三诊。原方加炙甲片6g。

5月24日，四诊。原方去郁李仁、甲片、滑石，加川萆薢15g，西血珀2g冲。

5月31日，五诊。以木通6g，赤苓15g，煅牡蛎25g，海金沙15g，炒怀牛膝10g，生草2g，赤芍10g，萆薢15g，瞿麦15g，滑石20g，冬葵子30g。

至6月5日早上小便时，排出0.8cm×0.5cm大的一块结石。病人喜甚，持结石来看。后复查摄片已愈。以上共服药35帖。

该公司另一职工亦患结石来诊治。亦以前法服20余帖而结石排出愈。

以上黄某病例，初诊时左腰连及左少腹有一横条酸痛。重点是活血化瘀，通络软坚。二诊中更用木香及乌药以行气，气行则络易通，坚易软，瘀易化。服20帖后，左腹左腰痛止。而摄片结石已下移。左腹及左腰痛是结石阻塞在痛处有关的地方，结石下移，自然痛止。以后诸诊，重点又放在滑窍利尿。如冬葵子、海金沙、滑石、木通等。故结石得以轻易排出，阴茎管中未觉作痛。用药有次第存焉。

另一病例，亦觉有奇。1974 年 12 月 21 日诊，杨某，男，37 岁，前王地区医院工作。小溲不畅，每月定期发作 1 次。发经 7 日即愈，逾月依然定期发作，已 1 年余。脉来沉闷不畅。以疏泄肝胆，兼化下焦。炒柴胡钱半（5g），赤苓五钱（15g），川萆薢五钱（15g），滑石六钱（20g），木通钱半（5g），炙升麻八分（2.5g），乌药二钱（6g），炒怀牛膝三钱（9g），石莲子五钱（15g），黑山栀三钱（9g），南沙参五钱（15g），生草八分（2.5g），冬葵子八钱（25g）。1975 年 1 月 6 日复诊。去沙参，加橘叶三钱（9g）。上二诊共服 20 帖。2 月 25 日又来复诊。云，服药后未复发，要求调理而去。此症之奇，奇在每月定期发作 7 天，逾时就愈。其脉沉闷，肝失疏泄。厥阴之脉络阴器，厥阴之病，每有奇症怪疾。上法是疏肝，实际是升降并用法。一升一降，而肝之疏泄畅矣。此对立统一法，再兼以利尿。故效。

溲血

小溲出血，首先是虚实之分。虚实的鉴别和判断，是溲血时尿道是否刺痛。刺痛是实证，不痛者是虚证。此是原则上的划分。

而在虚实的具体处理，又有轻重及不同程度之别，及有无其他兼症之异，以及脉象舌苔如何。在虚实的诊断上确定之后，还要根据舌苔脉息。如同是虚证，是固气，还是凉营凉血。同是实证，是泻肝，还是通腑等。

实证是溲血时茎管刺痛，少腹滞坠，多是下焦湿热。大便或艰，舌苔多黄腻，脉多滑实。重症应用龙胆泻肝汤以泻肝。肝脉络于阴器，故用泻肝法。症情轻一点的，可以逍遥散合小蓟饮子等法。我初行医时，所见以实证为多，而今则又以虚证为多。在实证中，西医每说是肾结石、尿路结石等。在虚证中，西医每说是肾结核。身为中医，自当以祖国医学独特的理法方药辨证论治。

治实证的常用方药，如小蓟、赤苓、赤芍、生草、怀牛膝、丹皮、白芍、山栀、木通、黄柏、海金沙、滑石、琥珀、灯心等。重症加龙胆草、大黄，泻其肝，通其腑，以泄其湿热。亦可加鲜生地、鲜茅根、侧柏叶、蒲黄，以凉血止血。

至于虚证，亦有气虚阴虚之别。如舌淡白，脉又虚软，或细软。补中益气汤最为有效。如重症，黄芪要加重分量。如虽是虚证，而舌质红绛干，无苔者，又用养阴补虚法。如大生地，生白芍，旱莲草，炙侧柏叶，蒲黄，龙骨，石斛，茅根，丹皮等。应以养阴柔肝法，以肝为藏血之脏也。在虚证中又当分出治脾，治肝，固气与养阴之别。但属于气虚者为多数，属于阴虚者为少数。

忆在抗日战争初期，我去理发。见理发员面黄无华。一面理法，一面闲谈。我说，面黄如是，有何疾病，有什么地方出血。他说，小溲夹血，肉眼视之甚赤。又问，溲血时阴茎管中是否刺痛。他说，并不作痛，溲时无其他异状，只见红色耳。发理毕，我书一方，只有几味。黄芪，党参，炙甘草，野白术，炙升麻，煅龙骨，莲须与之。10 帖痊愈。脾统血，健脾固气，升阳法也。

1979 年 2 月 20 日晨，我参加泌尿科早会。护士报告，2 区 17 床王某，大量尿血。这个病员尿血年余，频发。于去年 10 月又大发。其人工作在苏北，经治不效，已 3 月，因而转来我院。来院已 1 月，1 日夜溲出几痰盂，色鲜红。于是我到该病房查视。见到一痰盂溲出之血，如宰猪之血。我亦大惊，亦从未见溲血如此之多。诊之，脉数甚。知其仍在出血。尿道痛引睾丸，而以睾丸痛为重，几至痛不可忍。我思溲血如此之多，睾丸如此剧痛，面色无华，舌苔并不黄腻，又是虚实夹杂之证。先去其实，后治其虚。于是以龙胆草 5g，鲜生地 45g，炒白芍 15g，炒大黄 12g，黄芪 30g，煅龙骨 20g，炙甘草 3g，血珀 4g 研末，分两次过服。2 帖。

2 月 22 日，二诊。睾丸及阴茎痛已止，尿血亦淡。脉来仍数。古人论血症脉，以脉静为吉。今脉数，知其出血仍未全止。实既渐去，而虚未复，转以固摄。党参 20g，黄芪 25g，大生地 25g，炒白芍 20g，炙升麻 3g，莲须 15g，煅龙骨 20g，炒柴胡 6g，炙草 3g，蒲黄炭 12g，荷叶 10g，2 帖。

2 月 24 日，三诊。溲血大减，尿色已淡，大便仍艰。溲血经久，气血两虚。原方加牡蛎 20g。以睾丸仍稍有隐痛，故加煅牡蛎以软坚。再服 5 帖，愈而出院。由此可知，虽有原则虚实之分，问题总有普遍性，特殊性不同，是复杂多样的。亦未可截然分清，一刀切开。总是根据客观实际来处理问题。医道亦犹是耳。

1975 年 3 月 19 日。运村老师，吴姓，男，40 多岁。有溲血，但不痛，血甚多。西医说是肾结核。有一民间单方，以鲜柏树叶（即侧柏叶）捣汁，大半碗饮之，溲血即止，其效甚捷。此亦凉血止血法也。

癃闭

癃与闭亦有分别，癃是滴沥不畅，闭是闭塞不通。前者以老年人为多，后者以青年为多。所谓多者，亦言其大概也。有癃与闭并有者。大便不通，3~5 日无妨。而小便闭，半日则不行。西医用导尿法以作解急，亦良法，但每导时则可，拔去仍闭。中药疗效良好。我初行医时，农村无西医。此亦头等功夫。

男性老年人癃或闭，西医说是前列腺肥大，须进行外科手术。但中医对肿块，如甲状腺肿瘤、痞块以及痈疽等，治之得法自可以消肿散块。对癃闭的疗效亦甚好。

男性老年人的癃或闭往往是连的。有时滴沥不畅，欲溲不溲。有时闭塞不通，涓滴全无。大体上是两种类型。一是肾阴虚，一是肾阳衰，而以前者为多。（自注：指老年男人亦有肺肾，并津伤阴虚者）但亦间有肾之阴阳并虚者。《内经》谓肾司二便，肾主五液，而肾又与膀胱相为表里。膀胱者，州都之官，津液藏焉，气化则能出矣。孤阴则不生，独阳则不长。阴阳的偏盛偏衰，就影响到膀胱的功能。气化即是功能。人体脏器，既是相互依赖，而且会相互影响。肺为肾之上源，源不清则流不洁，或阻塞不畅。《内经》谓人年四十而阳气自半矣。老年肺肾两虚，而膀胱气化于是失司，小溲滴沥，男性老年多有之。所来医治的多是癃闭并有，有时滴沥，有时闭塞。实为痛苦。1974 年我曾与外科周启儒医生合作科研。一是老年癃闭，一是甲状腺肿大。前者共 30 多例，后者 100 多例。疗效较好，无一例动手术。

如前所述，癃以老年人为多。有时癃，有时又闭。在壮年人中则以闭为主。妇女亦有之。产后患此者亦不少。在老年癃闭治法中，肾阳虚者，舌苔淡白，脉多沉细无神。仿景岳右归饮法加减。肾阴虚者，舌质偏红或绛，亦有薄黄苔而偏干糙者。既养肾阴，更养肺阴。沙参汤加减。

癃闭治疗原则，不论老年，青年，或妇女产后尿闭（西医说尿潴留），阳虚阴虚，在治法上有一个共同点，必须兼升提之品。如柴胡、升麻，有时全用，有时单用。有时或用桔梗以代柴胡。桔梗既是升提，又是开肺。治肾之上源，是治肺也。同时还都要加滑窍之药，如冬葵子、琥珀。冬葵子亦为必用之药，但要用到一两（30g）方效，剂量轻则无用。琥珀可用可不用，必要时用之效显。前面说的所以要用升提药，是提壶揭盖法。上窍开则下窍通，通下先须开上。我初学医时，见师用升、柴，我实不解。我问师曰，下溲既已不通，再用升提，岂不小溲更少。师曰，此欲降先升也。汝不见茶壶盖上有一小孔乎。如无小孔则茶就会倒不出。看似矛盾，亦是矛盾统一法则。而所以用大剂滑窍药，是导之使下，助其下行之势也。

妇女产后患尿闭，亦常有之。西医所谓尿潴留。服中药，疗效亦显。现在是中西医结合法。在紧急不通时，先用导尿法，再配合中药。多数是在用导尿法还不能自溲时，再服中药。亦以舌脉为凭。亦分两大类型，一是气虚，一是阴虚。所谓气虚，是脾气虚而气下陷也（自注：指产后而言）。所谓阴虚，是津液暗耗也（自注：肺阴或肾阴）。如舌苔淡润，脉软。用东垣补中益气汤全方，加冬葵子、琥珀，完全有效。由于产时总要出血，总要努挣。脾为统血之脏，于是脾气下陷。脾宜升，脾气既已下陷，于是升降失调。膀胱本是下行，以下行为顺。下陷过甚，物极必反。古人所谓下行极而上。于是小溲闭矣。补中益气汤名曰益气，其实是举脾气之下陷。损者益之，下者上之，陷者举之。于是上行极而下。此格物致知，亦辨证法也。另一是属于阴虚（自注：亦指产后而言）。是产妇出血既多，血为阴，阴虚而津液亦暗耗。舌红绛干或光亮，脉多细数。或产后曾有发热，亦有是症。治法亦是肺肾并治，生津养液，与老年的溲闭同一治法。

在青壮年尿闭，亦有下焦湿热者。舌苔多黄腻，脉多滑实。我师常用飞滑石，生甘草，黄柏，赤猪苓，象牙屑，蟋蟀。大便艰，每加大黄。此是另一种治疗方法。（自注：上面是指老年男子，中年男子及妇女产后几种类型。）

另外，尿闭而大便艰结者，宜加通腑润肠法。轻则如火麻仁、郁李仁、瓜蒌仁；重则用大黄、元明粉。此大便既艰，肠有宿粪，撑迫膀胱，使小溲不得下行。通其腑，润其肠，使宿粪排出，使肠宽而膀胱亦舒。此亦自然之理，无足怪者。医者意也，当以意逆之。

1977 年 11 月 30 日。诊吴某之父亲，年 77 岁，有高血压史，嗜酒。患尿闭，点滴不通。住院导尿，已 10 余日，不能自溲。导尿管拔而插，插而拔，如是屡矣。吴常来告诉我病状，并不言要服中药。我每笑而颔之。10 余日后，不得已邀我诊治。两脉滑大而实，舌绛光亮而干。以南沙参、北沙参各 20g，天冬、麦冬各 20g，桔梗 6g，炙升麻 3g，川石斛 20g，知母 9g，元参 10g，炒怀牛膝 10g，台乌药 6g，冬葵子 30g，西血珀 2g 研末过服。1 帖溲即大通，小溲从导尿管外流出。复诊，大便艰。加瓜蒌仁、郁李仁，去知母。共服 10 帖，愈而出院（服 3 帖即拔去导尿管）。出院时吴来见我曰，何中药之效耶。我笑曰，你不信中医，由你吃点小苦头才行。此例大剂养阴生液，水到则渠成。而尿闭症每佐乌药、牛膝。用牛膝是下行，用乌药是调膀胱功能，气化则能出矣。故反佐用之。不得谓乌药辛温，用之不当。于大队生津药中少用之，亦无所碍也。

1974 年 8 月 14 日诊。孙某，男，75 岁。癃闭 16 日，小溲不通，舌苔黄，脉滑大。南沙参、北沙参各五钱（15g），大麦冬六钱（20g），瓜蒌仁四钱（12g），炙升麻八分（2.5g），桔梗二钱（6g），炒怀牛膝三钱（9g），乌药二钱（6g），苏叶二钱（6g），木通二钱（6g），炒郁李仁四钱（12g），冬葵子一两（30g），琥珀六分（2g）研冲。1帖即通，复诊出院。此例用苏叶，亦是气药，能促进膀胱功能。并是肺药，亦隔二之治也。

在1974年，重点和西医合作搞科研时，有癃闭病员4人，同住第4病区。有22床，男，65岁。小溲不通，舌白润，脉软细。以大熟地五钱（15g），淡苁蓉四钱（12g），上桂心五分（1.5g），炒怀牛膝三钱（9g），煅牡蛎六钱（20g），乌药二钱（6g），柴胡钱半（5g），炙升麻八分（2.5g），冬葵子一两（30g）。服10帖而愈。

1977年11月29日。郝某，男，66岁。诊曰，哮喘经久，本是肺肾并病。肺不肃，肾不纳也。近来癃闭，小溲不通。肺为肾之上源，肾与膀胱相表里，亦是肺肾之病。脉左手沉细，右手有歇止。以肺肾并治法。北沙参五钱（15g），大熟地五钱（15g），上肉桂心六分（2g），乌药二钱（6g），淡苁蓉四钱（12g），炙升麻八分（2.5g），炒怀牛膝三钱（9g），桔梗二钱（6g），陈皮钱半（5g），炙紫菀三钱（9g），枇杷叶三钱（10g）。二诊共服10帖，而小溲通。以上2例都是肾阳肾阴并虚。肉桂本是壮肾阳，而对促进膀胱气化有殊功。后1例原有哮喘，于壮肾阳肾阴之中兼用沙参、紫菀。本是肺药，而紫菀能开肺，人皆知之，而不知用肺药是隔二治法。以肺为肾之上源，一物而兼治也。

1977年有湖塘公社一男姓老年，79岁，患溲闭。医生在少腹上开一小孔，插管导尿。1月后，下面阴茎不能自溲。上面少腹插管旁，却有小便喷出。其脉细数。以沙参，苁蓉，石斛，麦冬，炙升麻，桔梗，怀牛膝，牡蛎，乌药，冬葵子，枇杷叶，琥珀等。服6帖，下面能自溲，少腹之孔亦愈。该老人愈后喜甚，欲来磕头称谢。我曰，岂有此理，此医生应尽之责。至1979年秋，溲闭复发，由其子同来诊治。以原方加天冬与之。服4帖，稍有滴沥，并不通畅。其子将病人坐在脚踏车上，欲推至常州二院手术。在车上推行2里许，尿大通，仍推回家。又来改方而愈。老年癃闭，西医说前列腺肥大。坐在脚踏车上，肛门处至阴茎一段，被硬垫搁起，溲易通畅。嗣后如有此病来诊治者，我必嘱要坐在床沿上小便，小溲自能流出。并配以药物，疗效更捷。比蹲立小便，大为有效。医者应于极微之处，获得药外治疗之效，以减轻患者之痛苦。

1974年4月27日，吴某，女，28岁。遥观公社社员。第二胎生育时，产后停胞。经手术，出血多，小溲不通3日。舌淡脉缓。以上黄芪五钱（15g），潞党参五钱（15g），炙甘草八分（2.5g），炒白术三钱（9g），炒当归二钱（6g），炒柴胡钱半（5g），陈皮钱半（5g），炙升麻八分（2.5g），冬葵子八钱（25g）。西血珀五分（1.5g）冲，先过服。1帖小溲即通。产后每有是症。如无苔而舌红绛，光亮，不得用此法。又当以肺肾并治，育阴生津法矣。

1973年12月24日，奚某，女，48岁。郑陆公社人。腰部跌伤后小溲不通，已旬余。舌绛，光亮如镜。脉滑。肺肾之阴大伤。以大麦冬六钱（20g），元参四钱（12g），生甘草一钱（3g），淡天冬一两（30g），南沙参、北沙参各六钱（20g），怀牛膝四钱（12g），柴胡钱半（5g），桔梗二钱（6g），瓜蒌皮五钱（15g），银花五钱（15g），枇杷叶五钱（15g），冬葵子一两（30g）。亦1贴服即通，改方痊愈。枇杷叶亦通溲好药，我每用之。以其清肺气，肃气机也。世人但知枇杷叶只能治咳嗽，此未见全豹，浅见也。

又郑陆公社一妇女，50多岁。于1977年，脘腹饱闷不舒。小溲闭，大便艰。来住院治疗一旬余，仍尿闭。后导尿管脱落，腹胀甚。脉细涩不畅，舌白润。以枳桔汤合五仁汤加减。枳壳钱半（5g），桔梗二钱（6g），炒郁李仁五钱（15g），炒火麻仁三钱（9g），陈皮钱半（5g），苏梗三钱（9g），乌药二钱（6g），炒怀牛膝三钱（9g），木香八分（2g），冬葵子一两（30g），炙升麻八分（2.5g）。午后服药2煎。至半夜，溲忽涌来。床被尽湿，大便亦畅。即出院。

1974年5月18日，初诊。吴某，女，16岁，洛阳公社学生。1月前到宜兴鼎山拉练，来回走二百里。回家后，即小溲闭，导尿始通。腰酸胀难忍。来求治，要求治腰。我答之曰，腰酸胀难忍，是膀胱胀甚也。肾与膀胱相表里，远行气坠，膀胱气化失司。小溲一通，腰酸胀亦愈矣。当先治小溲。以炒柴胡钱半（5g），炒麦冬五钱（15g），桔梗二钱（6g），乌药二钱（6g），南沙参、北沙参各五钱（15g），怀牛膝三钱（9g），苏叶二钱（6g），生甘草一钱（3g），炙升麻八分（2.5g），枇杷叶三钱（9g），冬葵子一两（30g），琥珀五分（1.5g）。我与急诊室商量，留在急诊室观察。1帖后稍通，但须按捺腹部方通畅。次日二诊（初诊时舌如常，脉稍滑。二诊，舌脉未变）。我思根据舌色，不宜单纯用养阴之药。但脉稍滑，又在远走之后，宜补气养阴兼顾，所谓气阴两伤之证。于是以黄芪四钱（12g），大麦冬五钱（15g），陈皮钱半（5g），炒白术三钱（9g），北沙参五钱（15g），炒柴胡钱半（5g），炙升麻八分（2.5g），炒怀牛膝三钱（9g），乌药二钱（6g），苏叶二钱（6g），冬葵子一两（30g）。再服2帖，溲畅如常，腰酸胀亦止。

但是，事物总是一分为二的。有正面，必然有反面。同一个事物，有共性与个性，普遍性与特殊性。既有尿闭，也有失禁。失禁与遗尿不同。遗尿儿童居多。儿童肾气未固，寐则遗尿。男女皆有之。缩泉丸，五子衍宗丸皆有效。近因上2种丸药缺，就用补中益气丸［每日2次，每次四钱（12g）开水送下］。效果更好，而且屡用屡效。

有徐州工厂钱某亲戚，女，15岁，患此。嘱服补中益气丸1斤。服完半斤即愈。补中益气汤本是治尿闭，而遗尿亦效。此异病同治也。

又，1976年1月12日初诊。黄某，男，74岁，退休工人，居横林镇。年逾古稀，而身体壮实。至今犹举石担。因骑脚踏车撞伤腰脊，左股骨亦折断。来院经伤科治疗。小溲先闭，滴沥不畅。既而大、小便均失禁，不能自主。涓涓流下，毫无约制。舌绛而干萎，有皱纹。脉来粗大，滑实。以南沙参、北沙参各五钱（15g），天冬、麦冬各一两半（45g），川石斛八钱（25g），五味子六分（2g），乌梅三钱（9g）。2帖后，小溲已能控制，大便溏泄仍不禁，时时流出。二诊，鲜生地二两（60g），生甘草八分（2.5g），石榴皮五钱（15g），没石子三钱（9g），赤石脂八钱（25g），葛根二钱（6g），麦冬一两（30g），乌梅三钱（9g），白术三钱（9g），白芍三钱（9g），荷叶三钱（9g），2帖。三诊，大便已疏，一夜仍泻2~3次，仍不禁。舌干而枯萎。以大熟地六钱（20g），麦冬八钱（25g），赤石脂一两（30g），禹粮石一两（30g），葛根二钱（6g），白术二钱（6g），天冬六钱（20g），生甘草八分（2.5g），炙细辛六分（2g）。2帖后，大便已能控制。以滋养肝肾而愈。

治疗癃闭，我习惯立方用药，大体如上。上述诸法中，法虽有变，其旨则一。如补中益气法，是固气升阳，治脾为主，治肾次之。如沙参麦冬汤，养阴生津，治肺为主，治肾次之。然前者之芪、术是益气健脾；后者沙参、麦冬是养阴益肺。再加升提滑窍。法虽有异，而旨则同也。此症忌酸（补注：最忌木瓜）。本草谓酸能令人癃也。《清代名医医话精华》书中第四册有李冠仙验案数则。李氏心灵手巧，手面甚大，不愧名医。可参阅之。

遗精

遗精，人多认为小病，其实不然。这里所说之遗精，是指遗精之频数而言。虽一时无性命之忧，而把身体拖坏，影响身心。而且每多后遗症，有的会阳痿，有的会早泄。同样是一个复杂之病，甚至有难于速愈。世人每多用金锁固精丸。谈何容易。

从年龄上来说，一般在20岁左右为多。我遇到好几例是14岁，最大的40多岁。有结婚即愈者，亦有结婚后仍遗者，未可一概而论也。有2~3天1遗者，亦有一夜遗数次者，程度颇不一。

县机关有两个患者都14岁，而遗甚密。有一个在安徽工作的40多岁，而遗仍频。两目𥇦𥇦，几至失明。且此病初起，不肯告人。父母不知，甚至连医生也不晓。

我曾诊一宜兴鼎山病员，20多岁。各处医治。有认为肝病者，有诊为肾炎者。我诊之，看不出问题。但脉偏数，偏滑而已。我曰，此遗精也。病人才承认。因此有此病到就医治疗，拖延已久。一般来说，病程多有到3年之久。现在世医多用金锁固精丸。见固涩不住，又用龙胆泻肝丸，大伤脾胃。一病未已，一病又起。因而胃病嗳气者不少。我见多矣。

古人论遗精谓有梦，属心属实。无梦，属肾属虚。此失之太简。大体上有如下几种。

心火偏旺。舌红无苔，脉数而滑。此心有欲思，意志不遂，郁而生火。心火炽，则肾阴耗，心肾不交。肾开关于二阴，心阳亢则疏泄太过，肾阴虚则关门不固。宜导赤散加易。如生地，赤芍，生甘草，木通，牡蛎，莲须，怀山药，炒芡实，黑山栀，灯心等。如舌偏干，可加鲜淡竹叶，麦冬。

戚墅堰东街剃头店，某，20岁左右，其母偕来。我见舌红，脉数。我问曰，遗精乎。其母曰，肝炎也，何谓遗精。已服肥鸭数只以补之。我问病者曰，晚上睡后，小便中液体黏腻之物流出乎。曰，有之，已 3 年矣。与上法服 20 余帖而愈。

脾湿下流。明初朱丹溪论遗精，有脾胃湿浊下流一案。清代已故名医柳宝诒亦说脾湿下流则成遗。与妇女之脾湿下流则成带，同一意义。舌苔白润，或偏腻，脉是缓滑。宜蚕沙，赤猪苓，焦苍术，炒六曲，陈皮，制南星，焦薏仁，姜半夏，川萆薢，牡蛎，山药，芡实，荷叶，菖蒲等。

芙蓉公社，朱某，遗精已 3 年，多治不愈。我以上法治之，嘱服 10 帖。回去后以药方示当地医生看之，当地医生谓，此非治遗精，无 1 味治遗精之药。朱恐甚，赶来问。我曰，此全是治遗精之法，全是治遗精之方。既未服药，何以知此方之有无疗效，服完后再说。朱姓回家后，未来复诊。我每念之。后 2 年，朱又同公社一个干部来看病。提及前事，云服药后遗精即愈。当地医者奇之。此不知治病求本也。

气虚下陷。暴病属实，久病属虚，遗精亦然。凡久遗不愈，形神已衰。脉细弱，面色皖白。用补中益气汤法，加芡实、牡蛎。前述在安徽工作的 40 余岁的病员，即此法久服而愈。

虚中夹实，实中夹虚，更有虚实孰轻孰重之分。要两面兼顾。治虚不碍实，治实不碍虚。

寨桥公社王某，年 21 岁，遗精 3 年。医初用固涩，继服龙胆泻肝丸。大苦大寒，胃阳被遏。胃脘作痛，嗳气。此一病未已，一病又起。来诊治，苔白润。以藿香，茯苓，川萆薢，陈皮，焦六曲，煅牡蛎，芡实，怀山药，野白术，莲须，荷叶等，50 余帖而愈。愈后结婚生子，并在学校任教。但至今身体甚弱。甚矣，复原之不易。如此立方用药，看似平淡无奇，一直着手于调理脾胃。实则平淡之中，才会产生不平淡也。

又，1969 年 8 月 18 日初诊。丁某，26 岁，洛阳公社人。案曰，遗精无梦居多，两膝酸楚无力。生苍术二钱（6g），猪苓、茯苓各三钱（9g），川萆薢五钱（15g），川断四钱（12g），法半夏二钱（6g），六曲三钱（9g），炒木瓜三钱（9g），新会陈皮钱半（5g），黄柏炭钱半（5g），白蔻仁六分（2g），五加皮三钱（9g），荷叶三钱（10g）。9 月 11 日复诊，遗精已止，神倦，调理而愈。

我每喜用验方单方。因药味少，价钱廉。用之得当，效果亦好。但验方书亦不少，如《验方新编》《王孟英验方录》（注：是《潜斋简效方》）《四科简效方》等书，所载甚繁。但必须在实践中检验，确为有效方用。有一些来自农村群众流传的单方，亦用之。

运村南街，史姓，20 岁，遗精。邀我治之。遗虽疏而不痊愈，以后来要求调理。曰，遗已全止。是单方服数十帖而愈。索其方，是莲须八钱（25g），五味子钱半（5g），2 味。此是好方，且经实践有效。莲须清心，既通又涩。五味子收敛肾气。后来我处治此病，如舌质偏红而久病者，每书此方，有效。但效甚缓，应久服（自注：亦有不效者）。但此药并无副作用，亦是可取。

又在 1976 年 4 月，我和老韦同志至马杭公社。在路上见一男子，年 40 余岁。在麦田内寻中草药。我近视之，此瞿麦也。原是治淋病药。问其作何用。彼曰，青年时曾有遗精，服此而愈。不意近来又发，此治遗也。有一时期五味子、莲须常缺，我即书瞿麦一两（30g），乌梅三钱（9g）。以瞿麦代莲须，乌梅代五味子，亦有效。此一通一涩法。

大凡治遗精，每用一通一涩法。如木通、滑石、萆薢等以通利其湿热；以牡蛎、芡实、山药等以固涩，并不矛盾。通是通其湿热，固是固其精气。清代徐洄溪曾有论述也。

又，东安公社一大队赤脚医生。遗精四年，广治不愈。遗甚密，几每日发。后至我处诊治。先用煎方，后亦用莲须、五味子。但时轻时重，终不愈。我甚窘术穷。后读《本草》，见五倍子条下有一单方。用茯苓二成，五倍子一成共研末，饭为丸。每日服之，后渐疏而渐愈。此亦一通一涩法。药味简单，但须坚持长服。2~3 个月乃大效。

另一外用单方，是元明粉研末。每晚临睡时以少许放手心，调擦阴茎头上。初期实证有效。但有些只是近期疗效，也有一些是远期疗效。元明粉咸寒而凉，擦在阴茎头上，使阴茎不勃兴，则不遗矣。我以前亦常用之。此法出自《潜斋简效方》。

另有一外治方，名张果老倒骑驴。用两层布缝成长方块。四角有布条，好结扎。如妇女月经带。睡时使阴茎向上，不使下垂。再把布托好扎紧。我亦用之。出自《清代名医医话精华》一书。

精闭

天下真有奇事奇病。任何事物真正一分为二。前述遗精，今谈精闭。遗精与同房不出精，完全是对立的疾病。其实这是辨证的必然法则。少见则多怪，既存在于客观实际，多见则不怪矣。我学医时未遇此，行医数十年亦未遇此，自己阅读过的书刊上未遇此。

前王地区沈医生，于 1970 年来我处，为其夫诊治。曰，结婚 3 年，尚未生育。我说此亦常事。沈说，同房时不出精耳。我亦暗惊。曰，无此事也。沈曰，结婚 3 年来，一直是如此。有时晚上遗精，精能遗出。独在同房时毫无精出。其夫舌苔黄腻，脉有滑象。我思之，似是痰热凝结，阻塞精道。虽无定方，却有定法。与一方。飞滑石，赤苓、猪苓，怀牛膝，川萆薢，炒黄柏，制南星，蚕沙，甲片，琥珀，以冬葵子一两（30g）为引，嘱服20帖。3年后，沈医生来医院。见之曰，已生一女孩。1973年12月，我调回医院后，陆续患此症来我处求治者，迄今亦有10多人。

1978年秋。有剑湖公社勤俭大队，宋某，30岁。结婚2年，亦患此症。阳强久战，毫无精出。苔白稍腻。与川萆薢，赤苓，制南星，块滑石，炒怀牛膝，瞿麦，莲须，炒车前草15g，冬葵子一两（30g）。嘱服10帖。后来复诊，谓服药已出精2次。但都在后半夜，上半夜同房仍不出精。嘱服原方10帖，以后未来。

同年冬，又有轧钢厂一工人，亦患此。苔白腻。与上法，服20帖未效。我嘱其至剑湖公社宋某访问。如已愈，可服宋方，并来告我。后该轧钢厂工人又来，告我宋病已愈。他亦通精1次。嘱继服原方，后亦愈。（宋方是他抄来后补记）

以上所用诸药，都是通尿道，滑精窍。以意逆之，其精闭不流出者，总由痰热或痰湿，阻于精窍。由于欲火太旺，煎液成痰，精窍阻痹。此种治法，我曾与溧阳县的宋道援老医生谈及。宋谓莲须不当用，恐是涩精之品。我意莲须亦清心，既通又涩。本想用莲心，但缺。录之以质疑。

阳痿

阳痿者，萎而不举也。多数是长期遗精的后遗症。有全萎半萎之别。全萎是萎软如棉，完全不举。半萎是举而不坚，或迅举迅软，早泄。亦有不由遗精，壮年40岁而忽然萎软者。

世人只知壮阳法，此一偏之见。有属寒者，有属热者，亦有寒热夹杂者，而以属热为多。余听鸿《诊余集》一书论之颇详，而喻之最切。谓如种蔬菜一样，其属热者，如久旱无雨，则蔬菜枯萎。其属寒者，如长期阴雨，缺乏阳光暴晒，亦萎也。并谓，初萎者，治之易效。久萎，则如蔬菜枯而死矣，则疗效不好。我的体会，大体言之，如在半年之内则易愈。1 年左右亦可愈。若萎已 5~6 年或 10 余年，医效不好。

在诊断寒热的鉴别上，仍是以舌脉为准。若舌红或干，或有薄苔而燥裂，亦有少数是黄腻苔，脉来滑数。此有郁火，阴不足而阳亢。以治肺胃肾为主。治肺是治肾之上源。治胃是阴茎属阳明经，而治萎独取阳明也。治肾是肾司二便。以甘凉兼咸寒法。以南沙参、北沙参，川石斛，大麦冬，淡苁蓉，牡蛎，枇杷叶等。或稍加壮肾，如菟丝子、覆盆子、仙灵脾之类。如舌苔黄腻者，加木通、黄柏之类。如是遗精引起，而遗精仍不止者，先治其遗，后治其萎。治病求本，而复有先后次序也。亦有久延而阴阳两衰者。可酌加锁阳片、巴戟天之类，以阴阳并治。

另一种是肾阳不足。舌淡润，脉细软无神。用壮肾阳法。如淡附子，淡苁蓉，巴戟天，仙灵脾，葫芦巴，破故纸，覆盆子，韭子，菟丝子，锁阳片等。我 1978 年有一次回家，有人拿一张破旧中药方，反面已用纸糊贴，来给我看。说治阳痿有效。此方是宜兴沈家滩村传出，已作为单方传用。我视之，此我在 40 年前所开之方，不觉大惊（自注：即上述诸药）。此方治寒证有效，治热症则误人。

另外，如舌苔并不红绛，脉不滑数。可以韭菜，胡葱，大蒜作菜，经常食之，或以韭子泡茶吃。1976 年春 3 月，我请假回家。运村公社有一养貂场，养貂 100 多只。我好奇，去参观。见场内种有大蒜 2 亩许。我问，此何用。场主介绍，貂只在农历 3 月交配 1 次。交配前要吃大蒜，以助阳兴。并以养貂技术书以示我。因而悟及阳痿症，食大蒜、韭菜、胡葱有效。《本草》曾有记载，不去注意耳。

1974年12月14日。诊王某，37岁。阳痿。舌偏红，有薄黄苔，右肺隐痛。肾阴不足，下焦相火偏旺。寒甚则萎，热甚亦萎也。肺为肾之上源，以肺肾并治。南沙参、北沙参各五钱（15g），天冬、麦冬各四钱（12g），生牡蛎六钱（20g），川石斛五钱（15g），淡苁蓉四钱（12g），炒黄柏二钱（6g），炙龟板五钱（15g），菟丝子三钱（9g），仙灵脾三钱（9g），肥知母三钱（9g），枇杷叶三钱（9g），5帖。1975年1月5日复诊，已愈。此病在初起，故易愈。

1966年3月29日。诊宗某，34岁，某纺织厂工人。舌苔薄腻满布，脉细隐滑，阳痿不举。生苍术二钱（6g），淡苁蓉四钱（12g），炒黄柏钱半（5g），麦冬四钱（12g），仙灵脾四钱（12g），生牡蛎五钱（15g），炒菟丝子三钱（9g），炒杞子四钱（12g），益智仁三钱（9g），川萆薢五钱（15g），炒怀牛膝二钱（6g），南沙参、北沙参各四钱（12g），5帖。复诊，苔仍腻。去沙参、杞子、麦冬，加制南星二钱（6g），秦艽三钱（9g）。5帖而愈。至10月24日，又来诊。阳痿复发，满舌微黄而腻苔，脉缓稍滑。炒苍术二钱（6g），猪苓皮、茯苓皮各四钱（12g），制南星二钱（6g），姜半夏二钱（6g），飞滑石五钱（15g），黄柏炭钱半（5g），知母三钱（9g），炒车前子四钱（12g），焦六曲三钱（9g），石菖蒲二钱（6g），炒远志钱半（5g），青黛拌灯心五分（1.5g）。10帖亦愈。此亦初起，故亦易愈。此例初诊苔即满腻，而用麦冬、杞子、沙参滋腻之品，为可议也。滋腻助湿，故初诊不效。

阳痿亦有湿郁者，湿郁则气滞，阳气不宣。清代名医有重用南星、半夏而获效者。去其痰湿，则气通阳布，不治萎而萎自愈。可见用药不可丝毫呆板。一定要根据客观实际，辨证论治之。

有宜兴县柏树下村一潘姓。春节前结婚，阳痿。小夫妻二人同来。舌质偏红而苔白，脉虚偏数。以附子片钱半（5g），麦冬五钱（15g），淡苁蓉四钱（12g），仙灵脾四钱（12g），川石斛五钱（15g），炒菟丝子三钱（9g），炒覆盆子三钱（9g），锁阳片钱半（5g），枇杷叶三钱（9g）。10帖亦愈。此阴阳并虚治法。

白家塘村白姓，27岁。亦是春节前结婚，阳痿。已服壮阳药参茸酒，参茸丸等。脉滑大而实，舌鲜红而艳。此本是属热，而复服肉桂、附子、参茸。以热助热。以南沙参、北沙参各五钱（15g），知母三钱（9g），天冬、麦冬各五钱（15g），元参五钱（5g），川石斛五钱（15g），木通二钱（6g），淡苁蓉四钱（12g），仙灵脾四钱（12g），枇杷叶三钱（9g），生牡蛎六钱（20g），菟丝子三钱（9g），覆盆子三钱（9g），嘱服10帖。我回医院后，其岳父是运村人，来改方。并说阳痿已愈。我说病既已愈，毋庸再服药。而去。

另外，亦有完全相反者。即阳强不倒是也。遥观公社一教师，年40岁左右。在1974年到我处诊。每在半夜后，即阳道勃兴，直竖不倒，胀硬欲裂。至天明起身即已。在同房后，亦如此。已年余。舌如常。《清代名医医话精华》一书亦载此症。用大麦冬三两（90g），元参三两（90g）煎汁，过上肉桂末一钱（3g）。是使浮游之火，下归于肾。观方义来说，亦是可法。我照原法用之。服10帖后，胀硬减轻。但半夜后勃起不倒依然。后改用磁朱丸，无效。以后亦不知其如何。此症亦不多见，知柏六味似亦可服，我未用。（自注：今年春我见此人。问之，仍未愈。）

哮喘

哮是形容气吼咳嗽，喉有痰声的症状。喘是气喘，甚则若有不相接续之状。哮喘每并发。轻则为哮，重则为喘。既与伤风感冒之咳嗽有别，亦与虚劳的阴虚咳嗽不同。

从发病的阶段来说。先是哮，后是喘，或哮喘相连而发。再后还会水肿，心悸。有几个月的小孩即有哮者，而老年人则更多。反复发作，不易彻底痊愈。

多数发病在冬春寒冷季节，至夏秋天气和暖，则或轻或止。亦有遇夏即发，一直要到天气寒冷的冬春，则或轻或止。（自注：有冬发者，亦有夏发者，更有秋发者。冬发者多数，夏发者少数，秋发者仅个别。）

所以天下事物，有形虽同而实异者。未可一概而论也。其症状之相同者，是在表现形态之相同。而内在病机之不同者，是人体脏器与脏器在病理的相互关系上，有内在本质之各别。尽管症状相类似，关键在发病季节上的截然不同。一发于寒，一发于暖。是则同中有异，异中有同。所谓时间、地点、条件，时间是一个重要辨证依据。不能丝毫忽视。我曾在以前，把两种截然不同的时间混同起来，同样对待，结果效果不好。现在，重点谈谈以下几个处理意见。

一、治标与治本的关系

《内经》原有“急则治标，缓则治本”之文。叶天士又有发时治标，平时治本之说。基本上是按照这个原则来处理。此亦属于辨证论治范畴。

所谓治标。在发病先后，暂久的阶段上，前阶段以治标为主，后阶段则以治本为主。《内经》又谓治病当分初中末，此即阶段论也。因前阶段，每由外邪引起。邪去未净，肺未清肃，延成慢性哮咳。慢性病是由急性病转化而成者居多。因而在初起阶段，仍宜肃清余邪，以截住慢性的来路。这很重要。在后阶段，是病程已久，复发频仍。有数年或数十年之久，几成痼疾。又宜扶助正气，从根本上着想。使正气旺盛，抵抗力加强。而重点是治肾与脾为主。肾为先天之本，脾为后天之本。此即整体观念治法。

所谓病之标在肺，病之本在肾与脾也。而治肺贵清肃，治肾在摄纳，治脾宜培元。前者治肺为之标，后者治肾及脾为之本。但在后阶段治本时，另有一种治标治本之法寓于其中（自注：治标治本亦是多样的。《内经》有“标而本之”“本而标之”之文），就是本来应以治本，但又患感冒，引起哮喘复发，或病情加重。则新邪，即感冒，又不能不予解散。这时候先与感冒治法，这也是治标。等到感冒退后，再治脾肾，这又是治本。《内经》所谓“本而标之”“标而本之”，就是这个道理，是很辨证的。以上是治疗原则。

关于具体治法，亦只能大体言之。前阶段，即治标方面。如风温咳嗽，感冒咳嗽，照外感法治，（另载我的《外感证治漫话》文）兹不赘。

如风温或感冒后的咳嗽，以及病程未长，哮咳复发。一般以降气化痰，清肺为主。如苏子，杏仁，前胡，炙白前，炙紫菀，蛤粉，大贝，瓜蒌皮，橘红，半夏，生竹茹，枇杷叶，生薏仁，冬花等出入。如舌苔黄，加黄芩、鸡苏散、银花、桑叶等泄热祛风。如喉痒，要用炒荆防风以祛风邪。如在后期，因感冒复发者，亦用此法。如喘甚者，可加炙葶苈子。但后期此等治法，短期有效，不能根治。一定要治本，才能彻底痊愈。此本来是治标之法。以治肺为主，兼以治脾。

在后期治本中，此时喘重于咳。而以治脾肾为主，兼以治肺。但在治脾肾之中，亦各有侧重点。其发于冬季寒冷季节，又是重点在肾。如发于夏季和暖季节，其重点又在脾。在治本之治肾中，以摄纳肾气为主。肾主纳气也。一般用都气丸、青娥丸结合用之。如兼治脾，则以二仪膏培补脾气，二陈汤以化痰。二陈汤亦是脾药。方如熟地，茯苓，山萸肉（如缺用五味子），怀牛膝，金樱子，麦冬，沙参，海浮石，橘红，半夏，炒破故纸，核桃肉，炙冬花等。舌红绛者，酌用石斛、蒌皮。舌淡白，脉沉细者。酌用上肉桂心。喘甚，酌用蛤蚧尾。喘咳已平，平时调理。熟地与党参同用，此二仪膏。喘甚汗多，酌用牡蛎，元精石。

我初学医时，随师至旅馆诊一汉口来的老年男病人。喘甚，头汗如珠。师用九转灵妙丹五分（1.5g），作2次过服。此硫黄、水银两味合炼而成。须炼9次，今已缺。（黑锡丹亦可用，亦缺。）

朱某，男，50多岁。喘咳。在1953年，曾到上海住院治疗。用砒矾丸（主药是砒）喘暂止，肝脏大损。回来后，至1974年频发不愈。喘重于咳。我用上述治法，主要是都气丸、二仪膏合用。已5年多，至今未发。去年冬，他感冒，喘咳亦未大发作。

又东横林有一吴姓，男，年近50岁。喘咳10余年，亦是喘重于咳。反复来院治疗，频发不愈。吴姓自服丝瓜藤露。到冬季每年吃胎盘6~7个，又每日吃白糖猪油冲鸡蛋。连服2年，竟痊愈。至今未发。此1962年事也。清代名医徐洄溪曾谓，病有久药而愈者。此其一也。以前对久年哮喘的根治，胸中无数，近来有所体会。一是要用治本法，一是要坚持长久服药。多有彻底治愈者。

久延喘甚，西医谓之肺气肿。再发展下去，面足水肿，腹胀。有时心悸，脉每歇止。西医说是肺源性心脏病。此种见症是在最后期。在中医说来，仍是脾病。宜三子养亲汤合二陈汤、鸡金散等加减，有良效。如炒苏子，茯苓皮，炙内金，炒莱菔子，炒白芥子，上沉香，冬瓜子皮，小川朴，橘红，炙紫菀，焦薏仁，生姜衣，甜杏仁，半夏等，疗效甚好。如肿甚者，亦可酌用桂木。如舌红绛，脉结代，又宜用育阴清肺，养心法。前一种易治，后一种难治。往往喘汗而脱，以生脉散合龙牡法。

任何事物，都有一定的发生发展规律。后期是在前期失治，或治之不得法，发展而成。因而在治疗前期上，是很重要的。如果只重视后期，不重视前期，是曲突徙薪不见功，焦头烂额为上客。

二、冬发与夏发的关系

同一哮喘，有发于冬季寒冷季节，至天气和暖则渐止。亦有发于夏令炎热季节，（黄霉时即发）一至寒冷亦渐止。以上两种，周而复始，循环发作。发展到严重时，间歇时期也会发作，但发不严重。以前者为多，后者为偶见。此种病机，我起初未予深思。往往以两种不同之病机，以同一之方法治疗。因而对发于夏者，效果不佳。近来留心于此，并通过实践，增加了新的认识。

发于冬者，主要是肺肾为主，有时亦牵涉脾。发于夏者，主要是肺脾为主，有时亦牵涉肾。《内经》原有五脏皆令人咳，非独肺也。这在病机上说明，两种不同类型相互差别。

其发于夏者，每发于长夏季节。长夏是脾胃司令，又当梅雨夹湿，而脾运更伤。古人又说“脾为生痰之源，肺为储痰之器”，是出于脾又责之于肺，于是哮咳作矣。《内经》强调人体脏器与季节气候息息相关。其发于冬季者，是肾主寒水，而司令于冬。所以，发于夏者，一遇金风飒飒，燥气行令，则哮咳或喘渐止。此燥胜湿也。发于冬者，至和暖则止。此热胜寒也。（其有发于秋燥时节者，用清燥法。）

治疗原则，已如上述。对冬发的具体处理，前面已谈及。下面谈夏发的具体方药。

夏发既是以肺脾为主，有时又牵涉肾。大体言之，前期侧重点在肺，后期侧重点在脾，有时稍兼及肾。脾喜燥恶湿，生痰生湿之源。痰与湿，又有区别。湿是水饮，痰则稠黏，不可混同而论。但治痰之药，有时亦能治湿。治湿之药，有时亦能治痰。所谓有时，就是有时候可以统一用一药而兼治痰湿。但毕竟痰是痰，湿是湿。治痰之药与治湿之药还是要分别对待。既要治脾为主，而肺药多清润，自有不合。应与健脾化湿化痰，而稍兼理气之品同用。气机流通，则痰湿易化，脾运易健。

王某，男，59岁。哮喘每于夏季即发，至天气寒冷则渐止。反复发作已久，面足并不水肿，仅腹胀板硬。苔白腻。以小川朴，茯苓皮，炙内金，上沉香，炒莱菔子，炒苏子，陈皮，炙紫菀，甜杏仁，六曲，焦薏仁，冬瓜子、冬瓜皮，姜半夏，荷叶，枇杷叶等出入为方。服后诸恙渐平。有时喘甚，即加金樱子、炒破故纸以纳肾气。如稍涉清润，则不适而加剧。前后共服百余剂。现在阴雨晦暝，气喘有时仍发，而腹胀硬已平。此病之彻底治愈，确是不易。

三、年少与年老的关系

此病老少都有之。老年人固无论矣。不特儿童有之，而婴孩亦有之。此固初期，亦有久延不愈。大都富裕之家为多，重裘厚衾，小儿纯阳之体，热不得泄。肺主皮毛，热郁于肺，清肃失行，于是哮咳频发。但婴儿治之得法，易愈。到童年又较难愈。最难彻底痊愈的是老年人。

在治疗上，老年人已如上述。对幼孩，宜清肺化痰为主，降气以佐之。更宜常吃水果。如荸荠、白萝卜、鲜梨、西瓜等，以清化蕴热。忌用温补。我每以炙葶苈子9g，荸荠或鸭梨，生甘草，为1日量，煎频服。小儿畏药，尽量避免用苦辛等难吃之品。如并无热象，则以炙葶苈子9g，大枣10枚同煎。分2次，连汤带枣服。连吃10日，有效。此我常用之法。

又匡某，年13岁，哮喘已发多年，常来医院住院治疗。我见其面色泛青，因谓匡曰，此肝肾不足。如欲根治，非大滋补肝肾不为功。且须久服，下焦之虚，不易填也。（舌苔偏红，有裂纹）以南沙参，北沙参，天冬，麦冬，玉竹，杞子，石斛，熟地，生地，怀牛膝，冬花，枇杷叶等。2年来，陆续服70~80帖，今已不发。此一贯煎，集灵膏法。

又萧某，亦患此。用上法，已久不发。儿童如此下焦损亏，此亦罕见。

四、药外治疗方面

应该认识，此病治标，是缺少远期疗效。而治本又旷日持久。缘于经济、时间、工作等种种条件之限制，痊愈还是不多。此病面广量大，又是常见病和多发病。多快好省的治疗办法，还有待于进一步反复科研。为了尽量多愈病人，少用金钱，节省时间，给病人以种种便利，应在正规方剂之外，用药外治疗以及验方单方。

对青少年患者，我喜用水果。如常吃荸荠、甘蔗、西瓜、鸭梨、白萝卜清化痰热，确实有效。但水果要花钱，谈何容易。农村中可在自留地上多种一点白萝卜。在夏季种一点冬瓜、丝瓜，而以白萝卜为最对路。去皮恣食，清肺热，化痰火，实为有效。我有次秋季回家，在路上遇一放学的小学生。年15岁左右。他向我要求曰，朱医生，我有气管炎，冬季发作，有好几年。你要替我医好。我说，你回家告诉父母，在自留地上多种一点白萝卜。在冬季发作前后，天天尽量多吃。你回去说这是朱医生讲的。过冬后，在路途又遇见这个小学生。我问曰，去冬如何。答曰，未发。对中年患者，每嘱长吃红枣、黑枣。此整体观念，大补脾胃法。对老年患者，嘱每天吃核桃3~4个，此摄纳肾气法。

老年吃核桃，此我师常用法。

单方验方亦不少，但验者不多。家乡陈某，有一小孩哮喘反复发作。以其医院之便利条件，每日于产房取脐带几段，与豆腐同炖食之，久之痊愈。亦是补肾法。其他如丝瓜露，要连吃几年，有小效，亦有不效。又一人用陈海蜇头和冰糖化成水，长服有效。我未试，且常缺不易做到。又家乡朱某亦患此，每日服文旦皮煎汤而愈（后又复发）。

咳嗽

咳嗽的原因很多，当审因论治。有感冒引起者，如风温、热、秋燥等均有咳嗽。详见拙作《外感证治漫话》一书，兹不赘。

一般性的咳嗽，既无外邪，亦非哮喘。咳痰多，苔腻。有痰饮咳嗽，亦有感冒后，感冒已解，而咳嗽不愈。以苏子，炙白前，前胡，杏仁，橘红，海浮石，炙紫菀，炙冬花，瓜蒌皮，大贝母，姜半夏，生薏仁，沙参，枇杷叶，生竹二青等。出入加减用之。如舌苔黄，加黄芩、银花、丹皮。如喉痒酌用炒荆防风、蝉衣。我每以半夏与花粉并用，一治湿痰，一治燥痰。如咳嗽而兼便泻者，就要上下兼顾。治肺宜清润，治泻宜健运。杏仁、蒌皮能滑肠通便，又当忌用。厚朴、木香虽是化湿理气，六曲虽是健运导滞，又与治肺不合。又久咳不已，而舌光滑无苔，古人谓久咳当以胃药收功。宜用白术，山药，薏仁，冬花，荷叶，枇杷叶，沙参等。（补注：如舌光绛，又宜石斛、麦冬、玉竹、芦根。）

另有一种阴虚咳嗽，古人每谓虚损或劳损，今西医所谓肺结核。我学医时及初行医时，亦是面广量大，为多发病、常见病。在以前来说，治疗虚损咳嗽是头等功夫，而且最后往往疗效不好。当时社会医学条件不足，缺少影像设备，不能早期发现。所诊治的多数是中期或后期病员。治肺结核，中药确实也不及西药所能及时控制发展。今能早期发现，西药治疗此是优势。但亦有个别肺结核，经西医久治无效。中医以整体观念，从培补肺胃，增加抵抗力，即所谓扶正法。如沙参，石斛，野白术，薏仁，山药，女贞子，怀牛膝，白芍，冬花，功劳叶，冬虫夏草等，长服有效。如有夹痰咯血，则佐旱莲草，元参，侧柏，蒲黄等，以凉血止血。虚劳咳嗽至后期，每有骨蒸潮热。如日晡时、面红、五心烦热等，又宜以黄芪鳖甲煎、青蒿鳖甲煎、秦艽鳖甲煎，即清骨散一类加减为法，久服亦有效。发潮热的现在还不少，备述简法，可参酌用之。

吐血

吐血又称咯血，有轻重不同（自注：胃病上下出血，已列入胃病门，不赘）。有痰中夹血丝，血块的，有巨口吐出的，亦有大吐，涌出盈盆盈盂的。还有支气管扩张出血等等。亦有吐血甚多，查不出由何处出血的。运村中学一教师，是上海人，有严重心脏病，如劳累过度，即吐血。在上海亦多次检查，查不出病灶所在。我嘱其长期吃桂圆、葡萄干，以后吐血不发。

吐血症，舌多红绛。亦有厚黄苔，并兼有黑苔。中医多做血热妄行治。不外乎凉血，祛瘀，止血。亦有用石膏、大黄者。古人每用犀角地黄汤。犀角贵而缺，今已不用。世俗以水牛角代之，我亦用过，效不显。

亦有苔白润，脉沉细，属于寒者。可用炮黑姜、艾绒等，温中摄血。不论热证寒证，如大吐血而引起血脱阳亡，如汗多、肢冷，脉伏或细，神气颓丧，面色皖白。顷刻阳亡而脱，最为危险。急拟独参汤，或参附汤以救脱。以血脱则阳无所附，阴阳相互依赖，无阴则孤阳飞越。一定要急予回阳，回阳后再治本病。切记。

一般性吐血常用方（舌红绛，脉滑大，或细滑）：

大生地（或鲜生地）五钱至一两（15g~30g），生白芍四钱（12g）至八钱（25g），炒元参四钱（12g），旱莲四钱（12g），炙侧柏叶五钱（15g），蒲黄炭三钱至四钱（9g~12g），炒怀牛膝三钱（9g），炒茜草三钱（9g），煅龙骨五钱至一两（15g~30g），炒丹皮二钱至三钱（6g~9g），橘红一钱（3g），鲜茅根三两（90g），藕节五钱（15g）。

一切血症都用白芍，微酸微寒而稍敛，血症要药。如大吐而气火正甚，可酌用石膏。如苔黄者，可酌用大黄。前者是清阳明之火，后者是通阳明之腑（咯血虽是肺病居多，而用阳明药者，清气火以保肺也）。我曾用过鲜生地1斤捣汁，石膏四两（120g）。

又，大吐血，十灰散有效。有一教师，肺空洞大出血，十灰散均效。服法，用四钱（12g），可包入煎剂服，亦可开水调过服。

治吐血症，根据轻重不同程度，一是要方药对，二是要剂量能适应病情。在剂量上一定也要掌握好。如用药太轻，则杯水车薪，于事无济。但反过来，如剂量太大，用过头，又会损伤脾胃之阳，过犹不及。

1965年冬，戚墅堰有一搬运女工，年30岁左右。在拖板车时与另一妇女竞赛快跑，引起大量吐血，盈盆盈盂。来住院，先由西医治疗，一日夜仍大吐。第 2 日我去会诊，服中药 1 日，仍大吐不止，令人惊骇（补注：此症吐血很多，血如涌泉）。我深思，负重急奔，可在咽喉深处有血管破裂。于是以大白萝卜 1 个，鲜生地 1 斤，捣汁 1 大碗，冷饮之。讵知一饮，吐即止，遂不发。病者见效快，又服 1 剂，就胃部不舒，有隐痛。急来告我。（自注：于此应知阴阳胜复之理。）我曰，中病即止，又吃过头矣。速停药，愈而出院。此血得凉则凝涩，故血止。如此用药，我还第一次，其亦急则生智欤。

另一方面，吐血而舌白润，脉细软。或吐血，鼻出血，或牙龈出血，同时并发。宜于生白芍、生地、元参、旱莲、炙侧柏中，加炮姜、炙艾绒炭。反佐而摄血，引血归经。如此治法亦不少，切勿见血怕温，宜辨证用之。（自注：血症之由于寒者，如误用寒凉，则血得寒而凝涩，反难愈矣。）

还有一种支气管扩张出血。以中年妇女为多，竟占十之七八。亦频发。出血之多，亦足惊人，且不易彻底治愈。我师对此症，不用大量凉药。如舌不红不绛，初次方，每用炙苏梗，又以炒元参、蒲黄炭、炒茜草、旱莲、怀牛膝炭、白芍、龙骨等药，或加参三七末送服。有一单方，以红赤豆、红枣 2 味煮吃。长服能不发。（补注：此方有效，已有多人治愈。）昔税务局徐某曾患此，以红赤豆、红枣煮服而根除。又，常吃藕有效，但不易取到。

又，鼻衄、牙衄治法与上述大体相同（与治吐血法大体相同），既有用凉血止血法，亦有用辛温摄血法。与西医之血小板减少症等病相类。

我院陈某有一个亲戚，上下龈都出血，已 10 余年，于 1976 年特来此治疗。我见其牙龈延伸至齿末，已不见齿。以生熟地，元参，白芍，地骨皮，旱莲草，怀牛膝炭，蒲黄炭，丹皮炭，麦冬，地榆炭，槐米炭，鲜茅根，瓜蒌皮，生竹茹出入为方。服药半年而愈。

应该明确。在治吐血、鼻衄等症中，世人只知凉血一法，而不知用温摄法。如舌淡润，脉沉细而软，在凉血和血药中要用炮姜、艾绒、炒荆芥。可选择 1~2 味用，亦可同用。在鼻衄中经常选用。

又，古人于大吐血、大鼻衄，每以陈酒盛盆内，以两脚浸入。亦是引热下行，摄血归经法。我未用过。

舌衄亦有之，但较少。戚墅堰供销社有一职工，男，40 多岁。原有肝炎。发热后，舌面大量出血，涓涓不绝。舌黑如墨而肿大。神识半昏迷，脉滑实有力。病势危急。我与承少槐医生同去诊视。议用鲜生地一斤（500g），生石膏四两（120g）（具体药已忘），并以生蒲黄敷舌面，后竟愈。

又在 1963 年冬至节前，有胥家塘村胥姓，邀我出诊。其子 22 岁。在出诊路中，我问是何病。答，浑身出血。发际、眼内、耳内、鼻内、舌上、以及皮肤都渗血，已五日。我说何不早治。答：已经两地医治，医生不识何病。我以为是热极而然也。及至病家，见病人在外面晒太阳，行动自如。问之，能吃饭一碗半。余大惊。在路上所忖错矣。见其面黄如蜡，毫无华色。舌质淡白无华，舌面上有花生米大血疱 4 个，从疱中渗血。其余出血，尽如病者所述。脉已虚弱。既不发热，又不发冷。平时身体强健，何以一至于此。我亦从未见过。沉思良久，继而悟及似为接触到漆的反应。遂问，病前出外乎，接触到何物。答曰，未也。又问，在家是否碰到漆类。答曰，有之。因在春节时要结婚，新房内有油漆未干的新床一张、橱台等，而病人已睡在油漆未干的新床上。我亲至新房内查看。曰，病根已找出，此中漆毒。即漆过敏，俗谓漆怪。嘱其第一，不准再睡新房。第二，要取蟹 2 只和入药煎，以蟹为药引。开一方，亦不过炒荆防风、紫地丁、人中黄、生草、赤芍、银花等几味，嘱服2帖。以后我在春节中回家。问之，服药后即愈，已结婚。《本草》明载血怕漆。如1缸血，流入1滴漆，即溶化而不凝。而漆又怕蟹，如一缸漆，流入一滴蟹汁，亦溶化而不凝。物之相反相制也如此。此病治疗关键，在于使病人与漆隔离。如不悟及病因是漆，则危矣。

附记：清代名医崔默庵治一青年妇。遍身皆肿，头面如斗。诸医束手。默庵诊之，六脉和平，唯稍应指耳。见其饮啖甚健，愈不解。久之，视室中，其床榻桌椅，漆气熏人。大悟曰，得之矣。急命别迁一室。以蟹几斤生捣，遍敷其身。不一二日，肿消而愈（见《医学大辞典》第3卷2479页）。书不可不多读也。我的治胥姓验案，并不是凭空臆想，而是得力于古人医书。

另一方面，天下万事万物，都有一定的规律性，治病亦然。在四诊中寻求规律，其有不相符，即不符合规律者，必有一真一假，一是一非，隐乎其间。必求得其适合规律而后止。否则在诊断上就是误诊，随着误诊就是误治。

另外，几种验方单方：治鼻出血有用山栀研末吹鼻。哺乳妇女以乳头对准鼻孔挤射。中指中节用线扎紧等等。古书言有效，但我未试过。

我有一次从上海回来。在候车室听一苏北妇女言，她曾患鼻衄10多年，多方求治无效。后以茅草花（即茅柴根开的花）每日1把，布包煎服，连服数月痊愈。茅根本是凉血止血，花同功。后我即以此法治之，确有效，但须长服。

又，古人每用童便治大吐血及鼻大出血。我嫌其秽臭，未用过。还是1剂鲜茅根为优。

鲜藕治一切血症，而且平和无弊，有良效。人多不信。亦常缺。可惜。

又肺空洞出血，用白及末和鸡蛋同冲服，或调入粥内服，长服有效。

斑疹

外感、伤寒、温热等病，每出斑疹；内、慢性杂病，亦有斑疹。同是斑疹，治法迥然不同。其属于外感的详见另作《外感证治漫话》中，兹不赘。

内伤、慢性杂病的斑疹，如小点者为疹，连片成块者为斑。有红色，有淡红色，有紫色，有暗灰色，亦有黑色。斑疹并不发痒，如发痒者，此风湿性皮肤病，非斑疹也。以此为别。此症每兼有咯血，鼻衄，牙衄。西医亦说是血小板减少症。每兼皮肤出血（自注：此是皮肤有青色斑，如碰伤状）。

此心、肝、脾三经并病者为多。心主血，肝藏血，脾统血。一般言之，治宜甘温益气，兼以摄血，与外感斑疹治法大别（补注：如鼻、牙衄，皮肤有青斑。脉滑数，舌红或绛。又宜凉血止血）。宜参、芪、炙草以固气摄血；炒荆芥以和荣；炮姜、炙艾绒以引血归经。或加蒲黄、茜草化瘀止血，煅龙骨、炒白芍柔肝，枣仁养心，荷叶升脾阳。此舌淡脉细治法。失血症，舌质多淡，脉每细数。一定要脉缓则血止。不得见有数脉之象，误认为热，误诊为血热妄行则危。总是二分法，数有实证，亦有虚证。

1976 年 5 月 10 日诊。花某，女，10 岁。浑身紫斑，肛门流淡红血不止。脉极细而数，面皖白，舌苔有浮黄而腻。以黄芪五钱（15g），西潞党参六钱（20g），炒白术三钱（9g），炙甘草八分（2.5g），炮姜炭八分（2.5g），煅龙骨六钱（20g），艾绒炭八分（2.5g），茯神三钱（9g），炒荆芥三钱（9g），炒白芍三钱（9g），2 帖。流血已止，斑疹渐隐。原方炮姜改为六分（2g），2 帖。三诊，血止，脉渐静，稍有干恶。黄腻苔已化。以清轻和胃肃降而愈。

另一妇女，20 岁。二足胫黑斑成片而厚，如焦锅滞。经行有紫血块而多。脉细。亦以炮姜八分（2.5g），艾绒炭八分（2.5g），黄芪五钱（15g），炒荆芥三钱（9g），炒白芍三钱（9g）等而愈。

又湖塘公社一男工人，年30岁。两足胫亦是黑斑，鼻衄。亦以上方加生地，炙侧柏叶而愈。

大凡脉细有斑，或有鼻、牙衄，不发热，古人每谓阴斑。用温摄法有效。病后调理，可服人参养荣丸。切忌寒凉，宜牢记之。（补注：人参养荣丸，面黄如蜡无华，脉细软为适应）

另有一种症状同上述，而发高热，大量咯血，或鼻出血。舌苔厚黄或灰黄。此症最恶。西医说是白血病。脉虽滑大而实，绝非寒凉之剂能治。内伤斑疹，其吐鼻衄，中医亦说龙雷之火升腾，只能甘温或辛热，引火归原，导龙入海，方能济事。本非苦寒直折所能愈。但在壮热、脉大、苔黄、大量出血之际，再投甘温或辛热，每心有顾虑。不敢大胆用药，多致不起。足见识力未到，穷于辨证。（自注：在鉴别诊断上，多面黄如蜡，无华色。此关键处，在察面色。）

西医所说的白血病，即血癌。我曾作重点研究，亦查阅不少医书。中医并无白血病病名。以其症而言，有咯血或鼻出血；有低热或有高热；面黄如蜡，无华色；舌苔亦有无异常，或白润偏腻。有少数是高热时黄腻苔，夹灰而厚。在脉象，多数是细滑带数。在高热时，亦有脉大无伦。古人论芤脉，谓重按中空，亦有来去轻重滑大而实，有力。但这是少数。有的还肝脾大。在年龄上，男女大小，老少均有之。

中医既无此病名，是散见于阳虚发热、阳虚吐血、鼻出血及阴寒斑疹等门。应于这类门中寻求。张景岳的《景岳全书》，赵养葵的《医贯》对此病的理论上大有阐述。其治法亦多确切，其立方则尚未尽善，还需发展。（补注：张景岳善温补，叶香岩、薛生白、徐大椿、王孟英等讥之。其实景岳对阳虚之发热、吐衄、斑疹，大有发明。大有功于后世。）在古人医案上，如江篁南的《名医类案》，魏玉璜的《续名医类案》，略有病例数则。唯《清代名医医话精华》中散见的病例，其立方用药手面很大。古今各医治法，多用寒凉。乃是误认为血热妄行，此大误。多以犀角地黄法，或石膏、紫地丁，或用参、芪以补之。此未读古人书。在临床上又不总结经验，吸取教训。

我在1977年，曾参加江苏省召开的全省血液病会议。其中西医80多人，中医8人。这8人中，还是多数既中且西，对中医理论则茫茫然。在四诊上，则唯西医之化验马首是瞻。

祖国医学衰替，至今已极。医有学派，自古已然。此是好事，相辅相成也。我师及孟城医学流派，多宗叶、薛、王，亦兼涉张、冯者（《张氏医通》《冯氏锦囊秘录》）。我初行医时，亦宗此派。其实各有所长，各有所短。如阳虚发热，吐血，斑疹等，即西医的白血病症。《王孟英医书十四种》（《潜斋十四种》）洋洋大观，并无此病记述。医当力求其全。如伤寒宗仲景，温热病宗叶、薛、吴、王，火热宗河间，痰热宗丹溪，脾胃宗东垣，肝肾宗玉璜。而真阳虚所谓龙雷之火等症，又当宗景岳。此普遍性与特殊性，多数与少数的关系。既有特殊性与少数的客观存在，总不能视而不见，听而不闻。

1960年6月，有遥观公社柴沟大队沈某，女，年21岁。西医检查是白血病，住院治疗。中西医结合，而以中医为主。所做骨穿刺涂片，都送至苏州医学院血液病专家陈悦书处鉴定。我亦亲去苏州开过座谈会，并参观他们的治疗组病员。据陈说，古今中外，还未能治愈此病。我说，不好绝对化，任何事物不能绝对。此时常州一院的华正医生亦在苏州陈处进修。我认识华正医生是此时起。

沈某之症状，是有时鼻出血，头晕，有复视。下午潮热，面黄如蜡。脉稍弦滑，舌如正常。因病人经济甚困难，用黄芪鳖甲煎、青蒿鳖甲煎法加大生地、萸肉、杞子、龙骨、磁石。因缺大生地，是用的鲜生地。以上方加易，有时还加淡附片钱半（5g）。关键主药，是自备震阳丹末药一钱（2g），以饭和丸，药汁送服。有时曾用至每日一钱五分（5g）。此引火归原，导龙入海法。中药亦只吃20帖，因血象大有好转，病家又无力长期住院而出院。开中药方回家服之，亦只服20帖左右即停药。以后每年我同西医苏顺治、中医承少槐去随访，并继续骨穿，送苏州检验，逐步正常。该案例在1962年的《江苏中医杂志》刊登。1973年12月回医院工作后，我多次打听了解该病员消息。西医总认为只是短期暂时缓解，不能彻底痊愈。1975年，该病员带小孩两个，由家中来看我，约40里之路程，还带来一些鸡蛋、糯米。却之。我买点饼干给小孩，大家很欢喜。

上述病例治愈后，自以为难关已突破。后来又连看5~6例，都未治愈。有几例来时已至垂危阶段，固不足凭。但有几例来时情况还好，亦未治愈。足见对此病治疗规律，尚未完全了解。还须进一步研究。但已有1例治愈，只要循此渐进，还是可以克服困难，达到治愈之目的。

我重新回院后，心想再作研究。因限于条件，未克如愿。去年冬，和常州一院肿瘤科华正医生闲谈，准备定期配合西医，用中西医结合法治疗此病。即西医用暂时缓解，中医作根本治愈。后因两腿疼痛未果，并失信于人。我今七十又二岁，身体已不健。虽不能至，心向往之而已。

1962年，南京工人医院邀我会诊。是一男孩，5岁。白血病已1年，鼻出血反复频发。据述服犀角地黄等中药，已用去三千多元。我至南京时，病已垂危，当夜即死亡。虽鞭之长，不及马腹。由此可见，大剂寒凉，与病不合。

1976年4月。蒋某，男，12岁，湖塘公社杏子桥人。发热腹痛。小儿科检查，脐旁左侧有肿块。面黄无华，脉虚细无力。舌苔稍黄腻。每日发热，热退能食。初诊，予黄芪建中汤合椒梅汤。服10帖，热退出院。出院后，有时仍然发热。来门诊，用东垣清暑益气汤意。斯时已值夏令。生黄芪四钱（12g），麦冬五钱（15g），益元散五钱（15g），川石斛六钱（20g），青蒿梗三钱（9g），桑叶四钱（12g），知母三钱（9g），桂枝三分（1g），黄芩二钱（6g），炙鳖甲六钱（20g），淡竹叶三钱（9g）。又服10帖而热退，但脐旁肿块未消。面仍黄如蜡，还有时鼻衄。坚持服人参养荣丸3个月，而肿块消失，面有光泽而愈。

痹痛

《素问·痹论》谓“风寒湿三气杂至，合而为痹也”，又谓“其风气胜者为行痹”“寒气胜者为痛痹”“湿气胜者为著痹也”。今之医者，一见痹证，竞用辛热，如川乌、草乌、桂枝等药，并自诩为用经方法，误人不少。殊不知天下事物，都是一分为二，既有寒证，也有热证。在《金匮》治温疟之骨节疼烦，还有白虎加桂枝汤法。虽是风寒湿，但着之既久，郁而化热。此中机转，即是转化，已向着与自己相反的方向转化而去。因而有始终是寒证者有之，有始为寒证而转化为热证者亦有之。不可一概而论。

以风、寒、湿三气来说，风无定体，有风寒、风热、风湿、风燥、风痰之不同。从寒来说，寒郁既久，每多化热。仲景一部《伤寒论》，白虎承气，不是治寒化热乎。都是传变治法，而世人不知。从湿来说，有寒湿、热湿、风湿、痰湿之不同。并在具体病人中，有素来是寒体，有素来是热体。根据时间、地点、条件等具体问题，具体分析，具体处理，这就是辨证论治。

痹与痿不同，不能混同。痹以酸痛为主，亦有酸麻或痛麻者。四肢以关节为主，尤以髋关节为多，即俗说的坐骨神经痛。痿不在关节，而在肌肉，是萎软不举。当在萎门论述。

另外，还有一种似痹非痹，似萎非萎，妇女间有之。如长期月经过多，血虚肌肉失荣。亦另有治法。

二腿痹痛与二臂痹痛有别。二腿痹痛，风寒、湿热、瘀均有之。二臂痹痛，则以痰热入络者为多。至于颈项作痛，顾盼不利，本是风、热、痰夹杂，若作痹证治而用辛热则误矣。

安家公社周某，颈项强痛，不能顾盼。今年春来告我曰，已半年矣。我说作何治之。周曰，已吃药50余剂，是川乌、草乌、桂枝之类。我视其舌，有黄厚苔。我曰，误矣，当以清热化痰，疏风之类。未诊其脉，即与一方。前日因咯血又来我处曰，颈病已愈。曾服我方40余剂。

两腿痹痛基本方药（舌白润，脉细软之属于风寒湿者）：

晚蚕沙四钱（12g），茯苓皮五钱（15g），炒防风、炒防己各二钱（6g），炒独活钱半（5g），海桐皮四钱（12g），生甘草五分（1.5g），炒怀牛膝三钱（9g），广木香六分（2g），川续断四钱（12g），左秦艽三钱（9g），陈皮钱半（5g），丝瓜络三钱（9g）。

上方可加桂枝八分（2.5g）。个别久病不愈，可酌用川乌、草乌（各）一钱（3g）。服此类辛温或辛热药，应防其化热。在复诊中如发现舌质偏红，脉见滑象，或数象，速停服。

1960年，章姓老太太，两腿患白虎历节风。痛甚如咬伤，发热。舌苔厚黄，脉滑大而实。大便艰，病势甚重。以石膏，知母，大黄，川草乌，鲜石斛，双钩藤，桂枝，牛膝，生草，天花粉，丝瓜络等。而且剂量亦较重，连服6帖而剧痛始止。后减小其制，服之而愈。任何一种病，有单纯、有复杂、有一般性、有特殊性。如果把疾病作成公式，条条框框，照搬照抄，这就不符合客观实际。

1979年4月，有宜兴周某，男，40多岁。右臂痹痛2年，夜不成眠，伸举不利。服小活络丸、三妙丸等痛益甚，来求治。舌红，脉滑甚带弦。以青蒿梗 15g，桑叶 15g，双钩藤 15g，银花 15g，络石藤 15g，生甘草 2g，秦艽 10g，片姜黄 9g，炒防风 6g，蚕沙 10g，丝瓜络 10g。30 帖后，痛止伸举自如。改方加北沙参、丹参（各）15g 而愈。此症是肝风挟痰热流走络道。肝主风，主筋。风动而痰热阻痹，络道不宣，不通则痛。中医的不通则痛辨证，并不局限肠胃，络道亦然。三妙丸、小活络丸辛燥温热，助风生热，热生痰。

方中以息风清热，化痰通络为原则。以青蒿，桑叶清泄风阳。银花凉营解毒。银花既清气又凉营，叶天士曾有论述。姜黄协助以化络中之痰。丝瓜络，络石藤通络舒筋。钩藤既清肝又通窍。此方以舌脉为据。病者愈后告诉我，此方曾视他医，他医说是清轻敷衍之方，何以竟愈 3 年之痛。我曰，此非汝所知也。看似平淡无奇，重神不重形，神难而形易，形神的辨证如此。（补注：越 3 年痛复发，仍原法 30 剂而愈。）

1978 年 5 月 13 日，殳某，男，65 岁，横山公社人。先是左腿酸痛，继而右腿亦作酸痛。今则酸，痛，麻并作。脉滑大有力，舌苔白腻，有腐浊而厚。《内经》论痹，本是风、寒、湿三气合而成痹。然郁久化热，已是寒热湿夹杂之病。症既错杂，当以杂方治之。炒大黄四钱（12g），焦苍术二钱（6g），蚕沙四钱（12g），六一散六钱（20g），炒黄柏二钱（6g），炒独活钱半（5g），牛膝三钱（9g），炒防风、炒防己各二钱（6g），左秦艽三钱（9g），人中黄二钱（6g），丝瓜络三钱（9g），5 帖。浊腐之苔化其大半，痹痛酸麻亦大为减轻，后以清化法而愈。此方虽杂，是兵对兵，将对将也。

大凡治病之法，有重如泰山，有轻如鸿毛。前述章老太太是重如泰山治法，周某例则是轻如鸿毛治法。既有形神，复有轻重。清代文学家龚自珍诗有“我劝天公重抖擞，不拘一格降人才”。医生立方用药，亦不可拘于一格也。宋代爱国诗人陆放翁诗曰，“诗欲平淡愧未能”。平淡岂易易哉。

痹证病程一久，确也顽固。病入经络，正如徐洄溪所说，用药如轻，则不能直达病所。用药如重，则药过病所，反伤脾胃。古人史国公药酒及大活络丸，今均缺。大活络丸有 50 多味药，既是寒热并用，亦多蛇类。昔有张某患左肩痹痛，服大活络丸 10 粒而愈。小活络丸中以川乌、草乌为主，结合乳没、蚯蚓，效者不多。且痹证非旦夕可愈，久服小活络丸反而耗散津液，筋脉枯涩。

腰腿痹痛，如已经久，并无明显热象寒象，则蕲蛇有效。服法有 2 种。一是浸酒饮；一是研末，每日 6g，陈酒调服。运村蒋坊陆某，在路上遇我。手扶竹杖，佝偻而行。说腰腿痛甚，不能再作瓦匠，求方治疗。我说，病已经久，非一般药所能愈。嘱服蕲蛇四两（120g）。一年后，又遇于途。陆从和桥走回，路有 20 里。问之，已愈。重做瓦匠。但蕲蛇亦有无效者，想系病因不同。经络中病，真真摸清病因，谈何容易！

在单方验方中，有人以全蝎、蜈蚣研末服。我未用过。我院陈姓护士，她的祖父行医。陈 10 多岁时，腰大痛，即服上 2 味而愈。后陈又患腰痛甚剧，每日服蜈蚣 1 条，全蝎 1 只。10 日为 1 个疗程，后亦愈。此我所亲见者。

更有一种是老年人两腿作痛，西医称为老年性腿痛，是脊柱损伤引起。老年人多不医治，而且也不易速愈。

又补：今年 5 月，某女，40 多岁。左腿作痛甚剧，坐卧不安，来诊视。舌无异常，而脉隐滑。予以炒大黄，桂枝，防风己，川乌、草乌，紫草，银花，紫地丁，木香，六一散，丝瓜络，炒怀牛膝。嘱服 5 帖。六月中，我问之。已愈，上班矣。

又补 1 病例，高某，女，39 岁，常州工人。当脊中端作痛已 1 年。时痛时止，来也突然，去也倏忽。脉涩。瘀凝络道，拟祛瘀通络，兼以理气。气畅则瘀易化，络亦通。

炒归尾 8g，炒赤芍 12g，生甘草 2g，桃仁 5g，广木香 3g，陈皮 5g，藿香 8g，怀牛膝 10g，炒杜仲 15g，桑寄生 15g，鹿角霜 12g，丝瓜络 10g，降香 5g。5 帖。

10 月 24 日，二诊。背痛大减，仍有腰痛。

炒羌活、炒独活各 6g，茯苓皮 15g，焦苍术、焦白术各 6g，川断 15g，炒红花 3g，炒杜仲 15g，生甘草 3g，广木香 3g，炒当归 8g，赤芍 12g，鹿角霜 12g，桑枝 15g。5 帖。

11 月 21 日，三诊。脊腰痛已止。平时带多，与治带法而愈。

痿证

痿与痹不同，治法亦有别。痹证有酸痛，以关节为主。痿证则软而无力，甚则不能自如，以肌肉为主。《内经》云治萎独取阳明。以胃主肌肉也。又谓肺热叶焦，则为萎躄。故多以肺胃为主。余听鸿《诊余集》又分干痿与湿痿 2 种。前者属胃，后者属脾。前者宜甘寒，后者宜苦温。前者多而后者为少。

痿有急、慢性之别。急性其发突然，两下肢不仁，寸步难移。亦有上下肢都不仁，真是萎而不用。病既突然，病程不长，肌肉并不瘦削。此较易愈。

昔邻居朱某，于 1968 年冬突然四肢痿软，需妻喂食。舌苔薄，淡黄色，干糙起刺无津，脉滑实。以南沙参、北沙参，天冬、麦冬，知母，生草，鲜石斛，天花粉，元参，鲜芦根。1 剂即起，2 剂愈。据述以前曾发过 1 次，至今已 10 余年未发。

在 1978 年，坊前公社中学有一教师，男，年 50 余岁。两腿肌肉无力而软，不能站立上课。医作痹证治，用温燥药。病愈甚，已年余。舌苔薄，并不黄，有细裂纹。脉隐滑。亦以治阳明法。桑叶，川石斛，大麦冬，大玉竹，天花粉，沙参，绿梅花，枇杷叶，穞豆衣等，服药近40帖方愈。

一是急性，一是慢性也。可知慢性确难痊愈。如草木枯萎，非旦夕灌溉所能滋荣。

我一长婿，蒋姓。身体长伟，痰湿本盛。在1972年左腿重麻，步履维艰。经西医检查，说左腿的血流量只有右腿的60%。舌苔黄腻而浊，有齿印。脉沉滑。以蚕沙，赤苓，滑石，川萆薢，陈南星，双钩藤，决明子，山栀，银花，半夏，杭白菊，浮萍草，丝瓜络，蒌皮，冬瓜子、冬瓜皮，桑枝等出入为方。连服70余帖而渐愈。体肥之体，而有齿印，多是痰热夹浊夹湿。（前后共服180帖而痊愈。）

忆1956年，我在苏州地区工作时，曾出席松江地区老中医座谈会。与会医者200余人。大会上有一医生提出一个病例，征求治法。病者年40岁左右，平时素健。症状是突然四肢萎软，不能动。多方医治无效。后又抬至医院治疗，途中突然而愈，行动如常。如此突然而来，突然而去，1年1发，或年余1发，已数十年未愈。因而征求治法。时坐我旁的喻颂康老中医，是青浦县人。青浦多出名中医，清代名医何鸿舫、何廉舫故居地。因而我问喻曰，应用何法。喻说，应用青州白丸子以振阳。想来亦有思路，但未经实验。

距我家不远的北埝村之徐某，男，约50岁。3年前，初起觉两腿少力，并无其他不适。走路时经常跌仆，继而两足渐渐不能移动，亦不能提起。上海、南京等处，都去检查治疗。我亦为其诊治多次。舌如常，脉偏细。补脾法，补肝肾法，虎潜丸等都无效。今已两腿萎缩。录之以资高明，共作科研。

（补注：此例初起时，别无他苦。仅行走1~2里即跌倒，如二足不任。以后渐重，由走几步跌倒到不能自立，寸步难移。以后二臂亦萎软不能伸举，最后咽喉不能吞咽。能食体肥，四肢并无酸麻。病经 4 年左右，于去年春节时死亡。1982 年 7 月。）

三消

三消，又称消渴，在西医说是糖尿病。所谓三消，是分上、中、下三焦。上消大渴引饮。中消易饥善食。下消小溲多而混浊。一般以上消为多，亦有上中消并病，或三消并病者。消者，是消耗，消瘦之意。此症不易彻底痊愈。古人每谓最后痈发于背而死，我仅见 1 例（这 1 例背疽死亡），多数是消耗之极而亡。古人又有肺消、胃消、肾消之分，亦不外上、中、下三消之分。

在治疗上，前期用甘寒，兼甘酸法。此甘酸以化阴，能缓解。亦有甘酸中加白虎法。后期治法较多，有用金匮肾气丸者，有用补中益气汤加麦冬、五味子者。此症重在调摄。

已故地区医院葛某，亦患消。得一单方，以黑大豆和海参同煮烂服之，有暂效。

县农机局李某患消，从广西买来蛤蚧精，亦有暂效。此亦摄肾法，与肾气丸同一意。

我见一人彻底痊愈，是横林公社刘某。曾问之，是吃鸡蛋，前后共 600 余个。黄豆吃去 1 000 多斤。愈后身体肥胖。主要还是补益法。

古人又有大量吃鲜梨法，亦是甘酸育津。（补注：曾有病者经化验确诊为糖尿病，曾来我处诊治。舌质偏红，无苔。后因其他疾病来诊，据述糖尿病化验已愈。我问用何治法。说是每日吃梨 10~20 个，长吃而愈。）

清代已故名医范文虎有一病案。脾胃为水谷之海，生气之源。以中土实胎真火，胃得之则戊土降。脾得之，则己土升。中阳一馁，水寒土湿，久之而中消成矣。溺有糖，脾之味下泄也。脉沉弱，舌质不红。以生黄芪一两（30g），陆水桂一钱（3g），生白芍四钱（12g），炙甘草钱半（5g），小生地五钱（15g），麦冬四钱（12g），生姜一钱（3g），红枣6枚，饴糖1匙冲。（见《近代中医流派选集》163页）。按，本方为黄芪建中汤加生地、麦冬。但不知服后实效如何。古人医案，多是门人录下后，汇订成书，往往疗效不详。而医话叙述较详，真实性为较多。

腰背脊痛

腰背痛，当分身半以上为背，身半以下为腰。背部又当分清脊与两旁，腰部亦分脊部与两旁。腰痛其实是痛在肾俞。有痛、酸、麻、强直等不同症状。其因亦不一，有闪挫、有跌伤、有寒湿、有痰瘀，而妇女带多亦腰痛。更有肝肾不足，下焦空虚者，此是少数。多数是寒凝瘀滞，不通则痛。

背与腰治法不同。背为督脉游行之地，而奇经八脉又隶于肝肾。如背虽痛而颈项强者，宜祛风化痰，通络。如由风寒而背痛者，宜用羌、防而散太阳。如督脉为病，肾阳不布者，宜鹿角。如是风热夹痰，又宜清热祛风，化瘀，如用蚕沙、银花、钩藤等。

我曾遇一病人，背部偏左剧痛。突然而发，发则痛不可忍，几至欲厥，忽然而止。3~5日1发，已年余。我照痰饮入络治，用控涎丹。服后吐泻，背痛减轻。仅服2日，病人畏而未继服，病终未愈。控涎丹搜剔络中之痰，最为有效。药虽峻，然《尚书》有药不瞑眩，厥疾不瘳之说。医者亦宜知之。畏首畏尾，难于解决重大痼疾。

扭伤闪挫腰痛，是瘀凝络道，用行气化瘀法。如归尾，赤芍，红花，木香，桃仁，陈皮，参三七，自然铜，续断，丝瓜络有效。如肾虚腰痛，又宜熟地、杞子、当归、覆盆子、菟丝子、潼蒺藜、白蒺藜、杜仲、牛膝、仙灵脾，久服亦有效。

还有一种是尾闾骨痛。此肝肾大虚，宜大补肝肾，与腰痛治法有别。如六味地黄加杞子、木瓜。久服亦有效。

癫痫

癫、狂、痫是三种不同的症，而今人统称癫痫。古人谓，癫属阴，狂属阳。亦有一些初起是狂，经久成癫。此所谓暴病属阳，久病属阴之说。而痫与癫、狂又大不相同。从症状来说，狂是逾垣上屋，打人怒骂。狂是动而不止之义。癫是默默哭笑，不时自言自语，静止之象。而痫则发无定时，突然昏跌，口吐白沫，抽筋，目上视，逾时而止。俗话说，狂是武痴，癫是文痴。痫有五痫，亦以其发作形状以五兽喻之。今狂症已多由西医治疗，而痫亦不易彻底治愈。

古人治狂，有用白虎、承气、犀角、羚羊角等法。我无实践经验。有戚墅堰镇一修套鞋匠，男，40岁，发狂症。我与承少槐医生同去诊治。与镇肝凉心法，2帖不效。后至无锡市买龙虎丹服之竟愈。此丹是无锡一中药店祖传秘方。丸如芝麻大。主药：巴豆霜、信石。此劫痰泻下法。我师治痫，是用凉心豁痰，镇息法。如竹二黄，菖蒲，川贝，丹参，钩藤，朱茯神，龙齿，郁金，胆星，半夏，铁落等。我用之效者少，而不效者多。

毛克文外科医生，有一治痫单方，说已治愈多人。彼用大枣10粒去核，每1粒大枣内包巴豆1粒，煅存性。10日为1个疗程，每日1粒。研末，温开水过服。我以此法治勘探公司家属一童，10余岁。后访之，未效。我思，煅时一定要存性，如成枯灰则无效。亦不知煅时如何。但此单方亦很有巧思。

另一单方：在冬春时有青果（即橄榄），蘸生明矾末，频食之。我屡用此法，亦有效有不效。此方载《四科简效方》一书，是王孟英所辑也。

某年我走回家中。途经坂上镇东北一村。见一青年，十六七岁。赶来要替我提行李包，并要送我。神情恍惚。村人曰，此人有痴病。我即至其家，开一方。以礞石滚痰丸四两（120g），每日三钱（9g），开水过下。后1970年，开大运河。坂上民工住我家。我问之已愈。该病人亦来参加开河。见与之语，确已愈。彼甚感激。

关于癫症，亦有多种形态。如前所述，有狂症延久而成癫，此较难愈。另有一种中医谓之脏躁症，无端悲哀哭泣，乱言错语，神情恍惚。《金匮》甘麦大枣汤最为有效。看似平淡无奇，而有奇效，毋轻视之。（亦有妇女情怀不适，而患此者，为难愈。情志之病，必舒其情志，畅其胸怀。所谓草木无情，难疗情志之病。）

1977年，鸣王公社一女，年20岁，因考大学未取，先是彻夜不寐，继而哭泣自言自语。其父偕来诊治。我初以白金丸、龙齿、竹黄、菖蒲、陈胆星等，无效。转以甘麦大枣法，加麦冬、百合。服后逐渐向愈。服20帖而痊愈。

今年四月，本县某布厂一青年女工，18岁，因厂房上面有重物坠下受惊。遂至头昏，两腿抽掣，有时错语。面色黄中泛青。舌无异常，脉滑而细。亦以甘麦大枣法20余剂，痊愈。（补注：

加鲜生地，麦冬，百合。）

《古今医案按》一书中载有一人乱语，喜怒哭泣。多方医治不愈。后请叶天士诊治。叶用甘麦大枣汤全方，嘱服40帖。病家以为方太轻淡，以2帖并作1帖。服20帖竟愈。

甘麦大枣汤是甘缓法。肝苦急，急食甘以缓之也。我治此症，每于甘麦大枣汤加麦冬、百合，效更捷。肺主悲，脏躁则悲泣。麦冬、百合入心肺而润，与病情亦合。

又马杭公社，吴某，男，16岁，于12岁秋起，神情呆顿，默默无语，经我治愈。嗣后，每秋即发，经治即愈。我嘱其在秋前服鲜芦根汤。秋为燥气行令，燥伤肺也，用鲜芦根以为预防，是仿喻嘉言清燥救肺汤法。近几年已不发。所与方药，是淮小麦、大枣、鲜生地、大麦冬、生草、花粉、知母、天竹黄、灯心、百合等而已。（补注：用甘麦大枣汤加味，亦须服30~40剂方愈，此与叶氏案相符。）

大产后亦有神情失常，乱言错语。叶天士用蠲饮六神汤。（补注：见《古今医案按》喻东扶辑。）我曾遇此症有2人，用之无效。然每例只服2剂，恐太少。

1976年6月，张某同其女来诊，年27岁。今年春结婚。婚后1个月，即发狂，甚则裸体。据述舌黑而卷，寻愈。嗣后每逢月经转时，狂复发，苔亦黑。来诊时，月经已过，神情亦清。体瘦，左脉细弦稍数，右脉弦滑。舌苔微黄。我问，上次舌黑，腻耶。张曰，虽黑而腻。我曰，此厥阴症，而复夹痰也。婚后喜伤心，手厥阴心包与足厥阴肝同为厥阴，为风木之脏，主动。而肝又为藏血之脏，经行则肝血动，而风亦动矣。肝与少阳相为表里，经行定时而发，与少阳症定时而发，其义亦同。虽是黑苔而腻，是兼有痰浊。应与蠲饮六神和椒梅汤法。以陈胆星二钱（6g），茯苓四钱（12g），炒川连六分（2g），橘红钱半（5g），石菖蒲一钱（3g），前胡二钱（6g），花椒三分（1g），川贝母三钱

（9g），天竺黄二钱（6g），乌梅三钱（9g）。此方用前胡，是疏少阳以代柴胡也。嘱其照此法加减服之。后问之，已愈。

由此以观，立方用药，是不拘一格的。我喜听京剧。程砚秋刚柔并存，而柔胜于刚。婉转动人，令人悱恻。余音袅袅，不绝如缕。周信芳冲撞顿挫，刚中带柔，刚而不戾，独具风格。梅兰芳清澈秀丽，荡漾悠扬，沁人心肺。艺术有流派，文章有淡浓，而医亦每有学派。

流派的诞生，有三因焉。一是不满于当时的医技水平。二是不甘心落后于前人，或同时代医学水平，而力求有所创新，别开生面。三是发挥自己的医学独特见解，理论水平和实践经验。

因而，继承与发扬祖国医学遗产，是辩证统一的。继承是吸取精华，扬弃糟粕。不是生搬硬套，依样画葫芦。发扬即是革新，是在继承基础上的革新。无继承即无革新，无革新即无发展。既不能脱离于继承，又不局限于继承。医学无顶峰。今人不讲继承，好高骛远，唯言革新。此无本之木，无源之水。上述京剧大家，都是从继承中发展起来。

（补案：2个月前，沙洲县一沈姓来信。其岳母，年50岁。言语有时错乱，常悲泣。要求立方治疗。我复去一信，亦是甘麦大枣汤加鲜生地、麦冬、百合、白芍、白荠菜花。嘱服30剂。今日寄来谢信，已愈。方中用白芍、白荠菜花者，因其天癸将止之年，恐其经乱量多引起。1983年11月28日）

心悸　怔忡

心悸是心脏跳跃不安，怔忡是惕惕不宁，有恐惧。心悸怔忡有时相连，或有时并不相连，总是心脏有病变。心为君主之官，神明出焉。《左传》载有一国君，他说“予心荡”“王禄尽矣！”不久死去。其实是心脏病发作。

心悸荡漾，有血虚引起者，各种各样出血症，出血过多。心主血，心血不足。心藏神，因而神情不宁。有痰热引起者，痰热内蒙，心主失宣（西医又有风湿性心脏病）。亦有肝阳亢旺，震撼君主者。还有一种肾水凌心，侵犯君主，而腹胀腿肿者（西医说是心脏扩大）。治法各别。

以舌脉为鉴别之要。心血虚者，舌质多偏红，或偏绛，偏干。脉多细数。虽宜养血安神，更宜求因止血。如痰热引起者，苔多黄腻，脉多见滑。视苔之黄腻程度，分别对待：甚则黄连导痰汤，轻则温胆汤，都要加蒌皮、郁金、钩藤、银花、连翘。如肝阳太亢，则心阴暗耗，舌多偏红。舌面有黄腻苔，亦有苔黄而干，亦有无苔而绛。脉多弦硬有力。大凡肝阳旺者，每夹有痰热。所以息肝养心，清化痰热，每相辅而行。如肾阳不振之悸，每兼肿胀。舌苔淡白润，脉沉细或缓。以真武汤法。此症中医古书多列入肿胀，说是肾阳不振，脉杂乱而不均，有歇止。真武汤有近期疗效，并不巩固。（补注：如心血虚而心悸，舌不红绛，亦不腻，只淡润者，宜归脾汤法。）

予学医初，即患心悸怔忡。时娣夫王绍曾在福建工作，带回桂圆，食之而暂愈。但总不彻底痊愈，每年在春秋两季频发。后来脉歇止亦频。平时不喜服药，见王秉衡《重庆堂随笔》及《王孟英医案》皆盛赞桂圆与葡萄干之功，大补心血。50多年来，每食此两味，但不易买到。年轻时吃蜜枣及蜂蜜等甜类，亦有小效。甘以缓之也。今已七十又二岁矣。数十年来，凡到我处求治心悸等症，皆嘱以食桂圆为主，均效。

旧时以西洋参切片，桂圆肉包，九蒸九晒，治心悸脉结代，古人原有此法。心悸一症，以血虚为多，心主血也。血为阴，心血既匮，心阳必亢，于是心神不宁作矣。而血虚亦必有因，治病必求其本。当先治其血虚之由。漏卮不塞，血难充盈。诸出血症，如吐血、衄血、便血、产后出血多、崩漏等，此皆心悸之由也。近来妇女每经行量多，在问诊中一定要追本穷源，使心中雪亮，不得丝毫含糊。在诸出血止后，再予养心阴，镇心阳，自能向愈。此外，亦有他因者，均可于四诊中得之。如心血虚者，舌质多偏红或绛。如由于有痰热，或痰浊蒙蔽心包者，多有黄腻苔。而脉象亦有别焉。前者是细数或虚数，后者是弦滑或滑数。更有受惊而成者，情志郁结而成者，又当辨证而治之。

欠寐

欠寐有轻有重。轻则寐少寤多，重则彻夜不寐，心神恍惚。病因多端。有些是情志之病。由于情志不舒，郁结引起的为难愈。草木无情，难疗情志之病。思虑伤脾，忧郁愤怒则伤肝，伤心耗血而失寐乃成。迨病成，虽欲不思，已不能自主。用药如轻，本不能愈病。用药如重，反伤胃气。诛伐无过。为医者，以做思想工作为主，药物为辅，否则徒劳无功。

除上述外，由于胃浊引起亦复不少。《内经》所谓胃不和则卧不安。

舌苔多白腻，脉亦缓，半夏秫米汤合定志丸有效，如半夏、茯苓、炒秫米、橘红、炒远志、炒枣仁、菖蒲、合欢花等。看似平淡而有效。如舌质偏红，郁结不舒，宜酸枣仁汤。方中用枣仁、知母易于理解，其用川芎，人多不解。此肝欲散，急食辛以散之。虽是辛温，合知母同用，有疏肝妙用。如舌绛者，宜育阴潜阳，如生地、沙参、丹参、麦冬、白芍、龙齿、石斛、钩藤、绿梅花、元参等，甚则石决明、玳瑁、龟板亦可考虑选用。苔厚黄腻者，痰热挟浊，宜黄连导痰汤。

应该注意，要查明病因。如舌偏红无苔，多数是出血引起，如吐、衄、痔血。妇女则月经量多，或产时出血多。如血尚未止，要先治其血，以杜其源。血已止，则养血养心，稍兼息肝可也。

1974年6月，外科毛克文医生介绍上海某患者，男，40岁左右。原是戚墅堰人，为上海司机。3年前出车时几肇事故而受惊，患者嗣后严重失眠，甚则彻夜不寐。经西医用安眠药，亦只能眠2~3小时。上海中医亦久经治疗，如珠粉、羚羊角、辰砂、龙齿、枣仁等。已服数百帖，无小效。舌偏绛，脉弦滑。此受惊而起，病在胆也。胆主惊，肝胆同居一室，已是肝胆并病。我曰，可愈。但药味太苦耳。病者曰，只求病愈，但苦何妨。处方用栀子三两（90g），以大猪胆汁1个。用胆汁炒山栀，分做10包，每日1包［三钱（9g）］，煎汤服之。至8月11日又来复诊。云，服后睡眠已佳，要求用补药调理。我曰，病已愈，无须用补药调理。谷肉果菜，食养尽之可也。考猪胆汁，大苦大寒，直清肝胆之郁火而镇惊。山栀苦寒，泻三焦之火，从小便而出。法虽简而效捷，清末名医余听鸿《诊余集》中有此记述。书不可不多读而牢记之。“长期积累，苟然得之。”此非我之创举，以古人为借鉴也。

已故清末名医费绳甫治失眠案。彻夜不寐，心烦懊侬，难以名状。遗精阳痿，已经年余。脉弦大而滑。此阴虚阳亢，心肾不交。治必育阴潜阳。大生地三钱（9g），大麦冬三钱（9g），生龟板四钱（12g），川石斛四钱（12g），牡蛎四钱（12g），茯神三钱（9g），白芍二钱（6g），女贞子四钱（12g），橘红五分（2g），鸡子黄1个。连进30剂，心烦懊侬已止，入夜能寐而未酣。唯遗精阳痿依然。肝阳平而肾尚虚，精气不固。前方加制熟地三钱

（9g），川黄柏一钱（3g），猪脊髓1条。接服50剂，遗精止而阳纲振。后得一子。

费氏又治一奇症。吴姓得奇疾，凡接触所御物，似觉物即与言，甚至詈骂，遍治无效。诊脉，左关弦细而滑。是痰火入肝，魂不藏而游魂为变。拟清火豁痰，潜阳镇逆之品。羚羊角一钱（3g），石决明一两（30g），丹皮二钱（6g），川贝母三钱（9g），川石斛三钱（9g），天花粉三钱（9g），大麦冬三钱（9g），龙齿四钱（12g），橘红五分（2g），竹沥二两（60g），冲。

按，费氏用药，善用化痰热之品，是独有手面。绳甫之祖父是费伯雄，字晋卿。在有清一代，名震华夏。初著有《医醇》一书。后毁经兵灾，仅存《医醇賸义》及《医方论》二书。有独到之见，然失之太简。

失眠一症，病人每有烦躁不宁，可食糖类。如糖开水，蜂蜜冲开水，频食之有效。甘以缓之也。桂圆大补心血，色赤入心。我喜食之，终无不眠之症。昔王孟英盛赞之。莲心清心火，化痰热，煮食之亦佳。

还有一些中成药，如舌质偏红者，安神清心丸。另外，柏子养心丸、磁珠丸，均可食之。舌无苔而偏干者，天王补心丸。

盗汗　自汗

外感六淫，内伤七情，由于病机的种种变易，都会引起汗多症状。兹所论述，仅系内伤方面。而汗多又分盗汗与自汗。自汗是时时汗出。盗汗则寐有汗出，醒而全无。有表虚卫气不固者，有阳亢迫汗外出者，有阴虚不敛阳者，有心有郁热，心烦汗多者。玉屏风散、参附龙牡汤、当归六黄汤都为汗多而设。而参附、芪附、术附亦为汗多而阳欲亡要药。今人不分阴阳，动辄玉屏风散，或当归六黄汤。殊不知，玉屏风散为脾气虚而卫气不固者宜之，施之于阳亢而有郁火，舌红，脉数之症，是助其热而益其阳。黄芪、白术是助气药，气有余便是火，服而汗越多。亦有漫用当归六黄汤者。阳虚固不宜，阴虚亦不宜。阴虚之证，岂可苦寒直折乎。此方为邪热炽盛者而设。此不知辨证法也。参附、芪附、术附治汗多而阳欲亡。斯时汗止阳回则生，汗不止阳不回则死。危在顷刻。急拟大剂回阳救逆。此是医者头等功夫，不可不深究。

治病必求其因。大吐、大泻、大出血、汗多为阳亡之因。以阴在内，阳之守也，阴阳互相维系。吐泻之极，出血之极，汗多之极则阴伤。阴伤之极，则阳无所附而飞越，遂成阳亡之证。参附、芪附、术附亦有区别。大吐泻者，宜术附，亦可与参附同用。大出血者，宜芪附，亦可与参附并用。这都是危急存亡，紧急时刻必要措施。至于一般性的自汗、盗汗，从容辨证施治可也。不分轻重缓急，动手便错。

至于一般性之自汗盗汗，多数是兼症，不是主症。主次亦要分清楚。如阴虚咳嗽，潮热盗汗，而舌红绛，脉细数。宜养阴止咳，稍佐牡蛎、青蒿、白芍止汗。如阳虚发热，汗多，脉虚大，舌淡润，可用黄芪建中汤，或加龙骨。如阳亢痰火旺，舌光红绛，脉细数而滑，可以凉营潜阳，如生地、白芍、青蒿梗、牡蛎、桑叶、钩藤、地骨皮、浮小麦，或加生脉散。如久病脾气虚弱，舌淡润，脉虚缓而自汗，可与玉屏风散。另外，间有舌苔黄腻，头晕胸闷，而有自汗，应清热化浊，治其主症。忌用固涩、敛汗药。一经固涩，则热浊不得清矣。此热痰挟浊阻于内，而逼阳于外，则汗。

在外感初起，亦有恶寒发热，而自汗者，亦切忌止涩药。此表邪未解，不得止涩留邪。

昔宋代大文豪苏东坡论诗画时，“论画以形似，见与儿童邻，作诗必此诗，定非知诗人”。医者论治亦然。其中有形神之分也。昔徐洄溪治汗，喜用凉心。以汗为心液也。

另有一种盗汗，是儿童睡后盗汗淋漓。我治此症，每以青蒿梗 15g，生牡蛎、熟牡蛎各 20g，桑叶 15g，炒白芍 12g，地骨皮 15g，双钩藤 15g，浮小麦 15g 等，皆效。

有一常州儿童，患盗汗，已 3 年。百治不愈。其父偕来诊治。我即以上药与之。其父有怒色，而诘问曰，3 年盗汗，服贵价药百余剂，病尚不愈。今药七味，药价八分，此何意耶。余曰，药贵对路。药既未服，何以知其无效。3 年未愈，责不在我。我是初诊，服后来谈可也。数日后，来复诊。盗汗已止，调理而去。小儿为纯阳之体，阳有余而阴不足。3 年之药，皆玉屏风散之类。呜呼！如此为医，亦易矣。

如前所述，汗多不是主症。而在各主症中，由于病机发展过程中，出现的一种症状，强与固涩，不唯无益，而反有害。参附、术附、芪附之回阳救逆，亦是回阳为主，而非止汗为主也。同时，止汗而阳亦回矣。

在群众中亦有不少单方。以瘪桃干、浮小麦、陈棉饼等。轻者有效。

1968 年 8 月 23 日。张某，男，25 岁，电机厂工人。案曰，汗出色黄，染衣不褪，已 2 年。脾胃属土而主黄色。脉两手滑。此脾胃蕴有湿热也。以六一散五钱（15g），赤苓四钱（12g），茵陈三钱（9g），地肤子三钱（9g），白鲜皮三钱（9g），川萆薢五钱（15g），香白薇三钱（9g），黑山栀三钱（9g），泽泻三钱（9g），炒苍术二钱（6g），冬瓜子、冬瓜皮各四钱（12g），青黛拌灯心七分（2g），5 帖。8 月 29 日，二诊。服药后，汗出色黄已止。原方去白薇，加青蒿梗四钱（12g），5 帖而愈。

发热

内伤发热。各种慢性病，在复杂变化的各种病机机转过程中，往往有发热产生。兹所论述，大体属于阴虚发热及阳虚发热范畴，即古人所谓虚劳之列，即劳损症一类。

阳虚发热和阴虚发热，古人都列入虚劳门中。而唐代以前所载的虚劳，多是指阳虚发热而言。宋以后论虚劳，多是指阴虚发热而言。其有持阳虚者，仅李东垣、张介宾、赵养葵数人而已。《金匮》的脉大为劳，脉细亦为劳。这是阳虚发热、阴虚发热的两大法门。后人于此，亦有争论。然从实践体会来说，阳虚脉大，必大而无力。舌质必淡而润。阴虚脉细，必细而浮数。舌质多偏红或绛。脉愈大而无力，则阳愈虚。脉愈细而浮数，则阴愈虚。此又是病机在辨证的规律。

阴虚虚劳发热，多是潮热，以肺病后期为多，如肺结核、咳嗽或兼咯血。脉象浮细而数。然一定要脉有胃气则吉。《内经》所谓有胃气则生。所谓有胃气，是悠扬冲和。阴虚而脉数者，阴不敛阳，物极必反也。每在日晡，微寒潮热，颧红。每以黄芪鳖甲煎及青蒿鳖甲煎，加减治之。而久病不愈，又当以胃药收功，如参苓白术散加易。但阴虚劳损之肺结核，中药不如西药之优。西药能迅速控制病情发展，此西医西药之所长。阴虚发热咳嗽，既非苦寒所能愈，亦非辛寒所能收功，必育阴以潜阳。《素问·至真要大论》谓“有病热者，寒之而热”，古人谓是无水也。宜壮水之主，以制阳光。

阳虚发热较阴虚发热难认识，难确诊。今人亦忽于此矣。其症状发热不渴，或渴不欲饮。面黄不泽，饮食如常，口亦知味。舌白润，脉大或粗，沉按无力。亦有浮中沉三部俱有力者。多数只发热，不恶寒，亦有微寒者。精神尚好，大便如常，小溲不赤而清长。下午热甚，久不愈。亦无大出血史。此是阳虚。主要是脾阳。阳为气，即气虚。宜李东垣补中益气汤法，亦可用人参养荣汤。

忆戚墅堰医院有一病员，年40余岁。发热。西医经治不愈。以补中益气汤全方5帖，即热退。

青墩头村戴某。腹痛发热，以黄芪建中汤而愈。

今年7月22日。诊一杨某，女性，47岁。于去年10月起，脐周隐痛。潮热盗汗。面黄，脉细。用黄芪建中汤法。桂枝3g，茯苓12g，炒白芍12g，黄芪15g，炙草3g，生姜3g，大枣5枚，白糖1匙（缺饴糖）。5帖，诸恙均轻。二诊，加花椒①，乌梅9g，病情逐渐好转。三诊，原方继服。近已基本痊愈。

《内经》谓谨察阴阳，以平为期。阴阳是一个事物的两个方面，是不可分离的整体。在一个整体中，既对立，又统一。既有阴虚，就也有阳虚。既有阳盛，就也有阴盛。因而，任何一个疾病，都有阴阳两个方面。只注意一面，而忽略了另一面，就是片面。片面就是错误。又如一切出血。世人只知血热妄行，而不知血寒而气不统摄，血无气为帅，亦妄行也。

风疹块　湿疹　天疱疮

风疹块虽是小恙，其因亦种种不一。治法亦多种多样。而且有个别的极是顽固。有的三五剂即愈，有的要几十剂。一般性的易治，人多易识，特殊性的难治。其实每在诊断上亦有错误。各

① 花椒：本处方原手稿缺剂量。朱彦彬先生临证花椒常用剂量五分，约1.5g。供读者参考。

种各样的病，有单纯的，有复杂的。认识有过程，经验要实践。甚矣！医亦难也。

此病青年易愈，中年次之，老年更次之。而妇女更有与月经病有关。

一般而言，多是风湿夹热，夹毒。治法：疏风化湿，清热解毒。一般性的基本方如下：炒荆芥、炒防风各 6g，炒赤芍 10g，生草 2g，杭菊 10g，地肤子 12g，白鲜皮 12g，板蓝根 25g，炒苦参 9g，冬瓜子、冬瓜皮各 12g，茯苓皮 15g，五加皮 12g，浮萍草 10g。5 帖。

如舌红绛，要用鲜生地、鲜茅根以凉血。豨莶草、银花亦可用，甚则加人中黄以解毒。此症发于皮肤，连及肌肉。西医说是有蛔虫，每发风疹块。既是有据，亦并不尽然。肝藏血，虽有风热夹湿，实与肝有热毒有关。

以上基本方中，荆芥、防风祛风化湿。白鲜、地肤子亦祛风湿而利小便，湿有去路也。苦参杀虫有专长，但性苦寒，有胃病或胃不舒者慎用。赤芍以泻肝。生草以解毒。板蓝根有时要用至 30g，轻则无用，亦是清热解毒。浮萍草清表便利。西医说风疹块是过敏，说浮萍草、蝉衣、荆芥、防风为脱敏药。姑言之，姑听之可也。不可不信，亦不可全信，亦可也。中医自己有独特的理法方药，一整套理论和实践经验。以上基本方，用茯苓皮，冬瓜子，冬瓜皮，五加皮，人多不解，反以为无足轻重，画蛇添足。此不知组织法度也。虽与内脏有关，究竟病在皮肤肌肉，此以皮行皮也。如舌绛，则荣分热盛，自宜用生地、银花等，甚则应用大黄，以泻其热毒。如此治法，如此立方用药，是吸取我师巢渭芳先生的治疗精华，以及当代外科名医赵炳南经验，还有我县承少槐医生体会，综合整理而成。

常州有一妇，年四十左右。有风疹块病。其实皮肌并无疹块，但觉皮肤与肌肉之间痒不可忍。以手搔之，立刻出现皮肤粉红色。如搔直条，则直条粉红色，如搔圆圈，则圆圈粉红色。已十余年。曾至北京、上海、南京等地中西医治疗，无小效。我初亦以一般性治风疹病法。十余帖，亦无小效。舌质偏绛，脉隐滑。月经量多，并有紫血块。我思此与月经有关。古人调经之法，首当治肝。于是专治其月经。清肝凉血，兼以祛瘀。以生地，赤芍（有时用白芍），侧柏叶，桑叶，旱莲草，蒲黄，丹皮，元参，茅根，丹参，白薇，茺蔚子，生草等出入为方。嗣后月经正常，皮肤奇痒亦愈。计其病历，前后共服59帖。愈后病员甚喜甚感，我则愧甚。治此经59帖方愈，亦医之无能耶。

姓杜。有风疹块频发，发时多而止时少，十余年不愈。常至承少槐医生及我处诊治，终不愈。数年后我见杜问之，则曰病已愈。问其何法治愈。是群众中有一验方，有30多味药。多为辛热药及蛇类。如桂枝、川乌、草乌、蕲蛇、乌梢蛇等，且草乌剂量甚重。以药浸酒，服之即愈。愈后六七年后复发，又至我处诊治。余曰，前方既效，仍用前法可也。服后又愈。所以任何工作，不可只知其一，不知其二。实际上事物都是有正反面。都有一定的规律性。只看一点，不及其余，则误矣。

1979年。青龙公社周某，女，20岁。风疹块频发，已3年余。平时经行有血块，舌淡。桂枝3g，炒赤芍10g，生草2g，地肤子12g，白鲜皮12g，太子参、丹参各15g，生黄芪15g，炒苦参9g，炒潼蒺藜、炒白蒺藜各10g，五加皮12g，板蓝根20g，红枣6枚，5帖。二诊，去苦参，加荠菜花30g，5帖而愈。此祛风湿中带补法，兼治月经也。

又有某患者，风疹已6年。亦以上述基本方加杞子，紫地丁。15帖而愈。

我幼时，民间单方。用盐蒲包（古时用蒲包装盐）放浴锅内，煎汤洗浴，今已不用。

又，单用熟地同红枣蒸食。

又，方用熟地同大黄同蒸，吃熟地。一补一泻，法亦甚巧。

湿疮、疹、瘰治法，与风疹块治法基本相同。并以银花，连翘，丹皮，紫花地丁，丝瓜叶适当加减。还须用外治法，以苦参四钱（12g），硫黄一钱（3g）（方名参硫散），好雄黄即腰黄一钱（3g），生矾一钱（3g）（方名三消散），松香三钱（9g）（方名绿云散），共研细末，猪油调擦患处。我师巢渭芳从马培之先生游。马曾为清代慈禧太后诊病。御医，即征君也。外科尤精于内科，有《外科全生集评注》一书。我稍具外科知识，即此故也。

还有一种天疱疮，儿童为多。多有发热，又宜清热解毒法。如桑叶，连翘，银花，鸡苏散，丹皮，紫地丁，黄芩，竹叶，浮萍草等。必热退而后愈。

戚墅堰，李某，年60岁。发天疱疮。大如鲜葡萄，光亮有水，周身皆是。舌红有裂纹，脉细弦带滑。于1976年来诊。以鲜生地二两（60g），板蓝根一两（30g），炒赤芍四钱（12g），生草一钱（3g），人中黄三钱（9g），地肤子三钱（9g），白鲜皮四钱（12g），杭菊三钱（9g），冬瓜子、冬瓜皮各四钱（12g），银花五钱（15g），苦参三钱（9g），浮萍草三钱（9g）。5帖大减。复诊，原方5帖而愈。此症曾在上海医治未愈。我治愈后，亦不知是否复发。未经随访。

庄某，于1953年患周身天疱疮。小如黄豆大，或大如桂圆大。口腔亦有，发热。至上海一专门治疗组治疗。医生是加拿大人。这时西药初有激素，治疗半年，终不愈。用去治疗费三千多元。后有一黄包车车夫，是浙江人。有一单方，用活蟾蜍煮烂食之。庄不敢服，恐其有毒也。该医院有一浙江宁波老中医。问之，据说宁波地区风俗。在阴历5月，儿童都吃以酒蒸蟾蜍1只。食之则夏秋无疮疖。庄于是以布包活蟾蜍，煮烂食之。天疱疮迅速控制，发热亦退。但仍陆续发出，终不根除。后以蟾蜍炙存性，为丸服之。亦有效，但不绝根，仍有发出。庄于是回校工作。适有一学生之父，是郑陆公社人。至校见庄皮肤瘢痕，问其故。庄告以病状。这个学生家长上代行医（走方医），有治天疱疮丸药。如黄豆大，名龙虎丸。是蟾蜍和赤链蛇相斗时捉到，炙而合成丸。家中仅存 40 余粒，庄取回食之。初食 1 粒，无异状。增至 5 粒，自觉皮肤内有风走动。于是日服 5 粒，服完即愈，不复发。愈后，上海的加拿大医生来随访。并说此种天疱疮，中西并无愈者，甚为惊异。考蟾蜍颈有蟾酥，有毒而能解毒。我师对腹水症每用干蟾皮三钱（9g），内科外科病，合入丸药中亦用之。蛇亦有毒，用于风湿诸症。庄某的天疱疮，上海虽有专门组以作科研，而加拿大医生曾谓古今中外无一愈者。庄某初用蟾蜍，虽见大效，并不根治。迨后用龙虎斗而痊愈。可见并无不可治之症。今有不治之症者，是治不得法也。是征医学科学研究功夫之重要。但此症用此药，踏破铁鞋无觅处，得来全不费工夫，亦云巧矣。

另有一风湿夹热毒证。常州西门一厂，有一女保管员，年 40 岁左右。先是两足胫有黑块成片，渗水，痒不可忍。继而引及两腿，又上及胸背，甚至黑片与黑片相连。此症逢夏即发，至冬即愈。已 5 年。多方医治不愈。我以鲜生地、人中黄、赤芍、生甘草、炒苦参、杭菊、板蓝根、浮萍草、地肤子、白鲜皮、银花、鲜茅根、淡竹叶等出入加减，逐渐转轻。并嘱翌年在夏季前即来诊治服药。第二年发作大为减轻。第三年亦有小发作，今已不发。然 3 年中曾服药百余剂。所以治愈一大症顽症，亦不易也。

妇科门

妇女在生理上有些地方与男子不同，因而病理机制上亦有差异。古称妇科为带下医，创自扁鹊。因妇女带病具有普遍性。古人称妇女多肝郁，情怀郁结。有隐曲之事，必有隐曲之病。实则这些男女不同之处，不当完全以生理来解释，是与社会背景、历史背景、政治条件、经济生活、文化水平等息息相关的。试思封建社会，妇女有不隐曲，情怀畅舒者乎。今则大有不同者矣。医者亦应从社会根源、历史根源来研究医学，否则亦是舍本逐末也。

妇科书亦不少，其主要者，有《济阴纲目》《六科准绳》中的女科，《医宗金鉴》中的女科，《傅青主女科》及沈尧封《女科辑要》等。古人又谓胎产经带之外，与男子同。其实，由于胎产经带而引起其他疾患很多。治病必求其本，必寻其因。在问诊中，应具体而不厌其烦地问清此四类疾病，如绝育术的结扎、放环等。由于科学技术尚有限制，每每反应在月经经行量多或带多，都应特别重视和注意。如是经带问题而引起其他疾病的，一定要把经带治好后，其他疾病才能痊愈。所以古人又有宁医十男子，莫医一妇人的说法。这种说法当然十分错误，但亦可以看到，妇科医生之任务更为艰巨。如果视妇女痛苦于不顾，其医德不亦陋乎。

调经

《内经》载女子二七而天癸至，任脉通，太冲脉盛，月事以时下。二七者，14岁也。在14岁即发育，有经行。但初发育，不一定每月按时而转，往往2~3个月一转不等。只要经血量不多，腹不大痛，此不必服药。发育后2~3年，自会逐步趋于正常。亦有月经不转，每月鼻衄1次，古称倒经。亦有3个月一转，古称居经。亦有半年或一年而一转者。我曾见一生未有月经（自注：仅见1人），而生育2个小孩，此又不可以常理推也。又肥胖过甚，月经往往长期不转。有1~2年不转，或虽转而血量甚少。我见一肥胖妇女，年22岁。本来经行正常，后身体发胖而结实，月经不转，达2年之久，转后量亦甚少。此种病人另有治法，古人论述不多，主要是化痰化湿，减轻体重，如南星，蚕沙，橘红，决明子，川萆薢，冬瓜子，冬瓜皮，浮萍草，前胡，丝瓜络等。再加炒茜草，以行血活血。长服有效。此是痰阻络道，脉道不宣所致。又有处女，原无月经病。在结婚后而有月经病者。反之，亦有原有月经病，在结婚后而竟愈者。此又不可不知也。

一、月经先期

所谓月经，是一月一转，按月按时而下。但有先期而转者，有超前几天，有一月二转，有一月三转者。在超前2~3天而无其他症状，原不为病，无须服药。如超前天数太多，甚则一月数转，是病态，须治疗。古人又谓先期属热，后期属寒。此不可拘泥，当以舌脉为准。如先期而舌淡润，脉沉细，能谓之热乎。如后期而舌红绛，脉滑数，有内热，岂得谓之寒乎。当辨证而论治。

《难经》奇经中之冲任二脉，隶于肝肾。肝藏血而主疏泄。肝郁不达，或疏泄太过，都能导致经行不调。所以古人谓治经当治肝，肝调经自和。妇女又多思虑，思虑伤脾。脾为统血之脏，所以又当兼治脾。所谓肾者，肾司二阴，并主闭藏也。其实在调经中，是治肝为主，治脾为辅。如有兼症，视其何症，结合治之。

经行先期一般用药：炒柴胡6g，炒白芍10g，青蒿梗12g，炒川楝子6g，川续断12g，月季花2g等。如舌红加白薇12g，炒丹皮6g，薄荷3g，川石斛15g，生竹茹10g。（此治舌绛或偏红，脉有滑象。）

我还喜用桑叶，凉营而不腻，清肝以息风，而人多不解。如月经先期太多，如二旬一转等，多数有兼症。如经行量多，如经后淋漓不易干净，如带多，如尿频、尿急等，必须结合兼症治之。如量多，加蒲黄、白荠菜花，并加重白芍剂量。白芍是各种出血的要药，微酸微寒入肝，和血，止血，敛血而兼养血。治腹痛亦有特功。昔傅青主曾用八钱（25g）至一两（30g）。如经后淋漓，加丹参、炒荆芥或炙侧柏、旱莲草、生竹茹。竹茹是好药，上中下三焦均可用，清风热而祛垢腻。王孟英喜用之，并谓能洗子宫。如腹不痛，加茺蔚子，而蒲黄、龙骨亦可酌用。如严重带多，加滑石、牡蛎、芡实、乌贼骨、椿根皮等。如有尿频尿急，加滑石、生草、川萆薢、瞿麦、牛膝。并稍用乌药，以宣膀胱气化。乌药性温，可与沙参合用，以相互制约。肺为肾之上源，源清则流洁。沙参虽是肺药，而肾病用之多效，此肺肾并治法。如有崩漏以及妇女停经期间之经行不调，叙述于后，兹不赘。

二、经行后期

月经后期，即月经落后而转。后期天数不多，并无其他症状者，无须服药。亦有一次月经转时血量过多，每有导致月经后期。此由于血虚，不当作一般性的后期治。并有中年妇女，月经过期不转，应分清是否已经怀孕。在症和脉，应仔细诊视，其症其脉，综合分析，是有可征。在一般性的经行后期，主要以舌脉为凭。如舌淡，脉缓或细，以苏梗，香附，炒白芍，炒当归，半夏，青皮，陈皮，或加淡吴萸，生姜，红枣。古方乌鸡白凤丸有效。如兼腹痛，加川朴、木香、乌药。

如前所述，前期是多数属热，亦有属寒者。后期多数属寒，亦有属热者。如舌红，脉数或滑，或平时有崩漏，此血虚之故。血为阴，血虚则阴伤。又当以养阴，兼以养血。若误认为寒，则大误。此所以要有具体辨证。

三、经行腹痛

经行期间腹痛，或经行前后数天即痛，此亦青春妇女之多发病、常见病。如痛不甚剧，不服药亦可，忌食寒冷之物可也。如剧痛者，在婚前为多，婚后亦有之。我师每谓寒湿踞经，主温经理气。如苏梗，香附，吴萸，木香，乌药，生姜，延胡索，青皮，陈皮，厚朴，白芍等。应在行经前，即每月经前服 5 帖，连服 5 个月方有效。我的体会，用吴萸、生姜，要把舌质诊视清楚。稍有不合，迅即舌红绛，内热。另外，重点亦在白芍，应加重白芍分量。曾有一例月经后期，腹大痛，我以白芍、生地而腹痛止。其舌偏红偏干也。生地凉血，和血，祛瘀。白芍和血敛阴，兼缓肝急。亦治本法。治女子腹痛，一定要问清楚平时腹痛，还是经期腹痛。病因不同，不得混为一谈。即腹痛痛在经期，还应问清是否每次经行如此。如腹痛偶在经期，更应问清腹痛部位。如痛在少腹角，又当别治。亦不得混同乱治。

四、乳胀

有经行不调而乳胀者。有腹痛而兼有乳胀者。大体上都在经行之前即乳胀。有在经前半月即胀，至经后方止。有乳胀者，多数不生育。胀的程度亦有轻重之别。乳头属足厥阴肝，乳房属足阳明胃，而以治肝为主。以逍遥散加软坚之品，如柴胡，薄荷，白芍，香附，牡蛎，郁金，炒川楝子，橘核，橘叶，昆布，青皮，瓜蒌皮，望江南等。视其有无兼症，参酌用之，并注意服法。要在乳胀之前 5~6 日，服药 5 帖方效。亦须续服几月，即每月 5 帖。平时常服逍遥丸和芋艿丸有效（芋艿丸是芋头、荸荠、海蜇头 3 味合成）。如乳胀而有其他兼症，亦参酌治之。又，大贝母、蒲公英亦可用。

五、崩漏

我这叙述，包括中年妇女、女子青春期之宫血量多，以及计划生育绝育术者和七七之年的月经，为即将停止前的崩漏。虽有年龄的差异，治法上亦并不完全相同，然在辨证论治，大体相同。

经行出血量多，谓之崩。淋漓不净，反复发作，谓之漏。一是从时间长短言，一是以出血量的多寡言。崩是暴而量多，漏是久而量少。此阶段之别，急慢之分，多少之异也。本来崩漏多见于七七天癸将止之年，而青春期亦间有之。今则由于计划生育、放环绝育等手术在医学技术中还未完全过关，其主要反应在月经血量过多。如不予以重视，及时处理，出血既久既多，则血虚而阳亢。于是头昏耳鸣、心悸欠寐、肢麻，相继产生。在医生来说，首先解决这些问题，为妇女解除痛苦。现分述如下。

停经期（更年期）在月经不调上，往往是多数，是普遍性。

往往三五月一转，转时量多如崩。有崩后即净，而过一期再崩者。亦有崩后大势已定，仍淋漓长期不净。前者谓之崩，后者谓之漏。亦有崩漏交替发作。由于病机不同及外界条件各异，往往相为影响。冲为血海，任主胞胎，太冲脉盛，则月事以时下。年近五十，冲脉已虚，脾气亦衰。而奇脉又隶于肝，肝失所养，则疏泄太过。于是肝不藏血，脾失统血，形成妄行之势。

在外界条件上，膏粱之体与藜藿之体不同。膏粱多痰热，藜藿多清静。痰热既多，郁久生风生火，而肝之疏泄愈盛。藜藿清静之体，多是脾气衰弱，较之前者为易治，而易愈。再加上思想情绪、精神因素，前者复杂，后者单纯，影响肝脾二脏。所以经济条件好，既是好事，也是坏事。经济条件差，既是坏事，又是好事。天下事物，往往如是，岂独医疗为然哉。（自注：崩而漏，漏而又崩。经久不愈。舌红绛无苔者，当育阴，凉血止血法。如有黄腻苔，而舌质偏红者，当清化湿热，兼以凉营。如六一散，青蒿，桑叶，通草，丹皮，银花，竹茹，黄芩，白芍。）

在具体辨证论治上，亦是多种多样。大体言之，有治肝与治脾之分，有治标与治本之别，有固气与养血之异，有凉肝与温脾之差。而亦有肾药收功者。肝藏血，脾统血。肝宜凉，脾宜温。急则治标，缓则治本。有形之血，不能速生，无形之气，所当急固。治肝又首当凉肝柔肝。凉肝即凉血，柔肝即和荣，是遏其疏泄太过之势。治脾首当温脾补脾。温脾是统血，补脾是固气，是统摄有方也。

如崩血，脉细舌淡润，以当归补血汤加味。如西潞党参、当归、白芍、煅龙骨、炒荆芥、蒲黄炭、茜草炭、黄芪、炙甘草、藕节等，而且分量要重。如脉细微，还应考虑用炮黑姜、艾绒炭。黑荆芥、炮黑姜、艾绒炭三味，是温经引血归经妙药，可全用亦可分别用。如崩血之甚而有阳亡症状时，汗多，肢厥冷，脉沉细或伏不见，面色皖白。急用独参汤，或参附汤。病人无力服人参者，古人谓可以黄芪一两（30g）代之，或再加杞子一两（30g）。阳亡之甚者，必用附子与参同用。或黄芪、杞子同用。白芍基本是止血要药，在阳亡时不宜用，以白芍微酸微寒也。在暴崩将脱时，切切勿用凉肝药，防其阳亡也。阳回后仍予固气摄血法。

崩血大势已止，而余沥不净。如舌仍淡润，脉仍细软，古人每用归脾汤法。我喜用炒荆芥，炒白芍，炒当归，蒲黄炭，杜仲，川续断，太子参、丹参，茺蔚子，焦薏仁，煅龙骨，藕节，卷柏炭等。如腹痛，去茺蔚子，加制香附，以茺蔚子性寒也。当归虽补血，但性香窜，我不多用，或不用。其中以荆芥为最优，既能引血归经，又祛血中之风。华佗愈风散，即荆芥一味。古书载之甚多。而沈尧封在《女科辑要》一书中，亦盛言其功。我师不用于此症，我喜用之而多效。（自注：有是病则用是药，亦不能印定眼目。四诊中重视舌脉。分出属寒属热，属虚属实，属暴属久，分别治之。）

至于青年，即青春期宫血多以及由于放环结扎而血量过多者，与前述治法又有不同。一是青年气血方盛，一是壮年气血未衰。青春期宫血多者，有月经超前者，亦有月经落后者。超前者兼有腹痛并不多，落后者兼有腹痛者多。超前者以逍遥散加减为主。重用白芍，要用到20g方效。即以白荠菜花45g，炒当归10g，在经前及经中服之亦有效。

董某之女，在鸣王公社，结扎后月经多。我以上2味予之。而董的外甥女青春期月经量多。两人服之均愈。但当连服3~5个月，每月服5帖即可，亦不费事。

如后期而腹痛，亦以白芍为主，亦须加重分量，并佐以木香、乌药、香附。至于蒲黄炭、茜草炭、丹参、川断、杜仲等，前后期皆可用。沈尧封亦以川断、杜仲为治崩漏要药。我师亦习用之。但均须注意舌脉，而以舌脉为准也。

生育年龄的妇女，由于放环结扎而月经量多者甚多。虽非大崩欲脱，而出血却甚多。月月如此，由渐变会引起突变。时日一久，头晕，耳鸣，心悸，怔忡，肢麻，欠寐。血虚则阳旺，其症状已如上述。舌苔红绛者多。治疗上难于尽用补气补血。我对此症，主要是分而治之。平时以养阴或加益气，兼以息肝养心。心主血也。以北沙参，白芍，丹参，龙骨，钩藤，旱莲，侧柏叶炭，绿梅花，穞豆衣，茺蔚子，桑叶，生竹二青，柏子仁或枣仁等，出入为方。舌红绛甚者，生地、麦冬亦可参酌用之。如舌质红而苔白，可麦冬、沙参与黄芪、太子参同用。一是养阴，一是益气。所谓气阴两伤也。

但根本关键，要经血量逐渐减少，漏卮不塞，徒补何用。因而必须在经前、经行期中，以白荠菜花、炒当归（45g 与 10g），6 帖。在经前 3 天即服，经行续服完。如月经无定期，可在月经前服药停药，参差服之。但见月经一转，必须急服 3 帖，以控制出血量。亦应连续服 5 个月，才彻底有效。农村妇女经济仍有困难，长期服药亦非易易。上述 2 味，药价是 1 角 1 分，月服 6~7 帖可也。

如病人舌红，去当归，加白芍 15g。如平时有胃病，可加陈皮 5g，或佛手片 5g，以保护胃气。在实践中历试有效。此是群众的单方验方。

有玗塘公社教师，来我处看病。问其月经如何。答是以前量多，现已正常。问其何法治愈。说是服白荠菜花、当归 2 味而愈。我于是用之。从白荠菜花 10g 一直用至 45g，有效。后组织力量，到本县的某布厂搞点试验。该厂有女工八百余人，选择放环结扎而有月经量多者九十余人。即用上药 2 味煎服。后因工厂服煎剂不便，由我院制剂室制成酊剂，装入盐水瓶内。每瓶为 5 帖剂量。连搞半年，痊愈及好转率达百分之八十以上。但在门诊实践中，煎剂比酊剂之效为好。考之《本草从新》及《本草纲目》，只载荠菜凉血止痢。在当代叶橘泉著的《食物本草》书中，有荠菜止一切出血，功同麦角之说。此症由生理的改造因素，因而引起经血量的不正常。如治不得法，控制与治愈并非易易。医者亦应走群众路线也。

漏是崩后淋漓不净。崩是暴，漏是缓。前者前期居多，后者后期居多。但亦有漏与崩交替而发。但由于长期不愈，去血既多，则阴伤。阴伤则阳旺。阴阳是相互依赖。血为阴，血虚阴伤，一面偏低，于是一面偏高，阴阳不得其平。舌质偏红。头晕耳鸣，心悸欠寐。产生种种阳亢症状。

在治法上与崩血有别。崩时防其虚脱，不外固气益血。漏血防其伤阴，又当养阴凉血。崩时不急固，防其阳亡。漏时不急滋，防其阴竭。如舌红脉细数，以沙参、石斛、双钩藤、白芍、丹参、阿胶、牡蛎、茅根、竹茹、丹皮、桑叶、瓜蒌皮、生地、元参、侧柏叶、旱莲草等出入为方。有时亦可以生地、麦冬与黄芪同用。

我有一个堂叔朱冠卿，亦从孟河马仲藩学医。治其妻久漏不愈，用犀角、羚羊角、石膏、生地等气血两清法。此等症虽不多见，亦不可不知。

我喜用白薇、青蒿梗、茅根、鲜藕、桑叶、白芍、蛤黛散、蒲黄，凉血和血法。有时用银花。王孟英亦喜用银花，言其有凉营之功，并不光是气分药也。桑叶清肝凉营，息风通络，而不伤胃，本是肝药，而柯韵伯《古今名医方论》中谓是肝家肺药。用药总要清灵，切忌呆滞，所谓流通枢机是也。生竹茹凉营而清洗子宫，亦是王孟英法。《傅青主女科》用贯众炭，是取其清热以解毒，我亦用之。民间单方，陈棕榈炭，调服有效。但此是崩血所宜，此取其涩血止血之功。总不及白荠菜花之崩漏均宜。

治久病宜刻刻注意胃气，时时保护胃气。因而辛辣苦寒，忌用或慎用。亦有舌苔淡润，脉细虚缓，尤当以归脾汤法。桂圆养心，大补心血。亦良药也。

另有一种既是经行量多，又吐血，鼻衄，皮肤青块，或有紫癜。西医说是血小板减少症。在前述吐衄血门，即紫癜条下，已有论及。

大体上不外两大类。一是舌苔淡白润，脉沉细无神。宜黄芪，白芍，元参，旱莲，侧柏，结合炮黑姜，荆芥，艾绒，炙草。此是多数。另一类是舌红绛，脉数而滑。宜生地，白芍，旱莲，蒲黄，元参，丹皮，侧柏，鲜茅根，蛤黛散，生竹茹等，此是少数。在治法中，生地既可与黄芪同用，此气血兼治法。而生地亦可与炮姜同用，此凉血兼温摄。《金匮》治大便出血，有黄土汤一法，是生地、炮姜同用。

又，血小板减少症，我见一例严重症。大便出血无度，紫癜，面黄如蜡，脉沉细，舌淡无华。以大剂党参，黄芪，炙草，荆芥，白芍，炮黑姜，炙艾绒，白术而愈。前既论述，兹不复赘。

六、经闭

天下万事万物，总是有正有反，有通有塞。既有崩漏，复有经闭。如身体太肥胖，月经亦能闭。此痰湿阻滞脉道，宜化痰化湿，通络利小便。前亦述及。另有严重贫血或曾经大出血，亦能经闭。以辨证而治之。

有正常身体而经闭症。罗溪公社一妇女，年25岁。身体尚好，忽然经闭2年。舌脉亦正常。以丹参，川芎，白芍，当归，潼、白蒺藜，茺蔚子，香附，泽兰，炒茜草五钱（15g），红枣等，服10余剂而经通。《内经》原有此病记载，用芦茹治之。芦茹即茜草，本身行血祛瘀药。但剂量要重，轻则不效。此等病，又无其他症状，切勿浪用大辛、大热、大寒、大破血等品。应用平稳法，自然水到渠成。如竭泽而渔，不唯无益，而反有害。

七、在月经时伴有的疾患

每有月经期间，伴有其他一些症状，如口腔溃疡、腹泻、寒热等。月经来即发，月经止病亦止，月月如此。

寨桥公社某教师，年 37 岁，迄未生育。月经转时乳胀，此本妇女之常见病。但口腔及舌面溃疡，其发止与月经来潮同。已经七八年，屡治不愈。诊之，脉细弦。以逍遥散合椒梅汤，加紫花地丁、紫草而愈。愈后连生 2 孩。

又有经行时腹泻，经过即愈。亦以上方加木香、川朴而亦效。足厥阴肝经，本是风木之脏而善变。上方是厥阴治法。

下面有一些病案。

1974 年 8 月 2 日，某布厂王某，42 岁。经行先期，一旬即转。舌偏红，经血量多。炒荆芥三钱（9g），炒白芍四钱（12g），煅牡蛎六钱（20g），蒲黄炭三钱（9g），茜草炭三钱（9g），炒丹皮二钱（6g），川续断四钱（12g），紫地丁三钱（9g），茺蔚子三钱（9g），贯众炭四钱（12g），生竹二青三钱，5 帖。经行正常。

1980 年 3 月 3 日。顾某，19 岁，无锡市人。倒经，从鼻而出。量多，面黄，停经已 3 年。左脉沉细，右软，舌有白苔。炒荆芥 9g，炒白芍 12g，炮黑姜 2g，蒲黄炭 10g，炒茜草 10g，生黄芪 12g，侧柏叶炭 15g，煅龙骨 15g，炒当归 2g，旱莲草 10g，炙艾绒 3g，藕节炭 15g，嘱 10 帖。（未来复诊，亦未随访，不知愈否。）

某女，年 30 左右。经行腹痛，四肢抽掣，经后即止。月月如此，已年余。任脉主血海，隶于厥阴肝，肝藏血者也。肝主筋，主风。经血一行，血随风动。是肝不条达，风木不静所致。仿厥阴经治法。炒柴胡钱半（5g），炒白芍二钱（6g），炒川芎一钱（3g），淡吴萸五分（1.5g），桂枝八分（2.5g），炒木瓜三钱（9g），木香八分（2.5g），橘叶三钱（9g），炒白蒺藜三钱（9g），花椒四分（1.5g），乌梅三钱（9g），10帖愈。

1974年6月26日，王某，35岁。经带俱多，头昏，舌淡白润，脉细。黄芪四钱（12g），党参五钱（15g），炒白芍四钱（12g），炒白术三钱（9g），炮黑姜六分（2g），炙甘草一钱（3g），大生地五钱（15g），蒲黄炭三钱（9g），茜草炭三钱（9g），贯众炭三钱（9g），川断四钱（12g），炒杜仲四钱（12g），艾绒炭六分（2g）。至10月22日又来诊。云，服10帖后，经血已少，有头昏。调理而去。

1976年12月。陈某，45岁。本年3月起，月经量多，而且不易干净。须打止血针止血。后于8月，在扬州妇幼保健院一张姓老中医，服药20帖，即正常。我视其方，当归五钱（15g），茯苓三钱（9g），蚤休五钱（15g），怀山药五钱（15g），生甘草五分（2g），红藤五钱（15g），败酱草五钱（15g），刘寄奴五钱（15g），王不留行五钱（15g）。如血量多而不止，再加仙鹤草。此方而用王不留行则奇，此老用药有巧思，亦足效法。

已故名医朱南山治血崩方。熟军炭一钱（3g），茯神三钱（9g），当归钱半（5g），巴戟天三钱（9g），炒阿胶三钱（9g），白术钱半（5g），仙鹤草六钱（20g），黄芪钱半（5g），炒谷芽三钱（9g），生地、熟地各三钱（9g），三七研末三分（1g），藏红花三分（1g）（红茶汁送服以上2味）。此方补泻兼施，有实践经验。到此地步，亦是不易。又朱老说，白带如阔面条，拉之坚韧，谓之锦丝带。应用八味地黄加金毛脊、菟丝子。亦有见地。

已故名医陈筱宝治经水已断多年，垂老而再行，淋漓如壮年者。熟地二两（60g）（以一半炒炭），杞子一两（30g），白芍五钱（15g），枣仁五钱（15g），酒炒黄连三分（1g）。多获良效。我谓，此魏玉璜法也。古人谓老年而月经忽然大行，宜大补大固。

我多用此法。

又，相传一宫外孕方。丹参三钱（9g），赤芍三钱（9g），桃仁三钱（9g），红花二钱（6g），乳香三钱（9g），没药三钱（9g），三棱二钱（6g），莪术二钱（6g）。按，宫外孕是西医病名。在中医说来，症状是停经后月余，腹痛，阴道流血，甚则大出血。古法亦以活血化瘀法。

家乡邵家村，尹某。在28岁时，做绝育术。术后每次经行如崩，继而夹有脓色。我以大剂黄芪，党参，白芍，当归，蒲黄，丹参，贯众，紫地丁，紫草，荆芥等。服后脓血止，血量亦少。但停药后血量仍多。我屡为治疗，但不彻底痊愈。于是形瘦，血虚之极。1973年冬，我回院后，尹某阴道奇痒，夜不安寐。乡下医以苦参、黄柏、蛇床子内服外洗，病益甚，愈服愈痒。我适回家，又来诊治。脉细如丝。我曰，此血虚生风也。夫血虚则燥，燥生风。风燥相合，故阴道痒。与湿热下注之阴痒，正相径庭。一虚一实，正相反也。与当归补血汤法。加黄芪一两（30g），当归三钱（9g），杞子六钱（20g）。药只三味，一啜大减，3帖全止。中医辨证论治者，而其核心，即唯物辩证法。物是客观事物，即病人之症。辨证是通过四诊，分析综合。从现象到本质，不为假象所迷惑。有诸内，必形诸外。其久经出血，形瘦脉细，虚证显然。《内经》的基本精神是辨证。辨证的主要依据，是阴阳。我的看法，《内经》中的阴阳，如果以阴阳二字改为矛盾，与毛泽东同志的矛盾论基本精神是一贯的。所以毛泽东同志的《矛盾论》《实践论》《关于正确处理人民内部矛盾的问题》《论十大关系》等著作，不可不阅读也。我幼读《黄帝内经》（16岁在私塾读书时，《黄帝内经》有18本），后在学医及行医时又读之。死记硬背则可，而《内经》中辨证的精神，茫如也。迨后阅读毛泽东同志著作，对阴阳始稍有理解。书不可不多读也。

后有一病人耳内奇痒，以黄芪服愈。

又有一种所谓梦与鬼交。鬼神是无，是迷信说法。此与男子遗精时的梦交同，而治法不同。戚墅堰王姓妇女，40岁。有梦交，发作频仍，几每日发作。面黄如蜡，无华色。脉细，舌淡润。平时月经量多。来我处诊治。我曰，此血虚引起，何得有鬼。案曰，心主血藏神，肝藏血而主魂，脾统血而主思。平时经血过多，心肝脾三脏并病。宜养血并镇宁心神。以黄芪，党参，丹参，茯神，龙齿，当归，贝齿，远志，杞子，龙眼肉，白芍，钩藤，炙草，熟地，鹿角片等出入。并以玉枢丹一分（0.3g），调擦阴户周围。用玉枢丹，以壮其胆也。前后诊3次而愈。1977年又复发，已事隔8年，仍以前法而愈。1978年秋，戴溪公社某大队中，有2人亦来诊梦交。问之，该2人月经量均很多，亦以前法。所以治病贵在辨证，要确诊，须在四诊中求之。

带下

妇人带下，亦是普遍性的。轻微的，亦不足为病。扁鹊昔称为带下医，即今之妇科。有月经前后带多者，亦有经常带多者。有白带、黄带、赤带，亦有稠黏、稀薄之分。更有一种晶亮成条如阔面条状，坚韧不易断，近代已故名医朱南山谓之锦丝带。不知出于何书。有带而有臭秽气味者，有带而兼有阴道发痒。而带多之人，必腰痛。特别是有一部分带多症，少腹滞坠，似痛非痛，似胀非胀。此下焦湿热壅盛，而世人不知，往往误诊为因寒腹痛，于是错用温化理气。此不得其窍诀也。

带下种种原因不一，略举其要。有下焦湿热不化者，有心火下移者，有肾阴不坚者，有下焦不固者，有肝经郁热者，亦有脾湿下流者。要以四诊合参而确诊之，不得用通套之方药，要辨证施治。一定要注意，妇人来要求治疗腰痛，或少腹急滞，下坠不舒，一定要问其有无带下。妇女腰痛与少腹滞坠，多数与带多相牵连。如有带多，先治其带。带病愈后，腰痛、少腹滞坠亦愈矣，此症虽异而因则一。否则是缘木求鱼，非唯无益，而反有害。一般治疗得法，服药 5 帖，可病去十之七八。10 帖或 15 帖可达痊愈。

具体治法：

治下焦湿热之带。舌苔淡黄腻，或黄腻。脉滑，如细滑，弦滑，滑而有力等等。带白或黄，或有臭味，或阴道作痒。以青蒿梗，赤苓，滑石，通草，川萆薢，炒黄柏，瞿麦，煅牡蛎，炒白芍，莲须，石莲子，黑山栀，生竹茹等。如阴道作痒，可加炒苦参，有时亦用芡实、怀山药、薏仁。此通中寓固，以通为主，略佐固涩。苦参清热化湿而兼杀虫，治湿热之带有效。如兼阴道作痒，更为有效。

心火下移之带。心与小肠相表里，心与小肠之火下移，舌红或绛，脉多数象，如细数、滑数。带亦或白或黄，有时夹红。或兼有心悸，以生地，白芍，木通，生草，牡蛎，莲须，丹参，丹皮，川续断，芡实，灯心，麦冬，白薇等出入。此方渗利药不宜多用，以淡渗利湿能伤阴。平时服食莲心为优。如有心悸，元参、柏子仁、川百合可用之。

肝有郁热之带。舌质偏红，或有淡黄苔，稍干。脉多弦，如细弦数，弦动有力。或有肝区痛，或头昏胀。魏玉璜谓木热则脂流。以息肝清热。如青蒿梗，杭菊，瓜蒌皮，白芍，川石斛，白薇，蛤粉，川楝子，沙参，钩藤，竹茹，女贞子。如舌质甚红，亦可用鲜生地、鲜茅根。肝为藏血之脏，凉血药多能清肝。亦可用银花，枇杷叶，桑叶。柯韵伯谓桑叶是肺家肝药，枇杷叶是肝家肺药。看来不是治带，其实亦是治带。

脾湿下流之带。舌苔白而多腻。脉迟或隐滑。或下腹部不舒。妇人带多，与男子遗精同，由脾湿下流。以厚朴或苍术，赤苓，猪苓，六曲，陈南星，半夏，萆薢，生薏仁，熟薏仁，椿根皮，川续断，芡实，牡蛎，白芍，山药，荷叶等。亦可用蚕沙，化湿之功有特长，且兼祛风。王孟英每赞之，有分清化浊之功。

脾虚气弱之带与脾湿下流之带有相同处，亦有不同处。带多白色或如清水。面黄无华，脉虚软，舌淡润。或曾有崩漏，或原来脾胃虚弱。宜补中益气汤法，加覆盆子、炒鱼线胶等。此等症较少见。

肾阴不足之带。肾阴既不足，则肝阳亢而不潜。而肝阳偏亢，又消耗肾阴，形成阴虚阳旺，下焦不固，肾之闭藏失司。舌多红或绛，或干。脉亦数。多兼头昏耳鸣，有烘热。宜三甲复脉法加减。如鳖甲，牡蛎，龟板，白芍，麦冬，石斛，柏子仁，山药，地骨皮，芡实，女贞子，功劳叶，阿胶，龙骨等。更宜追问病因，如有兼症，随症治之。此症亦不多见，但不可不知。

一般性带多常用方药如下：大丹参 15g，赤苓 12g（或用茯苓），炒白芍 10g，川续断 12g，炒杜仲 15g，煅牡蛎 20g，乌贼骨 15g，生薏仁、熟薏仁各 15g，川萆薢 15g，怀山药 15g，炒芡实 15g，椿根皮 10g，藕节 15g，瞿麦 15g，莲须 15g，生竹茹 10g，出入加减。

体虚者，有时加太子参、炒白术。古人治带，每用煅螺蛳壳。其实与牡蛎同等功用。

自注：带之属于下焦湿热，习于用黄柏。此亦不错。近来在实践中用苦参 9g，其效比黄柏更捷。人有问故，我曰，此实践中体会，实践出真知也。

胎前

胎前是指怀孕后至产育前这一段时期。由于孕期较长，有关种种的疾患，亦较为复杂。有胎前外感的，与一般治外感法亦稍有别，以其已孕，防其堕落也。胎前治外感法，兹不赘，详见《外感证治漫话》。除外感之外，有恶阻、有漏红、有小产、有子肿、有子咳以及平时兼有各种各样的慢性疾患。

治法有先后，用药有禁忌。在用药禁忌上，古人原有五禁之文，如禁破血、攻坚、淡渗、泻下等。但不可拘执。《内经》又有“有故无殒，亦无殒也”之文。这是说在危重的要紧时刻，病去则胎亦安，病留则母子俱亡。如胎死腹中，亦当泻下。

在舌脉辨证中，更应注意。如孕后脉多有滑象，滑是正常脉，不一定视为痰热。古人谓“舌青面赤，子死母活。面青舌赤，母死子活”。古人是以舌的青与不青，以验胎儿的生死。从长期临床实践来说，古人所说，既不具体，亦欠明确。胎死腹中，并不是胎儿一死，就舌现青色。而是胎儿死后，舌苔逐渐转为青中夹灰，而甚黏腻。简言之，是青灰色腻苔。如不急下死胎，再逐步发展到灰苔，再灰黑色而腻，青灰黑兼腻，是胎死腹中的特征。中医古法并无听胎心音一法，是以舌为征也。由于胎死腹中，腐浊之气熏蒸脾胃，而脾胃之脉皆络于舌本，于是形成青灰相杂。或灰，或黑，但都黏腻。此亦数十年之心得，并非虚语。

若论孕脉，则更为精微，则确为可征。但亦当四诊相结合。主要是把脉象与妊娠反应（恶阻）相结合。虽然王孟英曾说过，有时可征，有时并不可征。但我的体会，百分之九十以上是可凭的。其不可凭处，可能还与脉道尚未完全弄通有关。《素问·阴阳别论》曰“阴搏阳别，谓之有子”。其义有三，一是指阴，是尺脉及沉部。二是指阳，是寸脉及浮部。三是说尺脉与沉部之脉搏指，而寸脉与浮脉有别。有别者，不同也。《脉经》又谓，脉躁动者，孕脉。依我体会，一方面是滑多，如细滑、粗滑、滑实，亦有缓滑，此较多数。亦有不滑而躁动，如细数，忽然一跃不静，并有上下左右移动。还有一种，如暴风雨躁动，或如釜沸不静之征，此是少数。还有或大或小，躁动乱窜之象。切脉时要结合推法，用三指上下左右推移，每更明显。有时于滑动之中，忽如鱼跃水面。总之，孕脉与非孕脉是有差别。

我曾诊运村东街铜匠之女。年 23 岁，尚未结婚。脉躁动而疾，不静。我曰，孕矣。女不承认。因该女既有恶阻，复经感冒。形寒发热，咳嗽。二诊，细诊之，确是孕脉。女仍不承认。三诊时，我正色告之曰，在医生面前说谎，是没有好处，应该老实。才承认。

又，有漕桥公社善堂大队一妇，30 岁左右。大产后方 10 个月，月经还未转过。自觉有恶阻症状，来诊之。我曰，孕矣。不信。在西医用小便妊娠试验是阴性，无孕。余复诊之曰，不特是孕，而且是女。半年后又来诊治。已产 1 女，要产后调理。

又，戚墅堰河南一妇女，年 27 岁。在河南省工作。结婚 2 年，未生育。有一次来诊，余曰，已孕矣。妇女曰，月经过后才 2 旬。既未停经，何谓有孕。余曰，以脉而言，脉固是也。后果孕。

有家乡东面东堰村一妇女，已 42 岁。经停 2 个月，自觉胸闷，有时呕吐，形寒怕风。诊后告之曰，已孕。妇曰，已生 1 子，已 18 岁，后未生育。已为独子起新楼房一间。今谓有孕，医生何得戏言！予曰，医生工作，是严肃认真。此非戏言。但凭脉而言耳。半年后，又来诊。予已忘，问是何病。妇言，汝前言怀孕，今产后恶露病也。

但亦有误诊者。以大凡 20~30 岁之妇女，无孕亦脉较滑也。

大凡诊孕脉，20 岁后妇女，脉较明显，如滑之甚，躁动之甚。30 岁以外妇女次之。在 40 岁后妇女，更为难诊，滑动之象，已不明显矣。

另有一种。怀孕之后，月经仍转一次。但天数甚短，出血量亦很少。古人谓之回潮。因而如见孕脉，并有恶阻症状，虽有月经仍转，一定要问清最近月经转时的天数与数量。不得粗心大意。反之，如月经虽停，而脉无孕象，亦无孕症，又一定要追问上次月经之量。如上次月经血量过多，亦能衍期。时间长短不一，甚则一月，又甚则数月。所谓辨证，就是首先要把情况摸清楚。细微小节，亦要胸中雪亮。往往关键问题是从小节中辨别出来。

至于孕脉中之男女之分，则更为精微。近 30 年中，亦做过不少实验。亦确实可征，误诊亦是个别，或是脉道尚未弄通。王孟英说，脉分男女，有可凭，有不可凭。亦是辨证之言。予则曰，可凭是主，其不可凭仅是个别。一般来说，以左脉滑动为男，右脉滑动为女。但须两手反复比较。另外。一般来说，平时妇女之脉，亦以右手较滑。如左右二手见同等滑象，亦说明左脉较右脉为滑，为男。此是一。在左右滑动之中，更应注意尺部。《难经》谓“人之有尺，树之有根”。而尺部又属肾，因而又以尺脉之滑动为据。而尺部之脉，每见滑实。左尺滑实为男，右尺滑实为女。此是二。但王孟英诊一孕脉，右手寸部躁动如羹沸，断为男。是法乎天者亲上。此不仅以左右两手为区别，而又以寸尺区别为参考矣。此其三。如右脉虽滑，而左手虽细，而左脉躁动游移之甚，亦应作男。而躁动较滑尤为重要。此其四。但有明显者，亦有模糊难于辨清者，此是少数。

忆玗家桥村朱某妻。两手均滑大如沸，如暴风雨不静。我曾疑为双胞胎。结果生下后，男孩重十斤。从未见有如此胖大婴孩。以左右来分男女，从中医来说，是男左女右。又据说，男胎儿是系于子宫左半，则重量在左。女胎儿系于子宫右半，则重量在右。未知确否。在诊孕妇脉，或分男女脉时，应全神贯注在三指。集中精神，细心诊切。要做到虽鸣锣打鼓，而两耳不闻。三部九候，逐部细察。医生亦应自己以左右两手轮流诊视。予近 15 年中，曾实践四五百人，远近多来诊之。此无非想在脉道上做点研究工作。

恶阻

恶阻，西医说是妊娠反应。由于怀孕，在生理上有所变化，带来一些病理上的反应。恶阻的程度有轻有重，时间有长有短。亦有绝无恶阻症状者。其反应是在孕后 1 个月左右，即开始厌食。食之无味，或呕吐胸闷，自觉恶寒内热等等。轻微者，无需服药，过 1~2 个月即恢复正常。重型的虽经服药，亦不能霍然而愈，只能减轻症状。一般用橘皮竹茹汤法。如橘皮 2g，竹茹 10g，苏叶 2g，双钩藤 10g，佩兰叶 6g，绿梅花 2g，枇杷叶 10g。如舌苔微黄，可加黄连 1g。黄连与苏叶同用，即王孟英的苏连饮法。王氏治恶阻，剂量甚轻。如苏连饮，苏叶只用一分（0.3g），黄连二分（0.6g）。因苏叶性温，黄连加倍以监制之。如舌苔白腻，而胃脘闷甚，或隐痛者，可以苏梗、陈皮、佛手片、川朴、佩兰等，剂量亦应很轻。如呕吐甚，亦可加蔻仁 1g。服 2~3 帖，症状即可逐渐减轻。余治恶阻，喜用钩藤、枇杷叶、竹茹，与苏叶、橘皮同用，是肝胃并治法。肝阳冲逆胃腑则呕吐，既宜和胃，更宜息肝。

大凡治疗恶阻，在一般情况下，第一，当禁忌大苦大辛及一切难吃之药。本来呕吐，难吃之药，入口即吐矣。第二，应注意剂量要轻。治上焦如羽，重则药过病所。并尽量避用滋腻重浊之药，如熟地、白术、参、芪等。本来不欲食，胸次不舒，重浊滞膈呆气，是助其窒塞。至于动胎等禁忌之药，前已论述，兹不赘。第三，应注意服药方法。要少量频服，不能一煎顿服。严重的恶阻，一匙药汁，亦分几次服。一定要交代清楚。世人不知，往往无效。第四，要对孕妇进行思想教育，这是自然现象，不作为怪。

城市富贵之妇，每多难治。而农村劳动妇女，则甚易易。但亦有严重恶阻，经久不止。1976年，骆某，孕已6个月，恶阻。仍严重呕吐，不食。发热，舌苔厚黄。以鲜石斛、黄连、桑叶、银花、橘红、双钩藤、连翘、淡竹叶、白薇等，大剂与之而渐愈。在怀孕期中，如有外感，或兼有其他慢性疾患，则见症治症。不得以其有怀孕而违反辨证论治原则。

小产

小产一般是孕妇负重，跌仆，跳跃损伤胎元引起。亦有习惯性滑胎，连续落胎者。曾见某厂医务室一女护士，至40岁时，曾先后连续滑胎11次。迄未得到正常生育。

以怀孕3个月滑胎为多。而且先后滑胎，在怀孕后之时间上，亦大体相同。方书谓怀孕3个月，是离火司胎，此是多数。亦有5~6个月或7个月而堕胎者，此是少数。5个月是脾胃司胎。脾胃不健，脾气下陷也。3个月是心火有余，迫胎下落也。但不可拘泥。

不怕腹痛，最怕腰酸。凡孕妇阴道流红，腰酸即落。腰为肾府。从奇经来说，任脉主胞胎而隶于肾。如曾经小产，在下次经停已知为怀孕时，速速服安胎药。昔朱丹溪安胎方，每以黄芩与白术同用。一清郁火，一补脾元。然有效，有不效。沈尧封《女科辑要》一书，言杜仲、续断有效。予师亦喜用之。予谓安胎法中，应分清两大部分。第一，是曾经流产过，在下次孕后预服安胎药，以防其继续流胎。第二，是怀孕后已见阴道下红，或腹痛或腰酸。前者是预防，后者是救急。虽都是安胎，而治法方药不同。古人之牛鼻丸，即是前者预防治法，分别论述如后。

预防性安胎法。如曾经小产，或一次或数次，在下次经停而已知为怀孕时，就要开始吃安胎药。特别是在上次孕后，曾经有多少时间而落胎之前，是紧要关键（注：即怀孕后至小产的日月数）。例如上次是怀孕 3 个月而落胎，则这次一定要超前在 3 个月之前，赶紧服药安胎。最好是一经怀孕，即陆续用安胎法。

侄女在江西工作时，曾流胎 2 次。嘱其以桑叶、芝麻 2 味，等分研末调服。或服桑麻丸亦可，或以桑叶煎汤长服之亦可。桑叶与芝麻同用，一以清肝凉血，一以养血润燥。确是好法。

不论在预防性安胎药中，或者是救急时安胎药中，我是以桑叶为主药。有良效。此法始见《重庆堂随笔》书中，出自王秉恒，是王孟英的祖父。故孟英亦盛言之。谓蚕食之而有丝成茧，有络住胎儿之义。此说虽系想象，但血凉则胎安，肝清则血亦凉。此中经验，亦是从实践中得来。

另一单方，亦是验方。鲜苎麻根四两（120g），莲心五钱（15g），糯米 1 把，同煮吃之。莲心常缺，以鲜苎麻根、糯米两味亦可。但要长吃，完全有效。此方载在《潜斋简效方》书中。家乡庵场一余姓媳，在镇江工作。曾小产 1 次。嘱其以苎麻根、鲜桑叶两味长煎服，后均正常生育。苎麻亦是凉血药，糯米大补脾气。予以鲜苎麻与桑叶同用，此亦集两方之长而化裁者矣。

（以上两例都是怀孕 3 个月左右落胎。）

运村公社石牌头村有一竹匠妇，怀孕已 7 个月余，早产。婴儿已能哭，未活。越 2 年，又怀孕至 7 个月外，阴道忽然下血，来运村公社医院门诊。予曰，何不早来。今已下红腰酸，即将落矣。立一大补大固方，嘱速服 1 帖。讵知在回家途中，又早产胎落。产后来服调理药，嘱其今后孕至 5~6 个月，速来服药。年余又孕，遵嘱来诊。脉来虚软，面黄无华。以党参、白术、黄芪、炙草、熟地、杞子、续断、陈皮、菟丝子、荷叶、红枣等，大补大固脾胃二脏。每月服 10 帖，仅服 20 帖，即正常产育。同样是预防安胎，而立法用方选药，与上述大异。此时间、条件、地点各不相同。否则变成套方，辨证云乎哉。

治有定法，而无定方。学古人，而不泥于古人。创新方，而不脱离定法。唐代大名医孙思邈谓“胆欲大而心欲细，智欲圆而行欲方”，即此意也。

胎将落时的处理。孕妇而至阴道流血，腹痛，甚则腰酸，虽经安胎法，已效者不多。腰一酸，即落也。特别是滑胎，效者更少。予初行医时，有堵某之媳，怀孕 3 个月，忽然阴道大流血。以别直参、黄芪、白术、炒白芍、炙甘草、杜仲、续断、荷叶，大剂一帖而安。至于一般性的安胎方药，如黄芪、党参（有条件的用野山别直参）、白术、桑叶、炙甘草、炒黄芩、杜仲、续断，苎麻根二两（60g）。如鲜苎麻根用至四两（120g）。有时出血多，亦用白芍。

另外，怀孕妇女，在夏秋时如有时痢，每致堕胎。一经堕胎，每危及母子。不可不知。以时痢有里急后重，而促使下堕落胎也。速速把痢疾治好，极宜重视。（自注：切勿轻视之。切记，切记。）

另外，孕妇将产育时，如胎儿过大，或胎位不正者，古方有瘦胎饮一法，服之易产。大凡妇女过于肥胖，亦至难产。均须在达月时服瘦胎饮。小女初胎，西医检查为横位，予亦忧之。于是以苏梗，陈皮，大腹皮，炒枳壳，焦六曲，乌药，佛手片。方中主药是腹皮、枳壳。服10余帖，产甚快而安。

又，单方。产前用黄杨树头约5寸长，连叶带梗，同红枣7枚，煎食汤枣。连吃7日，则易产。予妻用此法而产易，小女亦用之。此法原载《本草纲目》，书上载是黄杨脑，即黄杨树之枝头。补记有趣病例2则如后。

1946年2月。有一小学校长，邀我出诊。云，是有教员生病。至校宿舍，见一女教员正在吃荸荠。一手诊脉毕，见有滑象。是时感冒大流行，疑为感冒。因感冒之脉亦有滑象。及视其舌，正常如常人。暗惊之。如是感冒，舌苔总有不同程度之反应，何以舌脉不符。由惊而生疑。复细心诊脉。滑中兼有躁动，此孕也。予问，今年几岁，是否结婚。答，22岁，未婚。斯时我又不便说其有孕，于是以恶阻症状问之。问曰，胸闷，不欲食，欲吐乎。答曰，然。又问，自觉形寒内热，口有淡味乎。亦答曰，然。但虽疑是孕，还不能作出最后肯定结论。又问，月经二月未转乎？又答曰，然。诊毕。予曰，此月经病，无需服药，但亦不能速愈。要在6个月之后，方能恢复正常。我的含义，是6个月之后将产育，是暗指其有孕也。未立方而回。校长送我，予曰，此教员已有孕矣！据说，后至宜兴的和桥打胎。

有漕桥镇附近一农民来邀出诊，说是代邻居来邀请的。在出诊途中，我问，病人是男是女。是有何病。他告我，病家有一妻一妾，其夫已死亡。今发病即是其妾。是发冷发热无已时。我听其言而心疑之。疑是打胎后引起。及至病家，其妻及村上邻居来围观。病人在群众面前不肯告我实况。我心虽疑之，亦不好直接追问。于是即以打胎后之症状问之。寒已则热，热已复寒。寒则颤栗，热如昏蒸。一日数次，循环无止时乎。答曰，然。其时病人因热而呕吐。其妻在旁曰，是痧气，须邀针灸医生来针之。予听之而曰，此非针灸之病。病人接曰，诚如医言，并非针灸之病。医者均已心领神会矣。但亦未能做出最后结论也。又问其近日阴道有血液淋漓乎。答曰，然。是则是由打胎后引起无疑矣。与阳旦汤加减合玉枢丹法。方是桂枝，黄芩，青蒿，鸡苏散，通草，六曲，连翘，银花，肥知母，菖蒲，及玉枢丹二分（0.6g）。3 帖即愈。此有诸内必形诸外。观其现象可知其本质。按其发生发展规律，即可知矣。

后在 1961 年，民多水肿。我至潘家公社，夜宿公社医院。晚上有徐伯庭、赵焕炳二医生告我，说周桥大队有一妇病重。已诊 3 次，不知究是何病。予问其年龄多少，有何症状。说是四十左右之妇女，寒热日发三四次，无已时。寒热往来循环。已用不少药，均无效，不识何病。予笑曰，此打胎也。徐赵二医生曰，不会打胎，有夫在上海工作。予亦笑曰，虽是有夫之妇，何能保证不打胎。明日你赶快再去，一定要把情况摸清。翌日晨，我又至南宅公社。下午徐赵二医生电话告我，果是打胎后所致。是日予又回宿潘家医院。晚上召集一次病例讨论。予笑谓之曰，汝辈会诊 3 次，治疗 6 日，不知病起何因。路隔 7 里，我未见面，何以洞悉真情。此无他，是根据规律分析判断耳。今后一定要根据客观规律认识事物，根据客观规律来辨证论治。

在胎前的疾患中，还有子肿、子咳、胎压膀胱尿闭等，可参酌平常人的治疗法，进行辨证论治。

至于临产时的脉象，《脉诀》谓“欲产之妇脉离经”。传说临产时的脉息，离开寸关尺，移至手中指中节。予未遇到，恐亦言过其实。《古今名医荟萃》一书中，谓离者，异也。经者，常也。临产时的离经，是异于平常。此说近理。《清代名医医话》一书则谓，临产之脉，躁疾不静。我意，在不能做出正确确定时，存之可也。

又补验死胎舌苔。先已论及，兹补如下。

戚墅堰许某及养生堂中药店一店员，都怀孕 3 个月，阴道流血，断断续续，出血量虽不多而不净。经二旬余，住院治疗。我见其舌苔，先是青中夹灰，后变成黑腻浊苔。经手术，流下死胎，已经腐臭。所以既读古人书，又须通过实践检验。

产后

产后诸恙，在胎产经带中更为复杂。《达生篇》专用生化汤。乱用辛热，贻祸非浅。徐洄溪所谓产后热盛，虽犀角、石膏，对症亦不禁用，予谓此指产后有外感，热势炽盛而言。膏、犀大寒重镇，究宜慎用。以朱丹溪之贤，亦谓产后宜大补气血。予谓，如不见虚证，何必大补。予曰，皆非也。有是症则用是药，总宜辨证论治。胸有成竹则可，胸中成见则不可。产后而有外感者，仍照外感治法。由于是产后外感，亦不可置产后于不顾。因而在立法、用方、选药、宜忌上，要两面兼顾。详见《外感证治漫话》，兹亦不赘。如是产时顺易，出血不多，既无外感，又无其他疾患，本来无须服药。药是补偏救弊之品，原来无偏，服药不当，反而成偏。产育是自然之事，何必惊扰。

吾乡风俗，有产后服药调补之习。医生不应无的放矢。大热、大寒、大补等，只能误事，毫无裨益。产妇不知医道，此可愿也。医生不知辨证，此不可愿也。

凡是产后并无特殊症状，只是腰酸背痛，四肢乏力，轻微头昏，应用流通轻剂。如炒荆芥，茯苓，穞豆衣，桑寄生，陈皮，佩兰，杜仲，续断，丹参，双钩藤，白残花。亦可酌用太子参、当归。切勿孟浪用药，劳民伤财。《金匮》原有产后三症，如郁冒、汗多、大便难。这是产后普遍现象。郁冒即头昏。产育总要出血，所以有头昏、汗多、大便难于更衣。一般在1个月后，即不服药，亦能逐渐恢复。大便艰难甚者，可用蒌仁。汗过于多者，可用桑叶、牡蛎。吾师用此法，我行医50多年以来，亦用此法。而且服之有良效。

产后出血过多。产后恶露，本是应有。但出血太多，或产后天数久，而仍出血太多，或产时出血多而产后又出血过多，亟须治疗。稍不注意，每致虚脱。气随血脱也。急以大剂参、芪、炙草、龙骨、荆芥炭、蒲黄、藕节等。如肢厥汗多，脉伏或沉细微，可参附、芪附合用。服1帖或2帖。亦可加炮黑姜。切勿过剂。姜附回阳，在2~3帖之间也。阳回血止，再视其舌脉。舌偏红绛，或干。脉或细数隐滑而有头昏、心悸、肢麻症状者，可与清肝息风，潜阳养血等品。如桑叶，双钩藤，沙丹参，绿梅花，龙骨，石斛，青蒿，白薇，竹茹等清灵之品。以血为阴，血去既多，则阴伤阳旺，亦势使然也。如舌仍淡白，脉来仍沉细无力，可与补益。参，芪，丹参，当归，杞子，红枣等。切勿再用辛温燥热之品。此等症虽不多见，亦有之，不可不知。

恶露有长有短（指时间），并有2~3个月之久者。时多时少，时净时下，淋漓不净。时间一长，每多阴伤。如舌红而脉来细数，或细滑，和荣养血，必兼凉营法。应以白薇，青蒿，桑叶，白芍，丹皮，牡蛎，续断，杜仲，龙骨，竹二青，茜草，蒲黄等加减之。如舌红绛而干，可用大生地、旱莲草、炙侧柏叶。如舌质红而有淡黄腻苔，可用六一散以清热，银花以凉营。如仅是恶露经久不净，舌白如常人，既无寒症，亦无热象，可用平剂。切勿偏寒偏热。如荆芥炭，白芍炭，丹参，太子参，龙骨，杜仲，续断，茺蔚子，焦薏仁，蒲黄，茜草，藕节等。腹痛去茺蔚子，加香附。以茺蔚子偏寒也。至于当归、川芎，当归还有时用之，川芎很少用。以当归辛温香窜，而川芎复升太过也。如舌淡润，脉沉细弱，腹痛有寒象者，酌加炮黑姜、炙甘草、炒白术、艾绒炭。有少数原因是产后胎盘稽留，转西医检查可也。中医对此，是说有瘀阻，在检查上则西医为优。

产后恶露不下，正与上述相反，此亦不多见。古法以苏木饮主之。忆予初行医时，缪墅村一产妇，产后恶露点滴全无，腹胀痛。以苏木三钱（9g），木香，焦山楂，归尾等，而恶露行。天下事物有正即有反，而往往只知其一，不知其二。误矣。

还有一种。产后忽然神识错乱，自言自语，嬉笑无常。在产时亦未出血过多，产后亦未有外感寒热。在产后 10 日左右，即精神失常，有似癫症。沈尧封《女科辑要》载有此例。多医治疗无效。后由叶天士诊治，用蠲饮六神汤而愈。《清代名医医话精华》书中亦有载及，亦以上方而愈。予近 15 年来，曾遇此症 2 例。其中一例，是杨桥南街朱姓妇。遵照叶法，亦用蠲饮六神汤，两例都未见好转。但只各服 3 帖，此服药太少耶，抑原来有效有不效耶。何以效于古而不效于今。此又须重作研究。

产时子痫，现已多由西医处理，主要是抽筋、角弓反张。戚墅堰东街蒋某，20 余岁。产时尚安顺。产后一日，忽然子痫。抽掣强直，力大无穷。两男人亦不能按捺一腿。西医用尽各药无少效，不得已而用中药。以珍珠粉五分（2g），灌下即定，其效如神。

产妇乳汁少，有通乳方，有效。黄芪 30g，大麦冬 20g，炙甲片 10g，王不留行 15g，木通 10g，猪蹄 1 只。1 帖。如产妇胃部不舒，去麦冬，加陈皮 6g。

亦有回奶汁法。如婴儿死亡，用大麦芽 90g 煎服，即乳汁回消。此法麦芽少用无效，要用到 30g 或 100g 方效。

哺乳妇女，每有一只乳房突然漫肿坚硬，还有寒热。方书谓之乳吹，与乳痈有别。乳痈皮肤红肿，乳吹是色白漫肿。我妻在哺乳时，屡发此症。有一单方。以生鸡蛋一个，一端敲一孔。放入整粒白胡椒子25颗。一端小孔处用纸糊好，放饭锅上蒸熟，鸡蛋连胡椒子一起吃下（胡椒子整粒吞之）即愈。另有用鹿角磨汁，陈酒冲服，亦有效。但不及鸡蛋胡椒有效。

1979年秋，有前王公社杨墅园村一妇女，年30岁左右，至常州医院生产。去院时全身情况良好，产后几次大出血，甚则抽筋。后来发热神昏，而抽筋不止。住院10余日，用去500多元，奄奄待毙。出院回家，乘船来我处诊治。抽筋仍不止，发高热，神识时醒时迷。脉三部洪大无伦，浮中沉三部俱实有力。舌苔厚黄而腻。如照妇科产时出血过多，而发热神昏抽筋，应作虚证治。但脉并不芤，亦不重按无力。一再沉思，总不敢作虚证治。是用清热凉心，息风药。2日即死亡。此症当然是险境。但予之用药，是否有误，心有不安。如作虚治，能否挽回，姑置不论。予遍查方书所载，均谓此症应用大剂十全大补汤或人参养荣汤，甚则还加大剂炮姜。深悔学识不广，假热真寒，假寒真热。在各种疾患中每有之。此阴阳相互消长到一定程度，如消之极，长之极，物极则反，阴阳易位。就是说，矛盾着的两个方面，向着自己相反的方向转化而去。这种特殊的表现，假象的迷惑，是要从人体内部总和，及脏器物质与功能，两个方面的阴阳相互关系中分析综合，才能真正摸清内在的本质。清代名医程郊倩在《伤寒论后条辨》一书中说“六经内，三阴惟少阴、厥阴多假证，如躁烦、戴阳也，然而其脉不假。三阳中，阳明间有假脉，如热深厥深，而脉反沉之类是也。然而口燥舌干，不得卧之证自在”。我谓少阴厥阴之假，是假在症而真在脉。阳明之假，是假在脉而真在症。在证候群中，有些固是假，而有些则是真。不管怎样，总可以从此寻出结论。但亦有不尽然者。如上述产妇死亡病例，从症、舌、脉合参中，全无虚象可凭。但究竟病起于产时大出血。其发热抽筋，亦不如外感之由轻而重，由微而甚，由表而里。以此推之，而且在《六科准绳》的妇科，《医宗金鉴》的女科，以及沈尧封的《女科辑要》等书中，虽然论述不明确，叙症欠具体，而都主张作虚治，是有其一定的实践经验。我多年来每一思及，总有内疚！志之以作后来者之参考云尔。

又，大凡治产后病，如见有舌红或有黄腻苔，一定要问清产后曾否发有寒热，问清腹部是否作痛。一是要结合外感法治，一是要避免寒凉过用，切勿过剂。

1978 年 4 月，家乡湾续村杨姓妇，年 30 岁。大产后 2 个月，身热，恶露淋漓，断续不净，来院住院治疗。经妇科医生检查，脐下有一肿块，须手术。邀予视之。舌苔黄，脉数。是要求在热退后手术。以六一散，青蒿梗，银花，蒲黄炭，茜草炭，通草，白薇，茺蔚子，生竹茹，桑叶，丹皮等。2 帖。而肿块逐渐缩小。照原意共服 15 帖，恶露已净，身热亦清。而肿块竟完全消失。诸医亦疑而奇之。

又，在 1969 年冬。朱某之女因难产至常州医院，生育后出院。医生在产时发现少腹有肿块，嘱回家休养 2 个月，仍须至院手术。适我下放，邀诊之。恶露淋漓，有时仍多。腹痛，舌苔无异常。以荆芥炭，当归，蒲黄，茜草，丹参，山楂，茺蔚子，白芍，香附，续断，五灵脂，卷柏炭等。服后恶露仍多，并有紫血块夹杂而下。后加桃仁，下血块仍多，而恶露渐净。共服药近 20 帖。愈后，仍至常州医院照医前嘱，欲动手术。复经检查已无肿块。医问曾用何法，何以肿块已无。答曰，仅服中药耳。医亦奇之。其实瘀凝则成块，祛其瘀，消其块，则肿块亦自消失。但瘀凝之由亦不一。前者是有热，煎熬血液，则凝涩而成块。后者是气滞瘀阻，亦凝涩而成块也。

幼科门

幼科古称哑科，以小儿不能自述病情。幼科既易治，又难治。所谓易治，小儿并无七情之病，病情单纯。所谓难治，以其不能自述病情，而又畏药。

大凡小儿用药，苦、辛难吃之品，要尽量避免。古人以大剂穞豆衣代熟地，竹叶、灯心代黄连，双钩藤代龙胆草、菊花。皆可取法。予喜用鲜芦根、竹叶以及水果，如西瓜、荸荠、甘蔗、白萝卜等清热化痰。

在小儿用药上，有两种说法。一是小儿体量小，剂量宜小。一是小儿畏药，一煎要多次吃完，故剂量亦不宜小。两种都有理由。要根据具体情况而定。

凡诊视小儿，都要检查腹部，小儿每多积滞及虫积等病。

外感温热病的小儿舌苔，要比成人深一层看，进一步看。如小儿淡黄苔等于成人深黄苔。小儿深黄苔等于成人厚黄干苔。小儿灰苔等于成人黑苔。立方用药，以此为准。小儿纯阳之体，极易化燥动风。

小儿脉息，原比成人为数。另外，还有看三关法，即看食指之三关节横纹。三关是风、气、命三关。古人看三关有一个口诀，“紫风，红伤寒，赤惊，白色疳，黑时因中毒，黄即困脾端”。

幼科之病，大多数是外感病及积滞虫痛等，内伤病并不多。历代幼科书亦是卷帙浩繁，如《六科准绳》的幼科，《医宗金鉴》的幼科，《幼幼集成》等。其中以明代万密斋的《保赤全书》为最优。在治外感上，以清代叶香岩的《幼科篇》为最好，始见于叶氏《临证指南》，后王孟英辑《温热经纬》。后人治成人外感，亦宗此法。

古人在幼科治疗上，多用丸散，服之较易也。如牛黄丸、镇惊丸、回春丹、红灵丹、紫雪丹、至宝丹等，今已多数不备。青浦县有一老中医喻颂康，在1956年和我同出席松江地区的中医会议。他反对小儿用辛香走窜之品（自注：丸散有麝香、冰片者多）。自备数10味末药，并不开方服煎剂，而是服合就的末药。如石膏，牡蛎，珍珠母，贝母，杏仁粉，麻黄，僵蚕，蝎尾，寒水石等。如发热而有表邪，就用石膏、麻黄末。如兼咳嗽，加杏仁粉、贝母末。如抽筋，就用珍珠母、牡蛎、蝎尾末。如腹泻腹痛，就用木香、车前子末等。喻医生业务很忙，亦足取法。事隔20多年，不知是否健在。我县戴溪桥奚咏裳先生，亦是幼科名家。我初行医时，屡见其方，名震数县。自备不少丸散。有一种名辰惊丸。大体上取法至宝丹法，而再加入巴豆霜。后在上海开业。奚氏治法，曾收入《上海名医流派选集》书中。昔唐代刘禹锡有诗云，“世上空惊故人少，集中唯觉祭文多。芳林新叶催陈叶，流水前波让后波”。这本是自然客观规律。人虽去，而留下的医学遗产，亦足取法。

上文已述，小儿以外感为多。其实与大人治法，大同小异。在予作《外感证治漫话》一书专述外，兹不多赘。下面零星略述数则，恐有遗忘也。

小儿选药立方，要少而精。大方、复方均少用。有一婴儿，仅3个月。腹泻甚剧，西医儿科治之不效。我以鲜车前草捣汁，一服泻止。亦是奇异。又婴儿腹泻，需嘱乳母控制乳食。乳汁是脂肪，宜少吃或禁食。可以糖冲开水，或葡萄糖粉冲开水喂之。甚为重要。

小儿夜啼，古法用灯芯烧灰，擦乳头，由婴儿食之，其效不显。但亦有效者。予下放初，刘墅村有一农民来要夜啼方。初生儿白天睡觉，晚上整夜啼哭不止。予又想灯芯老法，此时连灯芯都缺。苦思良久，适予常备有玉枢丹，即付之。嘱涂在乳头由小儿吮食。讵知一食夜啼全止，欣欣然来告我。翌年，有石牌头村一婴儿夜啼，亦来要药，并说我有专门治夜啼良药。是听到刘墅村人介绍后专道而来。但我已忘，并无专治夜啼之药。既而思及前例，亦与玉枢丹，亦一服即愈。玉枢丹有朱砂以凉心，有雄黄以祛风化痰，有千金子霜以泻痰热，有麝香以通窍镇惊，对夜啼确是对路，但是亦要辨证。另有一人，亦来要夜啼方。我问，曾闻腹中鸣响乎。曾看到腹部饱胀乎。这人答曰，腹中一响即啼。嘱在竹园中寻地橘只棵，煎服之。服后即愈。地橘只棵是中草药，生于竹园中，苗高尺许，结红子如豌豆大。正式药名即平地木。凡初生小儿，腹胀而有响声，煎服效。其功用与木香、乌药相同。有一次，有一婴儿腹亦胀鸣，未寻到地橘只棵。我即以木香二分（0.6g），乌药五分（1.5g）煎服亦效。

小儿发热，或兼咳嗽，冬春二季为最多。富贵之家，重裘叠衾。小儿纯阳之体，热郁不得发泄。爱之甚，而反害之也。予幼读《礼记》，内有童子不衣裘裳之文。古人深知卫生之道。

如有发热、咳嗽等，诊治时，每不开方，仅嘱其恣食水果。如婴儿则煮汤或绞汁喂之，多奇效。如冬春有荸荠、甘蔗，还有自种白萝卜。夏令有西瓜，秋有鲜梨。胜于树皮草根多矣。

小儿疳积，予学医及初行医时常见之，今已不多见。今年5月10日，东青公社吴某，男孩，才20个月。腹胀大，青筋暴露，来医院治疗。西医说是腹内梗阻，需外科手术，因而至中医科治疗。案曰，痧后脾气未复，形瘦如柴。腹胀大，青筋暴露，按之坚硬如石。发热，已成疳积。用胡黄连3g，茯苓皮12g，炙内金9g，大腹皮10g，焦六曲10g，炒谷芽、炒麦芽各15g，焦山楂

9g，炒黑丑5g，使君子肉7枚，2帖。5月16日复诊。案曰，热退腹软。以胡黄连2g，茯苓12g，焦六曲10g，陈皮3g，炒谷芽15g，使君子肉7枚，焦山楂10g，荷叶10g，3帖。即愈出院。但此是痧后余热余毒，夹有积滞。因而脾不健运，气机阻痹治法。

小儿在夏秋久泻不愈，损伤脾元，每成疳积。又称为慢脾。

1957年秋，有武某的小孩4岁，住常州医院治疗，久不愈。见其腹大如鼓，脉细如丝，气息奄奄，已至垂危。以别直参，淡附子片，野白术，炙鸡金，炒山楂，茯苓，陈皮等。2帖即减轻。调理而愈。一是攻伐，一是补益。因不同，而治则异。

下录近代名医徐小圃治麻疹二则。

痧子未透而隐。身热有汗，咳嗽不畅。涕泪俱无，动辄气急鼻煽。面青神疲，痉厥频作。干恶，便黏。苔白，不多饮。脉软数。邪陷肺闭，内风蠢动。与宣肺潜阳，以冀弋获。水炙麻黄钱半（5g），白杏仁三钱（9g），黄厚附子片三钱（9g），活磁石一两（30g），广郁金三钱（9g），青龙齿一两（30g），朱茯神三钱（9g），姜半夏三钱（9g），橘皮钱半（5g），天麻钱半（5g），蝎尾二支，鲜石菖蒲三钱（9g），黑锡丹三钱（9g）。

又，痧子密布，鼻准未显。身热汗微，咳呛痰少。大便溏泄，神倦肢冷。舌薄白，脉濡数。肺气不宣，邪将下陷也。桂枝钱半（5g），生麻黄钱半（5g），水炙升麻一钱（3g），粉葛根钱半（5g），黄厚附子片三钱（9g），活磁石一两（30g），姜半夏三钱（9g），桔梗钱半（5g），天浆壳五只，无价散三钱（9g）。

（以上两则医案均出自《上海近代中医流派经验选集》232页。）

予按，徐氏立方选药，老练简洁，组织严谨。而立案亦叙述清洁。所谓名家，不是偶然，不是凭空而来的，而是勤学苦练，而复在实践中不断检验，不断改进。不愧大家，不愧名家。（无价散是粪窖面上的稻草渣。取出漂净，晒干研末。是解毒专药。与金汁、人中黄同功。）

外科门

中医外科书甚多。如《疡医大全》《外科正宗》，而《六科准绳》《医宗金鉴》亦有外科一科，而以《马评外科证治全生集》为简洁扼要。马评是马培之先生所评。马曾为清末慈禧太后治病。吾师巢渭芳先生即马之门人也。马在技术上，于内、外、妇、幼各科都有根底。其实以外科最为优湛，今人多宗之。

由于现代医学科学不断发展，大外科确以西医为优。又如中医所说流疽的消散，亦是西药为优。有一些小外科，如小疮小疖，收功拔毒，以及有些肿块，痰核等，则确以中医中药为优。分则偏，合则全，各有优缺点。即在西医外科手术之后，亦每有遗留下来的一些后遗症，仍须用中医外科治法帮助解决。是则中医外科仍需不断钻研，不断发展，在外科同样达到中西结合的目的。

外科亦以阴阳来辨证。阳证易治，阴证较为难治。如肿块，阳证应以清热化痰，解毒消坚，活血祛瘀等法；阴证，以温运培补，升阳托散等法。近来恶性肿瘤较为多见，而治疗效果不显，尤需中西医结合以解决难题。一物总有另一物相制，苦于尚未发明。李东垣虽长于内科，而对外科阴证治法，颇有独到之处。实足取法。吾师亦宗马培之法，内外兼治。予行医后，专治内科，对外科亦有一知半解。

颈项肿块，如瘿、瘘、痰、核、疬块等，用中医外科法服煎药，有良好疗效。在1977年，予和西医周启儒合作，重点搞甲状腺肿块、前列腺肥大。前列腺肥大共计30多例，必要时用西医导尿，我则辨证论治，未有一例动手术，愈而出院。甲状腺肿大者，周医生立表画图，查后记上横竖公分。我开中医处方。计90多例，痊愈好转亦达百分之九十以上。此病服药较多较久。有30余帖而愈者，亦有50~60帖，或百帖而愈者。以肺药为主，兼以化痰软坚。如沙参，苏子，郁金，大贝母，元参，射干，马勃，天花粉，海藻，昆布，生草（海藻、甘草相反，只用一种），牡蛎，蒌皮，马兜铃，马勃，大力子，枇杷叶，挂金灯，橘叶、核，炒大麦芽，山慈菇，荸荠，海蜇等出入为方。一般选用12味，并嘱食芋头、慈菇、大麦芽。是兼用民间疗法。

郑陆公社一妇，年50余。俗说大颈根，此甲状腺肿大。农民在夏秋二季，习惯用炒大麦芽代茶叶泡而饮之。在吃麦芽汤半年后，这妇甲状腺肿即消失。予随访后即常用之。但此治甲状腺囊肿有奇效。颈项周围之坚硬肿块，其效不显。

芋头亦是消块良药，芋艿丸中用之（芋艿丸是芋头、荸荠、海蜇三味合成，亦并治妇女乳房肿块）。荸荠与海蜇同用，原名雪羹汤。王孟英治一切痰热之症多用之。

马某，左耳下一肿块，核桃大，较坚硬，不移动。马恐甚，疑是癌也。上海等地治之无效，来我处。我曰，何必如此惊慌。马问，是否可愈。予允以百帖而愈。服至80帖，肿块全消。所用之药，即上述之法。后合末药一料，开水过服，以巩固之。末药方以川贝、郁金、牡蛎、射干、大力子、沙参、毛菇片、昆布、生草、元明粉、上腰黄、硼砂、天花粉等，至今未发。后其弟，颈旁亦生一肿块，有大荸荠大。亦以上法与之，服40帖后，肿块已消至半。病者亦疑是癌，欲速效。于是至上海肿瘤医院。

有一中年医生拟留院手术，去请示一老年医生。老医生说，中药既消其半，仍服中药可也。又至我处，又 40 帖及末药而痊愈。并吃荸荠近百斤。他把我方抄下，转给同病者服之，亦多效。

在 1976 年，本县瞿某颈下亦生肿块。有中等荸荠大，来诊。问曰，能否用中药治愈，以避手术。予笑曰，可愈，但须 50 帖耳。服 30 帖亦消其半。来问何以还未痊愈。予曰，早有安民告示，服完 50 帖，方能再来讲话。又服 20 帖而愈。如此病例不在少数，不具赘。

肠痈，西医谓为阑尾炎。予学医及初行医时，农村中并无西医。在常州亦只有一美国人办的教会医院，而外科水平很差。因而多是中医外科治之。

中医治法不外清化瘀热，解毒软坚，有时亦以泻下法。当以症、舌、脉结合辨证。前期，一般用藿梗、赤芍、生草、银花、大贝母、炙甲片、皂角针、桃仁、陈皮、连翘、丹皮、丝瓜络、木香等。吾师在外科发散药中，每兼用藿香，此一以保胃，一以宣浊气。如便艰，加蒌仁或大黄。在后期，每有右腿屈伸不利，又名之谓缩脚肠痈。甚则宜用桃仁承气汤法。如桃仁，生大黄，元明粉，大贝母，银花，生草，赤芍，炙甲片等。大黄与元明粉用一种还是兼用，当视病情而定。通常只用大黄足矣。

忆予初行医时，有北堰村徐某，患肠痈。2 个月不愈，行路难，须扶杖而行。即是泻下法而愈。现在多经西医手术，但术后每有右少腹角坚硬肿块不消。当以藿香，赤芍，炒红花，煅牡蛎，木香，大贝母，陈皮，忍冬藤，丝瓜络，降香，昆布等。服 10 余帖，多能消散。大贝母亦是外科要药，化痰软坚排脓，文武全才也。

小疮疖，为小红块。一起即顶有白色，多生于腰臀部，亦有生于头面。脓出则愈。但此愈彼起，牵连不已。虽是小恙，却有痛苦。治不得法，愈之不易。

朱某之妻患此，久不愈。以杭菊，银花，生草，连翘，丹皮，紫地丁，人中黄，板蓝根，蒲公英，赤芍。5帖即痊愈。

又足背、足趾溃疡作痒，亦颇难愈。以苦参20g，生草10g，大黄15g，黄柏15g，蛇床子12g，生明矾9g。如病久加猪蹄1只，煎汤洗之即愈。此虽小道，亦有可观者焉。

疔疮或称疔毒，有专门治法。特别是唇中疔、颧骨疔、眉毛疔，最为严重。处理不当，即高热，神昏惊厥，是险症。如舌红绛，而苔厚黄，宜大剂玉女煎合犀角地黄汤。犀角今已价昂货缺，久不用。应以大剂鲜地黄、生石膏、陈金汁（或人中黄）、杭菊、银花、连翘、板蓝根、芦根，或加三黄败毒。

烫伤包括火烫、沸水烫以及汽油烫等。我平时对此实践不多，而且多由西医治疗。1977年，我院收治大面积烫伤病员。有的烫伤面积达百分之八十左右。中医配合服用中药，在四诊中，只能看看舌苔，皮肤烫伤无法诊脉。舌多鲜红而光亮，或绛干。有神昏，抽筋。以大剂增液汤，如鲜生地、元参、麦冬、鲜石斛、银花、紫地丁、芦根、茅根、天竺黄等有效。后来有一公社，兄弟2人。一是15岁，一是12岁。同住一阁楼，严重火烫伤。2人俱腹部饱胀，坚硬如鼓。神清，舌润如常。我亦偏泥火毒攻心，以小剂清热解毒。2人都死亡。我又吃惊，又内疚。此病虽同，而治法当异。从舌、从脉入手为是，前法已误矣。后来，陆续又有同样症状2人先后来院。与平胃散，加健运法。如焦苍术，小川朴，炙内金，炒六曲，大腹皮，炒枳实，焦山楂，木香，陈皮，藿梗，荷叶，茯苓皮，香砂仁，冬瓜子，冬瓜皮等出入为方。2例均治愈。由上所述，一是火毒由血而内窜心包，心主血，所以神昏、抽惊。舌见红绛，液涸津亡。固宜清心凉血，生津解毒。另一是火毒走入脾经，脾主湿而主健运。脾不健运，则生湿滞，而腹胀神清，舌白润不干。固宜健脾理气，化湿导滞。前者治心，宜凉心解毒。后者治脾，宜温而化湿。病因虽同，而机转已殊。甚矣，实践之重要也如此！火烫之后，亦有应用辛温燥烈，此予之始料未及也。记之，以示一分为二的规律。亦以示后之医者，以前车为鉴，无再蹈覆辙。

喉科

从前有专科，亦有专书，并合有丸散，行将失传。吾县大蒲岸王氏，几代喉科，名闻数县。予初行医时，亦常见王竹轩喉科方。喉症亦甚复杂，有些且极为危急。如今之白喉，古谓缠喉风，要用外用药，今已不备，亦无须多述矣。总的说来，分急慢两种。如咽喉红肿作痛，如喉蛾等。如急性，宜清火解毒。亦以舌脉为准，而重在舌诊。如舌苔黄或姜黄，一般用药如薄荷、元参、生甘草、麦冬、花粉、连翘、银花、丹皮、马勃、大力子、射干、黄芩、淡竹叶、山豆根等。如病情严重，石膏、黄连、鲜生地、鲜石斛、人中黄、元明粉、山栀、鲜茅根都要选用。此急性，多易愈。如是慢性，有几年不愈，甚至10余年不愈。咽喉并不痛，觉喉际发毛或干燥不爽。亦有音嗄者，亦有阻梗不舒者。咽喉是淡红色，舌多偏红无苔。与急性治法不同。应以沙参，川石斛，生草，蛤粉，绿梅花，麦冬，马勃，枇杷叶，射干，功劳叶等。此慢性，多难愈。

坊前公社供销社一职员患此，服药30余帖而愈。今人不分急性慢性，以大剂甘凉或苦寒急性之法，用来治疗慢性。喉病未好，胃病又起，以大损胃阳也。切切记之，寥寥数语，如此而已。

1974年7月6日初诊。沈某，年77岁。案曰，咽喉痛，吞咽更痛甚，舌苔厚腻，滑黏满布，脉沉闷。湿浊内蕴，清阳不布。石菖蒲钱半（5g），藿香二钱（6g），法半夏三钱（9g），炒远志钱半（5g），通草钱半（5g），马勃钱半（5g），干姜六分（2g），炙细辛六分（2g），炒薤白头四钱（12g），3 帖。7 月 10 日复诊，病情已大见减轻。石菖蒲钱半（5g），姜半夏三钱（9g），炙细辛六分（2g），陈南星二钱（6g），陈皮钱半（5g），香砂仁一钱（3g），藿香二钱（6g），佩兰叶三钱（9g），炒远志二钱（6g），3 帖而愈。此例是凭舌，凭脉也。舌苔黏腻而厚，如涂一层浆糊，满布舌面。而脉则沉闷不畅也。

1977 年，蒋某，男，成年。音哑 2 年。夜半清朗，晨起则噤若寒蝉。舌苔厚腻满布。以蜜炙细辛六分（2g），石菖蒲钱半（5g），姜半夏三钱（9g），瓜蒌皮四钱（12g），炙僵蚕三钱（9g），淡附子片钱半（5g），大麦冬五钱（15g），郁金三钱（9g），陈南星二钱（6g），合欢皮三钱（9g）。（未经随访，不知效否。及今思之，附子、细辛应与柿霜同用较妥。寒药加反佐。）

口腔溃疡，发则满口糜烂。反复发作，有三五年甚至十余年不愈者。很是顽固。

顾某，患此十余年不愈，我亦为之诊治。舌质红，与清热解毒法，无效。后至上海求诊。上海有一专门研究小组，西医说是白塞氏综合征，亦未愈。予遍查方书，在牛膝条下，有陈酒浸牛膝口含之，可治此症。用之亦只有暂效，不能根治。顾复有关节痛，得一单方。以川乌、草乌、肉桂、蕲蛇等浸酒服。后关节痛和口腔溃疡二病皆愈。方书治此，原有甘草炮姜汤法，但发溃疡时，舌质鲜红，炮姜辛热，终未敢用。此症亦常有，清凉药多不效。

程某，女，44 岁。亦有口腔溃疡 20 余年。后以陈酒浸党参二两（60g），口含而愈。

遥观公社殷某，男，36 岁，在 1978 年，要求一方。据说右足中趾面有溃疡，奇痛，不能劳作，已半年。并说在1965年，亦患一足趾溃疡。曾到上海医治亦未效，时达2年。后至我处，开两味中药，猪蹄一只，煎洗而愈。今又发，复来求方。予已全忘。此症西医说是闭塞性脉管炎。用猪蹄洗法，此师传秘方。《丁甘仁医案》中亦载有此法。丁氏原为武进县孟城人，与马培之太先生同乡，丁亦曾从马学。于是我开一方。银花五钱（15g），苦参五钱（15g），当归四钱（12g），黄柏四钱（12g），猪蹄1只。与之。至1979年11月5日又来。原足趾溃疡洗后即愈，左足一趾复生一溃疡，亦剧痛难于行走。予开一内服方，并开一外用洗方。生黄芪15g，大黄10g，当归10g，赤芍6g，生甘草2g，忍冬藤15g，炒红花3g，炒黄柏6g，生苍术6g，炒怀牛膝10g，生薏仁15g，陈皮5g，丝瓜络10g。嘱服10帖。外用洗方：当归20g，生草15g，生大黄15g，赤芍15g，银花15g，猪蹄1只。3剂。嘱每日煎洗3次。去后至今近年，彼信我甚坚，想又愈矣。（病员前日来看我，云已愈。甚喜。补注）

附录近代名医费绳甫治一奇症方。

头向左侧，左耳根渐大如桂圆，左颊车渐大如鸡蛋，头正则平复如常。右寸关脉来细滑，此气虚不摄，痰热上蒸，清阳不司旋运。培补中气，清火消痰，尚可望愈。然非久药不为功。别直参三钱（9g），黄芪三钱（9g），羚羊角一钱（3g），川贝母三钱（9g），天花粉三钱（9g），生甘草五分（1.5g），海浮石三钱（9g），粉丹皮二钱（6g），川石斛三钱（9g），生竹茹三钱（9g），地栗五枚（即荸荠）。服百剂而愈。予谓费氏不愧大家，初诊即断为“尚可望愈”。可见其识力之超。

后言

《内伤证治漫话》写完后，重新想一想，总觉内容凌乱，次序失调。文体结构，新旧夹杂。且有文不达意，不行。总算写完，就是成就。《本草漫话》本是早写。还有《外感证治漫话》及《医学漫话》两种，亦拟着手起笔。医道无止境，今后有所体会，以及这次还有遗漏未写上去的，怎么办？如天假之年，最后写个《漫话拾遗》吧。

1980 年 9 月 15 日　武进朱彦彬志　是年 72 岁

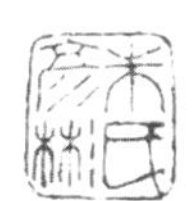

补注：想再誊写一次，结合重新整理。恐不克如愿矣。

1982 年 7 月 16 日校注后有感

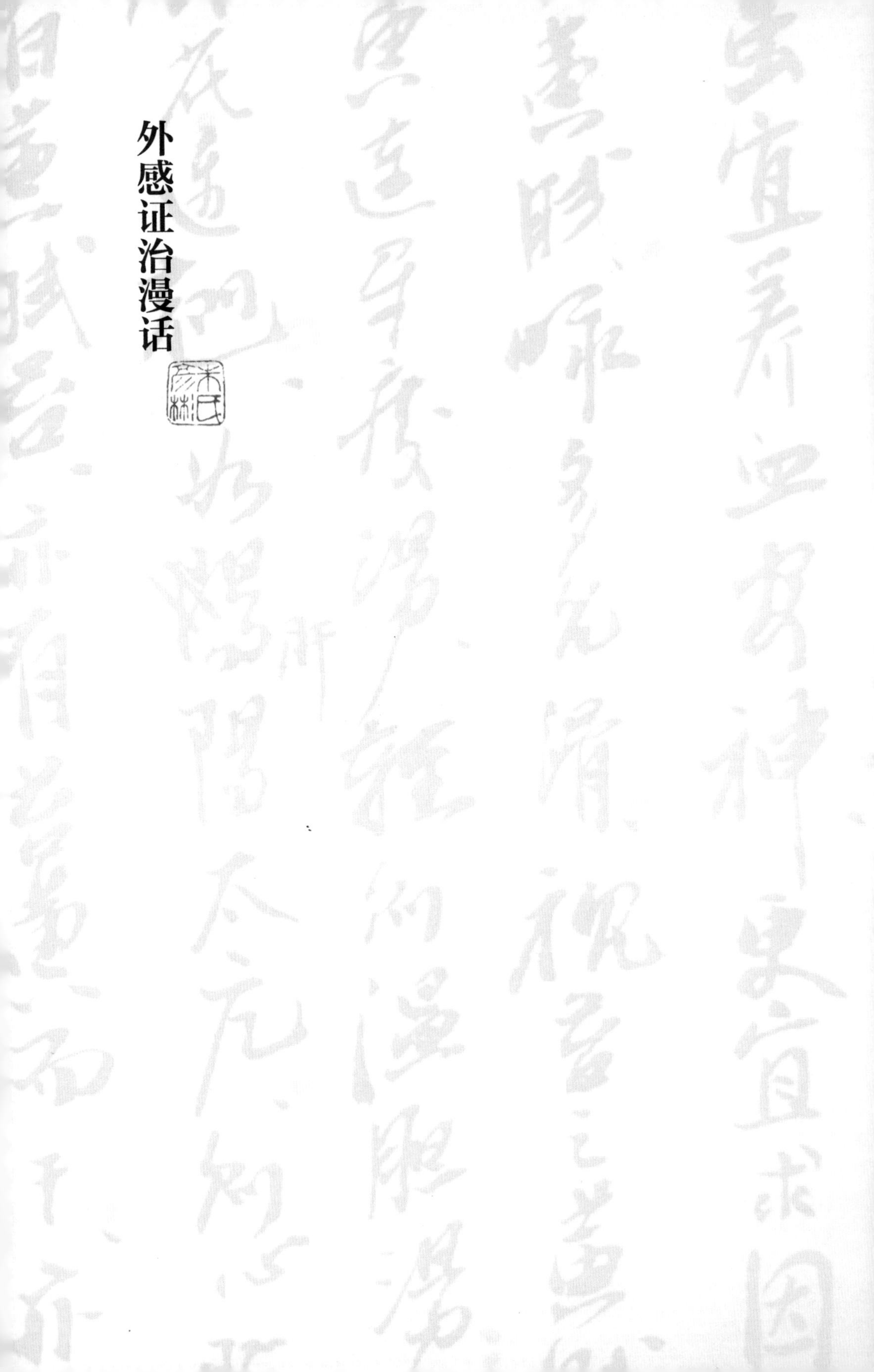

外感证治漫话

外感证治漫话自序

任何事物皆有规律，要按规律处理问题，解决问题，否则如缘木求鱼，过犹不及。医道亦犹是耳。外感证治的理法方药，四诊八纲，固是辨证法则。其根据，亦不外事物之发生与发展规律而已。《伤寒论》的六经辨证、《温病条辨》的三焦辨证以及《温热经纬》的卫气营血辨证，何一非依据其发生发展规律，制定出立法方药，与规律相适应的防治方案。虽有经方与时方之争，古法与今法之议，而其依据规律则一也。其合乎规律者为正确，不合乎规律者为错误。理固然也。在证治中，虽有与规律不相符，而有正反、从逆之治，此常与变也。其常变之不尽相同，亦必有因。究其因，则仍与规律相符，亦理固然也。（自注：因是条件，此条件与规律之相互关系，此辨证法。）

夫事物之既有发生与发展，则医道之有继承与发展，理固自明。无继承则无以发展，无发展则斯道绝灭。始则有法，终则无法，此一变也。无法而不离于法，又一变也。在辨证论治中，如与规律相适应，用经方古法可也，用时方今法亦可也。如乘交通工具，只要方向正确，根据具体情况，具体条件，适合客观实际，火车可，汽车可，轮船亦无不可。殊途同归。予意如是而已。

予中年行医，身在农村。治外感温热病十居七八。

新中国成立后入城，治内伤杂病，又十居七八。于是对外感温热的证治，日渐生疏。则不特后继乏人，而亦后继乏才矣。不亦可叹也乎。爰以入城后的体会及在农村时的回忆，书成《外感证治漫话》一册。虽是芜杂，其用心良亦苦矣，是为序。

武进 朱彦彬

1980 年 12 月 8 日　时年 72 岁

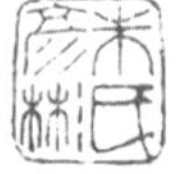

目录 | **外感证治漫话**

春温

立春后的温热病，名曰春温。予师巢渭芳先生以及孟城诸前辈名医，有时又谓春邪。所谓邪，是不正之气。又如暑邪，秋邪，冬邪等。斯时虽交春令，严寒尚未尽除。因而春温与暑温、秋温在病机上，治疗上，有时相同，有时并不相同。

其发展过程，即在病机机转上，先是恶寒发热，骨骱楚痛，或有胸闷，或有呕吐。嗣后恶寒渐轻，发热渐重，以至不寒但热。再发展下去，亦有神昏惊厥。

在辨证论治上，既分卫气营血，亦分三焦，有时还参酌六经，而以卫气营血辨证为主。吴鞠通《温病条辨》是三焦辨证法，是以症来分上焦证、中焦证、下焦证。在辨证方法上，是从纵看，是以纵为依据。王孟英辑《温热经纬》一书，集叶、薛、陈等学说，分出卫气营血。如卫之后方言气，营之后方言血，是以卫气营血来划分病热的深浅。在辨证上，是横的看法，是以横为依据。吴之论点是上下传变，故名之纵。王之论点是表里传变，故名之横。其实上下表里都有牵连，岂能截然分开，一刀两断。因而在辨证论治上，既要相互参酌，亦应有侧重点。春季的温热病，如风温则以三焦辨证为主。而春温又以卫气营血为主。至于张仲景的《伤寒论》，虽说是六经辨证，其实是三焦辨证及卫气营血辨证的综合辨证法。亦不过以六经之名冠其首而已。天下任何事物，既有相互影响，亦有相互牵连。既有原则性，又有灵活性。应作如斯观。

卫与气，营与血，既是程度轻重之不同，又是传变深浅之各别。一般言之，统称表里。在表证中，多是卫气之分。在里证中，是有荣血之别。但多有气血两燔者，由气入荣（营），哪能营血热而气分不热。但有主次之分，不可不知。

简言之，称表里。表证中包括卫与气，里证中包括气与营血。实际上里证中之营与血，是很难具体区别，有的明显可分，有的并不明显，每有牵连。总之，祖国医学是四诊合参，辨证论治而已。

如上所述，一般说是表里，有表证，有里证，有表里夹杂证。亦不能截然分开，一刀两断，天下岂有是理。但表证中兼有里证者甚多，以其邪热渐次入里也。而纯里证并无表证者，每有之，以其邪已入里也。在表里夹杂之证，还要分清孰多孰少，表证多，还是里证多。不能混淆不清，含糊论治。表证误用里药，是引邪入里。里证误用表药，是助热伤津。如是，表里夹杂证，就表里药兼用之。总是要切合客观实际，反对无的放矢，孟浪误事。

何为表，何为里，何为表里夹杂。这是既根据四诊，又要根据时间（时间同样包括在四诊里）。《内经》的病分初、中、末，即是对病程的长短及疾病的发展，分出一个阶段。当然，在病情传变之时间上，亦不完全千篇一律，统统相同。但任何事物都有它一定的规律可遵。根据温热病发生发展规律，是可以得出阶段性规律的。在前期，即初病时，如恶寒，或形寒，怕风，舌苔白腻或淡黄腻，脉浮或紧，是有表证。或既有表证，渐次传里，并有里热。是以虽病在初起，虽还有恶寒怕风，苔白腻，或淡黄腻，但形寒已轻，发热渐重，病程稍长，为主要依据。在西医体温表测验上，往往体温已高。中医并不根据体温表的升降为准，而是有一套完整独特的理论和实践经验。还有一种症状，在后期，或少数在中期，在高热的同时，在热度起伏中，往往也有形寒症状出现。此时舌苔已黄，或厚黄，或灰黄而偏干。此种形寒与病初起时之恶寒（形寒），在病机上完全不同。前者是表证，后者是高热引起的阳气拂郁。热盛于里，卫气不得疏泄。一俟发热渐清而形寒亦渐止。不得误认为表证而浪用表药。一定要具体情况，具体分析，具体处理。时间、地点、条件既是各别，而治法亦异。

在表证中，如何运用表药。大体上亦分两个方面，一是辛温发表，一是辛凉解肌。古人谓“其在表者，汗之可也”。这是辛温发汗药。趁邪热还在外表之际，发其汗，使邪从汗解。这是古法，沿袭已久。迨清代对祖国医学有发展，创立辛凉解肌法。不用辛温改用辛凉，亦具发散作用。既解表邪，又不会使汗多淋漓。两种方法，前者是猛，后者是轻。前者说是治伤寒，后者说是治温热。入主出奴，各执门户之见。聚讼纷纭，莫衷一是。其实皆非也。都有偏见。夫立方选药，首重组织。如君臣佐使得法，是在用之得当耳。如大青龙汤虽有麻、桂而有石膏以监制。阳旦汤（载于《外台秘要》）虽有桂枝，而有黄芩以监制。桂枝白虎汤虽有桂枝，亦有石膏、知母以监制之。是辛温解表之可用。至于辛凉解肌之法，则薄荷、桑叶、银花、前胡等，如桑菊饮、银翘散、鸡苏散等轻清解表，亦无不可。予承师训，二者均用。但在冬春严寒季节，多用辛温。在夏秋炎热季节，多用辛凉。在用辛温辛凉的同时，一定要分清表证、里证。或表里夹杂证之孰多孰少，孰轻孰重，而善为配伍。这是关键。从《内经》来看，“气味辛甘发散为阳”，未局限于辛温与辛凉也。

用药每带有习惯性，在继承的基础上总要创新。即在辛温解表中，古今方法亦不一。古人多用麻黄，今人每用紫苏。在夏秋天喜用香薷。亦不过麻黄力雄，紫苏力轻。夏月之用香薷，犹冬月之用麻黄（见《本草从新》）。譬之交通，欲达目的地，有几条途径可走，火车、汽车、轮船各就其便利而行，皆可也。主要是方向不可错，方向一错，则南其辕而北其辙。误矣。在冬春季节之表证药中，我习惯用苏梗或苏叶，每与橘红同用。在本草书陈皮条下，亦有“发表则用红，和中则用白”之文。有时偶尔用荆芥。至于桂枝，恐其力雄，防其迅速化燥，亦每与黄芩同用，此又阳旦汤法。在夏秋季节，我又多数时候用辛凉，个别地方亦用辛温，亦有辛温与辛凉二法同用者。在温热病初起之表证中，予师多用秦艽。五十多年来，予亦用之而效。近读清代《吴东旸医案》，每用前胡、浮萍、杏仁以解表，此辛凉法中又有一格。吴氏不独于外感喜用之，并亦用于内伤杂症，是疏少阳法。予见而用之亦多效。以上所述，在暑温、秋温症中，亦可融会贯通用之。

春温辨证论治的一般治法如下：春温初起，恶寒，发热，或胸闷，或泛恶呕吐，舌苔每多淡黄腻，此表邪未解已有里热。脉浮或带数。

苏梗 6g，赤苓 12g，块滑石 15g，橘红 5g，淡黄芩 6g 至 9g，桑叶 15g，银花 12g，秦艽 9g，通草 5g，焦六曲 10g，连翘 9g，荷叶 10g。

如舌苔老黄色，或姜黄色而腻，上方去六曲、荷叶，加川黄连 2g 至 3g，淡竹叶 30 片。如大便泻者，酌加炒车前子 12g，煨木香 3g。木香香窜，呕吐者忌用。

上方服 2 到 3 剂后，根据温热症的发展规律，恶寒逐渐减轻，发热或减轻，或稳定，或加重。如恶寒减轻而发热亦减退者，为即愈。如稳定者，亦为将欲愈。可减轻原方剂量，或照原方继服。

如恶寒虽轻而发热加重，舌苔黄加深，或黄苔中夹有灰色，应前方去苏梗，加鲜石斛、郁金或再加丹皮、双钩藤。（上述是苔黄而干用药）如神昏谵语，用川贝母、天竹黄、京菖蒲。或再加清心牛黄丸，或安宫牛黄丸，或至宝丹、紫雪丹等。方药大意如下：川黄连 3g，郁金 10g，鲜石斛（60g 以下，视热情轻重加减，至少用 15g 不等），天竹黄 6g，银花 15g，连翘 10g，粉丹皮 8g，双钩藤 15g，川贝母 9g，橘红 3g，京菖蒲 2g，块滑石 20g，淡竹叶 30 片。

牛黄丸、至宝丹选用一种。危急重症可考虑用石膏。此症已是气血两燔，表证解后，邪已传里。在传里中气分之热方张，且有入营之征。但还是气分之邪重于营分之邪，重点还是清气稍佐凉营。如舌质已红而苔干糙者，酌加鲜生地。

如舌红绛，干，无苔者，邪入血分，津液已伤，急宜清血凉血兼生津养液。大体用药立方如下：鲜石斛、鲜生地、元参、麦冬、银花、天花粉、鲜芦根、香白薇、淡竹叶、天竹黄、双钩藤，出入为方。剂量视舌红绛程度而定。应该明确，凡是舌红绛，干，光亮无津者，以凉血清热生津为主，一切燥药禁用。苦寒药，如黄连、黄芩、黄柏；淡渗利溲药，如通草、赤苓、滑石等亦禁用。因苦者，其化以燥。淡渗亦伤阴也。只宜甘寒或甘凉。犀角地黄汤本是对症良药，但货缺价昂，今已不用。

还有一种，虽然是黄厚苔，或黄夹灰苔，但有黏腻，此兼有湿浊，或兼有痰饮。禁止纯用寒凉，必须兼以化湿化浊。视其黏腻程度，而斟酌处理。大体用药如下：藿香、黄连、小川朴、滑石、橘红、佩兰叶、姜半夏、石菖蒲、通草、连翘、赤苓、荷叶、六曲、炒黄芩等，出入为方。

湿为黏腻之邪，或平时有痰饮，非燥不化，非温不运。故多以芳香化浊，苦温化湿之药，与黄连、黄芩等苦寒之品，淡渗利溲之品，同时结合并用。黄连虽清热，但亦化湿，以其苦能化湿也。一定要结合用，反对偏寒偏温，只顾一面不顾全局。

特别要注意在热势渐退，病情有好转，切切不宜过剂。要逐步留心，根据具体情况逐步收兵。不要犯药禁。药过病所，是古人三禁中之一禁。用药要有分寸，要适合客观实际，否则就是主观主义。要刻刻保护正气，所谓真理多跨进一步，即是错误。如战争一样，既要在战场上战胜敌人，同时还要注意战后建设。不要破坏太多。

在邪热已退，主要注意两个方面。一是在热病之后，胃阴暗伤。则宜养阴和胃，兼祛余邪。以川石斛、沙参、绿梅花、青蒿、佩兰、贝母、桑叶、茯苓、枇杷叶等清轻之品可也。另一是热病之后，脾阳受损。每有胃部不舒，面足水肿等症发生，宜用健运法。如苏梗、藿香、陈皮、炙内金、焦薏仁、冬瓜子、六曲、佩兰、荷叶、茯苓皮等。亦勿早用温燥，防其余邪复燃，重复发热。不论胃阴伤、脾阳伤，温补滋腻，呆滞之品，切勿早进，宜轻淡之品，以俟胃气自复可也。

温热病的辨证论治，同样是根据四诊中所得来的材料，再经过八纲辨证进行论治。但在方法上应有侧重点。舌诊即观察舌苔，是论治温热病的重要辨证依据。较之西医的凭借体温表为优。历来舌诊书亦不少，而以叶香岩《温热篇》中所论述最为精确。神形俱备，工意均佳，是实践经验的结晶。近代曹炳章所辑《辨舌指南》，集诸家之大成，图文并茂，亦是不可不读之书。当然，亦有舍症从舌，舍舌从症，舍舌从脉，舍脉从舌等的灵活性。只是要在具体的辨证中灵活应用而已。

前已述及，任何事物，总有一定的发展过程，发展规律。温热病舌苔的变易，同样有一定的发展过程和发展规律。合乎这个发展的规律为顺，违反发展规律的为逆。

温热病的舌与苔，其发生发展规律，大体上是从温热病开始起，由微黄苔到淡黄苔，再到老黄苔或姜黄苔，再到灰黄苔，再到焦黑苔。有一部分在姜黄苔或焦黑苔时，逐渐苔剥落，转到舌质红，或绛，或光亮。在津液润泽方面，也是由腻到润，由润到干，无津。其发展在时间的速度，一般来说，要 10 多天。但有的快一些，有的慢一些，基本上是顺序发展。如果治疗合法，病情好转，有的舌苔则发展停止，有时舌苔仍有发展。如热势渐退，其舌苔的好转亦同样是有规律的。即原来是黑苔，逐步化到姜黄苔，再化到黄苔，再化到淡黄苔，再化到薄白苔。其干的程度亦是逐渐转润。如果热势正盛时，焦黄苔或老黄苔迅速脱落，舌红绛，光而干。在老年人或病程较久，正气虚弱，往往出现口糜，口腔内有浮腐白色零星散片出现，亦能发展到齿龈及上下唇。有此症者，多数不救。西医说是霉菌，由多用抗生素引起，其实不尽然。我在学医时及初行医时并无西医，亦有此等症状发现。此是温热病后，胃津已伤，而胃中复有腐浊。既宜养阴，兼化腐浊，用之得法，亦多能转危为安。我实践体会，每以沙参或西洋参，川石斛，绿梅花，佩兰叶，藿香，银花，枇杷叶，生竹二青，川贝母。在重症中加小剂量川朴。有人提出要用炮姜、甘草，我未经实践，恐与证不合。

同时，在外感或内伤症中，都是苔易化，舌质不易转变。有的热病退后经久，舌质仍未全变。切切勿要多用清凉过头，损伤脾阳。另外，舌与苔无论何种颜色，润者为轻，干者为重。如是白苔而干糙起刺，亦是重症。

以上所述，同样适用于任何外感温病及任何时间的温热病。舌诊亦很繁复，而且是中医之头等功夫，为诊断中的重要手段。予著有《简言舌诊》，可参阅之，兹不复赘。

风温

风温多发于春季，从症状和治疗来说，与春温症既有相同处又有不同处。其鉴别处，春温症并不咳嗽，而风温则有咳嗽。其形寒则相同，其发热亦相同。论治之法，以三焦辨证为主。叶香岩曾谓温邪上受，首先犯肺，顺传于胃，逆传心包络。肺是上焦，胃是中焦，故以三焦辨证为优。西医说是上呼吸道感染是也。吴鞠通列入上焦篇中。予意还是叶说为是，说其上焦先受可，断定和限定始终在上焦则不可，以其亦有传变也。看似小病，但不容忽视，往往几经传变，变成坏症。

初起时，亦形寒，发热，咳嗽，舌苔淡黄，或有深黄。肺合皮毛，其形寒既是肺有感邪，亦作为有表证论。大体上在治疗方面，有先后缓急之次序。首先抓住形寒发热这个关键，等到形寒发热缓解后，再论治咳嗽。所以，第一步治形寒发热为主。如果经过治疗，病情缓解，就转而治咳，兼清余邪。如果经过治疗，形寒虽见减轻，而发热更甚，仍以治发热为主，或稍佐治咳可也。这样治疗的道理，亦是明显。以风温既是上受，肺先受邪。虽然风无定体，有风热，有风寒，变幻不一，郁久则生热。而风温的温，本身就是热之先。热之渐，亦易化燥，或逆传心包，而成神昏惊厥。同时，热既未清，肺金被灼，其咳嗽是势使然也。迨邪热既清，则肺气清肃，不治咳而咳自止矣。若不揣其本而齐其末，是缘木而求鱼也。

初起一般方药如后。即形寒，发热咳嗽，舌苔淡黄，脉浮数。苏子、苏梗各6g，杏仁6g至9g（便溏忌用），淡芩6g至9g，前胡6g，橘红5g，大贝母12g，桑叶15g，银花12g，块滑石15g，秦艽9g，粉丹皮8g（或用连翘9g），生竹二青10g。

如舌苔老黄色，亦可酌加黄连。但黄连大寒，亦大苦。苦者，其化以燥，每与肺热咳嗽并不相合。或黄连与瓜蒌皮同用，一燥一润，相互制约。

服前药3剂或5剂后，表邪已解，里热尚未全清，苔仍黄。应以前方为基础，肃清余邪。切勿急用养阴药，以防留邪。养阴之品，滋腻者多，有留住邪热之虑。上方可去苏梗、秦艽加淡竹叶、荸荠。如有鲜梨亦可用之，大便泻者忌用。

如表里之邪，以次而解，黄苔亦渐化去，但咳嗽未止。则以清余邪，肃肺止咳法。滋腻养阴之药，亦应不用或少用。以沙参、贝母、蒌皮、白前、杏仁、薏仁、蛤粉、桑叶、生竹茹、枇杷叶，稍加橘红、荸荠清肃之。但有少数，虽经治疗，而病情逐渐转重，则与春温治法，大体相同。

治一切热病之发热，予喜用水果，如春季之甘蔗、荸荠，夏季之西瓜、枇杷，秋季之鲜梨，冬季之白萝卜、橄榄等。王孟英称西瓜为天生白虎汤，鲜梨为天生甘露饮，橄榄为天生青龙汤，甘蔗为天生建中汤。古人常用之，而今人独不明此理，视为禁物，可笑亦可叹也。

在立方选药中，如石膏、生地、芩、连、知、柏等，都有严谨的规格，有一定的分寸，稍一误用即至偾事。唯独水果，用于温热病，平稳有效。只要掌握住一条，如服食水果后，胃腹并无不适，而反觉通身清凉舒爽，则放胆食啖可也。

在温病的表证已解，里热正炽时，予平生亦喜用鲜芦根、鲜茅根、鲜淡竹叶，以及冷水、井水、雪水等。芦根、茅根、竹叶既不花钱，而有实效，此平民之一大福星也。清代大文学家袁子才在《徐灵胎先生传》中，亦述及徐氏用西瓜治愈一重症。晚清名医余听鸿在《诊余集》中，亦有犀角不及黄梅水之文。春秋战国时代的孔孟，亦言冬饮汤，夏饮水。既是热证，石膏、犀羚可用，唯独不敢用冷水、雪水，岂非咄咄怪事。

又，春温、风温另一不同处是，风温是新感，即随感随发。而春温则有新感与伏邪两种。新感是感而即发，伏邪是邪伏于里，到一定时间和条件，引起伏邪的卒发。所谓伏邪，《时病论》说是晚秋之温热病，是伏暑晚发，即伏邪之义。但《内经》原有“冬伤于寒，春必病温”，这是指伏邪而言。伏邪有两个方面，即冬伤于寒，寒伏于里，不即发，至春而发者为春温。夏伤于暑，不即发，至深秋而发者为伏暑。在实践检验中，春温症确有两种不同类型。一种是随感即发，由卫气营血以次入里。另一种是伏邪，即冬伤于寒，邪伏于里，至春而发。在病机传变上，由于由里而发，与新感即发者，在症状上大相径庭。伏邪往往一发即壮热，并多发斑疹。起先并无形寒等表证，其来速，其势猛。处理不得其法，迅即神昏惊厥。稍不留心，即至误事。在辨证论治上并不由卫及气，由气及营，而是一开始即应与清热凉血，如犀角地黄汤、玉女煎等。其舌诊亦不是由淡黄而深黄，再至焦黄，而是无苔，舌质红绛，无津。前者随感而发是多数，后者伏发为少数。前者为轻，后者为重。所以《内经》既说冬不藏精，又说冬伤于寒。这是说明人体如肾阴不足，不特邪易侵入，即在外邪侵入后，亦能潜伏于里。亦如《内经》所谓“勇者气行则已，怯者则着而为病也”，此与伏暑晚发，在治疗上完全不同。

霉湿症

霉湿症，或作暑湿。

仲夏季节，气候渐热。暑令初届，而梅雨连绵。天暑地湿，相互交蒸。人在气交之中，暑伤气，湿伤脾。在这个季节，有一种霉湿症，或作暑邪夹湿，与大暑后及秋季的暑湿症和湿温症有别。其症状是头重，胸闷，小溲赤，或有大便溏，不思食，亦觉内热，总之是一派身体困倦乏力。舌苔多是淡黄腻，脉象缓或带软。此暑伤气，气伤则怠倦。湿伤脾，脾伤亦怠倦。治法以化湿化浊为主，略佐清气化湿。是化脾湿。脾主健运而恶湿，湿困于脾，则健运滞钝。夫湿与痰，今人每多混同不分，含糊施治。当然，脾为生痰之源，而脾不健运，则生湿。究竟痰是痰，湿是湿。在病机上有相同的地方，但在立方选药上，则有区别，不能混同而论。在人体脏腑新陈代谢过程中，应该排泄出去的东西，如果未能得到适当排泄，潴留起来，就或成痰或成湿。痰稠黏而厚，湿清浊如水。如与寒合，则为寒痰、寒湿。如与热合，则成痰热、湿热。如与风合，则为风痰、风湿。在选药上，化痰化湿各有专长。亦有一药而兼能化痰化湿者，此又不可不知。

若论化湿，化湿之药，以苍术为最烈，厚朴、半夏次之，菖蒲又次之。古人治湿，每用平胃散，即是此意。而二陈以化痰为主，兼能化湿。但化湿亦有数法。辛温健脾以化湿，此其一也。淡渗利水以渗湿，此其二也。祛风发散以透湿，此其三也。芳香祛浊以祛湿，此其四也。温阳祛寒以化湿，此其五也。发表出汗以透湿，此其六也。总不外乎两个方面。一是治本，一是治标，或标本兼治。治本是恢复脏腑功能，使新陈代谢各得其当。治标是使已经潴留之水湿，能够适当地被排泄出去。

霉湿之症，或说暑湿之症，既是外湿，即时令之湿，影响脾运，而于是湿又内生，内外交争。故当以治湿（化湿）为主。

化浊主要是化胃浊，脾与胃既为表里，而霉湿之气，亦是由口鼻吸入，而胃首当其冲，因而胃呆不思食。芳香之品，如藿香、佩兰化浊祛秽，以醒胃气。兼以清气利溲，如赤苓、滑石、通草等。这些药看似平凡，而功效不平凡。平凡中出不平凡，天下事固如斯也。

立方选药大体如后：藿香 6g（或藿梗），赤苓 15g，小川朴 5g，六一散 15g，佩兰 6g，通草 5g，焦六曲 10g，橘红 5g，炒黄芩 6g，荷叶 10g。

如大便泻，加煨木香 3g，炒车前子 12g。

服 3 至 5 帖，可逐渐向愈。再根据其暑与霉湿之孰多孰少，加减处理。古人每用三仁汤，或五苓散（见《温病条辨》）。前者是开上，后者是开下。亦一法也。

补注：亦有少数不是霉湿之症，治疗不当而化燥者。视其化燥发热程度，辨证而论治之。此症以时刻注意舌苔变化为要。

泄泻

泄泻四时皆有，而以长夏季节为多。如前所述，长夏季节，天气渐热，梅雨连绵。天热地湿，人在气交之中。再之，在这个季节，端午、夏至两节，口腹不慎，饮食不节。自然之暑湿与内停之食滞相合，因而易于产生腹泻。轻则便泻腹鸣，重则吐泻交作。一般来说，分轻重两种。轻症，腹痛而鸣，大便泻，有内热，胸闷等。重症，有类于霍乱，故又名类霍乱。上吐下泻，腹中辘辘有声，亦能肢厥，汗多，脉伏。重症治法，与霍乱治法大体相同。

轻症中，亦有心泛欲呕，或呕吐者。治法应分二步走。第一，先治其泻。第二，清化内热。由于病理机转，初起时是便泻腹鸣，但泄泻之后每有内热神倦，精神不振，胃呆纳少等症继续发生。此泻必伤阴，阴伤则阳旺，阳旺则内热。并因虽是湿滞交阻，究竟在夏令之时，兼有暑热者为多。其泄泻止后之内热神倦，是合乎发展规律的，亦势所必然。但亦不是只见一点，不及其余。在治疗的辨证，应有侧重点，应有矛盾的主次。在侧重点和矛盾的主次上，更不是固定不变，而是根据病情，切合客观实际，具体问题，具体分析，具体处理而已。从一般而言，是分两步走。先治泻，后清化而已。其湿滞的轻重程度，以及暑热的多少程度，当然仍是四诊综合分析，而更重视舌诊与脉诊。根据舌苔黄与腻的程度，以作热与湿的孰多孰少。候其脉象的大小浮沉程度，以预防亡阳与亡阴。（重症泄泻及霍乱，主要是亡阳亡阴两个方面，具体论述，见下霍乱门）

泄泻轻症的大体选方用药如下：藿梗或藿香 6g，赤苓、猪苓各 12g，小川朴 5g，六一散 15g，大腹皮 10g，煨木香 3g，焦六曲 10g，炒扁豆 15g，通草 5g，炒车前子 12g，台乌药 6g，煨葛根 6g，荷叶 10g。

如舌苔黄，应加炒黄芩 6~8g，如苔黄而兼呕吐，则去葛根，加炒黄连 2g。黄连与厚朴同用，本是王孟英《温热经纬》的连朴饮法，是王孟英制订。葛根总嫌太升，故亦可去之。木香辛温香窜，与呕吐症不合，但与黄连同用，有相互制约之功，可用亦可不用。腹鸣响，木香、乌药是主药，有良效。但都性温而辛，有时每以银花、黄芩用以监制之。我师巢渭芳师承马培之，在用滑石的习惯上，在立冬后立夏前是用块滑石，而在立夏后立冬前则用六一散（六一散、鸡苏散、益元散的基本方都是滑石、甘草，在使用上亦有区别）。因而六一散在外感泄泻中亦是要药。古人曾谓治湿不利小便，非其治也。在轻症中，服上法 3 帖后，其泻自能逐渐减轻。另一方面，一定控制饮食，忌食荤腥油腻。这很重要，否则服药无效。

在第一步中，并可结合丸药，如藿香正气丸、纯阳正气丸等。藿香正气丸力轻，其效不显。纯阳正气丸力猛，其效速，每日 3 次，每次一钱（3g），开水过服。应注意，只服 2~3 天，不宜多服（自注：究属辛温香窜）。有人在第一阶段中，用平胃法。究竟苍术、厚朴同用，似嫌燥烈。如燥烈太过，其化燥恐更快。医生辨证论治，如弈棋然，要想到下一步棋也。

第二步，经过前阶段的处理，便泻已止，或尚未全止，自觉内热，胃呆，食少，精神困顿。重点应放在以清热为主，化余湿为次。切勿再过用温燥。泻多伤阴，此是一面。另一面，究竟是外感范畴中的便泻，与内伤中的脾肾阳虚便泻完全不同。因而滋腻呆补之品，如参、芪、术、地等禁用。即怀山药亦应慎用。何况腹泻初止，并有暑热湿滞，余邪未楚，视其舌苔如何而辨证处理。如苔黄溲赤，一般以六一散、赤苓、青蒿梗、通草、扁豆、银花、炒黄芩、藿香、大腹皮、炒车前子、荷叶、佩兰叶清轻流通之品，以搜剔余邪。但亦有少数舌光无苔者，宜稍用养阴生津之品。切勿过剂，过用滋腻。防其再次腹泻也。可用沙参，白薇，石斛，银花，绿梅花，扁豆花，竹叶，荷叶，益元散，青蒿梗，灯心等。真正舌红绛，光亮无津者，轻症中不多见，在重症及霍乱中又为常见者矣。

重症中之偏于轻症者，可照上法处理，或加重其剂量。如在重症中之严重症，又应与霍乱同样对待。切勿轻视，死亡亦速。详见霍乱治法，兹不赘。

又，泄泻与痢下治法大别。往往在泄泻流行的同时，而痢疾（菌痢）亦流行。有少数泻痢在初起时，症状并不典型，难于确诊。而病者又不知医理，不知自己是泻是痢。在门诊中，一定要问清是腹中鸣响，还是里急后重。如果腹中有响声，则作泻治。如果里急后重，并不腹响，则作痢治。清代名医张畹香《医病简要》中有“痢无响声，若一响，痢即愈”。予数十年，亦以此为确诊依据。古人亦从实践中得来。

霍乱

霍乱是中医病名。《素问·六元正纪大论》：“太阴所至，为中满霍乱吐下。”汉代张仲景《伤寒论》中记载“呕吐而利，名曰霍乱”。这个病名由来已久。张璐玉在《张氏医通》中谓“伤寒吐利，由邪气所伤。霍乱吐利，由饮食所伤”。清代名医王孟英《霍乱论》载“每因吸受暑秽，或饮食停滞，遂致清浊相干，乱成顷刻，而为上吐下泻”。这又进一步说明，霍乱这个病是由饮食传染而起的。

西医亦把这个病称为霍乱。为什么叫霍乱。霍乱二字的含义如何解释。知之者罕矣。霍者，是挥霍。乱者，是缭乱。分开来解，霍是挥霍无度，大量浪费，是病状。乱是缭乱，是形状极度难看，而且看起来惊骇害怕，亦是病状。连起来解，就是在大量挥霍无度，即大量浪费之后，出现了病人难看惊骇的样子（指大吐，大泻）。

若论霍乱症状，确实难看，确实令人害怕。大吐，大泻，大汗。肢冷厥，脉伏。面黧黑，目陷，指纹瘪，两腿转筋。瞬息之间，出现以上种种见症，而且死亡极速。有一日之间死亡者，亦有三五小时即死亡者。

在辨证论治上，原有古法可遵。但是，一是由于医学流派的各执己见，二是对霍乱病机机转的基本原理尚未彻底弄通，于是见仁见智，聚讼纷纭，莫衷一是，亦可叹也矣。予对此症，走过很多弯路，有不少教训。及今思之，犹有内疚。呜呼，实践检验真理，此实践之可贵也。

忆在1938年，农历4月底起，即霍乱流行。及秋大流行，直至霜降后冬至前始止。病此者累累，死亡者接踵。如上所述，医有学派。我师及我对霍乱的治法，是宗王孟英《霍乱论》。即在温热病学说上亦宗叶、薛、吴、陈，即所谓清凉派。因而在开始治霍乱时，采用王氏《霍乱论》法。虽然在王氏学说中，偶尔有论及寒霍乱，用温热法。但王氏在立论上，制订方药上，仍是用清凉法为主导。其论如“寒症百中无一”，又有“吐泻后，身冷如冰，脉沉欲绝，汤药不下，或发哕……今反四逆，脉转沉细欲伏，乃酿成热深厥深”。而其方，则蚕矢汤、燃照汤、连朴饮及运用藿香正气散、竹叶石膏汤、地浆水等。由于宗王法，因而我在霍乱治疗中，均用清凉。有愈者，亦有不愈者，得失参半也。同道老友张寿山医生，在宜兴县和桥镇悬壶行医，均用辛热，与予背道而驰。有一次在中药店见张氏方，则大剂四逆也。干姜用至四钱（12g），附子用至三钱（9g），予见而异骇。翌日，又有病员家属，持原方继至中药店配药。问之，则病大愈，更惊异之！然张氏之法，有愈者，有不愈者，亦得失参半也。予访张家，问曰，霍乱你作何治。张曰，此易治，放胆用姜附可也。予亦疑信参半。归而用张法，从附子一钱（3g），干姜二钱（6g）用起，逐渐增加到附子三钱（9g），干姜五钱（15g）。予惑之，予法清凉，得失参半。张法辛热，亦得失参半。真理只有一个，何清凉与辛热各有愈有不愈？日夕思之，既而大悟。张氏之用辛温而愈者，此治在霍乱之前期，此回阳法也。予之用清凉而愈者，此治在霍乱之后期，此救阴法也。张法用在后期则不效，予法用在前期亦不效，此所以各得失参半也。嗣后在霍乱前期阳亡时，即用辛热救阳回逆法，在霍乱后期时，即用清凉救阴法，如此治法多愈。以前各有所偏，至此则全。予改之，而惜乎张氏始终仍用辛热回阳。张氏与予同年，学医于上海中医学校，今尚健在，中医水平亦不差。今已改用西医法治病，而不用中医法。枉道徇人，惜哉！

历来医者，在霍乱问题上见解不一。有谓属于热者，有谓属于寒者。聚讼纷纭，出主入奴，莫衷一是。今之医者，亦沿袭旧说，开口属热，闭口属寒。从古人来说，谓属热者，以王孟英为首，固无论矣。谓属寒者，亦大不乏人。《六科准绳》王肯堂在吐利条下云“手足厥冷，气少唇青，此兼寒也”。张聿青在《张聿青医案》自序中亦说：“每见肢冷脉伏，不问口渴，不验舌色，妄投四逆而霍然向愈。亦有肢冷脉伏，大烦大渴，渴而能饮，投白虎地浆而竟毙者。”即近代已故名医范文虎亦说，每用大剂理中四逆而愈（见《上海医学流派选》）。

同一病，有时还是同一人，何以忽然属热，忽而属寒。霍乱来势凶猛，时间短促，何以早晚之间，忽属寒，忽属热。数千年来，从未有深究此理者，则亦可慨也矣！依照上述两种热因寒因不同的说法和疗法，究竟寒乎，热乎。治疗上，用四逆乎，还是竹叶石膏汤乎。这是要从祖国医学的经典理论《内经》来解释阐明，以作统一理论根据。

治疗的根本问题，扼要亦极简单，是救阳救阴两大法门。从理论上来说，亦不过阳亡时救阳，阴竭时救阴。随着症情的不同，阴阳的易位，辨证论治而已。试述于后。

一、救阳

救阳问题，即回阳救逆问题。辨证论治，是通过四诊八纲，在四诊中了解情况，再通过八纲分析归纳，进行辨证。虽说八纲，实际是阴阳二纲而已。阴阳的辨证法则、辨证精髓、基本精神，还是要根据具体的时间、地点、条件三要素。《内经》将病分初、中、末。或说阶段，此即在时间上，前阶段不等于后阶段，后阶段也不等于前阶段。因为在条件上已经不同。前阶段是前阶段的条件所形成的病情，而后阶段又是后阶段的条件所形成的病情。条件不同，就病情各异。岂能一概而论。因此，病分初、中、末，在辨证论治中，是极为重要的。

当霍乱一起，即大吐大泻（每多先泻后吐，再吐泻交作），势必伤阴。阴伤之极，则阳无所附，而出亡阳之象。再加大汗，亡阳更快。阴阳本是相互依存，但亦相互消长，亦能相互转化。孤阴则不生，独阳则不长。阴伤之极，则阳飞越。《张氏医通》谓，呕吐、便泻、汗多三因，是阳亡之由。阳既欲亡，则虚脱危殆，乃转瞬间事。脉伏肢冷，大汗而黏，都是亡阳明显征象。急与回阳，刻不容缓。在时间上是分秒必争，以理中、四逆等法，以回阳于顷刻之间。斯时阳回则生，阳不回则亡。从时间上来说，在发病后，即吐泻后一两天之间，其严重的仅数小时或半天左右。因而大剂回阳，放胆用之可也。张寿山医生之用辛热法而效者，此病在前期，即前阶段阳亡欲脱时。近代文学家章太炎论霍乱亦谓，幼时目睹用理中四逆而愈者。但附桂回阳，只在一二帖之间，有的只需一帖，阳回速停服。究竟在大吐、大泻、大汗之后，阴已大伤。其所以用回阳法，是在阴阳之极，出现阳亡，急则治标。但不可久服多服，否则由一个极端，走到另一个极端。《素问・天元纪大论》谓“有余而往，不足随之。不足而往，有余从之”。就是这个道理。依予实践体验，进回阳法后半天时间，即汗收，脉起，肢温。此阳回之象。

霍乱一症主要是过两关。前期是阳亡关，后期是阴竭关。阳亡关，在起病后一二天之间。阴竭关，在阳回后七天左右时间。救阳用辛热回阳法，是前期用法。救阴用甘寒生津法，是后期治法。同一病，同一人，同一时间，而二法备焉。这是阴阳转化，寒热异位。在病机上是由当时的条件所造成，即具体病情所造成。并不是一忽儿是寒霍乱，一忽儿又说是热霍乱。还应注意，在真霍乱流行时，特别是大流行时，基本上都有阳亡险象发生。因此，在病初起时，即应注意。在前期治疗时，即使还未见阳亡险象，亦当禁用寒凉，以小剂量辛温回阳可也，往往变在顷刻。阳亡险象，转身即有，不可不知。对霍乱这个病，好像谈虎色变，其实易于治疗，只要掌握其发生发展规律，阳亡宜救阳，阴竭宜救阴。问题是病起仓猝，变化迅速。掌握时间，争取时间。时间就是胜利。如此而已，岂有他哉。

在前阶段，即阳亡阶段，不仅严格禁用白虎汤，即如藿香正气散、平胃散、五苓散、连朴饮、蚕矢汤、燃照汤等，亦忌用。这是敷衍应酬，在救阳上起不到积极主导作用，反而贻误时间，往往误事。正如张石顽所说，“如见吐泻，厥逆，汗多，虚烦，喘哕，脉来虚微无力。此虚阳失守，急进理中四逆，尚恐不救，何堪徒事藿香正气等耗散之剂乎”。

二、救阴

救阴问题，即阳回后的育阴救阴问题。如上所述，在前阶段，即病初期时的大吐、大泻、大汗，而出现了阳亡欲脱险象，经过恰当的大剂理中、四逆回阳救逆，阳已渐回，即应考虑救阴育阴。一个东西，具备着两个方面，即阴阳，是相互消长的。阴阳的平衡是暂时的，有条件的，相对性的。而其不平衡，则是无条件的和绝对的。一个倾向，掩盖着另一个倾向。医者要善于调阴阳的不平衡，而使之达到相对的平衡。霍乱在大吐、大泻、大汗时，是阴阳之极，物极必反，就向着自己相反的方向转化而去。于是阳无所附，而欲亡。《内经》“病有微有甚，微者逆治，理之正也。甚者从治，理之权也”。前之所以用理中、四逆以回阳，原是急则治标之举，权宜措施。但阳虽回，阴未复，其理亦甚明显。就是说，在阳回之后，由阴伤而逐渐发展到阴竭。阴竭到最后，就昏迷惊厥，直至死亡。应该知道，这种阴竭，并不是每个霍乱患者的必经之路。大部分患者，经过第一阶段的回阳处理后，就逐渐向愈。由阳亡而转化为阴竭的，亦只占病例中的百分之三十到四十左右。且不可归咎于前阶段，曾用过辛热回阳所引起。实际上，即使未用辛热之剂，亦同样有阴竭的发生与发展。予曾遇有些霍乱在前期并不严重，并未用辛热，到后期也会有由阴伤到阴竭的险象。但阳之亡也其来速，阴之竭也其来缓。

阴伤和阴竭的症状，表现在阳回后，即在吐泻以后三四天时间中，开始有微热，并缓慢地逐步上升，并无形寒怕冷等症状，病人甚至也没有自觉发热的症状。只觉口干，两目白睛有淡红色，逐渐到粉红色。有薄黄苔，而渐干糙无津，亦有舌红绛光而干者。脉多细数。先由嗜卧，渐至神昏，甚则抽筋。如果麻痹大意，不予处理，或处置不当，必至神昏惊厥而死亡。在时间上来说，是在发病后的十天左右，即回阳后的七天左右。这是霍乱症后一阶段，应该严密重视的问题。否则阳亡也好，阴竭也好，而其死则一也，可不慎之又慎乎！

在具体处理问题上，费伯雄谓“昨日阳亡而救阳，今日阳回当保阴”。这是治疗的原则。以甘凉或甘寒，育阴生津，清热息风，或稍加凉心。无论何种苔色，如干燥不腻，或红绛，舌无津，均禁用苦化燥药以及淡渗利溲药，以其化燥伤阴也。少数腻苔，可加芩、连、银翘。以验舌苔为主。如增液汤、犀角地黄汤，甚则竹叶石膏汤。沙参、石斛、绿梅花、天花粉、天竹黄、银花、双钩藤等，为轻症常用药，而以西瓜汁、鲜芦根最为有效而最稳妥。予对经济困难病人，喜用冷水或井水，或腊雪水，毫无流弊，而且效速。并需经过五六天适当处理，才能热退津复，脱离险境。但是亡阳亡阴，救阳救阴不同的地方是，阳之亡也其势速，阴之竭也其势缓。阳亡回来得快，阴亡复来得慢。如果不紧紧抓住两个不同阶段救阳救阴的发展规律、发展特点，同样是造成死亡，前功尽弃。

我在实践中稍有体会，稍有经验后，遇贫苦病人在发病初期，即前阶段阳亡阶段，开一回阳方，如理中四逆法。嘱病者家属，服药后肢温汗止，便泻大减或便泻已止，就不必复诊。只是根据病人自觉情况，如并不口干，则病已愈，自能逐渐恢复健康。若病人自觉口干，则恣饮冷井水，无需惊惶顾忌，直至不觉口干，不欲再饮冷水为止。我以此法治愈者，不计其数。实是良法。

另有一点应当说明，医生自己要心中有数。在霍乱初起，大吐、大泻、大汗，经回阳法后，在要求上，便泻能止住，或大为减轻。首先泻止是关键，至于是否还呕吐，不是关键。实践证明，阳回后，便泻止。呕吐者多不死，而不呕吐者每多危。因为在第一阶段和第二阶段中间，即阳回后至阴复前这一中间阶段，病人每多发现小溲少，或全无小溲。西医说是酸中毒。如有呕吐，其热还能发泄。斯时饮以西瓜或冷水、井水，多是饮后在10分钟左右即倾囊呕出。只要掌握饮后再呕，呕后再饮，如此疗法，只需1~2天，热度迅速发泄，症状迅速减轻，小溲迅速能通。此涌法，即吐法，古之良法。如此治法，毫无危险，安全可靠，而富贵之家不之信也。如此死者我见甚多。此予所经历，并非虚语。经济条件好本是好事，但好事每变成坏事，真是福兮祸所伏。天下事物固如是也。

《古今医案按》中江篁南治其从叔于七月间得霍乱，吐泻、转筋、足冷、汗多、脉左右寸关皆伏不应。先以理中汤2~3服，继与竹叶石膏而愈。而费伯雄先生之语“昨日阳亡而救阳，今日阳回当保阴”，都是从实践中得来，从阴阳辨证法则，再来指导实践。从感性认识到理性认识者矣。

三、阳回后阴竭前

阳回后阴竭前，这个中间阶段的处理问题。如上所述，治疗霍乱是抓两关，或说过两关。前期是阳亡关，治以回阳。后期阴竭关，治宜救阴。但在前期用过回阳法后，阳已渐回，并不是马上就来一个清凉救阴。这样阳气初回，骤用清凉，就又有阳气重复散亡之变。应该根据其发生发展规律，严密观察发展趋势，宜予保元汤，即参、芪、草等轻剂以消息之，即使不服药亦可。亦可用参苓白术散小剂量，或加银花、石斛、绿梅花。应根据具体情况，相应并适当地辨证处理。有些是经过回阳法，就逐渐向愈。有些是回阳后，出现阴竭。前阶段的救阳是速战速决，后阶段的救阴是稳扎稳打。近代已故名医贺季衡（丹阳人，亦是马培之的学生，与我师巢渭芳是同学）治杨竺秋霍乱一案云，吐利后，肢冷脉伏，虚脱在即，不须惊扰。须用附子理中汤，以救其垂绝之阳。如阳气已回，又宜随症而转加凉药。如附子理中汤加黄连，名连理汤，为渐向凉转之法（见镇江市中医学会1963年论文选编）。古人在治疗实践中，曾得出不少经验和成就，但拘于寒霍乱与热霍乱之争，而未能从阴阳辨证法则，在病机上说明问题，医亦难矣。

（注：予在1938年，曾写有《霍乱心得》上下2册，并有具体病例。今材料不在手头，故未具载，后以《谈谈急性肠胃炎以及霍乱病的治疗问题》刊登在《镇江市中医学会一九六三年论文选编》发表。）

痢下

夏秋间急发的，而且兼有发热的痢疾，每又谓时痢，以其因时而发。在大流行时，又称疫痢，以其有传染性。古人每称滞，是形容其下痢时，里急后重，滞而不爽。古人又每以痢和泻混称作利，今人已分。

痢以夏秋二季为多，冬春亦间有之。所谓疫痢，是言传染之广。而疫者，役也，封建时代劳役之意。沿门阖境，无有免者。亦可征痢下流行之广。我曾见在干旱时及抗日战争中多次大流行。治之得法，亦能迅速向愈。治不得法，缠绵颇多，因而死亡者亦不少。而且时痢每有热毒，或有后遗症。成人则转成慢性痢疾，经年累月，不能速愈。在小儿亦有成为牙疳者。故不可轻视之。

如先是水泻而转痢者，其病重。如先是痢疾而转成水泻者，其病轻。如痢疾而忽转有腹响声者，为向愈之征。痢疾本来只有里急后重，水泻则有腹响。痢疾而转有腹响，是将转为水泻，故为欲愈之兆。

痢之所下是冻垢黏腻，或红或白，或红白相兼，并每兼有恶心或呕吐，又说是噤口痢。轻症日夕一二十次，重则日晚无止时。而孕妇患者最为严重，故孕妇忌痢也。以其里急后重，气滞下坠，每引起堕胎。一经落胎，更为复杂。是以孕妇患痢，应特别重视，防其堕胎也。

在病机来说，夏秋之间，天热地湿，并口腹不慎。暑湿夹毒，或再停滞，停积。其传变一般与温热病不同。既不是三焦辨证的由纵的传变，也不是卫气营血辨证的由横的传变，而是一开始就气血兼有之，并亦有一开始表里兼有之。刘河间论时痢，治法有“调气则后重自除，行血则便脓自愈”，是气血两治法，医者多遵之。《伤寒论》又分太阴痢与厥阴痢。清代《温热经纬》中亦颇多论述，医多宗之。

在辨证论治中，如是痢下初起，在3天左右时间，痢下色白，或红白相间。日夕10余度，里急后重。或有形寒，舌苔淡黄腻，或黄腻。予每以如下方药：炒荆芥9g，赤苓15g，六一散15g，炒白芍12g，小川朴5g，炒黄芩6g，炒银花12g，西秦皮10g，焦山楂10g，煨木香3g，大腹皮10g，通草5g，炒扁豆15g，荷叶10g。

以上方出入，如苔黄甚，亦可稍加黄连，去厚朴。但在3天左右的病程，一般多是淡黄腻苔，厚黄或姜黄苔则甚少。吾师对痢疾习用苍术、葛根，予在实践中效果不显。且提升温燥太甚，予已不用。在《清代名医医话精华》中见用炒荆芥，予已用之数十年，疗效甚捷。荆芥虽亦微温，既能和荣且亦解表。昔清代名医尤在泾亦喜用之。在初、中两个阶段，予皆用之，平稳而有良效。有人不解，以其不读古人书，且缺乏实践经验也。

痢疾以黄芩、白芍、甘草为主药，每多用之。黄芩汤，原是张仲景法。白芍以和荣，黄芩以清热，甘草以缓中且解毒。里急后重之甚者，非此不能缓也（六一散亦有甘草，不必另写）。木香以调气，山楂以导滞，滑石、通草以清热利湿。炒银花亦是好药，有清热、凉营、解毒之功。清代医家亦用之而有效。大腹皮以疏滞气，亦兼消积。荷叶即升脾气，而且和营之功为独大。至于厚朴，性温而燥，可用可不用。如痢在初起，苔腻者用之。如偏干者不用。木香本是调气，在初期、中期用之。如呕吐者忌用，以其香窜，每令人作吐。舌无苔而红绛者禁用，以其耗液也。

以上治法，仍本刘河间和营与调气原则，但加以清热导滞而已。先服 3 帖，2 天服完有良效。以上药方，看似平淡，平淡中自有不平凡也。

仲景原有白头翁汤，亦治痢。但亦有效，有不效（自注：用于痢疾中期及后期有效者，用于初期多不效，以其有连、柏也）。同时，亦不能以一方而概之，病情各有不同也。任何工作，任何科技，应该遵古法而不泥于古方，采众善而不拘于一格。既要继承，更宜发展也。当代书法家林散之有云，唯变者为形质，而不变者为真理。又云，其始有法，而终无法，无法即变也。无法而不离于法，又一变也。予谓，为医亦然。

鲜藕治痢，是有效方法。如有鲜藕，亦不必服煎药。《重庆堂随笔》有此记载。1970 年，有周家塘村周姓，秋季痢下。经中西医治疗不效，来我处诊治。我嘱其以鲜藕 2 斤，煎汤代水煎药，2 帖而愈。人只知药之效，而不知实是藕之功也。藕既是和营，且又调气。在缺藕时，予每重用荷叶，亦效。但不及鲜藕之有力。昔王孟英的祖父王秉衡曾说，荷一身都是宝。即荷叶、荷梗、藕、荷花、莲子、莲房、莲须都是良药。

痢经失治，或治不得法，于是热毒内盛，气血两燔。痢下赤白，或所下纯赤，恶心，或呕吐。仍是里急后重，数至圊而不得便，度数益密。舌苔黄，或姜黄色，或夹灰，脉细滑而数。或有烦躁，小溲少。此热毒充斥，熏蒸于肠胃，以如下法：

益元散 15g，郁金 9g，炒白芍 15g，川连 3g，西秦皮 10g，白头翁 12g，炒银花 15g，炒荆芥 9g，炒黄芩 6g，通草 5g，赤苓 15g，大腹皮 10g，煨木香 3g。以鲜藕 2 斤，煎汤代水。

以上法出入加减，不呕吐，去郁金。呕吐甚，或去木香，加石莲子。如所下血多，去黄芩，加黄柏 6g，或加大黄 9g，以荡涤之。舌苔灰黄而干，还要加鲜石斛 6g。如苔干黄而呕吐甚者，还应用鲜芦根，并以鲜藕煎汤代茶饮之，服后亦能以次向愈。

还有一种，是经过误治，误服炮姜、肉桂。予曾遇之。舌红或绛，而干，光亮无津。痢疾本是气血两热，津液易耗。误用温热，以火益热，肠胃煎灼，津液耗伤。有呃逆者，亦有神昏惊厥者，于是变证蜂起。应以育阴，清热，凉血，如下：

西洋参 9g，大麦冬 15g，炒白芍 12g，白扁豆 5g，鲜生地 30g，金银花、天花粉各 12g，西秦皮 10g，白头翁 12g，鲜藕，枇杷叶。（编者注：先生手稿此处鲜藕、枇杷叶无剂量。）

如舌干甚，还应加鲜石斛。予初行医时，曾出诊至漕桥。有一病员，误服肉桂，出现以上险症，以此治之而愈。

至于病后调理，忌用辛温刚燥。应以沙参、石斛、扁豆、绿梅花、穞豆衣、炒银花、丝瓜叶、鲜藕、香稻叶、白芍以清余邪，是甘凉养胃法。

须知，痢与水泻不同，在治疗上有原则区别。水泻一般不用润药。在痢疾只要舌苔不腻，可用之。但注意辨证，无药过病所。

又痢疾迁延经久，病情危笃。虽经治愈，愈后不久，转成腹大。有脾阳暗耗而成者。亦有热毒未清者，另有治法，兹不赘。同时，痢疾重症，后期有出现口糜，亦是危候。在春温条中已论及，亦不赘。

又，小儿麻疹，热毒内蕴，最后每有转成痢疾。可以前法为依据，辨证治之。但要加人中黄 6g，紫草 3g 以解毒。

抗日战争初期，戴溪桥已故奚咏裳，幼科名医也。我初行医时，屡见其方。其侄奚升初，本习幼科，后改为普内科。治温热病多宗余师愚、吴又可法，动必石膏，而且剂量甚大。后在秋季，自得痢疾（注：时年仅 40 多岁），重用石膏而死亡。《瘟疫论》《瘟疫明辨》之清瘟败毒饮，重用石膏，是为温热病中之发狂、发斑而设，非用于痢也。虽是疫痢，自与瘟病有别，亦与一般的温热病不同。石膏，辛，大寒，重镇之品。白虎汤是用于阳明经证，而阳明腑证不中与也。刘河间虽用和营，而与调气相互制约。即在痢下之热盛时，石膏亦不对证。此非伤寒之阳明经证，用大黄之荡涤肠胃则可，本是通腑之法。石膏大寒重镇，已药过病所，反而引邪入里，此不辨证之咎也。

黄疸

黄疸，《温热经纬》亦列入外感温热门，叙述颇详。《瘟疫明辨》更称为瘟黄、疫黄。此言其传染之强烈。四时皆有之，而以长夏季节为独多。以长夏是暑湿正盛之时，人在气交之中，易于感染。

此病颇恶，反复性大，而且不易速愈。失治，或治疗失当，愈后往往不良。在前期发黄时，退黄不难。在中期反复甚大，病情复杂。在整个治疗上，中期是关键。一到后期，腹胀大（肝硬化腹水）。轻型若及时治疗，治之得法，亦能迁延岁月。重型愈者实少。

此病预后之好坏，与年龄有关。一般来说，在青少年，治愈较易。即不服药，亦往往自愈。在中年治之得法，亦较易愈。如老年50岁以外的，治之颇难，难是难在后期。前期黄退后，中期又未与注意，到后期腹胀大的比例特别多。此亦言其大概也。《内经》谓病分初、中、末。此亦言病之阶段。由于阶段不同，病机有差异，因而治法亦往往有别，甚至在原则上不同。辨证论治的祖国医学，是随着阶段和条件的变化而发展变化，在治疗上亦是随着不同的具体情况而变化的。这是辨证论治的特点。

此症肝有热，脾有湿，湿热交蒸，则成黄。朱丹溪以黄豆做酱黄来形容。初期是热多湿少，或湿热参半。在热湿正盛之时，病家医家，都能引起重视。中期从现象上看，各种症状已逐渐消失，在思想上就往往大意，并不是“宜将胜勇追穷寇”。往往放松治疗，隐患乃伏。有时肝之郁热偏重，有时脾之蕴湿偏盛，湿热无定体，反复性大。如湿偏盛时，腹部饱闷不舒，有胀气，食后更甚。舌苔多白腻，脉多缓带弦。正如叶香岩所说的，热去湿存而阳微之意。如热偏盛时，自觉内热头昏，肝区痛，不思食。舌苔多淡黄腻，或黄腻，脉多弦滑。这是炎威虽退，余烬犹存。这两种湿热偏重偏轻，往往交替发作，相互易位，迁延久缠不已。有部分病例，并非短期所能速愈。如果只看现象而不究本质，往往误事。中期，既是彻底肃清前期遗留下来的余热余湿，又是防止和杜绝后期腹胀大的重要阶段。到了后期，由渐变到突变，量变到质变，一经腹胀大，就难于为力，预后就往往不良。因而说，抓住中期的辨证治疗是关键性的。

下面具体谈谈三个阶段，即《内经》所谓初、中、末的症、因、脉、治问题。

初期

前期初起时，内热胃呆，周身逐渐发黄。或有胃部发闷，溲赤，大便或溏，疲倦乏力。亦有形寒者，或皮肤发痒。舌苔淡黄腻，或黄腻，脉多滑等。古人论黄疸，虽有谷疸、酒疸、女劳疸、黄汗等不同，又说不外阴黄、阳黄两种。黄而光亮如橘皮色者为阳黄。灰黄而滞，或黄中泛青者为阴黄。阳黄宜茵陈栀子柏皮汤、茵陈蒿汤等法。阴黄宜茵陈四逆汤、茵陈五苓散等法。其实这种阴黄、阳黄之划分和治疗方法，当然是从实践中得来，是通过实践中检验的。但忽略了各个阶段的特征，在立论上没有把阶段论结合进去。以阴阳法则的辨证论治，是包括病的初、中、末，即阶段论的。阳黄多在前期，阴黄多在后期。其中当然有反复，但大体情况确是如此。同一病人，同一黄疸，何以忽阳忽阴。这些病例中，何以有时叫它阳黄，又何以有时叫它阴黄。这是各个不同的阶段，热与湿两个方面。即热为阳，湿为阴。在错综复杂的情况与病机上，随着不同的阶段，阴阳的相互消长，相互转化，在各个不同阶段，反应表现出不同的现象，亦即医学上的病机机转问题。因此，由于前期（前阶段）是热湿交蒸，或热重于湿，或热湿参半。邪气虽盛，正气未虚，当以清热化湿，利湿为主，治热治湿，两面兼顾。并据四诊得来的客观情况，主要是舌苔黄腻的程度，分出热与湿的孰重孰轻，孰多孰少。

在治法上，有热湿同治者，有热湿分治者，亦有一药既能清热又能利湿者。但是应该注意，热重湿少之症，以清热为主，化湿为辅。如果化湿药太多，而且偏于温燥，就会助热，耗肝伤阴。湿多热少之症，应以化湿为主，清热为辅。如果清热之药太多，而且偏于苦寒，就会伤脾助湿。

亦有个别病例，一发即高热，舌苔姜黄而厚，偏干，来势甚猛。又宜黄连，黄柏，鲜石斛，鲜芦根，银花，青蒿，茵陈。如在夏秋，并应多食西瓜。（曾有一礼加公社女教师，怀孕 6 个月，西医说是急性黄疸，予以上法治愈。）

中期

在中期治疗上的重要性及关键性，已如上所述。由于中期阶段各种症状逐渐消失，并由于黄疸一症的复杂性与严重性，特别是老年人，最易大意，放松警惕，忽于继续治疗。同时在中期阶段，肝热脾湿，暂退隐伏，卷土重来，反复性大。在复发时，虽较前期缓和得多，事实是“庆父不去，鲁难未已”。同样是肝热脾湿，纠缠不清，有时以肝热为主，有时以脾湿为主。例如，肝区隐痛，胃部饱闷不舒，脉滑或带弦，舌红，苔黄腻，饮食不振，此热湿仍甚，仍以清热化湿。又如，腹部饱闷，嗳气，能食而不易消化，亦有轻度肝区痛，舌苔白腻，脉细缓隐滑，此以脾湿为主。叶香岩的热去湿存，阳微之意，是对此症而言。阳微者，指脾阳衰。湿甚，健运失司，宜健脾化湿，温运脾阳。又如肝区痛，胃呆食少，舌红或绛，无苔，此不特肝有郁热，而胃津亦伤。宜清肝通络，兼养胃阴。如巩膜仍黄者，费晋卿在《医醇賸义》中有茵陈玉露饮，有效。如茵陈，川石斛，天花粉，沙参等。

中期在治疗上的困难，是在其现象上的和缓，本质上的复杂。时起时伏，一时热较重，一时湿较重。一时阴伤，一时阳微。更替易位，纠缠不清。有部分病例，往往难于速战速决。因此，必须辨证论治，稳扎稳打。把住中期关，防止和堵住转入后期，是至关重要的。

后期

腹胀大（肝硬化腹水）。黄疸迁延至腹水，已是难愈重症。轻度腹水，治疗得法，尚可迁延时日。重度腹水，难于为力。有人认为，腹水是突如其来，其实不然。在后期腹水之前，亦有前驱症状。病者医者，未能及时注意。前驱症状是胃部、腹部饱闷或饱胀。嗳气，食后更甚。往往有2~3个月之久，于是逐渐腹部胀大。如在后期，前驱症状发现时，及时治疗。如温运脾湿，疏肝理气，亦有改善症状而暂时缓解者。《金匮》所谓“见肝之病，知肝传脾，当先实脾”。这是预防腹水的一个主要措施。

腹水形成之后，亦有发黄者。面色黧黑，或灰滞不泽。脉多细弦，或弦硬不柔。这是通常所说的阴黄。宜茵陈四逆汤，或合茵陈五苓散。但黄易退，腹水难消。在垂危时，每有神识昏迷。转用清热解毒，凉心宣窍。昏迷亦能一时清醒，而腹水终难消退。攻逐之法，亦有效，有不效。即使暂效，终必复发。余听鸿《诊余集》有用金匮肾气丸验案记载，予屡试用，效果亦不好。

综上所述，《内经》病分初中末，是辨证论治的一个重要方面。但是阶段与阶段之间，难于一刀两断，截然划清。多有牵连，互相渗透。所谓阶段，是大体上的划分而已。

（注：本文曾在镇江地区中医学会1978年秋溧阳会议上讲读，并在1980年的《武进中医》刊出。）

附：立法选药

前期。

症状如上述，舌苔淡黄腻。

青蒿梗12g，赤苓15g，小川朴5g，块滑石（或六一散）15g，通草5g，炒黄芩6g，焦六曲10g，佩兰叶6g，茵陈10g，藿香6g，黑山栀10g，荷叶10g。

如舌苔厚黄或老黄，加黄连3g。一起就是重症，亦可三黄同用，以其热盛也。苔黄而干者，去川朴、六曲、藿香等化湿药，还可用鲜石斛、鲜芦根。这是少数，亦不可不知。

在一般性黄疸中，在化湿药中，吾师巢渭芳习用苍术。燥湿之药，以苍术为最，厚朴次之。黄疸多有皮肤瘙痒者，亦以其湿热之故。可用地肤子，清热化湿，利小便，一药而兼治之。其他如银花、连翘亦可参酌用之。总之，有定法，无定方，更无定药。大匠能使规矩，不能使人巧，无印定眼目，辨证论治可也。

中期。

在中期，有些时候，有些症状与前期大体相同，就以前期症状相同的方法治疗，但这是少数。多数在中期的特点，与前期不同。前期从形式上来看，是来势凶。实际上是容易治疗，容易缓解。一到中期，从现象上看，平和得多。实际上，肝热脾湿，蕴伏未清，每有隐祸。不仅复发率高，而且热湿纠缠，相互易位。有时偏于热重，有时又偏于湿盛。所谓辨证论治，就是根据客观实际，灵活运用。病情转变，治疗也随之转变，切切不可套定一方一法。病者医者，都要有耐心，打持久战。

黄疸在中期的胃脘饱闷，腹部有胀气，是普遍性。肝区隐痛，亦是普遍性。有的如舌苔白腻，脉缓滑。从湿主治，以健脾化湿为主。方药如下：

川朴 5g，茯苓皮 15g，藿梗 6g，炙内金 8g，焦六曲 10g，大腹皮 10g，陈皮 5g，炒枳壳 5g，焦薏仁 15g，香橼皮 10g，佩兰叶 8g，荷叶 10g。

如脉细舌淡，胃部闷甚，亦可加香砂仁 3g，煨生姜 4g，以振脾阳。脾既恶湿，脾阳式微，则健运呆钝也。这种类型较单纯，效果较好。

若舌质红，有黄苔，脉滑而弦，仍是郁热未清，而兼有湿也。治热呆湿，治湿呆热，必须兼顾。视其热湿之孰重孰轻，在治疗上有所侧重。不可只顾一方，不顾全局。用药大体如下：

青蒿梗 15g，赤苓 15g，块滑石 15g，炒黄芩 9g，小川朴 5g，佩兰叶 9g，连翘 10g，通草 5g，橘红 5g，银花 12g，灯心 2g，藿香 6g。

如舌苔厚黄，老黄，带腻，应去黄芩，加黄连，或芩、连同用。如苔黄而腻甚，加菖蒲以化湿。古人每用甘露消毒丹，此方是叶香岩自制。其他有玉枢丹、神犀丹。王孟英盛赞之。

还有一种是光绛无苔，此症最恶。肝区隐痛，燥药、淡渗药一概禁用。如甘凉太过，每产生胃腹不舒。宜轻清流通药，切勿呆滞滋腻太过。例如：

北沙参 15g，郁金 9g，瓜蒌皮 15g，绿梅花 3g，天花粉 13g，桑叶 15g，双钩藤 15g，川石斛 15g，生蛤粉 20g，枇杷叶 10g。

如光绛无津，干甚，可用麦冬、生地、元参。不易速愈，药轻则无效，药重则反伤胃气。应该知道，舌苔容易化去，舌质恢复较难，非长期不为功。往往因舌质光绛，心急冒进。过用甘凉，影响胃气，引起胃痛。则一病未已，一病复起，更难措手。

总之，主要以舌苔为依据，以观其热湿之净与未净。如前期一过，症状缓解，而舌苔黄腻不化者，或舌质光绛者，切勿大意，隐祸正伏也。

后期。

一般是指轻重不同程度的腹水期。

一般来说，老年人如 50 岁以上的，多数是在黄疸开始得病后，半年左右时间，即逐步有腹水发生。如前所述，亦有前驱症状。如胃脘及腹部饱闷不舒，有发胀感觉，或者在中期就本来有腹部饱胀症状。在后期前驱症状发生后，又未予重视，或治不得法，就逐渐产生腹水。快慢程度亦不一，有的缓慢地进行，有的发展迅速。有腹水的病情更为复杂，且预后多数不良。有暂效而复发者，有愈后几年而又复发者，有终致不起者。治法大体如后。

若腹胀大而舌苔淡白润，脉沉细，此种症状较为易治。以壮肾阳，健脾运法。如淡附片，茯苓皮，炙内金，巴戟天，焦六曲，破故纸，葫芦巴，陈皮，砂仁，冬瓜子，冬瓜皮，藿梗，焦薏仁，煨生姜，生姜衣等服之。有效，或有暂效。腹水减轻后，可去附子片，连服几十帖。但内金剂量要用足10g方效。腹水症，应重用内金。句容县医院一个骆姓老医说，应用20g。亦是经验之谈。(自注：黄疸后，腹胀大。脉缓细软，舌淡白润者，易治。脉弦硬，舌苔黄腻，或舌光而红，或绛者，为难治。)

如舌质红，有黄腻苔，或厚黄腻苔，脉滑大而弦劲，此症多不治。用寒用温，二有关碍。予曾用苓桂甘露饮法，效果亦不显。如用连朴饮加味，疗效亦不佳。还有一种是舌光绛，腹亦胀大，此亦难治。

在黄疸后期，至产生腹水后，确是棘手重症。但腹围在80厘米以内者，又较好治。在80厘米以外的，更为难治。因而在治疗黄疸过程中，把住中期关，是至为重要。既是善后，又是预防。至于脉象，肝病多弦，愈弦则病势愈剧。如强硬而弦，古人谓是肝之真脏脉，多危。

暑温

暑温、秋温，多发生在农历6月至9月。吾师每将夏至后发病的称为暑温，或暑邪。立秋后发病的称为秋温，或秋邪。由于天暑地湿，暑湿相并者多，因而又名湿温证。暑温、秋温，在辨证论治上大体相同。但由于各个季度的自然气候有差异，即在每一年的同季节中，气候旱涝与凉热往往亦不同。如亢旱久则热重，雨水多则湿重。因而在热与湿的轻重程度上，历年有所偏重偏轻，因而又每统称为湿温证。在治法上首遵《温热经纬》，以卫气营血辨证为主。热为阳邪，湿为阴邪。要清热而不呆湿，化湿而不助热。热湿夹杂，病情缠绵，应采取积极慎重方针。

是症初起时，形寒发热，溲赤，或有头痛，胸闷泛恶，舌苔多淡黄腻。继而形寒渐轻，发热渐重。最后不形寒，只发热，热渐盛。舌苔亦由淡黄而厚黄，或灰黄。严重壮热，神昏惊厥时有黑苔（此湿温已化燥）。亦有红绛，光干舌，而无苔。此是由卫到气，由气转营转血之征。

中医称七日为一候。往往在第一候的传变中，是由卫到气。在第二候传变中，是由气到营（亦不一定）。此病有迁延1~2个月之久者，出痞，出疹，出斑。西医斑疹伤寒相类，中医亦统称伤寒，以伤寒有五也。叶天士曾说“如抽蕉剥茧，屡出不穷”。中西医治疗，各有所长，各有所短。予学医时及初行医时，每见舌苔黑者，今已少见。

一般言之，中医治湿温有两种不同治法。其一是清热化湿，或解表清里。依卫气营血之传变，依次论治。此法是稳，然而拖延较长。另一是，先用辛温化湿，分而治之。先祛其湿，但化湿之药，辛温燥烈居多，服后迅即壮热化燥，舌苔燥干。湿化后转与大剂清热存阴，此种治法彻底。化湿清热分两步走，其效快，但险而不稳。

昔前黄公社蒋玉亭医生及家乡邵医生，在初期治法上，均喜用大剂温燥。如平胃散、二陈汤。化燥后，又未急用清凉，因而多有险症发生。运村镇有一徐鹤皋医生，出身于中药店，喜用寒凉，如三黄汤加玉泉散、鲜石斛。因而适合用于湿温后期之化燥者。所以又各有所偏，各有所长也。为医者，务必求全。医不比文字，如文宗两汉，诗法三唐，词宗宋，曲宗元，已是不差。医而偏则误人性命矣。此为医亦难也。呜呼，可不慎哉。

予治此症，是法予师巢渭芳先生，但亦少为更易。如在第一阶段，即前期，一般在发病起至7天左右，形寒，发热，溲赤，骨骱楚痛，亦有大便微溏者，舌苔微黄而腻。此病在卫气之际，即由卫入气之象。我师习用大豆卷以解表。查豆卷制法，是用麻黄水浸，以发汗，我用之效不显。有人还喜用豆豉，原有栀豉汤。但豆豉味浊，令人作呕。栀豉汤虽本是上者引而越之，有呕吐作用，但浊味之药，甚难下咽，而且效果亦不好。予已改而不用。方药如下：

鸡苏散 15g，赤苓 12g，青蒿梗 15g，藿香 6g，炒黄芩 8g，橘红 5g，通草 5g，连翘 10g，银花 12g，石菖蒲 5g。玉枢丹 0.6g 开水送下。

舌苔较黄者，加川连 2g。大便溏，加炒车前子 12g，煨木香 2g。芩、连既清热，又化湿。鸡苏散中有薄荷，亦清热利水，而兼发表之意。银花、连翘以清暑热，藿香、菖蒲以化湿祛浊，而青蒿是清泄，赤苓是利溲祛湿。其中以玉枢丹最为有力。化湿热，辟秽浊。一般性的暑湿症，我每不开煎药方，嘱每日服玉枢丹 1g，分上下午开水送下，连服 3 日，多愈。在夏秋湿温症中，为常用之药。此予数十年实践中之经验，亦一秘诀也。

如舌苔厚黄而呕吐，去青蒿。青蒿虽清泄少阳，究竟性偏于升，故去之。加生竹二青，或淡竹叶。如大便微溏，亦不必专门去治便泻，略加炒车前子、煨木香可已。“伤寒如大便溏，为邪已尽”“湿温以大便溏为邪未尽”，此亦言其大略也。

第二阶段，大概在第二候，即发病后的第二个七天左右。在第一阶段中，虽经治疗，或治不得法，病情继续发展。形寒已轻，或形寒全止，而发热益盛。泛恶，口渴，烦躁，或神昏谵语。舌苔或黄，或起刺，或夹灰色。如曾因辛温药误治，则壮热益甚。则用如下法：

鲜石斛 15~20g，郁金 10g，川连 3g，连翘 10g，黄芩 6g，玉泉散 15~20g，银花 15g，双钩藤 15g，生山栀 10g，淡竹叶 30 片。至宝丹、紫雪丹、牛黄丸，均可选用一种。如在有西瓜季节，则恣食西瓜。

应该知道，热甚时，反而胸闷不舒，愈热愈闷（自注：热郁于中焦，故胸闷）。不必因其胸部发闷，而误用燥热利气。只要舌诊正确，放胆用之可也。如舌腻，玉泉散禁用（亦可玉泉散再加化湿之品），鲜石斛亦参酌用之。

验舌之中，无论何种苔色，干与润是主要关键。如苔腻，稠黏，满布，虽有灰色，或神昏，应用苍术白虎汤加菖蒲，或连朴饮合二陈同用。苔腻，则湿仍甚也。一般来说，舌苔干者，服玉泉、石斛、芩、连后，热势会渐减轻，苔会渐化，舌亦能转润。灰黄苔、老黄苔，亦会渐化。

验苔之法，苔在舌面啃紧者，为重。服药后颜色虽未化，而苔的根脚松动而浮起者，此亦渐愈之症，无需惊慌。由灰色到黄色，再由黄色转化淡黄色，此病为顺，为欲渐愈。如本是灰黄，厚黄而干，1~2 天之间，苔尽剥落，而见光，红绛舌，无苔，此阴津大伤。舌光而润者为轻，光而干者为重。禁用苦寒及淡渗之品，与甘寒法。甘寒法中，应用剂量之轻重，则视舌之干润程度而定。以增液汤加味，如鲜生地、元参、麦冬、鲜石斛、银花、天花粉、鲜芦根、淡竹叶等。如神昏者，应用神犀丹，仍吃西瓜可也。犀角、羚羊角价贵既缺，今已不用。亦有舌绛而苔黄者，此气血两燔，黄芩、黄连、银翘、与鲜生地、鲜石斛、石膏同用。

暑温症、秋温症到第三阶段，即病程在半个月之后，或迁延经月，病情更为复杂。一般来说，是有各种各样原因的。有些是早期失于治疗。有些是治不得法。有些原来就有他种慢性病，由于外感，复引起平时的内伤病复发，成为合并症。有些老年体弱者，正气原来不足。还有些发病后口腹不慎，油腻，恋邪停积等。由于病程一久，邪未清而正已伤，形成虚实夹杂。《温热经纬》一书中，大法已备。

在此阶段，往往白痞，红疹叠透，仍亦以验舌为主。有日晡仍有形寒而发热者。或有谵语而舌苔反是淡黄腻，或黄腻。病程虽久，邪热仍在气分，此邪热始终在逗留者也。有入营之后，经治疗而外传气分者，亦有炎威虽退，而余烬犹炽者。凡是余邪未清，或病邪仍在气分，切勿寒凉过用，致使药过病所。

如舌苔淡黄腻，则以益元散、青蒿、炒黄芩、佩兰叶、藿香、橘红、连翘、竹叶等。有谵语，用天竺黄、菖蒲。更有日晡形寒发热，而舌苔白腻者，亦宜藿香、佩兰、郁金、橘红、川贝母、姜半夏、薏仁、枇杷叶、荷叶、青蒿、益元散等（有人喜用三仁汤）。如舌苔仍是厚黄，灰黄而干者，仍以第二阶段治法治之。如舌红绛光，仍用养胃育阴，兼清余邪。老年体虚，光绛苔多有口糜发生，是险象。前已论及，兹不复赘。还有一种舌苔，虽是色白而干糙起刺，既是气分之邪正盛，而津液亦伤，颇有进退两难之势。仍宜清肃气分，兼以生津。

至于出瘖出疹，方书谓白瘖属气分，红疹属血分，但不可泥定。在气血两燔时有红疹，白瘖，夹杂透发者。《温热经纬》中谓，白瘖如水晶光亮者佳，白如枯骨者危。这是实践中经验。

还有一种变症，即在壮热时，汗大出。汗多伤阴，阳无所附而飞越，即阳亡险症。肢厥冷，脉或伏，或沉细如丝，面色皖白，神气颓伤。此阳亡在即，瞬息即逝，至危至急。急与参附龙牡汤以回阳，阳回后转予清热存阴。明代万密斋，清代徐洄溪、许珊林都是老手明手。《余听鸿诊余集》中载“昨日阳亡而救阳，今日阳回当保阴”，此等处，稍有错误，性命攸关。

至于病后调理，亦是辨证的。世人以吃补药为调理，此大误也。《内经》原有“谷肉果菜，食养尽之，无使过之”之戒，因而以不服药为原则。即使服药，亦应根据具体情况而定。参、芪补气，气有余便是火。地、术呆滞，有呆脾运。如病后余邪未清，以清余邪为主，兼和胃气。如舌红无苔而胃阴未复，应以清轻养胃，育阴为主。如脾阳不振，而有肿胀者，应以健脾为主，亦不要过用辛温。王孟英所谓“去其所本无，即全其所本有”。病留则实者亦虚，病去则虚者亦健。

时病后有三复，即食复、劳复、女劳复，亦每有之。至于阴阳易，确不多见。

在上述辨证论治中，每言舌诊。舌诊亦很繁复。但较之脉诊，则亲切可见。为后学易于辨认，易于掌握。其实审脉，亦很重要，是头等功夫，辨证依据。对温热的脉学，同样是重要的。但脉道精微，心中了了，难于以言语来形容。要有深厚的实践经验，又有理论基础者，方能言此。脉学对病的进退、顺逆、预后的吉凶，在诊断价值很大。较之舌诊更为正确。但应该明确，辨证论治的基础，是四诊八纲。四诊是了解情况的手段，八纲是分析辨证的方法。症有疑似凭诸脉，脉有疑似凭诸舌。还要注意运用舍脉从舌，舍舌从脉，或舍症从脉，舍脉从症，以及舍症从舌，舍舌从症等的辨证方法。切不可抓住一点，不及其余。

温热之脉本数，湿邪之脉本软。暑脉又多虚，以暑伤气。此言其大概也。既是暑温夹湿，则热与湿纠缠在一起。而湿热之间，孰多孰少，在气在血，又各不同。因而在脉象上，同样又是错综复杂的。大体言之，邪在卫气时，脉多浮而偏数。如是湿重，又偏软，或偏缓。如偏热，则数益甚，而有力。迨后邪传营血，则逐步转数，而有急数、细数、大数等不同。温热病病程愈久，阴分愈伤，而脉愈数。神昏惊厥而脉见中动，为多数不治。中动脉象，寸尺部不显，关部脉浮细，厥厥动摇，此预后不良。我师常言之，予亦试之不爽。舌绛干无津，虽有高热，而脉反涩滞不扬。阴伤液枯，脉道不利也。在高热时有促脉，后期正阴虚时有结代脉。古人论促、结、代，当分阴阳。促为阳，而结代为阴。《伤寒论》的复脉汤（又名炙甘草汤）是为结代脉而设。《温热经纬》中，王孟英主张去参、桂、姜、枣，而世人不知也。促脉应以清热为主，结代脉应以育阴养心为主。神昏惊厥严重时，脉象又每无定体也。或大，或小。热极生风，而风无定体也。又如热重时，应以脉大为吉。如见细小，则阳病阴脉，为逆。又如热渐退时，脉亦应见缓象，反而见急数者，此亦逆也。又如大热、大渴、脉大、大汗而忽见脉细微而肢厥者，此阳将亡也，危在顷刻。不论舌苔如何，急予回阳，稍迟则不救。此等处尤其重要，不可不知。又如本是脉大，而突然见细，或本是脉细，而突然见大，都是逆象。在厥逆或阳亡后，脉暴起暴大者亦凶。所谓脉暴出者死。

秋温。在立秋之后而病者，谓之秋温。辨证论治同前，唯较暑温为难治，病程更长，出痦疹为更多。兹不赘。

暑风惊厥

西医所谓的乙型脑炎，中医并无特定病名。《温热经纬》有暑风惊厥之称，而论述甚详。病发于夏秋二季，儿童居多。其发生发展都较快。一起病，即头痛，呕吐，发热。一般在 5 天左右即发展到神昏、抽筋、角弓反张、喉有痰声。病死率颇高，且有后遗症者亦多。

近代医者多以石膏、大青叶、板蓝根等套方治之，其实非也（应辨证论治，不应用套方）。既是病者，以儿童居多，且病起迅速，儿童吃中药又有困难，则以中西医结合治疗为优。而确定其邪之已净未净，则以中医的舌诊为优。是各有长短也。

对儿童验舌，要进一步看，深一步看。如儿童的淡黄苔，要作为成人的深黄苔论治。如深黄苔，要作灰黄苔论。如灰黄苔，要作焦黄苔论治。否则药力落后于病势，药与病不相适应。此病来势凶猛，变化更大。

在 1975 年，我院收治患者颇多。凡轻症重症，热多湿多，及治后出院，均以中医舌诊而定。其实任何病，以中西医结合为优。现在的问题是，中医缺乏钻研，更缺基本功。人云亦云，生搬硬套，缺乏辨证。呜呼！如此结合云乎哉。则亦可笑可悲矣。

治疗是要辨证论治的。是暑多还是湿多，暑、风、湿各占多少。岂能一方面而概之。还有阶段的不同，还有转化之各别，岂能始终如一,一动不动，而以一方治之。天下任何事物无此理也。

症状已如上述，主要是辨明暑、风、湿之相互关系，相互移易。对祖国医学，需以辨证论治的态度对待。

如初起时，发热头痛，呕吐，舌苔淡黄，或黄腻，此暑热夹湿。过用寒凉，热湿遏伏，邪不得化。还是按暑湿病之治法，如鸡苏散、芩、连、藿香、橘红、银花、连翘、钩藤、石菖蒲。并服玉枢丹，以清暑化湿，兼以宣浊。如此治法，亦有并不风动惊厥而愈者，亦只有产生轻微的风动惊厥而愈者。如舌苔干黄，或有灰黑而干，自应用白虎汤加鲜石斛、郁金、钩藤、竹二黄、芩、连等。以服紫雪丹为最好，既有三石以清热，又有麝香等化浊宣窍，但须用至一钱（3g）方效。犀、羚本是要药，今已不用。在重症中，严重抽筋，连续不止，喉间痰多，则用中药鼻饲法，并与淡竹沥以化痰。在夏秋季节，有西瓜时，可恣啖西瓜。予以此法，获救者亦甚多。又在口腔喉间痰多时，则舌苔反润（痰多时，痰粘舌上，反而黏腻，掩盖真实情况），又当以症脉为主。或舍舌，或做参考可也。如病情逐步减轻，则用药亦须逐步减轻，切勿药过病所。

1959 年，乙型脑炎大流行时，午后我和承少槐医生同去巡视病房。见一儿童，11 岁，面汗如珠，面色㿠白，神情颓丧。急脉之。肢厥，脉沉细如丝。予一惊，此亡阳也。急以大剂参附合鲜石斛煎服，汗收脉起。仍以清化法而愈。

又，1975年，某男，9岁，被诊为乙型脑炎。发热至41℃。西医邀我开中药方。视其舌，淡润如平人，脉则沉细无神，而腹部则胀大，板硬而坚。我曰，此非乙型脑炎也。舌、脉、症如此，毫无热象，而寒湿夹滞则有之。我以附子片，焦苍术，焦六曲，炙内金，大腹皮，香砂仁，陈皮，藿香，荷叶。服5帖而发热渐止，神识由半昏迷而清醒，轻微抽筋亦止，腹部渐平软而愈。所以中西医各有一套完整的理论基础和实践经验，不应该强同。更不应舍己从彼，枉道徇人。此病例是寒、湿、滞交阻，迫阳于外，此亦少数仅见而已。

此病每有后遗症，如神识呆滞不灵，四肢牵强，语言失灵等。即在1959年，戚如埝，一小女孩，12岁。病后口角流涎，两手常拘急不灵，神识呆顿，随地大小便。嘱其针灸及服伸筋草、丝瓜络、桑枝、钩藤。3个月亦愈。

伏邪（伏暑）

伏邪，又称伏暑。多发生于晚秋季节，冬初亦偶有之。雷少逸在《时病论》中称为晚发，有伏邪晚发之文。此症迁延缠绵，难于速愈。初起形寒发热，但寒与热均不重。或有胸闷，头重，舌苔初起时，以白腻满布者为多。过清过温，悉非所宜。病程一长，则逐渐热重，透痦出疹，大便或微溏。既非一清可解，亦非一燥可化。此症传变较慢，比夏季、秋初之暑湿、暑温更为迁延。

已故蒋玉亭医生用平胃散加鸡苏散、佩兰叶、青蒿、藿香等，有效。但疗效不快。有人用三仁汤以宣上中二焦，效亦不显。予对此症，起初时亦以鸡苏散、赤苓、厚朴、青蒿梗、藿香、佩兰叶、通草、橘红、焦六曲、连翘、荷叶、菖蒲等出入为方。苔淡黄，加炒黄芩。苔厚黄，加黄连。亦有神昏用川贝母，郁金，天竹黄，钩藤，竹叶。

还有一种伏暑化胀，亦以深秋时为多。苔淡黄腻，腹胀大。《温热经纬》及《清代名医医话精华》均有论及。古法用桂苓甘露饮，即五苓散加三石。予宗其法而变其方。以六一散，茯苓皮，炒银花，焦六曲，小川朴，炒黄芩，通草，青蒿，大腹皮，荷叶等。此方银花要炒用，并用五钱（15g）至六钱（20g）。伏暑化胀，炒银花是主药，有效。既是伏暑化胀，就仍在暑字上做文章也。

温疟

温疟，即夏秋季节的间日疟，或日疟。新中国成立前，这种病是普遍而大量存在的。新中国成立后，由于预防服药，疟疾几已绝迹。但服奎宁每有不良反应，如三叉神经痛、口腔溃疡。

少数患者有后遗症，并有引起暑湿内伏的胀满症。治不得法，难于速效。其治法亦宗王氏。在王孟英医案中，如暑而夹风者，以桂枝白虎汤。暑而夹湿者，以苍术白虎汤。如单纯暑热者，以竹叶石膏汤。有人用小柴胡汤，是照少阳胆经治疗，效不显。《温病条辨》有草果知母汤，吾师每用之，效亦不好。我后用王氏法，几十年来，效甚速。方药如下：

桂枝四分（1.5g），知母三钱（9g），玉泉散六钱（20g），焦六曲三钱（9g），青蒿梗四钱（12g），大腹皮三钱（9g），通草七分（2g），炒黄芩三钱（9g），银花四钱（12g），陈皮钱半（5g），荷叶三钱（10g）。玉枢丹二分（0.6g），开水先送下。

如苔姜黄色，去黄芩，加川连五分（2g）。苔黄而干，并加鲜石斛五钱（15g）。此是暑热夹风治法。苔腻甚，如淡黄腻、姜黄腻、灰黄腻，此暑热夹湿，去桂枝，改用焦苍术二钱（6g），余照旧。但一定在疟发前半日，把2帖药服完。我曾屡用，疗效之快，不逊于奎宁。

至于三日疟，常山、草果、柴胡，效亦不显。《陈修园医书四十种》载有，久疟不愈，当以温补收功。我后用此法有效。

此类病，今已不多，且多由西医治疗。录此以备中医之一法。

秋燥

深秋季节，即在农历九月前后。雨量少，气候干燥。文人说是，天高气爽。吾师说是，炎暑已消，金风乍焉。人在气交之中，自觉干燥。昔喻嘉言在《尚论篇》中谓是秋燥伤肺，并有清燥救肺汤一法。我的体会，在这个季节，如久旱不雨，则秋燥症较多，而亦较为严重。如雨水多一点，则燥气就轻。其症状是发热，咳嗽。热重则有神昏，咳嗽每夹痰血。大便亦有溏薄，舌苔易于干燥起刺。治疗原则，甘凉以清肺润燥，甘寒以清暑泄热。

忆1935年秋，亢旱无雨。九月秋燥大行，而来势甚猛。在初诊时，仅病发二日，自不会以大剂石膏、鲜生地法。讵知病情迅速变化，神昏谵语，舌苔淡黄起刺，无津。须以白虎增液而病始退。嗣后其他病人来诊时，都舍舌、舍脉从症，一开始即用白虎增液。而初起还不敢如此用法，逐渐放胆用之矣。

自然气候与人脏器之关系有如此者，其燥气之严重，我生平亦遇见过一次。一般性的秋燥则常有之，而且平时有慢性病者，在秋燥时易于复发。并须用润燥药方有效。我见之屡矣。

夫秋燥一症，当以三焦辨证为主。亦是燥气上受，首先犯肺，顺传于胃，逆传心包络。其每有便泻者，肺与大肠相表里，肺热移于大肠也。但来势快，燥气重，易于化燥，则与春温不同。秋燥重症，既用白虎增液，又如银花、天花粉、鲜芦根、鲜梨。神犀丹，亦是常用之药。所以，病有一般，亦有特殊。治用常法，更宜变法。如墨守成规，刻舟求剑，呜呼可。

冬温

冬温治法，与春温大体相同，均在严寒季节也。古人谓，感寒而即病者，为伤寒。其伏于内，至春发而病者，谓温病。其实不必拘泥。我的实践体会，在春节前后的温热病中，确有两种不同类型的发病机制。一种自外而入里，一种是自里而出外。确有新感即发，伏邪缓发两种。冬令严寒季节，与夏秋炎热季节自有不同。一是肌肤紧密，一是肌肤疏松。如正气既虚，自易感邪。壮者气行则已，怯者着而为病。邪入于里，寒束于外，郁而化热。所以冬温亦有新感与伏邪两种。

在临证中经常见到两种症状。第一种，随感随发，合乎卫气营血传变规律的发展。其治法，亦是依卫气营血辨证论治。这是多数，是普遍性病情，且较为易治。另一种，是伏邪缓发。一起即发热呕吐，烦躁，舌质红，有干黄苔，与自外而入的卫气营血传变相反。一开始并无表症之状，而是自里而出。由于伏而化热，故一开始就舌质红，苔黄干。此是少数，是特殊性。其病重，易于神昏惊厥，较难治。有邪伏于气分而外出者，亦有邪伏于营血而外出者，其病更重。新感即发者，照春温治法治之。伏邪晚发者，仍有气血之分。如壮热，苔黄干者，以清气为主，如芩、连、鲜石斛、银翘等，亦可用石膏。如神昏惊厥，并发斑疹，则以凉血为主，如鲜生地、丹皮、银花、鲜石斛，亦可用石膏。此舌红绛干治法。有人在冬春二季不用石膏，怕犯时禁。其实当用就用。冬春二季的温热病，其病死率比夏秋时为高，此不可不知，更不可丝毫疏忽也。

试论小儿麻疹

麻疹，俗称痧子。发于冬春二季者为多，夏秋亦间有之。幼童为多，大人亦间有之。其发于冬春严寒季节及幼童者，病情较严重。发于夏秋温热季节及大人者，病情较轻。此亦言其大概也。张石顽的《张氏医通》及叶天士《幼科篇》论述较详，认为主要属肺、胃二经之病。王孟英的《潜斋医学丛书十四种》虽有论述，又认为是气血两热。其实张、叶论述较为全面，而王述及的多系变证。《内经》载“病分初、中、末”“病有常变”。所谓“病分初、中、末”，是当分病之阶段。所谓常变，是当分病之顺逆。由于麻疹之传染性极强，往往沿门阖境，幼童无一幸免。它既是一般性、多发性的流行性传染病，又具有严重性，病死率较高，对幼童威胁较大。以其严重威胁民众健康，须坚决贯彻预防之方针，同时对已发麻疹患儿进行辨证论治。

在1957年冬，1958年春，曾大量严重流行，而且死亡亦多。其时无法做好预防隔离工作。因而本人对麻疹的发生发展规律及辨证论治亦稍有体会。如有不当，希同道指正！

麻疹既是肺、胃二经之病，在辨证上既属于三焦辨证法，同时又不可分割地属于卫气营血辨证法，是二种辨证相结合的范畴。张、叶二氏所谓肺、胃二经之病，亦言其肺主皮毛，胃主肌肉，肺又主呼吸，是呼吸系统传染病。王氏重视气分、营分之邪热，亦言其传变上的机转。但在整个发展过程、规律以及类型，当有顺证、逆证、险证之别。一般多是顺证，有一小部分则是逆证，在逆证中更有一小部分是险证。险证是逆证中，在症状上的另一种表现形式。为了便于辨证论治，姑分三类，实则是顺、逆两大类而已。顺证具有普遍性，逆证具有特殊性。《内经》所谓"病有常变"，常是普遍性，变是特殊性。常是共性，变是个性。这是在不同的条件下，在病理机转上出现了不同的常与变，兹分述如下。

一、顺证

麻疹初发病时，患儿有轻微咳嗽，鼻流清涕，有喷嚏，眼角有眵。发热，疲倦，或有恶寒。两目潮红而有润色，如淡红润艳。舌苔或有淡黄，口颊内膜红润或有细点。种种症状，以两目红润为特征。从第一天发病算起三到四天，耳后两颊隐隐透有痧点。再三到四天，麻疹由疏到密，即达到透齐程度（自注：从发病日算起，已有七日左右）。于是逐步热退痧回，也要三到四天（自注：已共有十一天左右）。痧渐回净，热渐退清。麻疹以大便微溏为病情较轻，如每日3~4次。以大便干结为重。肺与大肠相表里，肺热移于大肠，邪有出路，切勿止涩。清代名医张畹香曾说，水泻者不药而愈。痧后水泻亦不碍。当然，洞泻过度，邪有内陷之虞，又当别论矣。所出痧子，宜疏松不宜太密。宜红润，不宜枯暗。热轻则痧疏，热重则痧密。红润是正阴充沛，枯暗是正伤津耗，或邪毒内陷。应该明确，痧未透前，多有发热，不热则不易透发。痧退后，则宜逐渐热退身凉。亦有发热过甚，咳嗽气急，但一经透发，即热减气平，逐渐向愈。以上是顺证，每不药而愈。但亦有由于护理不当，寒温失宜，饮食不节，或治疗失度，而引起其他病变的。在顺证中，究属少数。

二、逆证

麻疹逆证，在初起病时的症状，基本与前相同。但一发即高热，热一天左右，麻疹即透发，而且很齐很密。透发仅一天，即热退痧回。再一天，高热又起，痧子复透。而且较前更密，几体无全肤，色暗紫。热度并非由轻而重，痧子亦非由少而多。来去倏忽，反复无常。与麻疹正常的发生发展规律，完全不符。于是险象丛生，病变多端，如气喘、高热、神昏、惊厥等。失于救治，或救治不当，病死率颇高。

三、险证

麻疹险证，是在逆证范畴中出现极为险恶的症状。即在麻疹发病后三到四天时间内，由高热、透痧两个反复后，出现的阳亡险象。患儿面色皖白，神情颓丧，气粗，呼吸短促，汗多，肢冷。脉沉细或伏，亦有浮，细数无根。此阳亡在即。与西医中毒性休克相类，往往抢救不及，最为危险。

综上所述，麻疹在散在流行时，顺证多而逆证亦偶见。大流行时，逆证、险证频见不鲜。小儿为纯阳之体，原有蕴热，挟带胎毒。一经传染，激动内蕴热毒。肺主皮毛，胃主肌肉。其热毒之外泄，必由肌肉而皮毛，依次外达，与温热病之出疹出瘖者不同。其多发于冬春严寒季节，而在病情上，亦以冬春二季为重者。亦与严寒束于外，热毒蕴于内，其外达较难有关。古人谓，感受天地之戾气，沿门阖境，互相传易，谓之疫疹。此麻疹属于严重传染病之具体形容。

夫伤寒之以六经辨证，温热病之以三焦辨证，或卫气营血辨证。麻疹在机制上的发生与发展，亦是循序依次，有一定规律可循。而符合于规律者为顺，否则是逆，或是险。亦即《内经》上的常与变。在辨证论治上，虽有清温透达之别，但亦不脱离三焦辨证、卫气营血辨证相结合的范围内。

至于治法，仍以辨证论治为原则。具体而言，是根据顺证、逆证、险证各个具体情况的不同，不外乎属于两大法门。病有常变，治有正反。顺证是病之常，逆证是病之变，险证是在逆证范畴中更为险恶而已。分述如下。

顺证：只需注意和掌握发热透痧，以及热退痧回，在时间上的正常发展规律。并无其他不良症状者，做好家庭护理，调其寒温，适其饮食，不服药亦可。须知，在透痧之前，总有一个发热过程，只要严密注意，痧透之后就该热渐退，痧渐回。注意其发生发展的规律。

在顺证初期如欲服药，亦不过用轻微辛凉。如前胡，桑叶，大力子，薄荷，橘红，银翘等。如苔白腻，可稍加苏叶以透发之。如苔黄，亦可加黄芩以防其热重。

切切禁止药过病所，过寒过热两种偏向。过凉则遏其透发，过热则助其高热。予生平体会，喜用水果。如冬春之荸荠、甘蔗。夏秋之西瓜。有人亦怕其寒凉不敢应用。殊不知上述水果，并无郁遏之弊，而有滋液清润之功。如患儿喜食，无需顾虑。

顺证中亦有个别患者，透痧后，热不退而气急咳嗽者（肺炎），麻杏石甘汤有良效。缪仲淳《先醒斋医学广笔记》中，竹叶石膏汤中加入西河柳，此与麻杏石甘汤同一意义。民间单方，用鲜芦根与西河柳同煎服，一透一清，亦是好法。亦从缪氏方中化裁而出。

逆证：由于发热透痧的迅速二次反复，主要表现有两个方面：一是高热喘咳，一是神昏抽筋。前者治气分，后者治营分。前者仍用麻杏石甘汤，有时加竹沥，并猴枣末吹喉。竹沥、猴枣皆是化痰法。后者用清营汤，加竹叶、紫草、人中黄、川贝母、鲜石斛等，以清营息风解毒。有人用无价散冲服，与人中黄之解毒意义相同（无价散是粪缸上面的稻草，漂净研末）。

无论顺证、逆证的病情有何变化，均需注意麻疹是否已经透发。如尚未透发，都应加入透发之品。而透发之药，偏于辛温者多。在立方选药上，要配伍得宜。

或外用熏洗法。古人用麻黄、鲜芫荽、浮萍草等，煎沸，令蒸汽散布室中。并以毛巾浸入煎药中，不时洗擦头面，以助麻疹透发。

《王氏医案》每以犀角地黄汤合白虎汤，治麻疹高热，神昏惊厥，是气血二清法。以上治法，都是常法，不是变法。

所谓险证，是逆证中的险恶重危症，是常变中之变症，多由逆证发展而成。在发病后 3 天左右的时间内，高热，痧透 2 个反复后，出现汗多，肢冷，脉细，阳亡险象，此症最急最恶。加之小儿畏药，不易合作，往往抢救不及。这是热毒炽盛，重阳必阴，热极则寒，于是阴阳易位，是阴阳的转化。

急则治其标，治有正反，急宜回阳救逆，如参附合生脉散加减。上海已故名医徐小圃曾谓“麻疹变症，虽有因热炽邪陷者。但因气阳式微，致邪难透达者亦多。虽有壮热汗多，面晄或青，肢冷脉濡细者，治不及时，致正虚邪陷，一发不可收拾。应当机立断，以温阳透疹并进。往往以附子三钱（9g），麻黄一钱半（5g）同用”（见《近代上海中医流派选集》）。又《续名医类案》

载冯楚瞻治沈氏儿，发热数日，见麻疹才一日，面上尽没。神识困极，下泻上喘，唇口焦裂，五心壮热，手足指尖皆冷。脉细数无伦，二尺更弱。乃以熟地六钱（20g），丹皮一钱（3g），麦冬三钱（9g），牛膝二钱（6g），制附六分（2g）。1剂假热全消。复诊，前方另煎人参二钱（6g）冲服，神气渐复，喘促全安。又载“吕东庄治钱氏子，5岁，病泄泻。儿医谓，最宜于泻，不复顾忌，以清火为急，寒凉纵进，病势殊剧。吕视之，面色两观刺红，时切牙喘急，口渴甚，饮水不绝，脉洪缓如平壮人。曰，脾急矣，速投人参、当归、地黄、陈皮、甘草、茯苓、木香以救之，1剂觉安。曰，阴竭于内，阳散于外，而寒凉复逼之也。阳无所归，内真寒而外假热，1剂而天柱直，2剂而喘渴止，3剂起行，嬉戏户外”。我想，徐氏所述，系麻疹未透，邪不外达。壮热之后，阳症转阴。冯氏之案，甚似前述之险证。吕氏之案，又因过用寒凉引起的戴阳证。在险证中各个具体病情，又有所不同。录此数则以供参考。

另外，麻疹亦每有后遗症。有肺有留邪，咳久不愈，而成痧劳者，则宜清肃余邪。有胃有留邪者，牙龈溃烂腐臭，俗称走马疳。发展迅猛，亦是危症。宜清胃解毒，外用金枣丹擦吹牙龈。有痧后转痢，宜黄芩白芍汤合白头翁汤加银花、人中黄，以清营解毒。在麻疹后只宜清轻，肃清余邪，兼养肺胃。不宜温补，以致邪恋不清。

（注：这是在县办的中医提高学习班上课用的讲稿。）

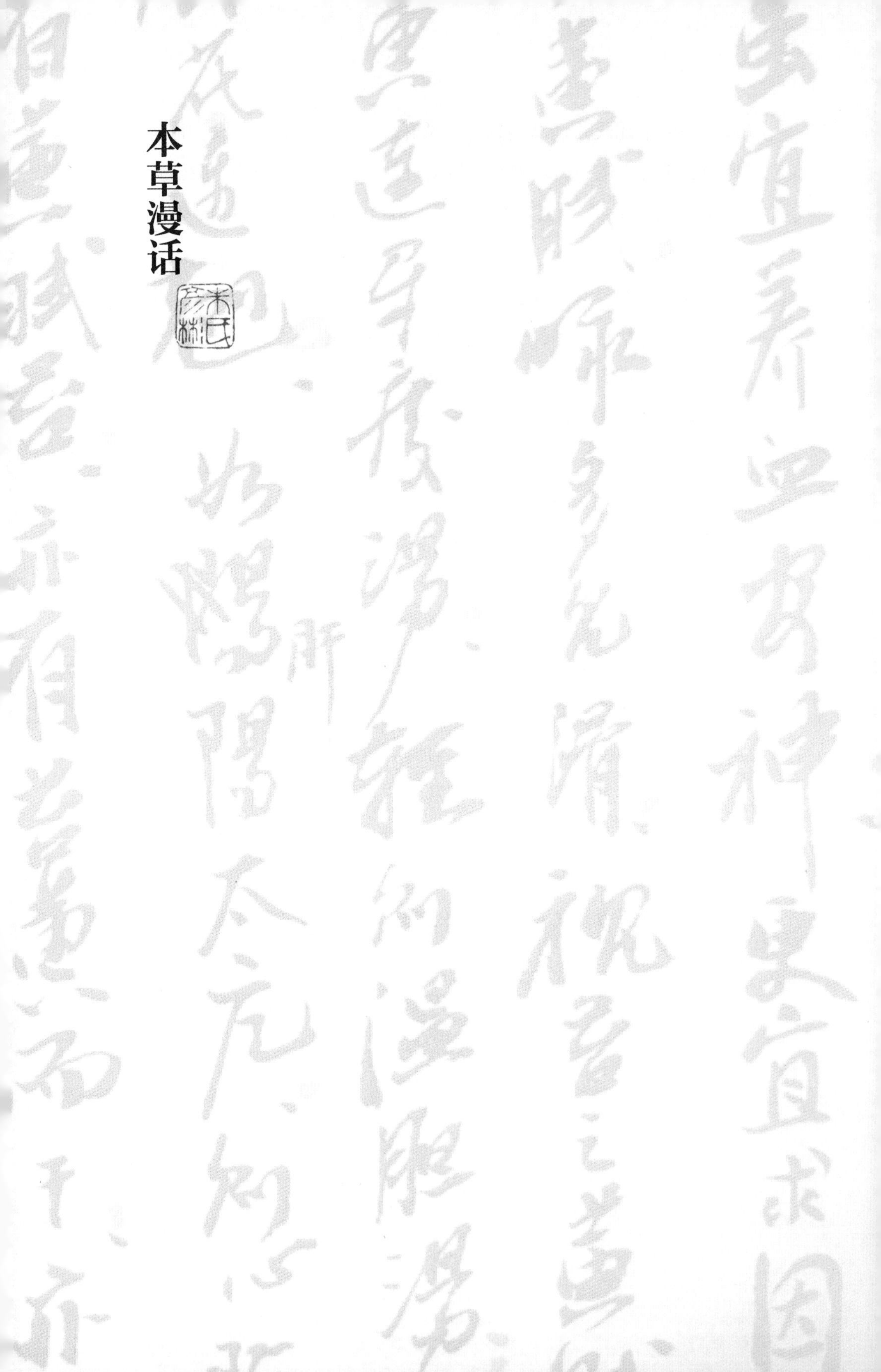

本草漫话

本草漫话序

祖国医学的辨证论治，是言各个不同的具体情况，辨证地采取各个不同的具体措施。亦即根据客观实际，实事求是，有的放矢。从整体上来说，包括理、法、方、药四个基本内容。这四个方面，分析开来，各个都需辨证。并起来，还要进行综合性辨证。更为重要的是，在实践中，应不断予以检验，并不断总结经验，把理论和实践结合起来。

理者，生理、病理也。法是治法。方是方剂。药是具体药味。有关理、法方面，我在前作《医学漫话》中有所论及。关于方剂，古人成方原多，如《伤寒论》的伤寒方，《金匮》的杂病方，温热病的方剂等。但古人立方，亦只能作为规矩，作为理论原则上的指导。具体应用，又当根据客观实际。此即所谓既有原则性，又有灵活性。孟轲曾谓“梓匠轮舆，能与人规矩，不能使人巧”。因而有用全方者，亦有加减者。有几方合并者，亦有师其意，而不泥执具体药味者。更有自立新方者。凡此种种，不一而足。历代古人，各创新方，不断发展。今人胜于古人，古人当为今用。古人能为之，长江后浪推前浪，我们何独不能为之。钻入古人圈子之中，跳出古人圈子之外。总的一条，不能脱离客观实际，不能违背实事求是。如此而已，岂有他哉！

立方选药，不仅紧密联系，而有严密的组织法度存焉。此和敌人战争一样。立方有战略、战术之别，选药则用药如用兵。一着失算，全局皆输。由于在辨证论治中的阴阳对立统一法则，以及阴阳相互消长所产生的各种各样的疾患，极为复杂。因而在脏器与脏器之间，此阴彼阳，经常会遇到。这样就在立方用药上，寒热兼用，润燥并用，补泻并用，升降并用等。以复杂来对付复杂。看起来好像杂乱无章，实际上是针对客观实际，合乎辨证论治法则。

由于上述，想把自己50多年来的临床实践，写一点体会，而且是在本草方面。这就不可避免地涉及药和药的相互联系，相互制约等。或者说是君臣佐使。有引用古籍的，有引用今说的，有采用群众中的单方验方的。总之，都是在自己有一定实践体会，否则是空空如也。实践这个问题，是循环往复，无穷无尽。今天我写的是从实践中得来，在今后实践中应用，是否完全符合客观实际，这就需要以后不断发展了。

写在前面，算序也好，算前言也好，无以名之。

武进 朱彦彬 时年72岁

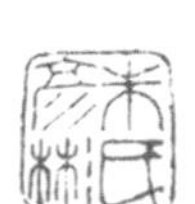

1980年3月1日

几点说明

一，写这个材料，是准备课徒用的。由于现行医书中，有关本草方面的内容既失之太简，又缺乏辨证。方义的解释，亦很肤浅。只能用于普及，不能用于提高。精确的立方用药，是把整个的理法方药，有机地、辨证地联系在一起。同病异治，异病同治。病在彼而治在此，病在此而治在彼。同样有形神之分，而尤重在神。因而在研究本草时，不能局限于一点，而应从病机来探讨。

二，本材料对古人本草书中所载的性味、宜忌、主治功用、升降浮沉等，基本上并未写出。因古书仍在，多写反而抄袭，而且雷同重复。但亦有在阐发某一药味，或药与药的相互关系时，有涉及古人原已载过的。这是为了进一步把问题说清楚，还是必要的。

三，本材料中，不仅谈到药，而且谈到方，好像不是谈本草。其实单味药，有某一种性能，把药组成方，往往会改变成另一种性能。在相互关系上，就产生相互协调、相互制约的作用。形式是谈方，其实仍是谈药。题名《本草漫话》，谈的范围就扩大得多了。

四，民间单方验方，在实践中用之有效，就写出来。未经实验的，就不写。因单方验方太多，统统写出来，就变成验方单方集，而不是本草漫话了。对便、廉、验的单方验方，取之不尽，用之不竭。广大劳动人民取之不难，用之便当。我生平最喜用，最重视。一一写出。

五，《本草漫话》中所谈的，是我自己在实践中的体会。学医时业师巢渭芳先生的教诲，和随师实践中的体会，还能记得的，也一并写出。并有古人书中未经载出，今人书中有所发展而涉及的。还有自己实践中有新的发现的，也都写出来。如本草书中原有载述，本人并无新的体会的就不写。

六，祖国医学是通过四诊八纲进行辨证的，因而有时谈到本草时，会涉及方。谈到方时，会涉及辨证。因为这几方面是相互联系而不可分割的，也并不超出漫话的范围。既然是漫话，只要不脱离本草中心便可。

七，本《漫话》的本草顺序，是按照我学医时候读的《本草从新》所列本草顺序排列的。若今后有空，而且健在，重新修改整理时，要考虑怎样排列为适当。

八，本书内容，仍是承袭祖国医学的独特理论体系，如性、味、归经、宜忌等。至于现代医学科学知识，本人水平有限，未敢奢言中西医结合。深恐盲目乱讲，贻误后人。

应该注意和掌握的几个问题

一、单味药与方剂的相互关系问题

神农尝百草，是中医药性之祖。所谓神农、黄帝是托名。《神农本草经》是古人总结春秋战国前群众用中草药与疾病作斗争和治疗疾病的经验之作。《神农本草经》与《黄帝内经》皆是经典著作，是无神论思想，具有古代朴素的辩证法。

在临床应用上，单味药是起到单味的作用，组合成方剂，则起到方剂的作用。单味药在方剂中往往改变了它原来的性能。比如五音，有高低不同，刚柔之别，经过高明之乐师协调起来，就能成为动人心弦的音乐。又如五味，或甜或咸，各不相同，经过高明的厨师调制出来，就能成为脍炙人口的美味。任何一个事物都是一分为二的，有长处也有短处。就是也有优点，也有缺点。组合成方剂后，药与药之相互间，就协调起来。截长补短，相互佐使，相互制约，发挥优点，克服缺点。因而在研究中药时，不仅要研究单味药的作用，而且要研究方剂的作用，后者更重于前者。

汉朝建安以前，方剂寥寥无几。《内经》只有 12 张方子，是无方书。至张仲景著《伤寒杂病论》，而方剂始备。《伤寒论》亦仅 113 方。至《千金》《外台》，方虽渐多，而是以民间单方验方的形式来表达。唐以前的方剂，多数是寒热并用，润燥并用，补泻并用，起到单味药不具备的特殊作用。徐洄溪盛赞唐以前之方剂，其实多是经过群众实践鉴定的。又如《伤寒论》的五泻心汤，《金匮要略》的乌梅丸等。自宋以后，渐趋肤浅。所有方剂，寒者纯寒，热者纯热。逐渐失去方剂中的相互协调，相互制约作用。因而，在立方选药上，一定要把单味药和组成方剂二者结合起来。古人原有七方十剂之说。要从单纯到复杂，两个方面来考虑。

由单味药到组成方剂，有严密的组织法度存焉。根据辨证论治原则，在理法方药上，实事求是，从实际出发，不是杂凑。在方剂的味数上，也有多有少。唐以前方，药味少，剂量重。宋以后方，味数多，剂量轻。如一味的独参汤，五十多味的大活络丸。

从病理（病机）来说，既有单纯的，也有复杂的。既有普遍性，又有特殊性。这是由于人体脏器以及脏器与脏器相互之间，皆有阴和阳。阴是指脏器本身的物质基础；阳是指脏器的运动功能，是对立统一物。他们是相互依存，相互消长，相互制约的，而且还会相互转化。由于外感内伤，主客观条件和因素不同，因而导致了各种各样的疾患。其中有较为单纯的，也有极为复杂的。如寒热夹杂，或此寒彼热，此热彼寒等。在立方选药时，就必须根据客观实际，制定出符合实际的方药。

方剂本身，既要考虑到单味药的性能，又要考虑到方剂经过组织后的，符合客观实际的特殊功用。例如四君子汤，四物汤。一治气分，一治血分。粗看起来，是单纯的。而每方的四味药中，具有深奥之方义存焉。如乌梅丸、五泻心汤，极为复杂。后者是伤寒症的寒热补泻并用，前者虽亦寒热并用，但却是厥阴肝经治法。徐大椿的《洄溪医案》中，治一产后停瘀，腹胀大发热，以黄连、肉桂、人参、大黄同用而愈。我亦以此法治愈一和桥镇病人，先是发热下痢，止涩太早，发热，腹大，体虚的病案。这都起到寒热补泻，相互协调作用。因而善于运用单味药，必须与善于运用方剂药结合起来。这二者的作用，既是分开的，又是密切联系在一起的。

二、方剂中剂量与剂量的相互关系问题

剂量亦是一个重要问题。立方选药的方案定好后，其效果的好坏，是与剂量的适当与否息息相关的。世人每不注意。在辨证论治中，根据不同的具体情况，既制定出不同的具体方药，又制定出不同的具体剂量。在具体的剂量中，不仅要重视君药（主药）的剂量，还要重视臣、佐、使，各个药味的剂量，使重点突出。而每一个药味与药味相互之间，相互协调，相互制约，基本上有一定的比例。在具体不同情况下，又可以有适当地调整。天下任何事物，皆具备其规律性，有适当的比例，和相对的平衡，否则就是偏向。“过犹不及”，太过或不及即是偏向。

一般来说，单味药，或药少的方，剂量要适当重一点。如民间单方验方，在群众中行之已久而往往有效，在剂量上是比较重的。因为药味少，剂量重一点，才会有力。但也不是蛮重。有重于泰山者，亦有轻于鸿毛者。杯水车薪，无济于事。药过病所，反损他脏。韩信用兵，多多益善。此言剂量之应重。急于求成，欲速不达。此言剂量之应轻。总之，实事求是，从实际出发，按照辨证论治规律办事。做到这一点，亦非易事。

“事物都有正面和反面，好和坏，利和弊。在一定的条件下，往往同时存在，并且各有一定的限度。凡是超过了限度，则条件发生变化，好的就可能变成坏事。有利的就可能变成有害的。至于在条件不适合的时候，那么，即使最好的东西，也将毫无用处，甚至无益而有害”（见《燕山夜话》294 页）。这是辨证的说法。用药也好，剂量也好，同样是这样的道理。

左金丸，黄连多于吴萸为 5 倍。当归补血汤，黄芪多于当归为 5 倍。苏连饮，黄连多于苏叶为 1 倍。小承气汤、厚朴三物汤，同是厚朴、枳实、大黄三味，剂量不同。命名既殊，主治亦别。往往由于剂量之不符合实际病情，而引起不良的后果。这是因为人体内部，某一个脏器，或脏器与脏器之间的阴阳，失去了相互制约，或增长了相互消长。消长到什么程度，就偏胜到什么程度。辨证论治中的助阳抑阴，涵阴制阳，也就是《内经》的“谨察阴阳所在而调之，以平为期”。如果在剂量上过多或过少，过犹不及，就达不到以平为期的目的，因而影响了治疗上应有的效果。

在寒热并用，攻补并用，润燥并用时，尤应注意两者剂量多寡。根据病情，配搭适当。前已谈到，如五味的调和烹饪，甜咸并用。如果糖多或盐多，就不称其为可口佳肴。

三、急性病与慢性病的相互关系问题

外感六淫，内伤七情。大体言之，外感属于急性，内伤属于慢性。但亦不可拘执，有外感经久，而成为慢性病范畴者。亦有虽是内伤，而突然发作者。并先有内伤病，而复有外感者。先外感，而引起内伤病复发者。病情复杂，反复多变。立方选药，既有原则，又宜灵活。熟读《内经》，自能知之。

一般来说，外感、急性病，要狠中寓稳。内伤、慢性病，要稳中寓狠。狠要在稳的基础上言狠，稳要在狠的基础上言稳。此亦辨证上对立统一法，两者不可偏废。立方选药是如此，药的剂量亦是如此。但也要有侧重点，大忌平铺直叙，不看主次，不看缓急，因循苟且。

从外感、急性病来说，邪气方张，正气未衰，正可拒敌于门之外。如伤寒有六经辨证法，如温病有三焦辨证、卫气营血辨证法。但总的目的，是要速战速决，邪去则正自复。

从内伤来说，脾胃阳虚，宗东垣法。肝肾阴虚，宗丹溪及魏玉璜法。肾阳虚，宗景岳法等。皆要权衡轻重，顾标顾本。《内经》上的“大毒治病，十去其六。中毒治病，十去其七。小毒治病，十去其八。无毒治病，十去其九。谷肉果蔬，食养尽之。无使过之，伤其正也”。这是在立方选药上以及剂量上，应该严格掌握的问题。

古人在用药上有三禁。如时禁，是说用药要和时令气候相适合。非其时而用其药，即犯时禁之误。又如药禁，非其病而用其药，即犯药禁之误。如果仅从本草著作中所载的来看，而曰，某药治这样病，某药治那样病，某药剂量应用多少。而不辨证地进行论治，其不误人性命者几希。

《伤寒论》的三承气汤，王孟英的苏连饮，用药也好，剂量也好，一重一轻。当归龙荟丸、备急丸为急性病而设。四君子汤、参苓白术丸为慢性病而设。更有病人身体之强弱，年龄之大小，还有男女之差别以及有无兼症或合并症，在选药时及在剂量上，都要具体分析。因而本草书上所载明的，在实践时不能强求一律。至于外感中的急性病、内伤慢性病中的夹杂之症，用药更宜注意，防止产生偏向。

四、胆大与心细的相互关系问题

唐代孙思邈曾说："胆欲大而心欲小，智欲圆而行欲方。"这两句，亦是对立统一的，不可偏废，必须有机地成为统一体。胆大是指整个治疗上的战略，心细是指具体治疗上的战术。行方是指原则性，智圆是指灵活性。祖国医学几千年前就具备有朴素的辨证法则。

医生治病和指挥作战一样，所以用药如用兵。在战略上要藐视敌人，在战术上要重视敌人。藐视才能大胆，重视才能细心。如果只讲大胆，孟浪用药；只讲心细，敷衍苟且，都是偏向。所谓胆大，既要确立愈病的信心和决心，立方选药、剂量，当用则用，果断坚毅。反对前怕狼后怕虎，缩手缩脚，顾虑重重，犹豫不决，贻误病机。所谓心细，要看全面，要看各个具体。在四诊和辨证中反复考虑。在立方选药上，每一味要反复审查。既注意到宜，又注意到忌；既注意到对这样病，还要注意到夹杂着那样病。反对只顾一头，不顾全面，只顾当时，不顾今后的偏颇。

任何事物，都有形与神两个方面，而神尤重于形。唐以前方神多，宋以后方形多。苏东坡论诗画："论画以形似，其与儿童邻，作诗必此诗，定非知诗人。"有的方，好像杂乱无章，其实有神存焉。有的方，好像有规有格，其实徒具形耳。清代文学家龚自珍论文，要有气势磅礴，深刻有力。或淡远平和的文风。前两句谈的是形，后一句谈的是神，要形神具备。医生立方选药亦然。形既不易，神则更难。“诗欲平淡愧未能”。陆放翁一代诗人，号称诗翁。他对平淡还未做到，可见神之不易。清代平淡方，平淡药，而能愈大病者，其唯叶香岩先生乎。平淡中才能出不平凡。天下万事万物皆然，岂独医哉。

至于贵药与廉药问题。有是病，用是药。不是贵药能愈病，廉药不能愈病。今之病者、医者，喜贵恶贱。乱服贵药、补药。如不对症，反而吃坏。既破其家，复丧其身，人财两失。昔徐洄溪已慷慨言之矣。古今同病，亦可慨矣！

余听鸿《诊余集》书中，有芦根、桑叶、竹叶、丝瓜络、橘皮、紫苏等，皆是良品。治疗本有八法，汗、吐、下、和、清、温、补、消。如果百病只要用贵药补药，又何必再要医生。呜呼慨哉。

还有一个缺药问题。需用量大，供应不足，本来是难于完全避免的。除有少数缺药影响疗效外，基本上可以拿别的药来代缺。如常用的天麻，今已久不用，就以密蒙花代之。本来密蒙花常用于眼科中，肝开窍于目，亦是清肝息风。实践体会，效果更优于天麻。如鲜石斛，亦常缺，就以鲜芦根代之。既不花钱，疗效亦好。又如黄连缺时，就以大剂黄芩、连翘、淡竹叶代之。但有一些急救药，如紫雪丹、至宝丹、神犀丹、牛黄丸等抢救用药品，难于代替。我尝以玉枢丹代之亦效。缺药代药，有一个原则性与方向性掌握的问题，要重视药的性、味、归经、主治、禁忌等，大体相同者代之。

五、同病异治，异病同治，在立方选药上的相互关系问题

在辨证论治中，原有同病异治，异病同治一法。这是根据客观实际，不迷惑于现象，要追源到本质。这是长期实践中得出的结论。从简略而言，大体是按照藏象学说、经络学说、五行学说。在外感方面，又有六经辨证、三焦辨证、卫气营血辨证等。因而在古人本草书上有关药物的主治方面，有的已有涉及，有的并未谈到。不要单纯拘泥于古书，应有所发展，有所推广。思路要广，步子要稳。

如胁痛和阴道疾患，本是异病。但肝脉络于两胁，厥阴之脉络阴器，可以异病同治，用治肝法。又如黄疸前期，应以清化湿热为主。如茵陈汤，茵陈栀子橘皮汤等。而后期如有腹水，又应茵陈四逆汤、胃苓汤等，此同病异治法。又如水肿（肾炎），又有治肾、治肺、治脾之不同。又如大热、大渴、大汗、脉大的阳明经证，本应白虎汤法，但热之极，汗多之极，又会阳病转阴。重热则寒，往往会出现阳亡险证。又宜用四逆理中汤，辛热回阳法。此病同而治大异。所以立方选药，不可限定在本草的死框框之内，要跳出框框之外。当然不是乱来一通，而是遵守辨证论治原则。

六、关于中医学派与习惯性用药的相互关系问题

立方用药，既有学派，又有习惯性，习惯成自然

也。如东垣主脾胃，河间主火热，景岳、立斋主温补等。这都和社会背景、历史背景有密切联系。城乡之别，贫富之别，又和生活与经济有密切联系。东垣处在金元，逢年战乱时期。生产荒芜，民不聊生。脾胃虚弱，自宜大补脾胃。在 1960 年经济困难时，水肿蜂起，适用于东垣的治法。又在既是战争连年，又是大旱饥荒，瘟疫流行，所以要有吴又可的清瘟败毒散法。城市医生，所遇多是膏粱之体，痰火本盛。农村医生，所遇多是藜藿之体，本元不足。对象既是不同，治法当然各别。此不是派，而是自然趋势。

但在用药习惯上，个人亦不能强求一律。譬如要达到某地点，只要方向不错，具体道路，并不限于一条，皆能殊途同归。这亦不算学派，是个人的方法问题。如果方向性、原则性错了，这就不对。我是喜欢听京戏的，如梅兰芳、周信芳、盖叫天、马连良唱腔各不相同，而各有风调，各有特出。看似容易做时难。一定要百家争鸣，融会贯通。因而立方用药，既向古人学习，又向今人学习。以人之长，补己之短。当然，学习并不是盲目，而是虚怀若谷。向在实践中检验而确实有效者学习。特别是要学习民间的单方验方。

七、关于中西医药的相互关系

中西医各自具有独特的理论体系和临床实践经验，也各有自己的长处和短处。我们中国还存在这两种不同体系的医药，是世界各国所没有的。虽然有些国家也在大量试用中草药，但他们缺乏祖国医学的辨证论治的理论体系，就不会也不懂得具体问题，具体分析，具体处理的辨证论治原则。既然中西医各有长短，取长补短，方得谓全。

我们的方向，是把中西医结合起来，成为中华民族独特的新医学、新药学。祖国医学的理法方药理论体系，是密切联系，不可分割的。如选药要根据立方，立方要根据治法，治法要根据生理病理的辨证。现在出现一种偏向，不是根据理法方药、辨证论治原则，而是割裂地以药试人。如某药可以升白血球，某药可以升红血球，以中药来套西医的诊断，并不分清各种不同的具体情况，人同此药，药同此人，千篇一律，于事何济。作为科研则可，认为已结合好，则大误。形成名为中医，自己不会中医诊断，不钻研中医理论的现象，此形左实右，超出发展规律，欲速则不达矣。

为了加速中西医的结合，中医一定要把祖国医学的继承与发展、承前与启后这一工作做好。承前为了启后，启后首要承前。不断提高医疗质量，不断提高治愈率。方向目的，一定要中西医结合。方法步骤，一定要按部就班，循序渐进。

因而，我写的这《本草漫话》中，仍是根据古训及实践体会。我认为这为中西医结合创造条件，还是可取的。

人参

人参是总名，其中有高丽参、吉林参等。野生者佳。今已大量人工培植，其功效不及野生人参。野生者价昂，今人多以党参代之。《清代名医医话精华》书中谓无力服人参者，可以黄芪一两（30g）代之，亦可用杞子一两（30g）代之。黄芪重用以代参，我常用之，效亦显。本草载人参甘温微苦，大补肺中元气。其实可以说大补一身元气，不独肺也。气为阳，阳指脏器的功能。所谓气虚，或说阳虚，大体上是指脏器功能的衰弱。人参具有促进和恢复脏器功能的作用。

用辨证论治中的阴阳二纲来说，整个人体，或人体中的任何一个脏器，或这个脏器与那个脏器相互关系中，都一分为二地有两个方面的对立统一物，即阴阳的存在。它们之间的相互关系，是相互依赖、相互制约、相互消长的，而且还会相互转化。不是静止和孤立的。这是事物的两个方面，即阴阳的对立统一。其相对的平衡，是有条件的、暂时的。其不平衡则是绝对的，无条件的。《内经》载“阴平阳秘，精神乃治”，是说阴阳保持相对的平衡，身体就健康。又谓“不平则病”，是说阴阳失去相对的平衡，就要发生这样那样的疾病。

人参补气，即促进功能。但为什么气衰，原因多种多样。《内经》谓“治病必求其本”。治疗八法有汗、吐、下、和、清、温、补、消。补法仅是八法中的一法。所以人参并不是万病专用药。古人谓，误用之等于砒鸩。而今人动必参、术，误矣！（参与桂圆同煎服，治严重心悸，脉结代有效。）

人参既是好药，又是坏药，看你用之是否得当。在阳亡症的危机存亡关键时刻，如参附汤、真武汤、理中汤等，确实起到回阳救逆的重要作用。姜、附、桂大辛大热，是猛将，有斩关夺门之功，然须有人参以驾驭。在伤寒和温热病中，如人参白虎、竹叶石膏汤，既是清热存阴，又是扶助正气。如大出血，往往用独参汤。人参既是主药、专用药，又是辅助药。用人参的地方很广泛，如吴茱萸汤、人参泻心汤、生脉散等。无论和热药同用，还是和凉药或生津药同用，都因正气虚弱，功能衰惫。缺多少，就补多少。如不缺，就不补。缺少而补多，都有极大流弊。

《内经》载“气有余，便是火”。人参究是甘温补气，而且呆滞。用之不当，而致内热、鼻衄、胸闷、腹胀等，我见甚多。本是气虚，不得其平。转成气盛，亦不得其平，过犹不及。今之医者、病者，唯知补之一法，甚至无故参茸乱用，因而丧生。古人言之屡矣，补药杀人，死而无怨。自古已然，而今尤甚。亦可叹也矣！昔清代名医徐大椿，有用莱菔子治服参致危验案。王孟英每用雪羹汤治之。亦有误服人参，反而有暂效。古人亦有论及，我亦屡见之。此有暂效，多隐祸，不可不慎。

人参价贵，非贫困劳动群众所宜用。如当用人参时，多以党参代之，或太子参代之。但究竟能滞气，非流通药。王孟英极重视流通枢机，徐大椿亦极重视轻淡流畅。用党参、太子参时，亦宜慎之。

人参并无一定剂量。如独参汤，可用一两（30g），或更多一点。在一般调理药中，亦有用几分者。量体裁衣，固然也。在与其他药配合中，剂量亦应相互适应。我曾用人参与大黄同用，相得益彰。

民间相传吃中药，不可吃莱菔。实则吃参不可吃莱菔，莱菔子亦禁同用。莱菔除清痰热之外，消导之功亦大，即能消除人参之补。

西洋参

西洋参微苦，微甘而性凉。产美国，又名花旗参。条长形，白色如象牙色，横纹者为真。有每斤二百支，三百支，至五百支之分。以二百支者力较大。养阴益气而清虚热，不寒，不热，不燥，为阴虚正气虚弱之调理圣品。在回阳逆脱、止血等危急重症中，远不及人参之力猛而专。但偏颇不大，副作用小。人参、西洋参亦各有所长，各有所短也。曾富贵之家，每以桂圆肉包洋参片，蒸晒服用，对心悸、结代脉大有益处。今货缺，久已不用（回阳以人参为宜，养阴以西洋参为宜）。

人参性温补气，起着促进脏器功能的作用。而西洋参性凉，何以亦能促进脏器功能。其中有阴阳相互关系上的病机在焉。参附、芪附、术附等汤，以及理中汤、真武汤等，所以用人参回阳救逆者，是在大吐、大泻、大汗、大出血时，阴液既耗，阳无所附，于是造成阳亡险象。急则治标，先用大补大热以回阳（元阳散离，人参能固脱），是促进脏器垂绝之功能。但参附回阳，在1~2帖之间，不宜多服。《内经》的“重阴必阳，重阳必阴”，是在阴阳相互转化之时而设。亦即《内经》之阴阳易位而设。人参白虎汤、竹叶石膏汤，于大寒药中而用人参者，此病程已久，邪热未清，而正气亦虚，虚实夹杂，即本虚标实，两面兼顾法也。西洋参性凉，功专养阴清余热，或清虚热。而亦能益气者，即《内经》的“无阴则阳无以化”。此阴为脏器的物质基础，有了基础，才能化出功能。此西洋参之所以既能养阴，又能益气，一物而兼二备者矣。西洋参每宜用于舌光绛者。剂量每用三钱（15g），亦有单用一两煎服者。

北沙参

《本草从新》书载北沙参“甘，苦，微寒，补肺阴，清肺火，治久咳肺痿”。寥寥数语，未能尽其功也。虽吴仪洛在条下注释曰“人参补五脏之阳，沙参补五脏之阴”。庶几近之。

从生理病理上来引申其义，才能看出沙参的全面功用。在脏器之阴阳相互关系上，或五行之生克关系上，肺主一身之气。古人谓肺气清，则全身皆清。王孟英屡言清肃肺气之重要。

肝阳旺而头晕胁痛，用沙参是清金抑木也。癃闭、尿频、小便浑浊等而用沙参，是肺为肾之上源，源清则流洁也。胸闷、胸痛、颈项痰块之用沙参，是肺脉布于胸中，肺气通于喉也。不欲食、胃呆而用沙参，是甘凉养胃，肺清胃亦清也。时病后余热不清用沙参，是益胃而不滋腻也。又如既需养阴，如用杞、地，恐其滋腻呆滞。而沙参养阴，并无滋腻之弊。又如脾阴脾阳两不足，我每喜沙参与白术同用。又如胃阴不足，脾不健运而腹部不舒，我每以沙参与厚朴同用。治噎膈，我每以沙参与附子同用。既有隔二隔三治法，亦有寒热、温凉、润燥并用治法。要在运用得当。昔魏柳洲喜用沙参，先得我心者矣。

沙参是流通枢机良药，今人只知党参、黄芪、白术、熟地蛮补一通，抑何其陋耶。大凡用药，贵乎神而化之，不可限于一格。

南沙参

南沙参与北沙参功用相同而力弱，用时剂量要重一点。南沙参、北沙参看来都平凡无奇，其实平凡中才有不平凡也。

黄芪

在补气药中，一般以参芪同称。但从实际体会来说，参与芪既有相同处，又有不同处，亦不可混同论之。人参大补元气，而以心肺为主，特别是以心为主。黄芪益元气，而以脾胃为主，特别以脾为主。本草载黄芪固表，解肌热，排脓内托等，亦无非以脾胃为主，脾胃主肌肉也。参附汤、芪附汤，虽都是回阳救逆，前者是以振心阳为主，而后者以振脾阳为主。《本草从新》载附子入肾，大补肾阳，与人参同用，则大补心肾之阳。黄芪与附子同用，对脾肾来说，功专而力大（心肾均是少阴经，附子入肾之说，其实附子振心阳有特效）。

脾统血，肝藏血。肝脾二经之病，如妇女血崩，大小便出血，不属于下焦湿热者，黄芪都是要药。当归补血汤名曰当归，而黄芪多于当归5倍，主要是促进统血功能。古人谓气为血帅，即是此意。补中益气汤，治阳虚发热与脾气下陷。芪本身带有升意，生升熟降。方内虽有升、柴，芪亦有功焉，此与人参不同也。

黄芪虽是甘温，但润而不燥。古人载一妇女阴道奇痒，夜不能眠，用黄芪一两（30g）煎服，立效。我亦用于邵家村尹某，亦立效。古人载一人耳内奇痒，用芪亦立效。予亦用过，但未随访，不知其效如何（自注：病人后来说效）。此属血虚生风生燥。大抵都于失血之后，与湿热症全不同。万事万物，皆当一分为二。

已如上述，参芪有相同处，有不同处。在当用人参时，因人参价昂，群众无力服参，可用黄芪一两（30g）代之，亦有效。

在立方选药之组织法度，是极为严谨的。古人谓之君臣佐使，极为复杂。人参在寒热温凉药中，皆可同用，黄芪亦然。主要是符合客观实际，符合辨证论治。

昔孟城名医费绳甫治一奇症，黄芪与羚羊角同用而愈。去年春天，勘察公司一职工，大量尿血，睾丸作痛不能忍，已半年。我以龙胆泻肝法合黄芪、白芍而睾丸痛止，继与补中益气汤加重黄芪而溲血止。这都是变法，不是常法。《内经》谓“病有常变”是也。古人有附子、羚羊角同用，石膏与肉桂同用，所以立方选药，不可限于一格。清代诗人龚自珍谓“不拘一格降人才”，用药亦然。（参附、芪附、术附三方，亦各有专用。吐泻而阳亡者，术附为宜。大出血而阳亡者，芪附为宜。壮热大汗而阳亡者，参附为宜。）

黄芪究属补气，多用或用之不当，能助火而且腻膈。今人动辄参芪，非也（气有余便是火，且滋腻呆滞）。

黄精　玉竹

黄精，玉竹是平补药。大补肺肝肾三经而润。古人谓黄精能治肺病劳损，但性缓力薄，须多用。便溏者亦禁用或少用。可与一贯煎、集灵膏同用，亦可代熟地。对小儿长期咳喘，每与麦冬同用。我于匡某之子，焦某之子，喘咳屡发，面青脉数，用之均效。亦入膏方用。

白术

白术是脾药，不是胃药。今人统治脾胃，误也。白术以补脾为主，谓其亦能祛湿者，脾健则湿自去。脾胃宜分治。至清叶天士而其义大明。叶氏《临证指南医案》书中有脾胃论。脾为阴土，胃为阳土，胃宜凉则润，脾宜温则健。故胃呆少食，而舌偏红而光者，宜甘凉养胃。如沙参、麦冬、石斛、绿梅花之类，不宜白术。这是从长期实践中而来，是正确的。白术是呆滞药，不是流通药。呆滞之气，能令人胸腹不舒。古人谓其守而不走，即是呆滞之意。用之不当，非徒无益，而反害之。治病当求其因，先辨虚实。《内经》所谓勿虚虚，勿实实。今人滥用参、芪、术，误也。

白术亦补气，是气分药，然与黄芪不同。芪还带点润，白术就带点燥。虽与苍术不同，然究偏于燥。古人术附汤，侧重在太阴脾，是吐泻后亡阳治法。芪附汤是失血后亡阳治法，同中有异。又如理中汤，亦是为太阴而设。

四君子汤、六君子汤、补中益气汤等都有白术，是慢性病之虚而受补者，作为调理善后之药，亦是常用的。六君子的陈皮，香砂六君子的香砂，亦因参、术、草之呆滞，消补兼施之法，有节制之师。一隅三反，当善用之。

城市人民膏粱之体居多，痰火本甚，白术更宜慎用。昔李东垣善用白术，是在金元之际，战祸连绵，农业生产荒芜，农民饥饿。20 世纪 60 年代 3 年困难时期，我亦常用之。今则不然。要根据各个不同的社会、历史、地理、经济等条件，因地，因时，因人制宜。此辨证原则。

古人又谓久病当以脾胃药收功。久病，是什么病。先要分清楚，不能笼而统之。如肺病经久，亦用白术，此培土生金法。慢性腹泻，亦宜白术，但以参苓白术丸为佳，基本上是平补法。腹胀满，亦有苍术、白术同用，一补一燥法。要根据四诊，白术有与白芍同用者，一补脾之阳，一补脾之阴也。亦有与沙参、石斛同用，是胃凉则润，脾宜温则健，脾胃分治法也。用药千变万化，难于一概而论。

白术究属补气，气有余，便是火，阴虚者忌之。时病后，余邪未清者，亦不宜用。吾师巢渭芳先生慎用白术，每用焦薏仁或怀山药代之，亦一法也（舌光红绛，脉滑数，禁用或慎用）。

另有一种野白术，产于潜山者佳，是白术的一类二种，补而不滞。吾师每用一味白术糕长服。我亦喜用白术，今常缺。

苍术

苍术性温燥烈，燥湿药中以苍术为最，厚朴次之，半夏、菖蒲又次之。古人谓苍术涘血，亦言其燥之甚也。

平胃散苍术、厚朴并用，苍术升，厚朴降，其性有不同。苍术善于燥湿。世人统称痰湿，其实痰是痰，湿是湿，亦有区别。痰质厚而稠黏，湿则是水湿。苍术以治湿胜，半夏以治痰胜。脾为生痰生湿之源，脾之健运失司，在新陈代谢过程中，应该排泄出去的东西，如不能得到适当地排泄，潴留起来，则成痰湿。因而苍术是脾药。当然，痰与湿都有寒热之分（痰属热者多，湿属寒者多，不可混同）。如苍术治寒湿，黄柏治热湿，半夏治湿痰，贝母治燥痰等。因而在组织法度上，即君臣佐使上，要因症而施。慢性病腹胀常用之，亦治妇女带多，及男子遗精。柳宝诒谓脾湿下流，在妇女为带，在男子为遗精。我用之有效。

有一种痢疾，中医说是休息痢，西医说是结肠炎。粪硬干栗，外有冻垢，或夹血丝。左腹痛，日 3~4 次，此症颇恶。我在 60 岁前，并无妥善治法。后于清代名医《张畹香医话精华》中，见其以苍术、厚朴与黄芩、黄连同用。又柳宝诒在《柳选四家医案》评语中，有肠有燥气，则迫液下行，故有冻垢。我因而悟及此脾湿肠燥复杂之病，当以复杂之方治之。以苍术、厚朴、黄芩、黄连、知母、瓜蒌仁、秦艽、防风、槐米、木香、乌药、荷叶等加减用之，甚效。但须服 35 帖左右。此寒热润燥并用法。近年来，治愈者已有 50 余人，世人不解也。特别是用知母、瓜蒌仁，人多不解此意。知母、瓜蒌仁与苍术、厚朴，一燥一润，互相制约，一治脾湿，一治肠燥，相得益彰。此世人不知组方法度，形神之分也。由于人体脏器，或脏器与脏器相互之间，在阴阳的相互消长上，并不是整齐划一，而是错综复杂的，此故辨证之可贵也（大便出血，西医说是坏死性肠炎，苍术、黄芪、防风同用有效）。

湿温症，苍术亦常用。吾乡已故名医毛善三先生，以苍术与知母同用，或苍术与石膏同用，此苍术白虎汤法。王孟英亦善用之。

至于脚气流火等亦用之，看你如何佐使耳（流火应用清热解毒药，如既是脚气而兼有流火，可与苍术同用）。

苍术亦是杀虫药。单方以苍术、针砂、皂矾、大枣为丸，名黄病丸，有效。其实是治钩虫引起的贫血。我县是血吸虫病流行地区，我曾查过不少方书，古人用何法何药预防和治疗。在《古今医案按选》中，有用苍术一味研为末，每日食粥时，以苍术末一匙和入粥内同吃，并言其效。吾师巢渭芳先生治疗中晚期血吸虫病，每以苍、白术同用，我至今亦沿用之。

苍术性燥。舌绛，干，光亮者均禁用。

桔梗

《本草从新》既言桔梗入肺泻热，又言其载诸药上浮，而为舟楫。桔梗的功用主要以升提为主。治咳嗽者，是引药上升至肺也。甘桔汤之治喉症，同一意义。因而内伤之阴虚发热咳嗽，与外感之邪热甚者，反有引邪上升之虞。由于提升，癃闭症多与升麻同用，以桔梗代柴胡。一以开肺，肺为肾之上源。一是提升，欲降先升之法。上窍开则下窍通。格物致知，其至理存焉。

桔梗既能升，又能开，胸膺不畅亦用之。此肺脉布于胸中，是开肺法。但毕竟升提太过，用亦宜慎。

天麻

天麻是祛风药，治头眩、头痛、中风等症。天麻入肝而祛风，本来是常用之药，今缺久不用。肝风常与痰热为伍，既息其风，复清其痰热，则效捷。在配伍上应究其因。由于常缺，我每以密蒙花代之，其效胜于天麻。密蒙花，性寒也。民间单方，用天麻与红枣同煮服，以治眩晕，无效。

祝庄大队有一蒋童15岁，眩晕频发不愈。我嘱其以天麻与鲜竹二青同煎服，至今8年未复发。密蒙花本常用于眼科，肝开窍于目，是清肝经风热，以代天麻本无不可。

秦艽

秦艽治关节痹痛，潮热骨蒸，肠风渗血等。俱见《本草从新》所载，兹不复赘。

冬春二季外感，表邪未解而恶寒，吾师巢渭芳先生于表药中喜用秦艽，甚效。我亦用之，已50余年，确有效。此《本草从新》所未载，亦以其疏风之故欤。凡古书载有者，未必一定有用。古书未载者，未必不可用。应在实践中有所发明，有所创造。

柴胡

柴胡是少阳厥阴经药。肝胆同居一室，而治肝药多能治胆，治胆药多能治肝。唯柴胡性升，前胡性降，为大异。古人多用以治少阳疟疾。亦各有学派，用药各有习惯。如清代名医叶香岩，忌用柴胡，谓“柴胡劫肝阴，葛根竭胃汁”。说是升散耗液之品。而徐大椿在评叶氏《临证指南医案》中，曾批评叶不用柴胡。王孟英尊叶法，对柴胡甚忌。

吾乡南面和桥已故名医法玉良先生，动必柴胡，而门庭如市也。我初行医时，每见其方。在夏秋季节的外感中，不外小柴胡汤加减。治外感，应以六经辨证、三焦辨证、卫气营血辨证，分别论治。即以仲景《伤寒论》来说，有 397 法，113 方，亦不可执泥一经，一法，一汤。我在苏州工作时，曾见有一慢性病肝区痛，服柴胡而晕厥，此则柴胡劫肝之阴之说，亦是有据。

今人治肝病，亦只有小柴胡一法，或于其他药中加入柴胡。治肝病，是细致而复杂的工作，谈何容易。柴胡疏肝，舒郁散结，有其特长。妇人月经不调，尿频，尿急，乳胀等，逍遥散是良方。奇脉隶于肝肾，厥阴之脉络阴器，乳头属足厥阴，此循经治法。补中益气汤之用升、柴，是升发阳气，治脾气下陷。癃闭之用柴胡，是开上窍，欲降先升法。龙胆泻肝汤之用柴胡，是在大苦大寒直折之中，佐以疏散。《本草》载柴胡之功用甚多，总嫌太升，用时宜慎。我近来欲用柴胡而又恐太升时，即用前胡。前胡亦是少阳经药，能泄肝胆而性降。清代名医吴东旸每以前胡、浮萍同用，以开泄少阳。前胡能降，浮萍亦开。我这几年学用之，确有效。

前胡

前条已有论及，兹补充其义。

《本草从新》谓前胡是手足太阴、阳明经药，其实是清泄、疏泄、开泄之药。由于疏泄，故解表药中用之，亦能解表也。由于清泄，故少阳胆经腑病常用之，六腑以通为宜，泄即通之意。

由于开泄，故开痹宣闭。如外感风温，少阳风阳不静，肝胆有郁热等。吴东旸每以前胡，浮萍，杏仁，滑石，桑叶，通草，黄芩等同用。其特点是不腻不燥，亦不呆滞，是流通之药。

小儿水肿，即西医所说的肾炎，前胡与杏仁同用，治前期有效。小儿肾病，初起多头面水肿，叶氏谓病起于上而后及于下者，先治其下，后治其上。此有脱简，或刊误。在病之前期，应改为先治其上为是。故前胡、杏仁、浮萍多效。

肥胖之体，面足水肿而肝阳旺，西医所说高血压。前胡、浮萍与杭菊、钩藤、南星、川萆薢、蚕沙、滑石、冬瓜子、冬瓜皮、穞豆衣、茯苓皮等同用，亦甚效（本方久服能令人瘦）。咳嗽及小儿麻疹，亦常用之。究属疏散，汗多者忌用。

羌活　独活

羌活、独活都是性温之品，而羌活性更雄烈。羌活多用于脑后及背部、腰部以下痹痛。羌活入太阳络，独活走少阴经也。风热头痛及风热痹痛，羌活、独活都慎用，以其性温也。如用亦须善为配伍，善为驾驭。昔毛善三名医在夏秋时病中，每以独活与石膏同用。心灵手巧，用石膏以清里热，用独活以祛表邪，亦一法也。可知立方用药，不必限于古法，不必限于一格。善在活泼运用，创造发展。

防风

防风性温而升，主要是祛风胜湿。风药多能化湿，湿得风而化。虽云祛风，究属温升，眩晕、头痛等症不甚相宜。本是肝风挟火上越，故不宜温升。急性眼科病，目红肿，宜荆芥、防风与清肝降火药同用，此疏散法。辛以散之，亦透发之意，有效。风疹块，荆芥、防风一定要与凉血解毒药同用，才有效。如板蓝根、赤芍，或鲜生地等。两腿痹痛，每用防风、防己。防己性寒，泻下焦湿热。防风性温，祛下焦寒湿。久病湿郁化热，寒郁转热之症颇多，宜全面照顾。肠风渗血亦多用之。古人妇科书中，谓防风一味研末过服，治崩血。我用之效不显。不及炒荆芥，白荠菜花之有效。今人用玉屏风散，统治诸汗多。《本草从新》载，阴虚盗汗，阳虚自汗，防风均禁用。玉屏风散是治脾胃虚弱，卫气不固之汗多，故防风、黄芪、白术并用。若于阳亢阳虚，都不相宜。非唯有益，而反有害。昔毛善三先生治脾胃病，每用防风炒黄芪。此深得玉屏风散之方义者矣。

升麻

升麻，《本草从新》言其功用甚广，而今用者甚少。我亦不常用，总嫌其性太升耳。如痘疮，今已绝迹。阳毒斑疹亦少见。亦一由也。李东垣之补中益气汤，其中升麻、柴胡是引阳明之清气上行，举脾气之下陷。胃为卫之源，脾为营之本，是脾胃并治法。薛立斋善用补中益气汤，而又加减之（薛氏每加麦冬、五味子），治脾胃虚而发热，有殊效。

武进县刘某，偏头痛，久不愈。脉细。我用补中益气丸、磁朱丸，加麦冬、五味子煎服而渐愈。（又周姓左颊面部抽引蠕动，久不愈，我亦以此法而效）补中益气之用升、柴，是画龙点睛法，很神妙。

癃闭治法固多，总须用升麻提升，是提壶揭盖法。如尿血不痛，而属脾肾阳虚者，亦用升、柴，是仿补中益气法。子宫下坠脱肛等，亦有用之者（升麻是升发脾胃之气，用之得当，效甚捷）。

三七

三七专治跌打损伤，功专活血祛瘀，止血。因而一切出血症亦用之，而有效。亦治由于损伤而引起的关节作痛。今之伤科成药，多用辛热之药，如川乌、草乌等。每致涸液伤筋，远不如三七之平稳有效。

丹参

丹参祛瘀血，生新血，本草言其养心。心主血，是言其补血之功。性气和平，不寒不燥，《本草从新》言其功专四物。但由于性气功用之平和，只能起到辅助的作用。对危急重病，功不专，力不足，不能解决重大问题。重大危急之病，是要功专力大之药。争取到时间，就是抢救到生命。因此是辅助药，是一般的慢性病调理药。妇科常用之，崩漏重症，亦非主药。

由于丹参能养心养血，眩晕、心悸、怔忡、欠寐等症，亦是调理好药。吾师巢渭芳曾言，丹参稍带滋腻。我实践中亦有此感觉，但并不太腻。今西医有一种冠心病，常用药一是丹参，一是苏合香丸。用药不能千篇一律，当求其因。要有的放矢，要合乎实际。丹参既失之太和平，而苏合香丸辛香走窜，能耗散心阴，可暂用而不可长用。此不知祖国医学之辨证法也。

我治辛某和谢某二同志，苔厚黄腻，是用黄连导痰汤法。治辛某同志的爱人，舌润，脉细涩不畅，是用三子养亲汤合鸡金散法。有些用瓜蒌薤白汤法，有些用黄芪建中加重桂枝法，有些用酸枣仁汤合百合固金汤法。病因不同，治法各异。

元参

元参生津养液，而清浮游无根之火。本草谓其色黑入肾，其实并不专主肾也。吴鞠通增液汤中用之。吐衄之由于阴虚火旺者，每与白芍、旱莲同用。咽喉红肿作痛，每与大贝、麦冬、花粉同用，有良效。其性滋腻，脾虚泄泻忌用。《清代名医医话精华》载，治一强阳不倒，用元参、麦冬各三两（90g）煎汁，过肉桂末一钱（3g），一服而愈。道观一教师，年40余，亦患强阳不倒症。我用上法，一药而减其半，然终未能痊愈。亦不知近来如何。颈项痰核肿块，及甲状腺肿大等，我亦每与清痰火、软坚药同用，久服有效。

苦参

苦参大清湿热，杀虫，皮肤湿疹及风疹块等每用之。妇女带多，阴道作痒之属于湿热者，效甚捷，胜于黄柏多矣。阴道奇痒，亦以苦参、生草、蛇床子、黄柏、生明矾等洗之。前已谈及，阴道奇痒，由于血虚引起者，则以黄芪一两（30g）煎服。如属湿热者，则以苦参煎服，或煎汤熏洗。一虚一实，二分法也。皮肤湿疹作痒，以苦参、硫磺共研末，名参硫丹。再加生矾、松香末，猪油调擦，有效。此太先生马培之外用法。吾师巢渭芳从马培之先生学医，而马氏尤精于外科，有《马评外科证治全生集》一书。马氏另有外科合药簿。单方以苦参子包桂圆肉，治肠风痢疾，我用之有效有不效。

足趾、足背作痒起疱成脓，虽是小病，亦颇恶。以苦参、银花、黄柏、地肤子、生明矾、生甘草煎汤熏洗，有奇效。虽小道，亦有可观者（如久不愈者，加当归、猪蹄。亦可加大黄）。

龙胆草

龙胆泻肝汤、当归龙荟丸，都是大泻肝胆实热。王孟英善用当归龙荟丸。照西医病名来说，此治胆囊炎之重型。溲血、阴道作痛、尿频、尿急等，如属实者（溲时阴道作痛为实），轻则逍遥散，重则龙胆泻肝汤加减。此循经治法，有效。《本草》虽未言及，肝脉络于阴器，故有效。今人治肝病，多用龙胆泻肝汤法。不知龙胆草大苦大寒，大损脾胃之阳。《金匮》见肝之病，知肝传脾，当先实脾。叶天士论黄疸谓，热去湿存，脾阳式微。

治病当分阶段，此《内经》“病分初，中，末”。岂可一概而论。大凡大苦大寒之品，慎防伤阳。大辛大热之品，慎防伤阴，亦当心引起偏颇。即使对路，亦不可过头，要适可而止。所以用之不当有害，用之得当，而用过头，亦有害。天下万事万物，同一理也。偏头痛之属于肝经风热者，亦用之。偏头痛颇恶，每致损目，不可忽之（治偏头痛或两太阳穴痛，龙胆草应与柴胡、薄荷同用。此既要大泻肝胆，又应疏散风热。龙胆泻肝汤法）。

黄连

黄连，外感内伤均用之，而且是主要药。大苦大寒，苦能燥湿，寒能清热，是气分药。《本草从新》亦言其凉血，此气清则血凉，并非直入血分之药。主治甚广，功用甚大，看你如何组织配伍耳。黄芩治上焦为主。黄连治中焦为主。黄柏治下焦为主。其实上、中、下三焦黄连都可用之。入心与心包络，此上焦也。入脾胃，此中焦。入肝肾，此下焦。而寒热并用，润燥并用，更须严密组织（徐洄溪论药性谓，某药为能治某经之病则可，以某药为独治某经则不可。谓某经之病，当用某药则可，谓某药不复入他经则不可）。三黄解毒汤，此偏于实热治法。黄连泻心汤，此寒热并用辛开苦降法。连朴饮，是清热化湿法。苏连饮，又是清降法。黄连导痰汤，又是清热化痰法。交泰丸，是寒热并用法。所以黄连到处可以配伍。看来容易，难是难在辨证。辨得真，则用得对。

由于人体脏器，以及脏器与脏器的相互关系之间，及其阴阳消长的相互关系方面，极为复杂。病不是一蓬风，清一色。此寒彼热，此阴彼阳，此润彼燥。因而在辨证基础上的立方用药，一定要适合客观实际，不能主观想象。在黄连佐使组织上，并无定体，不拘一格，看起来杂乱无章。明朝臧懋循论元曲“妙在不工而工”。医道亦尤是耳！

用黄连之主要依据，是看舌苔，其次凭症。如舌苔黄腻，或厚黄腻，都可考虑用之。如胃脘痛而苔黄腻者，用左金丸。外感苔黄腻，用连朴饮等。徐洄溪治一产后停瘀腹胀大，而用黄连、肉桂、人参、大黄。我曾治和桥一童，秋季血痢止涩太早，致内热形瘦腹胀大。仿徐法，便通，瘀垢大下而腹消。继以川石斛、银花、通草、青蒿等而愈。此有定法无定方也。

但黄连大苦，苦者其化以燥。如舌光绛无苔，均禁用。有黄苔而偏干者，亦不得多用苦寒药。须用鲜石斛、鲜生地、银花等以监制之。阴虚内热宜慎用，少用或不用。（还有胡黄连，用于小儿疳积。）

黄芩

黄芩亦是苦寒清热，其力逊于黄连，亦不若黄连之苦燥。入肺及脾胃居多。风温咳嗽之上焦证，多用之。夏秋热痢，西医所说的细菌性痢疾，黄芩白芍汤是主药。足证黄芩清大肠之热，胃与大肠同属阳明经也。如欲清热兼化燥，两者具备，黄芩不及黄连多矣。连则清热化湿，有独到之功。如清热而不伤阴，连又不及芩。各有独到之处。总之，论其功用，芩不如连也。温热病中，芩、连是常用药，亦要辨证善于组织。阳旦汤以桂枝、黄芩同用，治恶寒内热有良效。选将点兵，在于主帅。立方选药，在于医者。成败之关键在焉。（治温热病，苔淡黄者，每用芩。苔深黄，厚黄者，每用连。有时亦芩、连同用。用药是有次序有步骤的，治内伤杂病，亦同此法。）

黄芩究亦苦寒，不应用而用之，能损脾胃之阳，不可不知。（舌光绛，干，无津液，亦少用或忌用。）

知母

知母清热，润燥，滑肠。能润燥，所以能养津生液。能滑肠，所以能润大肠燥火。不独治肾也。古人每谓知母、黄柏清下焦。黄柏苦寒，能转化为燥。知母辛润，能生津养液。治温热病之津亏者，家乡已故中医杨鹤棠每于增液汤加知母。如湿温症，毛善三每以苍术、炒知母同用。一润一燥，相互制约。《金匮》酸枣仁汤，治欠寐，有川芎、知母。川芎辛温，肝欲散，急食辛以散之。知母辛润，肾苦燥，急食辛以润之。川芎上升，知母下行。一温一凉，一上一下。《金匮》之所以为《金匮》，良有以也。可见古人之组织严谨，一丝不苟。前已谈到有一种慢性痢疾，西医所谓之结肠炎。用知母，蒌仁以润肠燥。用苍术，厚朴以化脾湿。再以芩，连，木香，腹皮有良效。有一病员来诊此病，以我方示诸他医，他医惊奇，谓此方非治痢也，只能增加便泻耳。亦可见其见识之如何。昔宋代文学家苏东坡论诗画，有一首五绝诗，“论画以形似，其见与儿童。作诗必此诗，定非知诗人”。此神重于形也。

知母究属清润而滑，有脾虚便泻者忌之。

贝母

贝母功专清热，化痰，散结。外感、内伤、外科、喉科均是要药。功既专而无副作用。近人只知其治咳，是贬其功也。颈项瘿瘤，痈块均要用贝母，肠痈亦用之，是取其化痰以散结。温热病之神昏谵语，慢性病之癫痫，欠寐，胸痞等，亦用之，亦是取其清热化痰。热清痰消则窍开络通。清代费绳甫已故名医，治胸闷气结之阴虚痰郁症，每用干金石斛与川贝母，都用八钱（25g）而愈其症。痰热流走络道，四肢作痛，贝母亦是好药。本草言半夏化湿痰，贝母化燥痰，二言尽之矣。看来贝母是清淡之药而有奇功，其实做到清淡确非易易，天下万事万物皆然，宋朝爱国诗人陆放翁诗有“诗欲清淡愧未能”句，然亦难矣。

贝母有川贝母，大贝母之分。治神昏惊厥，多用川贝母。治风热咳嗽，多用大贝母。在外科，喉科中，亦多用大贝母。功虽同，亦稍有区别。今川贝母常缺，而价亦昂，非劳动人民所宜。不得已而以天花粉、蛤粉以代之，亦可。（川贝母治手少阴心之痰热为优，似有凉心作用。大贝母治肺金之痰热及外疡之痰为优，平稳而又专效，但剂量宜重。）

白薇　青蒿

白薇，青蒿是清虚热药。外感之余热未清，内伤之阴虚发热多用之。但白薇清血分，青蒿清气分为异耳。白薇较青蒿为寒，在实践中亦未见伤胃。阴虚潮热，妇女崩带之属于虚热者，亦用之。舌质偏红者，多用白薇。有时亦二物同用。青蒿是少阳厥阴肝胆药，白薇又是少阴太阴心脾药。青蒿芳香开胃，白薇凉心。价廉物美，良药也。

芦根　茅根

芦根，茅根都是好药。便、廉、验，劳动人民之福音。清热生津，不燥不腻，性甘寒而不伤胃。

茅根入血分，凉血，祛瘀，止血。芦根入气分，清热，生津，滋液。且都有透发之意，并无郁遏之弊，故痧症亦多用之。外感内伤之舌红绛，干无津者，均可用之。诸出血症之属热者宜茅根。而鲜芦根之功用更为广泛。芦根养五脏六腑之阴，清五脏六腑之热，生五脏六腑之津。其特点，且能流通枢机，清灵活泼，并不呆滞。如治上焦之呃逆，胸闷，心烦。治中焦之懊侬胃呆。治下焦之小溲闭涩不通。在温热病后期，舌绛，溲闭，神昏，西医说是酸中毒，芦根为特效药。

《内经》谓“肾为水脏，而司二便”“肾主五液”。温热经久，阴伤液涸，而小便无。如舌光绛者，用鲜芦根一味大剂煎服，有奇效。禁用淡渗通利。渗利药是竭泽而渔，反有大害。应生津滋液，助其生化之源。此独特之秘，屡用屡验。

有一横林，某，因肾结核手术，切除右肾。继而左肾又患结核。神识半昏迷，抽掣不止，小溲点滴不通。我用鲜芦根煎服近月而愈，至今健在。此 1974 年事也。

又，鸣王徐姓，患脓胸。舌黑如墨，吃鲜芦根、荸荠各 100 多斤而愈。

洛阳周某曾患中风，西医说是蛛网膜出血。在上海医治，亦吃芦根汤 100 余斤。

1959 年，小儿麻疹大流行。民间单方，以芦根与西河柳同用。亦一良法，一透一清也。

至于鲜茅根，热入营血者，用之多效。茅花治鼻衄，有神效。我有一次在上海车站候车，有一妇女言她曾患鼻衄 10 余年，后以一味茅花煎汤，连服数月而愈。药不论贵贱，在于对症，而人以贱物视之，而不信用，亦一怪事。

地肤子　白鲜皮

地肤子，白鲜皮主要是用于皮肤病，即瘾疹，疮，痒。此亦因其清利湿热也。前黄公社已故中医陆春源，曾在上海从陈存仁学中医。他对黄疸，喜用地肤子而有效。《本草从新》载地肤子治诸黄风痹之要药。后我亦用之。至于皮肤作痒，原则上亦是一分为二治法。一是实证，一是虚证。南阳大队尹某平时月经过多，阴道奇痒，夜不成眠，我以补血汤，黄芪用至一两（30g）而愈。此血虚生风生燥治法。《清代名医医话精华》书中，原有此种病例，书不可不读也。几年后，尹某又皮肤奇痒，并无瘾疹，肤色正常，唯奇痒不已。我以黄芪、熟地、杞子、当归，加白鲜皮、地肤子而愈。仍是血虚，脉仍沉细也。治病不可拘泥，当辨其因而治之。

冬虫夏草

冬虫夏草是平补药。治虚劳咯血，骨蒸潮热。据说广东风俗，做菜肴用，如煨鸡、鸭、蹄膀等，每用冬虫夏草同煨，此是营养药。

当归

当归，《本草从新》言治妇人诸不足，一切血症。毕竟当归是辅助药，不是主药。在重要关键时刻，不足赖也。当归补血汤，黄芪多于当归5倍。主药是芪而非归。气为血帅，血脱益气。有形之血，不能速生，无形之气，所当急固。血为阴，气为阳，无阳则阴无以生，故黄芪为主。此缓急先后次序治法。四物汤古人谓是当归为君，白芍为臣，地黄为佐，川芎为使。实际上四物汤是平稳普通应用方，重症、急症无能为力。十全大补、人参养荣等汤，是参、芪与肉桂之功，当归只助一臂之力而已。且辛温香窜，有耗散性，阴伤者忌之。

虽然如此，当归总是养血祛瘀。内科，外科，伤科，妇科作为一种辅助药。只要组织得法，配伍相宜，当归亦有一定之功。

白芍

白芍入肝脾血分，微酸，微寒而性敛。一切血症多用之，随其症因之不同而配伍各殊。《傅青主女科》治崩血用至八钱（25g）。吐衄，便血，亦是常用药。其应用之广，疗效之捷，远胜当归。夏秋时痢，里急后重，黄芩、白芍尤为必用之药。胃脘嘈杂，舌或红或光，亦用白芍。腹痛内热，用黄芪建中汤。总之，是柔肝而养脾阴。古人谓白术补脾阳，白芍补脾阴是也。肝为藏血之脏，脾司统血之职，故治诸血症。本草又言其泻肝，在临床实践中，并不见白芍有任何克伐副作用。但由于白芍带有酸性，酸者，起收敛作用，如肝有郁热，或热湿夹杂，固不宜白芍之收敛。

我有一个堂叔朱冠卿，师从孟城马仲藩先生学医。治肝硬化腹水，每于平胃散中加白芍、黑山栀。亦一法也，我见有暂效。又本草言白芍亦能养血，其实是止血。血止则血虚自复，故谓之养。桂枝汤、真武汤等都有白芍，一是调和营卫以治风伤卫，一是振肾阳而兼敛心阴。各药虽有专长，而尤贵在配伍。选药既准，立方亦不易。

赤芍

赤芍以泻肝祛瘀为胜，外科有火毒者亦用之。此《本草从新》之所载，亦习惯用法。有一时期，白芍常缺，不得已每以赤芍代之，其效果与白芍未见有明显区别。

丹皮

丹皮，外感内伤及外科常用之，主要是清热凉血而祛瘀（因其凉血祛瘀，故血症之属血热者，白芍与丹皮为常用）。吾师巢渭芳先生常言，丹皮会引起心泛呕吐，故呕吐者忌之。但本草并未言及，后我于《王孟英医案》中见有此说，恐是丹皮辛散走窜之故。温热病之有呕吐者，我亦忌用（我师于治温热病，在夏季及秋初均用银花、连翘。而在深秋或病程已久，并兼用丹皮）。

马兰

马兰凉血止血，内科、外科、外用内服，都是好药。而且到处都有，遍地皆是，可惜病家医家不习于应用。用于外伤出血，有特效。我中年时，五月出诊，正值大雨，右足胫误戳农用耙刺，大量出血。就在路旁以马兰揉碎，敷创口，以湿袜包好，2日即愈。民间单方，以马兰叶揉碎塞鼻，治鼻出血。有人告知我，患黄疸肝炎长吃马兰而愈。

1956年，我参加松江地区中医座谈会。松江风俗，除当春季节食用外，家家户户把马兰煮过晒干，每户储有几百斤，一年四季做菜吃。据说马兰干烧肉亦很好吃。松江地区，亦是血吸虫病流行区，而松江附近独少，不知和马兰有无关系，此亦科研项目也。

荠菜

荠菜，吾乡俗称谢菜，既是好菜，又是好药。原来民间单方，用于肾炎水肿，并不知其止血有神效也。1976年有一魏村公社女教师来治病，言及这个女病人亦曾有经行量多，后用单方白荠菜花五钱（15g），当归三钱（9g），月经转时服1帖，连服数月而愈。我即学用之，有效有不效。以后逐步发展，竟用白荠菜花45g，当归10g。每月经前及经期中服5到7帖，连服3到5个月，血量即趋正常。在青春期宫血多，亦有良效。以上两味熬成水剂，疗效比煎药为差。《本草从新》《本草纲目》只言荠菜凉血治血痢，余无所载。后查到叶橘泉所著《食物本草》书中，有荠菜止血，功同麦角之说。民间单方验方，应予重视。

一般用法，白荠菜花45g，当归10g。在月经前服3到4帖，月经一转，接服3帖。连服3到5个月，出血量即能控制住。如胃部不舒，加陈皮6g。如舌红，去当归，改用炒白芍12g。

又，荠菜煎服，治肾炎，亦有效。我院徐某曾发肾炎，尿频足肿，服之而愈。此亦民间单方（自注：俗云，单方气死名医。信然）。

郁金

郁金主要开郁散结，亦有破血化瘀作用。方书谓与蓬莪术一类二种，功用亦略同。以前总认为蓬莪术攻坚消积之力大而猛，而郁金则为常用药。有一时期，郁金缺货，即以莪术代之。实践中功效，郁金、莪术大体相同。

郁金多用于上中二焦症，开郁宣窍。方书谓能开肺金之郁，故名。其实心肺、肝胆疾患之由痰热郁滞不宣者，多用之。郁金与白明矾为末泛丸为白金丸。多用于痰热内蒙心包，神昏癫痫等症。故湿热病中郁金亦常用之。胸闷、胸痛，每与蒌皮、蛤粉、大力子、马勃、射干、枇杷叶同用。肺脉络于胸中，肺气不清，失于肃降，应以治肺为主。此与胃脘痛闷大不相同，不可混淆。肝胆病，胁肋作痛，每与蒌皮、川楝子同用。治颈项痰核，每与大贝母、天花粉同用。治温热病神昏谵语，每与川贝母、天竺黄同用。妇女肝郁不舒，亦每用之。总之，是开药。由于开，故能软坚散结。由于开，故能开窍通络。由于开，故能化痰祛瘀。

郁金的功用甚大，但毕竟实证用之。久病体虚，少用或勿用。古人有郁金耗散正元之说，亦因带有克伐性也。有川郁金、广郁金之分。川产者长而色黑，广产者形同青果而色黄。川产者力大，广产者力轻。因药常缺，今已不分。

木香　香附

木香行气，香附调气，其作用大体相同，而亦有别。都是气分药。香附能解郁，气调则郁解。木香能行气，气畅则滞宣。香附以入肝胃为胜，木香以入脾与大肠为胜。此同中有异，异中有同。《本草从新》载木香性温，对香附未言其性，其实皆偏于燥。又言香附能解六郁，治一切气病。此言过其实，岂一药能治百病。又言木香为三焦气分之药，并能泄肺气，亦非也。此臆说，既与辨证论治不符，又与实践体会不合。总之，香附以治肝胃之病为优，如胃痛胁痛。治胁痛用香附，是取其疏肝解郁以调气，应妥为配伍。如蒌皮、川楝子、桑叶、枇杷叶等，以制约香附之燥。木香以治脾及大肠为胜，如腹痛、便泻等，亦应视其寒热之不同而善为佐使。总之，阴虚而又燥者，如舌红绛光，忌用。四磨饮偏于燥，每与五汁饮同用，亦是监制法。木香香窜，呕吐者禁用。刘河间论痢疾谓“调气则后重自除”。调气是指木香为主，亦未可一概而论。如夏秋热痢，舌绛津伤，木香辛温而燥，虽有监制，亦未为妥。外科痈疽亦每用木香，气行则肿块易消。妇科调经多用香附，是取其疏肝舒郁。不但在选药上要慎重，而在剂量上亦应有分寸。今人用木香竟用至三钱（9g），五钱（15g），我不敢苟同。

藿香

藿香辛温芳香，是足太阴脾及手足阳明胃与大肠经药，而又能辟秽。一般皆以苏藿梗并称，其实有别。藿梗多用于腹满胀，泄泻等症。而苏梗则是疏肝理气，亦治肺治胃。藿梗与藿香亦有别，藿香芳香辟秽之力专。鼻渊流浊涕，每与肺药同用。如与麦冬、沙参、枇杷叶等同用，亦不外取其芳香之气，直达于脑。夏秋湿温症，亦用之。此取其化湿，并不是清热。亦须善为配伍。治湿温症，本应分热与湿之孰多孰少。视其苔之腻与不腻，湿已化燥就禁用。

我青年时曾治一湿温症，热已退，舌稍腻，在清化余邪中佐藿梗，舌即转红。可知芳香之品，多寓燥烈之性。立方选药，稍有不当，即致误事。在外科发散药中，吾师巢渭芳先生于银翘散中每加藿梗，我初亦不解其义，亦大概是取其辟秽，兼以宣畅耳（口黏腻或有异味，苔腻者，藿香用之效）。

荆芥

荆芥主治甚广，平稳而功效甚捷，古人论之详矣。今人只用于感冒表症，真是大材小用。《本草从新》谓荆芥是风病，血病，疮家圣药，韪矣。沈尧封《沈氏女科辑要》一书中，亦甚言其功。治崩漏甚效，能治血中之风，并引血归经也。所以有愈风散之称（诸出血症，如宜温摄时，荆芥、艾绒、炮黑姜都是引血归经良药）。产后诸症，尤为要药。以荆芥炭三钱（9g），五灵脂三钱（9g），在产后即煎服，既无血晕之患，亦无儿枕痛之苦，并无副作用，胜于《达生篇》之生化汤多矣。我的爱人每次产后皆用之。

夏秋赤痢，吾师本不用荆芥，而效不显。后我见《清代名医医话精华》书中用荆芥，我亦用之，疗效甚快，以其能和营也。《温热经纬》谓和营则便脓自愈。亦是引用刘河间语也。

皮肤湿疹每以荆芥、防风同用。荆芥究能上升，风药多升也。用时亦宜注意。（华佗愈风散，又名荆公古拜散，即荆芥一味为末。斑疹，皮肤青斑，即西医所说的血小板减少症，多用之。）

紫苏

紫苏，在治外感来说是表，在治内伤来说是疏。表即汗，疏即理也。汗而不猛，疏而能和，此紫苏之所以为“至甦”也（甦与苏同音，至与紫同音）。

外感症中有表症，古人每用麻黄（其中还有风伤卫，寒伤营等之区别）。但麻黄力猛而雄，须善为驾驭。紫苏亦辛温，发汗解表，可代麻黄更稳妥（麻黄性温而发汗，紫苏亦性温而发汗，不过其力有厚薄而已）。

古方与今方，经方与时方，清明二代争论甚大。至叶天士、吴鞠通、王孟英更有辛凉解肌之论。其实今方从古方而来，时方从经方而来。在原有基础上逐步发展，逐步充实。如无古方，何来今方。如无经方，何来时方。科学无止境，不与发展，停步不前矣。明朝学者曹于汴所著的《共发论》中说，“古人书不可不读，但靠书不得，靠读不得，靠古人不得”。因而继承与发展，是对立统一。在读古人书中，正如近代诗人李慈铭诗，主张“不名一家，不专一代”。古人能立法制方，后人何独不能。长江后浪推前浪，以及长江前浪让后浪。一切事物皆应作如是观。

在内伤症中，紫苏疏肝气，宣肺气，理脾胃之气，是阳药。其性较藿香为平稳，耗阴伤液较少。但究属辛温，舌红绛而干者忌用，或善为配伍用（呕吐，胸闷，胃脘不舒之属因寒而气滞者，多用之。如舌偏干者，或与沙参同用，或与绿梅花，生竹茹同用）。

苏叶

苏叶多用于发表，苏梗多用于和中。我学医时，原分苏叶、嫩苏梗、老苏梗三法，今已统而不分。

吾乡民间风俗，夏秋发病，不问寒证热症，皆饮紫苏、生姜、黄糖汤。寒者尚可，热者以火益热，不知起于何人何时，亦一偏也。

苏子

苏子专功化痰降气，亦用于痰凝气滞等症。合莱菔子、白芥子为三子养亲汤，为化痰要药。虽说化痰，痰化则气自通畅，不治气而寓有理气之功能在焉。（自注：苏子总有些克伐，虚证慎用或不用。）

鲜生地　大生地

生地黄凉血清热，生津存液，是血分药。治疗种种出血之属于热者。一般言之，外感用鲜，内伤用干。鲜生地力较强，大生地力较弱。要根据疾病轻重缓急，来确定剂量之大小。

忆昔戚墅堰供销社一职员，原有肝炎，以后舌衄，涓涓不止。舌黑如墨。以鲜生地一斤（500g）合石膏四两（120g），外敷蒲黄末而愈。

又一搬运妇女，在冬季拖板车赛跑过急，引起大吐血。盈盆盈盂，势不能止。先由西医处理，后我开一中药方。服 1 帖，血如涌泉上出。见其状，亦觉惊慌。后以鲜生地 1 斤，大白萝卜 1 个，同捣汁 1 大杯，冷饮，一服血即止。

可知选药即使得当，如剂量不足，则杯水车薪，无济于事。所谓韩信用兵，多多益善，而虏荆非六十万人不可也。

在凉血止血方中，更有严密的组织法度存焉，如鼻衄、牙衄，又如妇女崩漏，如舌淡脉细，亦可以大生地与炮黑姜、炙艾绒同用，以摄血，引血归经（此《金匮》黄土汤法）。如复脉汤，即炙甘草汤，生地与桂枝、姜、枣同用。增液汤为生地、麦冬、元参。玉女煎以生地、石膏、牛膝同用。所以有常法，无常方，看你如何辨证运用。皮肤病，如天疱疮、风疹块、瘾疹、疮疡等均有奇效。此血分有热，凉其血，清其热毒也。

在治温热病中，生地亦是常用药。在卫气营血，要辨清楚。如病在卫气而用血药，则药过病所，反而引邪入里，引狼入室。此过犹不及也。

以前分鲜生地，大生地，细生地。后两种已晒干。古人每用犀角地黄汤。现在杂志亦有用犀角地黄汤病例。其实此是虚夸，或形式主义。犀角一物，现在既少而贵。以前用至二钱（6g）到三钱（9g）。试问，现在能如此用药乎。此脱离实际空谈。其实只要生地剂量大一点，亦能解决问题。

生地毕竟是寒凉药，而干生地又带滋腻，用时亦宜注意。如脾胃虚弱者，慎用。

熟地

熟地是滋补肝肾药，而以入肾为主。其实是摄纳之功居多，肾主纳气也。《本草从新》言其补脾，恐不尽然，补肝则有之。滋腻呆滞之品，有呆健运。两仪膏之补脾肾，非熟地之功，而是人参之力。且肾为先天之本，肾气强壮则自然健康。

昔张景岳善用熟地，有左归丸，右归丸等方。而《景岳发挥》一书，曾非议之。其实景岳亦有独到之处，在中医的整体观念中，景岳有很大功劳。魏柳洲亦屡用熟地，古人的六味、八味、都气等皆用之。是根本治法，摄纳治法。而摄纳之功为其特长，是整体观念中一种有效治法。

金匮肾气丸，治肝肾病亦是常用方。清代名医齐友堂余听鸿记载，治肝腹水及噎膈有特效，其中虽有熟地，而主药是肉桂。据载，要真安南肉桂乃效。现在丸药、成药常缺。我亦用之，以煎代丸，但亦有效有不效。治噎膈鼓胀，古代佳案不多，在《古今医案按选》中，王孟英、杨素园、沈尧封等皆是有清一代名医，并无良法佳案，独齐友堂余听鸿验案较多。今桂无安南，萸肉常缺，已无法配全。

老年慢性喘咳，即西医之慢性支气管炎。欲其根愈，亦非易易。以前心中无数，近来实践中有体会。根治之法，在于治肾，治肾之法，在于纳气。以都气、二仪、青娥丸等加易治之，但须服 150~200 帖之间乃效。

朱某，于 1953 年在上海治疗喘急，频发不已。1975 年在我处治疗，上法服近 200 帖，一直未发。去年冬感冒，仅形寒发热，喘急亦未复发。

又匡某、焦某，均是童年喘咳，亦频发，反复多年不愈，两颊泛青色。虽是童年，已见肝肾不足。用生熟地，麦冬，沙参，玉竹，牛膝，百合，金樱子等。匡某已久不发。焦姓亦大有好转，仍在观察中（已治愈）。徐大椿论治病说有四种，一是不药而愈，二是必药而愈，三是久药而愈，四是虽药不愈。现在看来，仍是如此。但喘咳有冬发与夏发两种。冬发者，至寒冷季节即发，一至热天即止。夏发则在阴历 5 月发作，至寒冷时即止。同一喘咳，治法不同。冬发以治肾纳气为主，稍佐脾药。夏发以治脾为主，稍佐纳气。我治疗喘咳，即此法而有大效。此辨证之可贵也。

我初行医时，治一圩家桥村朱姓，患冲气上逆。先是脐下中间一条，自觉有一股气上冲，逐渐上升，过脐冲胃，即呃逆。气平则止。已半年。我用熟地，茴香，桂心，沉香而愈。

老年癃闭之属肾阳虚者，与熟地、肉桂、升、柴同用。肾阴虚者，以沙参、麦冬、升、柴、熟地同用。用升、柴是提壶揭盖法，是引导药，并不影响熟地之功。

另有四肢麻木之属于血虚，风疹块皮肤病之属于血虚者，均可以熟地、当归、杞子、潼蒺藜等同用。宫某，女，年 50 岁左右。手足抽筋，既不发热，又不是癫痫，已 6 年。我以熟地、杞子、当归、潼蒺藜、鸡血藤、稽豆衣、龙齿、丝瓜络、桑枝、炒木瓜等出入，服半年而大减。此亦血虚生风治法。

以前王家塘村有一王姓。我青年时，总见其以熟地放瓷瓶中，常常取食之，后至 80 多岁去世。

常州有一清朝进士钱振鍠，亦有涉猎医书，亦言及熟地之效。总之，其效亦难于一一缕述。

熟地究属滞腻之品，呆膈助痰。痰浊、痰火、脾不健运、便泻等，勿用。（熟地是缓则治本良药，主药。有时与砂仁同用，恐其腻膈也）。

麦冬

麦冬为肺胃二经之药，清热养阴生津。其实主治范围颇广，五脏六腑之阴液不足者皆用之，不独肺胃二经之病也。肺主一身之气，肺气清，则周身之气皆清。胃为纳谷之海，胃气润，则周身皆润。胃呆食少用之，与沙参、川石斛、绿梅花同用。《脾胃论》载胃为阳土，脾为阴土。胃宜凉则润，脾宜温则健。此甘凉养胃法，有效。

肺有燥而咳喘者，麦冬清其肺而润其燥也。肉萎用之者，是治萎独取阳明。肺热叶焦，则成萎躄。曾治朱某，突然四肢萎软，不能动弹，食粥亦须有人喂之。以南沙参、北沙参、天麦冬、石斛、鲜茅根等，一剂即能动作。

癃闭症亦用之，有良效。胡某，年已古稀。平时肝阳亢旺。在1978年，患癃闭，在我院住院导尿。10余日小溲不自溲。后以天麦冬、石决明、南沙参、北沙参、桔梗、川石斛、冬葵子大剂与之，3剂即能自溲。此肺为肾之上源，滋其化源，源清则流自洁。

合生地，元参为增液汤。合人参，五味子为生脉散。一以养阴生津，一以养心敛液，方不同而法则同。昔魏玉璜善用麦冬以治肝病，此清肺以柔肝，是隔二治法。

咽喉红痛，亦多与元参同用。是肺气通于喉，合元参以泻浮游无根之火。

脏躁症，《金匮》甘麦大枣汤中加麦冬，有良效。我曾治鸣王公社一女孩，20岁，患脏躁症。初以竹黄，菖蒲，胆星，龙齿无效。即以前法服10余帖而愈。《古今医案按》一书中载，叶氏亦用此法，但须20帖而愈，不可不知。

我有时麦冬与附子同用，治高热汗多引起阳亡，在将亡未全亡之际用之。大凡阳亡症，在阳已亡时，宜四逆理中等雄厚之方，直挽其阳。在发热汗多引起，欲亡未亡之时，又宜麦冬与附子同用。既存其阴，又回其阳。此重阳必阴，重热则寒。阴阳转化，即阴阳易位。而又有已转，将转，未转之别。具体问题，具体对待，不可一概而论。

胃脘痛，我有时亦以吴萸与麦冬并用。叶天士在《景岳全书发挥》一书中论胃脘痛，谓恙起于寒，郁久成热。喻嘉言亦言是寒热错杂之病，当以杂方治之。立方用药，不宜限于一格。昔徐洄溪论麦冬，谓其滋腻恋邪。当然要在辨证中辨得真切，问题是在辨证耳（徐洄溪所论是指外邪未清而言，如舌光、红绛、干者，宜大剂用之）。

麦冬究属滋腻，主要以舌苔为据。舌光绛干，均可用之，或斟酌用之。如苔腻白润者，忌用。

杭菊花

杭菊花清肝息风，用于头昏晕、中风、目疾等。人皆知之。皮肤病，如湿疹、天疱疮、风疹块等用之有奇效。此血有蕴热，肝藏血，菊花清肝热而解毒。据承少槐医生言，他治一皮肤疮痒，以野菊花捣汁饮之而愈。我青年时常患眼疾，均饮野菊花或叶汁。味极苦，服至寒战。亦凉药苦口也。敷一切外科疔毒流火，亦极效。

菊花有好几种，杭菊黄色，力较大。还有白菊花、滁菊花，力弱可入茶用。菊花究属大苦大寒，胃不舒者忌之。

麻黄

麻黄为解表开肺药。《伤寒论》113 方，以麻黄汤为首方，是取其祛外寒，即解表法。三拗汤，麻杏石甘是开肺法。越婢汤是既开上，又利溲法。风寒湿痹宜与草乌、川乌、马钱子同用，是托里出表法（马钱子我不用，畏其服后会引起抽搐）。麻疹有用之者，亦是托里达表法。我在伤寒症中不常用麻黄，是畏峻厉耳。麻杏石甘汤之治肺热喘急，越婢汤之治风水，则常用之。用麻黄，主要在配伍得当，很少用单味药。如用麻杏石甘汤时，石膏应重于麻黄 8 倍左右。麻黄辛温，石膏辛寒，即相互制约法。

《本草从新》载，麻黄令人心悸。江苏用药及剂量习惯，麻黄只在一钱（3g）左右。孟城有一马心安老医生，曾在新疆医院工作。麻黄既是常用药，而剂量亦至五钱（15g）。可见因地，因时制宜的重要。近来常州继民制药厂制成止嗽定喘膏，是用麻黄、白萝卜、鲜梨、蜂蜜熬成。麻黄与白萝卜同用，既价廉物美，亦是相互制约，颇有思路。

麻黄究是辛温发汗之药，宜慎用。过用麻黄，每多引起大汗亡阳，宜注意之。

白蒺藜

白蒺藜主要是疏肝，其亦能疏风者，肝为风脏，疏肝即寓有疏风作用。很多疾患，是肝之疏泄太过引起。

如胁痛，是肝脉络于二胁，每以白蒺藜与川楝子同用。如胃脘痛，是肝胃不和，每与苏梗、香附同用。孟城已故名医费伯雄，制有和中抑木汤，以治肝胃气痛。其中有藿梗，苏梗，白蒺藜，香橼皮，佛手片，青陈皮。看似平淡，而有实效。太先生马培之及吾师巢渭芳先生一脉相承，亦善用之。我 50 多年实践中亦有此体会。皮肤病、麻风病、目疾亦用之，无非取其疏风之意。《清代名医医话精华》书中载，以白蒺藜一斤（500g），去刺为末泛丸，治阳痿久不愈，然我未经试验。

虽能疏肝，究是破克之品，虚证忌用。治肝之法，亦因症而异也。

潼蒺藜

潼蒺藜即沙苑蒺藜，用以益肾养血。与白蒺藜之功用不同。

益母草

益母草又名茺蔚草，子名茺蔚子。祛瘀生新。多用于妇科及产后。主治崩漏，癥块等。有时眼科亦用之，是取其去恶血。其性微寒，有腹痛者勿用。即欲用之，宜与香附同用。

吾乡俗名苦草，民间风俗，产后要吃苦草汤。今医院制有益母草膏，是同一意义。

我家对门，黄某之母，用益母草嫩叶晒干研末，和糯米粉同调服。几十年不辍，活至80多岁去世。可见自有益血之功。子名茺蔚子，功用略同。

青蒿

青蒿，外感内伤，虚热实热，以及肝胆二经之热多用之。并能醒胃气，以其有芬芳之气。虽不是主药，而辅佐之功实多。看似平淡，而有实效。在平淡中显出不平凡之功。天下事理固然也。可见平淡之不易，平淡之可贵。

外感发热多用之。特别在热病后，余邪未净者，为善后良药。以其既不伤胃，而又不伤津。黄疸多用之，以其清肝胆而又芳香化浊，并不伤胃。妇女崩漏、带下属于肝胆有郁热者多用之。以肝为藏血之脏，藏血失司，则崩漏。魏玉璜论带谓木热则脂流，清其肝而带崩自止（柳宝诒亦有此论）。用治盗汗亦甚效。今人治盗汗，统用玉屏风散，此是脾气虚，卫不固治法。如是阳亢，我每以青蒿梗、桑叶、双钩藤、白芍、牡蛎、地骨皮、浮小麦共7味，有良效。小儿纯阳之体，每多盗汗。亦以此法，多效。又有青蒿鳖甲煎，是治虚劳潮热。

清代名医吴东旸善用清泄少阳法。如青蒿，前胡，杏仁，滑石，浮萍等。以平淡之方，治愈大症重症。

青蒿与白薇亦有别，青蒿入气分，白薇入血分为异。

以前分青蒿与青蒿梗二种。香青蒿是嫩头，取其发散。青蒿梗取其和中。散发是清中有散，和中是清中有和。今已不分（究竟是气薄力弱，不胜重任）。

大力子

大力子即牛蒡子。泻热散结，除风宣痹，是上焦药。一般用于风热犯肺之咳嗽及麻疹等（开肺气而稍带表散）。吾师巢渭芳先生于风热咳嗽亦用甚少，而其子少芳先生喜用之。一则习惯，一则各有体会。咽喉红肿作痛，及颈项瘿瘤痰核等症多用之，每与马勃同用。胸膺作痛，或胸闷呼吸不畅，宜宣肺、清肺、肃肺，应用肺药。此肺脉布于胸中也。亦常与马勃并用，加沙参、郁金、蒌皮、蛤粉、马兜铃、枇杷叶等，有良效。要分清上焦与中焦，如用脾药或胃药，皆误也（是指胸膺痛或闷）。

民间治疬块单方，以鲜大力子根捣汁饮。以其渣敷患处，即消散。我曾依法治愈一人。

大力子能令人作恶，亦令人便溏，有呕吐及便溏者忌用。

刘寄奴

刘寄奴活血化瘀，一般用于伤科、外科。东安公社街后群众栽有刘寄奴，俗名叫金马兰。有一人患鹤膝风，膝关节曲不能伸，以鲜刘寄奴浸酒，服半年而痊愈。我曾亲自访问患者。我后至夏溪公社，遇有一患鹤膝风者，亦嘱其以刘寄奴浸酒饮，未经随访，未知愈否。

王不留行

王不留行通行血，故有“虽有王命，不能留焉”之说。亦可见其通行血之力。外科中亦用之，无非取其行血，以消肿块。吾师巢渭芳先生通乳方，用王不留行五钱（15g），黄芪一两（30g），木通三钱（9g），炙甲片三钱（9g），猪蹄一只。服1帖有效，我亦常用之。如舌偏红，加麦冬五钱（15g），如舌白润，而胃部不舒，加陈皮一钱（3g）更效。

王不留行，是农历四月中麦田里的一种草子，俗称“萁豆子”。其壳长寸许，儿童用作叫叫。其子比绿豆稍小而圆。在1960年经济困难时，有儿童采回大量食之，引起突然死亡。我亲见之，可知其行血之猛也。

瞿麦

瞿麦又名石竹花。多用于五淋、白浊及尿频等。人多用之，亦多知之。

在1974年5月，我去马杭公社。见一男子，年40左右。在田迹寻拔瞿麦。问其何用。说是治遗精。他在20多岁时，曾有此病，用瞿麦煎汤长服而愈。今又复发，故寻拔之。治遗精久不止而舌偏红者，原有民间一验方，用莲须一两（30g），五味子一钱（3g），长服有效。此一通一收法。但五味子、莲须常缺，不得已以瞿麦一两（30g）代莲须，用乌梅三钱（9g）代五味子，亦有效。当然也有不效的，要根据辨证论治原则，另立治法。

民间有很多单方验方，采集既便，又不用钱，对群众大有方便。惜医者不知，或虽知之而不信用，则亦可慨也矣！（自注：瞿麦治五淋，亦以其通行而清化下焦湿热。萆薢性平，瞿麦微寒，其实功用大体相同。）

车前子

车前子总的是清利下焦湿热，从小便而去，所以叫利小便。所谓下焦，包括肾、肠、膀胱等。主治亦是五淋、带、浊、泄泻等，人尽知之，毋庸多赘。

其实车前之功能，人虽知而未尽知也。我院小儿科收治一婴儿，患便泻。只有6个月的婴孩。西医医疗无效，来商于我。我想，吃煎药又不便，婴孩何能服之。苦思良久，嘱用鲜车前草捣汁，2次仅吃1匙，便泻即止，亦一奇事。农村中在夏秋以车前草晒干，代茶叶泡吃，亦是好法。（单方：车前草和杨柳树根须同煎服，治带下。）

车前利尿，利多伤阴。舌干光，红绛者，忌用。

灯心草

灯心草清心火，利小便。外感内伤皆用之，对小儿尤为相宜。小儿畏药，灯心有气无味，可代木通之用。医者既要因地因时制宜，又要因人制宜，切合实际。

古人儿科，每以穞豆衣代熟地，以灯心代木通、黄连。以竹叶代羚羊角，以鲜芦根代犀角。既不花钱，小儿又喜饮。此亦注意工作方法之一端。我每以钩藤代杭菊，以茅根代丹皮。前者同样是清肝息风，后者同样是清热凉血。古人所谓通情达理即圣贤。所谓通情达理，无非是实事求是而已。（自注：朱砂拌灯心，虽治温热病的神昏谵语，我总以其力薄，不喜用。不若鲜淡竹叶之清心热。）

小儿夜啼，原有以灯心烧灰敷产母乳头，由小儿吮乳时食入，或效或不效。刘墅大队有一婴儿夜啼，来索方。当时连灯心都缺货。苦思良久，给以玉枢丹 1 支。蜜调涂乳头，竟一吮而愈。后年余，有一石牌头村婴儿亦夜啼。来要治夜啼良药，我已忘之，我说，我并无专治夜啼良药。彼言是刘墅村人介绍而来。我亦付以玉枢丹 1 支而愈。玉枢丹有朱砂以清心，雄黄以化痰，千金子以泻痰积，比灯心更为效捷。我以前总常备有玉枢丹，镇惊丸，牛黄丸等成药，以备一时急需。可知许多方法，都是从苦思中得来，并不限定一药治一病也。

冬葵子

我在 50 岁前，冬葵子用得不多，剂量亦小。我师巢渭芳先生亦不常用。近 20 年来，主治范围逐渐扩大，分量亦用至一两（30g），而且效果亦较好。其功能主要是通水道，利小便，滑精窍。男女小溲不通，癃闭等症，多用之。根据辨证论治原则，立方用药，每以冬葵子为引导，作为开路先锋。在溲闭中，有用补中益气法者，有用清肺滋肾者，有用通大便法者，有用流通气机者。治法多端，但均可佐以冬葵子。自 1970 年以来，更发现一种男女同房，男子不排精，有的结婚 3 年余未愈。在梦遗时有精排出，如在同房，久战不已，欲罢不能，亦一怪事。此方书所未载，在学医时及自己临床数十年亦从未见过。有某医院一女医生的爱人，又有剑湖宋某，又有一炼钢厂工人等。此精窍阻塞之因，是因痰浊。有挟热者，亦有不挟热者。治疗原则，以化痰浊，滑精窍，并用下行药为引。如滑石，赤猪苓，牛膝，制南星，川萆薢，木通，琥珀。苔黄者加黄柏，有时用炙甲片，皆重用冬葵子为引，用至一两（30g）。上述诸案，经证实，服药20~30帖已愈。但亦有无效者。

古人论读书，每重视无方书。把基本理论搞通，来指导实践。通过实践的检验，得出错误与正确，并要思路广阔。否则，欲以有限之方，应无穷之病变，不亦戛戛乎其难哉。

又，前年治愈某公司职工肾结石2例，亦均以冬葵子一两（30g）为引。一例服20帖，一例服35帖，皆经摄片确诊。后1例是上海人。服药期间，曾摄片3次，见结石逐步下移。由肾到膀胱上口，再下移而出。溲出一块1cm×0.5cm的结石，如小橄榄形，最后摄片已无结石。上述病例，是诸药协调之力，而冬葵子通利滑窍，亦有专功。

茵陈

茵陈苦化湿，寒胜热，为黄疸要药，固矣。在辨证上，亦是两点论。治病当分阶段，当分阴黄阳黄也。《本草从新》明载“黄疸须分阴黄阳黄。阳黄宜茵陈。阴黄宜温补。若用茵陈，多致不救”。在阳黄，虽宜茵陈，亦应该组织得法，配伍适宜。若不分阴黄，不讲配伍，有人用单味茵陈至几两者，有的还盲目与三黄合用，亦有不分初中末，始终用茵陈者。既不分阴阳，又不分阶段，单靠茵陈以治病。其热者，或可暂效。其湿热参半，或湿重于热，或热去湿存，则脾阳暗伤，必有后患。

黄疸是极为复杂之病，大体上亦分初、中、末三个阶段。而中间阶段，尤为重要一关。前期犹易为力，后期殊难处理。在中期复杂多端，把好中间这一关，是全局的关键。岂茵陈所能胜任。而世人不知也。

前期之所以易治者，是阳黄为多。后期之所以难治者，阴黄为多。欲使阳黄不转化阴黄，全赖中期处理得当。茵陈苦寒，岂初、中、末三期皆可用耶？（自注：黄疸后期的阴黄，多有腹胀，脾阳已损。茵陈苦寒，即欲用之，应有监制，如茵陈四逆汤、茵陈五苓散等。）

葶苈子

葶苈子性急，大泻肺气。大凡喘急之属实证暴症，用之效甚捷。如久病而体虚者，大伤元气，得不偿失。小儿肺喘惊，用之亦效。如老年人慢性喘咳，当以益肾纳气法（自注：益肾中或加脾药或加肺药，有治本与治标之别）。

我对小儿暴病哮咳，每用炙葶苈三钱（9g），大枣 10 枚（自注：有时还加鲜梨 1 只或荸荠 10 个）煎汤。分头煎二煎服，以 10 日为 1 个疗程。屡用之有效。治洛阳大队一小孩时用之，已 10 余年不发。此葶苈泻肺法，原是古法，不足为奇。有时缺大枣，就以生甘草二分（0.6g）代之，亦取其以监制葶苈之猛。古方中有治水肿者，我不喜用，亦虑其泻气破气耳。

大青叶

大青叶功专清热解毒，治咽喉红肿作痛有专长。我壮年时，常患咽痛，即喉蛾，及齿痛红眼。红眼则饮野菊花汁。齿痛则多吃水果。咽痛则常以鲜大青叶煎服。家中种有鲜大青棵，常煎服之。附近群众有咽痛者，即以此法治之。并不花钱，群众多喜（自注：其根像土大黄）。

大青叶与《本草从新》所载相同，是分植。多年的根是黄色块形，与大黄颇相似。我疑是土大黄，与大黄一类二种，未经查考，未知确否。其叶像甜菜叶而稍长，泡服有青滋气味，并不苦，我常配以甘草二分（0.6g）。

紫菀

紫菀治咳嗽，是肺药。但既是肺药，并不只治咳嗽一端。胸膺郁闷，气急用之，是取肃降肺金。小便不利用之，是取其肺为肾之源。《本草从新》紫菀条下小字注解，妇人小便卒不得出，紫菀为末服。良有以也。

总之，紫菀是升降药（自注：既能降，又能开）。大凡用药，每一药有一个主治范围，但不可拘泥在这个范围之内，要跳出范围之外。化裁运用，存乎其人。究属辛温，风热痰热等咳嗽慎用，或配伍驾驭用。

牛膝

牛膝性下行，有降无升，是血分药，能破血。五淋用之者，是取其通精窍而下行。外科痈疽及身半以下痹痛用之者，是取其活血祛瘀也。中风、眩晕、肢麻用之者，以其下行潜阳也。喘咳用之者，是纳肾气法。

吾乡农民习俗，一年农业辛苦，每于春季以党参、黄芪、杜仲、牛膝四味浸酒服，称为四庭柱药酒。

怀孕禁用，能破血损胎。崩漏、遗精亦忌之，下行则增其病。

口腔溃疡，反复久不愈，有10余年不愈者，西医说是白塞氏综合征。我见《本草从新》有牛膝浸酒口含一法，如以淮牛膝三两（90g），黄酒浸含，有暂效。

有一种杜牛膝，俗名臭花娘。我小时候见各地都有。苗高3尺左右，叶对节生，四方梗，其花小，粘人裤管，不易脱落。杜牛膝是其根，长尺余。在夏秋热天，每易引起子宫感染而致死亡。症状是寒战发热，循环无已时。即寒后即热，热后又寒，是其特征。与疟疾之日发，间日发有别。宜用阳旦汤加减，有良效。

又杜牛膝捣汁，治锣喉风，即西医所说的白喉。新中国成立初，下弋公社流行白喉，即以牛膝汁治之，亦有效，以其能祛恶血，而消肿。

艾叶

艾叶温经祛寒湿，妇科用之为多。胶艾汤治崩漏。而诸血症，如吐血、鼻衄、牙衄等，亦用之。舌淡润而脉细软者用之，与炮姜或炒黑荆芥同用。在辨证中择1~2味，或全用。或与凉血止血药同用，是取其反佐之功。大凡血症，血热则妄行，血寒则涩而不归经。艾叶、炮姜皆是摄血归经法。治因寒出血，或寒热夹杂出血，如纯系火热，禁用。

艾叶外用法亦多。如针灸，即以艾绒放在针上灸之。如艾灸，以生姜切薄片，贴痛处或贴穴位，姜上以艾绒灸之。做艾绒法，以艾叶擣到细软如棉。今针灸法尚存，姜片灸法已不用。

（自注：艾辟恶气，祛秽浊。端阳佩艾，既是此意。）

苎麻根

苎麻根凉血，治滑胎，血凉则胎安也。《本草从新》亦载之。民间单方，用鲜苎麻根四两（120g），再加糯米一把同煎服，连吃几天有良效。王孟英《四科简要》书中有三味，苎麻、莲心、糯米。今莲心常缺，故用两味。如无鲜苎麻根，中药店中有干苎麻，用二两（60g）亦可。我几十年中，此法屡用有效。

黄花菜

黄花菜，一名金针菜，又名萱草，又名忘忧草。源出《诗经》，有“焉得谖草，言树之背”。能治欠寐。吾乡习俗，产妇多食之。以前入方中用，今因常缺已不用。此既是菜又是药，和平而不伤胃，胜于苦药多矣。

挂金灯

挂金灯又名灯笼棵。其果实似灯笼，故名。只生在黄豆田中，与黄豆苗齐高。是肺药，清肺化痰。我用于胸膺痛，咽喉红痛及颈项痰核，瘿瘤，喑哑等症。与大力子，马勃等同用。以前常用，今缺。治上述诸症有良效。

附子

附子通行十二经，无所不至。勇猛强悍，斩关夺门之将。是回阳中要药。所谓回阳，是促进和恢复脏器功能。在危急存亡、阳气欲脱重要关键时刻，非附子莫属。由于勇猛强悍，须有驾驭佐之。是猛将，非主帅也。主治甚广，无非温经，祛寒，回阳。须很好组织，严密配伍，单用独用甚少。参附、芪附、术附三汤，喻嘉言虽有论述，但未中肯。我谓术附多用于大吐泻而引起的亡阳。芪附多用于大出血。而参附多用于大汗而引起的亡阳。亦有三方同用者。仲景四逆、真武、白通等汤，亦各有侧重点。只要驾驭，无须畏忌避用，大胆用之可也。如用之不当，或驾驭无方，则为害亦烈。

从临证实践来说，在危急重病中，较为多见的是亡阳欲脱。已如上所述。一是大吐泻引起，四逆汤加人参。附子可用至三钱（9g），干姜亦可用到三钱（9g）或五钱（15g）。二是大出血引起，以芪附为主。或加人参、黄芪可至一两（30g），附子三钱（9g）。其三，是高热大汗引起，应与参附汤为主。或加龙牡，或加麦冬、五味子，则又是参附龙牡汤合生脉散合法。其四，是方书所谓直中阴寒症，其实是今西医所谓青紫病，是多食野草野菜所引起。其五，是药误，由于寒凉过用而从寒化，或发散药太过，引起汗多而亡阳，皆应放胆用附子。格阳证、戴阳证，也包括在上述之内。在此等危急存亡关键时刻，稍一迟疑，即致不救。人命关天，应有高度责任心，此定法也。

应该明确，附桂回阳，在一至二帖之间。亦有只服一煎，不必终剂者。阳已回，即停服，此亦定法。徐洄溪、许珊林在有清一代中，善用此法。切切不可过服，此亦定法也。这是因为大吐泻、大汗、大出血皆是伤阴，阴伤之极，则阳无所涵而欲脱。不论内伤外感都作如是观。阳回后再作辨证论治。

以上所述，本是常法，亦是变法。在配伍中，即所谓驾驭之药，亦有分寸。如阳亡之甚，驾驭之药，亦不宜太多。要独任附，桂，姜之力。如监制太多，反牵制掣肘，影响附子回阳功能。此皆医生头等功夫。我曾见乙型脑炎、麻疹、流脑等，亦有亡阳之变，不可不知。

在各种慢性病中，附子亦是常用药，如肿胀、胃痛、腹痛、吐泻等。曾治戚墅堰一老人，呕吐 5 年，脉细，以附子理中汤、吴茱萸汤、椒梅汤合法。5 帖，呕吐止，调理而愈。近来喜以附子与沙参、蒌皮同用，以治老年噎膈。谭庄村施某，即以此法而愈。附子、蒌皮本是相反，用之而效者，相反相成也。又治圩塘公社一教师，患休息痢 7 年，西医说是结肠炎，以大黄附子汤而愈。古法中有附子与羚羊角同用，亦有附子与石膏同用者。

夫学医与文学不同。文宗二汉，诗法三唐，已可称雄于一时。医须不拘一格，务求其全也。不当用而误用附子，有时亦有暂效。王孟英曾谓，虽有暂效，必有隐祸。大辛大热，走而不守，究宜慎用。

川乌　草乌

川乌、草乌世人多用于关节痛，不知属于寒湿者宜之。如属热，或痰热，或风热，禁用。今人一见痹证，并不辨证，概用川、草乌。而成品药丸更甚，如小活络丸、搜风定痛丸等，皆有川、草乌。所以，一病未已，一病复起。《素问·痹论》载：“风寒湿三气杂至，合而为痹也。其风气胜者为行痹。寒气胜者为痛痹。湿气胜者为着痹也。”而风寒湿内郁既久，郁久化热，又当以清热疏风，化痰通络为主。川、草乌大热，我见误事者不少。

《金匮》还有历节一症，宜桂枝白虎汤法。章某的老母亲患白虎历节风症，两腿剧痛，舌苔厚黄，姜黄色，病势甚重。以桂枝白虎汤加鲜石斛、银花、大黄，并以川、草乌作为反佐而愈。

去年三月，宜兴周谭村周某，右肩痛甚，夜不成眠。舌质偏绛，脉滑。此风痰热流走经络。病已 2 年余。以前所服之药，无非川、草乌等温经之品。我以青蒿梗，银花，钩藤，蚕沙，生草，赤芍，滑石，络石藤，姜黄，白薇，桑枝，丝瓜络等出入为方，服 35 帖而痊愈。（自注：今年春，戚某，女性，右腿痹痛甚剧。我以川、草乌与大黄、银花、紫草同用而愈。）

川、草乌与附子是同棵生。有一时期，附子缺，即以草乌、川乌代之，功用相同。据说，四川地方以附子和川、草乌当作菜食。我想，四川山多，所吃多是山涧水。或当地草木落叶落入山涧水中，有阴寒之性。未作实验，未知然否。

南星

南星祛风化痰，性燥烈，有毒。胆星则烈性大减，亦不外祛风化痰中，兼有清肝胆之功。导痰汤，涤痰汤皆用之。南星与半夏同功，都是化痰药。唯南星兼能祛风，半夏稍兼化湿为略异。胆星主治范围广泛，如中风、眩晕、癫痫等，皆可配伍用之。近来，有冠心病，舌苔黄腻、头晕、胸闷，我亦常用之。肥胖之体，痰浊本盛，则用制南星。每与滑石，浮萍，革薢同用。一化痰，一利窍，有良效。遗精，同房不排精亦用之。一是脾之痰浊下流，一是痰阻精窍。周身痰核累累，我亦用之，疗效则不显。后改用指迷茯苓丸，治愈一例周身痰块如绿豆大患者。虽无南星，而是半夏、茯苓、枳壳、风化硝。亦是化痰。可见要在临床实践中鉴别。

痰与湿，古人混同立论。其实名既不同，实亦有别。痰厚而黏腻，湿清澈如水。当然还有挟热，挟风，挟寒之不同。在人体新陈代谢过程中，应该排泄出去的东西，没有得到正常的、适当地排泄，因而潴留在脏器内或脏器外，或随着经络流走络道。其稀如水液者，称之谓湿。其厚稠黏腻者，称之为痰。

治痰与治湿，亦各不相同。在立方上如此，在选药上亦如此。大凡治痰湿之药，其最燥烈者，以苍术为最，厚朴次之，南星、半夏又次之。但苍术、厚朴是化湿，非治痰也。南星、半夏是化痰，非治湿也。不得混同而论。

南星、半夏在炮制中，皆用生姜制过。（自注：胆星是用牛胆制成。）

半夏

半夏亦以化痰为主，其力仅次于南星。南星用牛胆制后，燥烈之性亦已大减。《本草从新》一书，谓半夏以化湿为主，非也。虽亦能化湿，是其次，非其主也。应用范围广泛，难于一一缕述。外感内伤多用之。如二陈汤、温胆汤、导痰汤、蠲饮六神汤、半夏秫米汤等，又有半夏泻心汤、陷胸汤等，总是在腻苔中用之。前者多用于内伤，后者多用于外感，亦未可一概论也。

以前有姜半夏、法半夏、戈制半夏、十制半夏等，今已通用姜半夏。半夏有三禁。渴家、汗家、血家均禁用。《本草从新》载，半夏能堕胎，亦不一定。恶阻之甚者，亦用之。《金匮》治恶阻，半夏与生地同用，其关键在于佐使得宜。

大戟 甘遂 芫花

大戟、甘遂、芫花皆是峻厉逐水之药，舟车丸、十枣汤用之。在肿胀初期，身体壮实者，用之效速。若在后期，元气已虚，多不效。或服之腹水虽见消退，泻多伤阴，能引起昏迷，而速其死亡。有单用大戟一味者，亦有同用者，三味中以芫花最为峻厉。

对攻逐之法，古人论之已多，纷争不已。其实肿胀症，以单腹胀最为痼顽，原是难治之病，是不得已而用之。与其坐以待亡，不若背城借一。我初行医时，曾以此法治腹胀之实证。前朱家场朱某，今尚在。以大戟、甘遂、芫花各二分（0.6g），研细，空腹过服。服后先泻后吐，腹痛如绞。只一服，后以调理脾胃而愈。我前年回家，见到一沈家滩村人。他告我，他年轻时鼓胀甚剧，服我末药，先大泻后大吐，恐甚。即来告我。我曰，已交代清楚，不吐不泻，胀何能愈。此人亦已70岁左右矣。现在不用，初生之犊不畏虎。年龄一大，反多顾虑，亦是不好。

1956年，我在苏州专区专科医院工作时，常熟县防疫站有一戴巧宝。有一祖传方，名麝香木香丸，专治腹水。用丸3粒或5粒，一泻腹水消去。人呼戴仙人，求治者踵相接。我同承少槐医生去随访。丸用麝香、木香、巴豆霜。归而亦用之，无一愈者。一是退后复发，一是大吐大泻后，引起阴伤昏迷，终至不救。此与十枣汤、舟车丸同一意义，主药是巴豆霜而已。

1970年，运村东有蒋某，身体颇壮，有中等程度腹水，服镇江消鼓丸。服后腹水退，但3个月后复发，发而亡。此是大戟一味为末，胶囊为丸。

农村中有一种五灯头草，又名狮子九头草。折断后有白色如乳汁流出，俗又名奶奶头草。此草牛羊不吃。即大戟科，与大戟功同。

贯众

贯众清热解毒。吾师不常用。唯《傅青主女科》中常用之。沈尧封《沈氏女科辑要》书中亦论及傅氏之说，多用于崩漏。我近来亦常用之，对血分有蕴热者有效。

吾乡旧时风俗，每以贯众放入吃水缸内，亦取其解毒之意。今已不用。

大黄

大黄又名将军。顾名思义，其勇猛可知矣。大泻血分实热，下有形积滞。《本草纲目》载有“如戡定祸乱以致太平无异，所以有将军之称”。外感内伤皆可选用。单味用时较少，如青麟丸，以治目疾及便秘。

要善于组织，善于配伍。如三承气汤、大黄泻心汤、大陷胸汤、大黄附子汤、龙胆泻肝汤、礞石滚痰丸、茵陈蒿汤等，虽皆用大黄，而主治亦各别。应该明确，虽是主药要药，如组织失当，配伍失调，就起不到应有的作用。天下万事万物皆然，岂独医理也哉。我曾以大黄，人参，黄连，肉桂治愈一重症。（前已论及）总之，用之得当，取效甚捷，用之不当，为祸亦速。

大黄能荡涤一切实热郁结，癥积瘀滞，是推陈出新要药。病去则虚者亦生，病留则实者亦死。王孟英所谓“然去其所本无，即所以全其所本有也”，是很辨证的。今人怕用硝、黄，喜用参、附。用之不当，其害则同。立方选药，总要有巧思。要善于组织，使相互协调，相互制约。则发挥优点，克服缺点。如要说定某药治某病而不辨证，则亦难矣。古人用过的，要用，亦可不用。古人未用过的，不用，亦要用。深入古人之中，跳出古人之外，则善矣。

在外科外用药中，如湿疹，湿疮作痒，溃烂不敛，与银花、甘草、苦参、黄柏、明矾同煎外洗，甚效。

大黄究属大苦、大寒、大泻，在外感中误用之，会引邪入里。在内伤中误用之，大损脾阳，不可不慎。

大黄是泻下药。但其所以能愈病者，不仅限于泻下，泻下只其一端。如承气汤之用大黄，是治伤寒之阳明腑实证，使邪热从大便而出，但亦有大小调胃之别。大黄泻心汤之治心下痞满，是误治后蕴结于心下之寒热夹杂之邪，从大便而出。大黄䗪虫丸、礞石滚痰丸是治瘀和痰，从大便而出。青麟丸，单味之用大黄，是使肝火从大便而出。人体内部郁结潴留，不应该有的东西，如瘀血、痰热、结滞等，总要给它个出路，排泄出去。大黄能引导体内各种各样不应该有的东西，从大便而出。古人有汗，吐，下三法。在外者汗而发之，在上者引而越之，在下者泻而夺之。后来又有利小便一法，亦是同样给出路的意思。（自注：古人有上病下取，下病上取之法。身半以上之实热及瘀滞而用大黄者，是上病下取治法。）

射干

射干原来多数用于咽喉红肿作痛，及颈项痰核等症。近来用于梅核气，有良效。《金匮》有紫苏饮，其中有厚朴，疗效不好。《古今名医医案》亦有论及。梅核气虽非大病，确也难于速愈。我现在以射干、苏叶、沙参、绿梅花、沉香、蒌皮、郁金、香附、枇杷叶同用，有良效。胸膺作痛亦用射干，有效。（自注：射干是上焦药，能清热化痰，消肿散结。）

菟丝子　覆盆子

菟丝子、覆盆子是肝肾药，以益肾为主。是摄纳药，能摄肾气。腰痛之属于肾虚者用之。余听鸿合益智仁、葫芦巴、附、桂以治腹水，我用之效不显。今人多用以治阳痿，不知阳痿之症有寒热之分。菟丝子、覆盆子是一般性辅助药，并非主药。今年春节回家，有一白家塘村人，26岁，年底结婚，阳痿不举，大骇，来求治。舌红而鲜艳，脉滑，以南沙参、北沙参，天麦冬，知母，石斛，黄柏，加淡苁蓉，10帖而愈。菟丝子藤生在黄豆田内。有细丝，蔓延极速，能害豆苗。

五味子

五味子摄纳肾气，是收敛药。朱丹溪说是“收肺保肾”，生脉散用之。徐大椿反对浪用麦冬、五味，以其能敛邪。都气丸，治肾虚而咳嗽。人参养荣汤亦有五味，亦是取其摄纳之意。生脉散是人参、麦冬、五味子，治体虚阴伤，脉结代。在阳亡证每与参附龙牡汤同用。一切外感而邪未楚，以及痰热痰浊等忌用，以其能敛住外邪，而有隐害。

近来风习，已视为滋补妙品。制有五味子糖浆，以治眩晕欠寐。更有以五味子治黄疸，竟用至五钱（15g）之多。据说，服五味子后谷丙转氨酶即下降，不久又回升。五味子是五味具备，酸味最多。黄疸前期，本是热湿之病。酸者，能收能敛。收敛热湿，于是连绵不已，难以速愈。这种不顾后患的作风，不知从何处起。同时，在剂量上，从来未听五味子用五钱（15g）之多，亦可叹可笑。其有暂效者，酸收之也。随即复发者，邪伏于内未清也。

小青龙汤之用五味子，是与干姜同用。是一收一散法，此精于方义者自知。

运村南街史姓，有遗精病。得一单方，莲须八钱（25g），五味子一钱（3g），同煎服，长服有效。此亦一通一收法。以后我亦屡用之，有效。

马兜铃

马兜铃清肺热，降肺气。除治咳嗽外，颈项痰核、胸闷、胸痛、鼻塞、耳闭不聪等症，亦用之。此亦治其肺也。

瓜蒌皮　瓜蒌仁　天花粉

蒌皮是常用药，主治甚广。清肺润肠，化痰热。古人谓荡涤胸中郁热垢腻，我常用之。大凡清肺之药，多能平肝。与郁金同用，治胁肋痛。胃脘痛，我喜与吴萸、干姜同用，有时还加天花粉。人多不解，其实确有良效。《景岳发挥》书中叶天士论胃痛，谓病起于寒，郁久成热。是寒热夹杂之病，当寒热并用。而喻嘉言论胃痛亦谓，复杂之病，当以复杂之方治之。当然，并不是千篇一律，都用此法。如舌光绛者，当用甘寒育阴法。如厚黄而腻之苔，用左金丸法。如脉细，舌淡白，用附子理中汤法等不同。蒌皮与附子同用，治噎膈亦有效。虽是相反，亦能相成。当然并不是所有噎膈，皆能治愈，有部分是有显效。至于瓜蒌薤白汤治胸痹，再加沉香、厚朴、佛手片亦效。大凡胃痛与胃部饱闷，要分清楚。用瓜蒌薤白汤是治胸痹，此是治胃部饱闷法。蒌皮每与郁金同用，治乳房肿块、颈项痰核等。而眩晕，心悸，癫痫亦多用之。

蒌皮本是咳嗽要药。吾师巢渭芳先生对小儿咳嗽，不用蒌皮。至今不解其故。我亦沿袭之不用。总之，蒌皮主治甚广，亦不外清润化痰热之功。

瓜蒌仁与蒌皮同功，而润肠之力为胜。五仁汤中用之。蒌仁、知母以润肠燥，苍术、厚朴以燥脾湿，同用以治休息痢。即西医所谓结肠炎，有特效。

天花粉是蒌皮之根，微酸。亦是清化痰热药，但生津养液之力为大。与麦冬同用，为育阴生津要药。亦能滑肠，甘寒不伤胃。外科，喉科多用。

蒌皮、蒌仁、天花粉究属滑润之品，便泻者忌之。

上药化痰热有专长，膏粱之体，痰热本盛，故用之为多。滋而不腻，清灵可喜。吾乡亦有种者，名“荆梨子”。有藤，其果实即瓜蒌，有黄瓤，皮色亦黄。以山东产者，大而良。

银花

银花一名二宝花，全名叫金银花。《本草从新》谓甘平，其实是甘凉，或甘而微寒。外感、内伤、外科多用之，性极和平，不伤胃，清热解毒。虽是气分药，其实功擅凉营。产妇发热，用之尤良。王孟英尝屡言之矣。亦是夏秋时痢要药。还有一种伏暑化胀，应用苓桂甘露饮，加银花有良效。抗日战争初期，湾续村杨某，在秋季患伏暑化胀。即以此法而愈。

皮肤科湿疹作痒，流火红肿等，以银花、黄柏、地肤子、生甘草，用作外用洗方。亦有效。

原来有用银花、炒银花、银花炭之别，今已不分，而且常缺。

白残花

白残花即蔷薇花，《本草从新》只载根的功用，谓根治风热湿热。今人多不用根，而用其花。清胃醒胃，其力甚薄。一般是轻症，胃气不醒及病后用之。单方用根，治口腔溃疡久不愈。我未试过，不知是否有效。

花白带粉红色，芬香可口。农村中采后晒干，和入茶叶泡茶。以前荒地墙头遍有之，其梗上有刺。

萆薢

萆薢，《本草从新》载祛风化湿，不知何以未涉及利小便。其实利小便之功为独胜。萆薢分清饮，顾名思义，即可知也。

唯萆薢之利溲，又与其他利小便药不同。大凡利溲之药，寒者，淡味居多。而萆薢又是甘平。除用于淋浊及尿频、尿急、带下外，常用于身体肥胖人。此即《本草从新》所载祛风化湿之意。对治疗痹痛，其效不显。所以用药不必限于古人本草所载，推而广之，存乎其人。

木通

木通清心火，利小便。《本草从新》谓其辛，苦，平淡。然予试之，有苦味。由于清心火，上中二焦之病，如目红、心烦、神昏等多用之。由于利小便，下焦之病，如五淋、癃闭、尿频、遗精、带下等亦用之。合生地，甘草为导赤散。心与小肠相表里，木通是导心与小肠之火，从小便而去，故名导赤。木通与黄柏又有不同，黄柏苦寒，清下焦湿热，较木通为胜。而利小便之功，则不及木通。黄柏味大苦，苦者其化以燥，燥则易于伤阴。木通渗利，利多亦能伤阴。阴虚证，慎用或忌用。

通草

通草，良药也。性流动而不呆滞，外感内伤多用之。叶天士论温病谓，“通阳不在温，而在利小便”。发热气滞亦效，且无不良反应。今人多轻视之，谓其平淡无奇。治法上本有重如泰山，轻如鸿毛法。

大凡无味之药，如通草、灯心、穞豆衣、双钩藤、竹叶等，对治疗小儿尤为相宜。小儿畏药，辛苦之味，对小儿服药不利。医者应用其法而变其药，如通草代木通，鲜竹叶代黄连，穞豆衣代熟地等。用药须有巧思，因人制宜，很是重要。

通草究是渗利，舌光绛干者，忌用。

防风　防己

吾师治痹证，两腿或酸或痛，每防风与防己同用。防风性温，防己性寒。《内经》虽谓“风寒湿三气杂至，合而为痹”。然郁久则化热，已是寒热夹杂之症。故合用之，其效较优。己椒苈黄丸原是峻剂，以治水肿，恐损正元之气。古人之方，有验者，亦有不验者。所谓“尽信书，则不如无书”是也。防风与荆芥同用，治瘾疹、疮疡。防风入气分，荆芥兼理血分，祛风化湿，气血兼顾。

农村中所说农民在自留田中“粪怪毒”，其实是西医所谓的钩虫病，其特征是喉痒，咳嗽，甚则连耳鼻亦痒。单纯用清肺化痰药无效。一定要用荆芥，防风，前胡。此吾师巢渭芳先生之法，我亦用之五十余年。有效。

至于防风与黄芪同用，如玉屏风散，已详见黄芪条下，兹不复赘。（自注：肠风渗血，防风效。古人谓治崩血，予用之效不显。）

葛根

葛根是阳明经药，提升药。仲景有葛根芩连汤，以治痢。清代叶香岩又有“葛根竭胃汁”之说。我在临证中，便泻常用之。在夏秋时痢则不用，亦因提升太过，有转噤口痢之虞。其实治时痢亦较复杂，亦要辨别卫气营血之分，不能以一方而统治之。（自注：葛花解酒毒）

茜草

茜草行血止血，即祛瘀生新法。中医治血症，止血药多兼祛瘀，各种出血症多用之。每与蒲黄同用。治妇女经闭，亦有效有不效。治病当辨证也。西夏墅公社一妇女，闭经1年不转，我用茜草五钱（15g）即经通。《本草从新》注释中说，酒煎一两（30g），通经甚效。此不特与辨证有关，且与剂量亦有关系矣。上次镇江地区开中医学术活动会，有人介绍以茜草大剂，治再生障碍性贫血有效。我未实验，未知确否。

钩藤

钩藤，外感内伤多用之。（自注：钩藤良药也。流通之药，枢机之药。剂量宜重，我有时用30g。）清心热，息肝风，通经络。凡藤类药，络能入络也。无味，小儿多用之。和平而有效，且不伤胃，不腻不燥。是常用药，良品也。在慢性病中，如有发热，而苦寒药又有碍脾胃时，吾师每用钩藤。平稳而有实效。我亦常用此法。唐孙思邈有言，“药势有所偏助，令人脏气不平。借使有疾用药，尤须慎重”。（自注：大凡息风，清热凉血，予喜用钩藤。小儿用之尤多，以其平稳而有效。）

病分缓急，治有主次。附、桂、硝、黄，当用则用。不当用而浪用，反成他疾。一部《伤寒论》书，397法，113方，其中有治病而设，亦有治药误而设，不可不慎。

菖蒲

菖蒲芳香而燥，一用于通窍，一用于化湿浊。由于宣窍，神昏、惊厥、癫痫等用之。以宣心窍而开神明也。每与天竺黄同用。由于芳香而燥，能化湿化浊，苔腻者可用。化湿燥烈之药，用时要善于佐使。发挥其优点，克服其缺点。主要是燥烈太过，易于伤阴耗液。虽有佐使制约，亦不可用过头。要适可而止。

菖蒲有二种，一是生于水沟边，苗高有4~5尺，根有大拇指粗。另一种生于土地、公园内、花盆中载之，叶如茅草。以上二种皆用其根。前一种名石菖。力较弱，用量一钱（3g）左右。后一种力较强。根小，根节多，又名九节菖蒲。一般用量五六分（1.5~2g）左右。

农村单方，小儿惊厥，以鲜京菖蒲，连根叶捣汁饮有效。京菖蒲即九节菖蒲（九节者，一寸有九节）。

蒲黄

蒲黄，祛瘀止血，各种出血均用之。以其性平。根据各种出血不同原因，配伍有异耳。每与茜草同用。蒲黄、五灵脂合研为失笑散。

舌肿大出血，用蒲黄敷舌上有效。本草载槐米敷舌上亦止舌衄。槐米我未实验。曾治一戚墅堰供销社职员，舌胀大而黑如墨，舌面涓涓渗血不止。曾以蒲黄敷舌，并用石膏四两（120g），鲜生地一斤（500g）捣汁而愈。

蒲黄是蒲开的花。蒲生于河边，叶棵可做蒲包。

浮萍草

《本草纲目》言浮萍草发汗，甚于麻黄。谓为“铁镤头上也出汗”。实则言过其实。我屡用之，未见有汗多之象，服后小便多则有之。吾师仅用于风疹块皮肤病，我年轻时照师法而用。以后读清代《吴东旸医案》一书，吴氏列为常用药。对浮萍草性能，有独特见解和发挥，视为疏息少阳专药。肝胆同居一室，相为表里。治胆之药，兼能治肝，又是肝胆同治药。吴氏每与青蒿，杏仁，前胡，滑石并用。以后我亦常用。

以我体会。浮萍草发汗，还不及紫苏，更无论麻黄也。麻黄、紫苏皆是性温，而浮萍生于水中，其性清凉，与麻黄、紫苏有大别。清轻而不呆滞，极尽流通之能事。昔王孟英重视枢机。枢者，轴也。机者，要也。即机动灵活而又重要之意。伤寒以少阳为枢，即是此意。我亦用于水肿前期（肾炎），则与三花汤同用，开肺利溲，清热解毒。浮萍亦入手太阴肺经也，有效。须服20余帖，防其复发。

在治皮肤病，早已用之。今则推广到天疱疮，湿疹，紫斑。浮萍轻薄而浮在水面，兼祛皮肤风热。

又有膏粱之体，肥胖之人，每多水肿。又当与赤苓，萆薢，块滑石，钩藤，前胡，蚕沙，制南星等同用。服后小溲增多，体重能逐渐减轻。

所以读古人书，不可印定眼目。麻黄、紫苏用于风寒，浮萍则用于风热，各有专长。立方用药，既要沿袭，更要沿革。沿袭是对古法古方的承前，沿革是在古法古方的基础上，有所发展与改革，作为创新以启后。近代已故名画家齐白石论画派谓，“应在似与不似之间。太似为媚俗，不似为欺世”。他的意思是，如果过于沿袭古法古派，就不免自鸣渊传以媚俗。如果完全不用古法古派，又不免眩奇以欺世。医生在立方选药上亦是如此。（自注：浮萍治腹胀，二足肿甚，与生姜衣同用，有显效。一是辛凉，一是辛温，相得益彰。）

石斛

石斛清热，养阴生津。以养肺胃之阴为主，并能养各个脏器之阴。人以胃气为本，胃阴充，而周身之阴充矣。肺主一身之气，肺气清，而周身之气清矣。外感热甚，用鲜生斛。鲜者较干者之力为胜。余热未清，胃阴未复，用干石斛。每与绿梅花，青蒿，沙参同用。内伤中的慢性病，其用亦很广泛。治肺阴虚咳嗽，每与女贞子同用。肾阴虚，淋浊尿频，亦用上法。痿症之属燥热者，每与大麦冬、芦根同用，此治痿独取阳明法。舌干无津，或红绛光亮者，皆可选用。难于一一缕述。

石斛有好几种，有铁皮鲜石斛，茎小，品种顶好。有一种鲜金石斛，又名鲜金钗。茎粗，力稍逊，品种较次。石斛生长在山上石缝中，不喜泥土。买回后应栽在碎石子中。干石斛名称亦多。有干金石斛、川石斛、霍石斛等，今已统用。

总之，鲜石斛用以治高热，既清高热，又能存阴，热病中要药，良药。外感湿温症应慎用，以其滋腻助湿也。应分清湿与热的孰多孰少，而善为配伍。

前已缕述，要辨证论治。立方用药，并不是靠单味的作用，而是靠整个方剂，或者说是靠集体的作用。当然，单味在整体中是起到主要作用的。鲜石斛有时与白虎汤同用，治温热的壮热多汗。有时与生地、麦冬、元参合用，即增液汤，以治液涸津伤。有与芩、连同用，以治湿热症。鲜石斛与黄连同用，一润一燥，有相互制约的作用。此皆要辨证，而主要以舌苔为据。更有与附子同用，以治高热汗多后的亡阳。

忆在1959年秋，暑风痉厥流行（乙型脑炎）。有一儿童，12岁左右，高热抽筋汗多。我与承少槐医生同去查房，见这病员面色皖白，神情颓丧，额汗多。急诊之。脉已沉细，肢微清冷，大惊。此阳亡之象已露，但未至阳亡严重阶段，已在将亡之际。急与参附龙牡法，加鲜石斛。一帖脉起，汗收肢温。仍以治暑热夹风法而愈。

所以立方用药，有时气势磅礴，有时平淡宁静。动如脱兔，静如处子。或重如泰山，或轻如鸿毛。未可一概而论。（自注：石斛滋腻，大便溏者勿用。或配伍用。）

马勃

马勃，医者先是习惯上用来治咽痛，头颈痰核，小儿肺喘等。后见方书谓马勃者，是勃然之药，能治勃然而来之病。治胸膺闷痛，突然喘急有效。

民间单方，冻疮溃烂后，先用马勃放上，再复以棉花系好，对收敛伤口甚效。我小时候患冻疮用之。后来马勃缺，改以旧棉絮烧黑，先放溃烂处，以代马勃亦效。（自注：以前的马勃有拳头大，现在的马勃是碎末。而且有一种异味，病者怕吃，于是医者怕用。）

柏子仁

柏子仁养心悦脾，常用于失眠。承少槐医生言，其父槐清先生（已故名中医，是秀才）尝以柏子仁和入米内烧饭吃，以作为平时平补之剂。后至80多岁去世。我兄少槐先生亦常以柏子仁和入米内，放饭盒蒸食。少槐亦已76岁矣。

侧柏叶

侧柏叶即柏树叶。其叶扁而丛生，故又名扁柏。以治由于血热之出血，每与元参、旱莲草同用。止血有良效，亦无不良反应。古方柏艾汤，内有柏叶与艾绒同用。柏叶性凉，以凉血止血。艾绒炭性温，以摄血归经。一凉一温同用法，或说反佐法。舌淡脉细者，亦可与炮黑姜同用。炮姜较艾叶之力为胜。

前王公社塘田村，有一吴姓。小便出血甚多，频发，言有肾结石。得一民间单方，用鲜侧柏叶捣汁半碗饮之，溲血即止，屡服屡验。又坊前公社有某，因救火烧伤严重，曾用柏叶末和入麻油调擦亦效。

《本草从新》书中，有大人头发脱落，为末，和麻油调擦，能生新发。我曾用之，未随访，不知其效如何。

松香

松香即松树树脂。外用药，治游风、湿疹有效。外科中单味松香研末，名绿云散。或与明矾放铜勺内熬透，取出研末，猪脂调擦。亦有与雄黄、硫磺、苦参末同用。吾师巢渭芳先生从马培之先生游，马先生精于内外科，而以外科为优。著有《马评外科证治全生集》一书，简明扼要，外科多宗之。

松花

松花即松子之花，芳香可味。吾乡习俗，新谷登场后，以糯米作团，外拌松花，名松花团。《浙江中医杂志》曾登载松花与红米同研末，治小儿暑秋泄泻。其实此法出自王孟英《四科简效方》。红米出于宁波，以籼米蒸发而成红色，又名红曲。

肉桂

肉桂辛甘大热。在热药中与附子齐名，因而统称附桂。但附子入气分，肉桂入血分，用各不同，治亦有别。肉桂为中下焦药，以下焦为主。温肾纳气，引火归原。在中焦证，胃病亦用之。是好药，是主药，有独特之效。主治范围甚广。金匮肾气丸中之主药也。既有斩关夺门之刚，又有潜移默化之柔。可谓刚柔俱备者矣。主治既广，只能择其要者而言之。我谓在当今科研中，应以肉桂为重点。

所谓难治之症，主要是西医所谓的各种癌症，以及再生障碍性贫血，肝硬化腹水等症，肉桂皆为主要药物。任何事物，皆有一分为二的两个方面。如发热，有阴虚发热，有外感发热，人皆知之。但亦有阳虚发热，人多忽之。如各种出血，有属于热者，人多知之。但有属于寒者，人多忽之。其属热属寒之辨，在四诊中自可寻求。

1960年，我曾治愈的沈某白血病，是按照阳虚的治法。治阳虚发热，及治阳虚吐衄，在古人医书中以张景岳最有心得，最有发明。《清代名医医话精华》书中，亦有部分验案，可供师法。王孟英崇尚清凉，非议景岳。其实孟英亦有偏颇之处。清代名医王九峰亦喜用肉桂。《诊余集》亦有记载。（自注：王九峰在扬州治一病人，满面黑色，余无所苦。先是由法怀风先生治疗，用六味地黄汤。王至，于原方加肉桂一味，服百帖而愈。予谓此画龙点睛法。）徐洄溪本是清凉手法。在治产妇停瘀，腹胀大一案中，即以肉桂与黄连，人参与大黄同用。确有大手笔。人参养荣汤中肉桂亦是主药，能治愈不少大症重症。金匮肾气丸中，肉桂是主药要药。

我于1968年，治一再生障碍性贫血患者。张姓女，60岁左右，剑湖公社人，先在常州一院治疗，输血多次。后来我处门诊。时在夏秋大热时节，头晕甚则昏倒（在诊室曾昏倒），面黄如蜡，脉沉细，舌淡白润。以大剂参、芪、术、草、归、杞、大枣、桂圆肉，加附、桂各一钱半（5g），服70余帖而愈。愈时满背出现黑斑连片，如焦黑锅底。此即古人所谓阴斑是也。

牛塘公社一小孩13岁左右。发热，脐左有一手掌大肿块。有时鼻衄，面黄如蜡，脉亦沉细，服人参养荣丸百余日而愈。

治病当分常变，有普遍性与特殊性之殊。由于普遍性的疾病，经常可以见到，认识与治疗当然较易。而同一病种之属于特殊性者，见之不多。在认识上，治疗上，往往混淆不清，动手便错。在普遍性与特殊性能辨得清，在治阴虚，治阳虚问题上能划得清，确要有真见识，大手笔。

今年2月，我到上海长征医院去会诊。一陈姓男，35岁，干部。去年春起，每觉恶寒，口有咸味。及秋，面部有水肿，自觉疲劳。及冬，到医院住院治疗。西医化验尿素氮为180，肌酐为18。医家及病家都大惊。谓肾已病变，需肾移植手术。我见其面色黧黑不泽，脉沉软无力，余无不适。舌亦淡润。《内经》论五色，是黑属肾。论五味，肾亦是咸。是肾之阴阳并衰，失于摄纳。照王九峰先生法，用六味全方加肉桂，又加淡苁蓉、益智仁、菟丝、覆盆。4月12日又去上海复诊。黑色稍退，黄而不泽，脉来沉取已有力。自觉亦并无其他不适，已服我方40余帖。于原方中去益智、覆盆、菟丝，加淡附子片、炒杞子、杜仲。（尿素氮已退到120，肌酐12）现仍治疗中，此方主药，亦是肉桂也。（此病人在医院一直用西医的透析法，2年后死亡）

其他如老年喘咳、癃闭等症，如属下元虚寒、肾气不纳者，亦多用桂。

桂枝

桂枝，外感内伤皆用之。外感症在伤寒学说的基础上，发展成温热病学说。于是经方时方之争，而用麻黄汤、桂枝汤已见减少。其实并不是时方与经方相对立，时方是在经方基础上发展起来的。用《伤寒论》经方治法之意，融会贯通，不一定要限于伤寒之方。仲景为医之圣，而薛生白、叶香岩、吴鞠通、王孟英等亦医之贤者，相得益彰也。已故运村徐岳皋医生，在外感中亦善用桂枝。在恶寒发热症中，每用小量桂枝一到二分（0.3~0.6g），与黄芩二钱（6g）同用，有良效。此本阳旦汤法，亦仲景方也。（自注：组织得法，能发扬优点，克服缺点，相得益彰。予在外感及内伤症中，亦每以桂枝与黄芩同用。）

黄芪建中汤，用治阳虚发热腹痛有效（西医所谓结肠炎），关节痹痛之属风寒者，亦常用之。如已郁久化痰化热，苔黄腻，脉滑数，桂枝禁用。又当用清热，化痰，疏风，通络之品。

西医之属冠心病者，如有胸闷不畅，或有隐痛，有的还心悸，脉息止，有的头昏脑涨（兼有高血压），世俗多用复脉汤，即炙甘草汤。说是《医林改错》中活血化瘀法，因其有桂枝也。而苏合香丸，桂枝，红花等已为通套之法（自注：可暂用，不宜久服，苏合香耗散心气，桂枝助阳，久服有偏颇也）。病因多端，当辨证而治。不得以一方一法，通治百病。如舌苔厚黄腻者，应用黄连导痰汤。舌白润，脉沉细而胸闷之甚者，应以三子养亲汤合沉香、枳实。还有瓜蒌薤白汤，通阳，以开胸中之痹一法。还有清肃肺气，以宣肺气之痹。即在复脉汤中，王孟英用其方而去参、桂、姜、枣。镇江邵永康医生谓，如用复脉汤当加重生地剂量，亦畏桂枝辛温的制约法。

以前用桂枝以外，亦有用桂木。桂枝是枝尖有皮，桂木则稍粗无皮。主治不同。但今已不分。

沉香

沉香是理气药，或说降气药。上中下焦气逆均用之，而以中焦为主（自注：本草谓纳肾气）。虽能理气降气，究属辛香而温，能暗耗津液，一物而有两面性也。宜善为佐使。如用于上焦证中，宜与沙参、蒌皮同用。在中焦证，宜与薤白、蒌皮、枇杷叶等同用。在下焦证中，每与熟地合用。单用久用，每多流弊。

降香

降香是血分药，亦理气降气而兼化瘀。亦每与枇杷叶同用，以监制其燥。

以前还常用白檀香，今常缺，已不用。（自注：白檀香与沉香同功而力逊）

丁香

丁香纯阳辛温。与柿蒂之甘寒合用，以治呃逆，亦有深意。吾师只用一分，我亦不常用。是畏其辛温也。

朱家塘朱某之媳，年 40 左右。呃逆甚剧，几无宁时。月余不止，来住院治疗。在院西医治疗 7 日，呃逆终不止。后以自带验方示我。其方丁香一钱（3g），柿蒂，刀豆子，吴萸，生姜，肉桂，蔻仁。剂量都很重。并云此方已治愈多人。后即服之，1 剂大减，3 剂即愈出院。

本医院前面，奋斗街，有一林某，男，60 岁。身体壮实而丰盛。今年春节后，呃逆如连珠，无宁时。初经西医治疗，及针灸等，10 余日不止。来我处门诊。舌苔白润稍腻，而脉象滑实有力。我因其体丰，脉滑，用清降息肝法。石决明，沙参，蒌皮，枇杷叶，橘红，竹二青等。嘱服 2 帖。讵知服后，呃逆反甚，夜不能眠。来复诊，我亦大惊。前法是舍舌从脉，已错矣。改用凭舌法，用淡吴萸 3g，干姜 5g，肉桂心 5g，姜半夏 9g，蔻仁 3g，橘红 5g，附子片 6g，刀豆子 10g，炒破故纸 6g，沉香 5g，柿蒂 6 个，公丁香 3g。仍嘱服 2 帖。一服大减，二服即愈。我这次用药，手笔已较大，是得益于朱某之媳验方的启发。我在初诊时，对从脉从舌，沉思经久，结果是误诊。复诊来个大转弯，竟 2 帖而愈。甚矣。医亦难矣。

古方治呃逆很多，民间单方验方亦不少。实践更重于理论，感性知识较理性知识尤为重要。如果不通过实践检验，古书、古方、古法，汗牛充栋，将何去何从，心中茫然无数。书此，并以记我学说之浅陋。

乌药

乌药是气分药，能促进脏器功能。我师常用于下腹部腹痛，腹响，及腹泻等症（当然要分清寒热）。胃脘痛，多用香附，不用乌药。有人对胸痛，用乌药顺气散，此法我不用。胸痛应以治肺为主，肺脉布于胸中也。尿频、尿急、癃闭、五淋等症，多用乌药，每与牛膝同用。

乌药对膀胱经疾患有特效。虽是性温，只需佐使得宜。《内经》曰："膀胱者，州都之官，津液藏焉，气化则能出矣。"乌药是膀胱气化专药，肉桂亦是膀胱气化药，老年下焦虚寒之癃闭，则以用肉桂为优。总之，一是辛温，一是辛热。《内经》谓"少火生气，壮火食气"。是说温热药过用，或用之不当，就会耗伤津液。无阴则阳无以化。本来是促进功能药，会转化成减退功能。一个东西，要从两个方面来看，这是对立统一的辨证法则。

阿魏

阿魏每用于外科，外用消肿块。我幼时，乡下习俗，儿童疟疾经久，脾大，说是"黄块"，贴阿魏膏。1958 年冬到 1959 年春，麻疹大流行。无法做好预防隔离工作，儿童死亡颇多。得一单方，用阿魏少许，放在油纸小膏药上，贴在当脐，能预防麻疹。先是大家不信，先搞点试验，有效。继而推广，确有效。亦不知是何道理。今已不用。原来就有以阿魏装入布袋，以嗅臭。说是辟邪，避免传染瘟疫。至于用作贴防麻疹，恐亦由此而来。所以古方与单方，有效而不知其故的亦很多，亦是科研对象。

黄柏

黄柏，外感、内伤、外科、内科，内服外用都用之，用途很广。总之是清热化湿。虽以下焦为主，中焦上焦证有时亦用之。对下焦，是清化肾、膀胱、肠之湿热（自注：《本草从新》谓黄柏坚肾，苦以坚之也。通关滋肾丸之巧，是巧在肉桂。此可知配伍之重要）。治中焦，是清化脾胃之湿热。治上焦，是清化心与心包络之湿热。与芩、连同用，即三黄汤，又说三黄解毒汤。湿热病中常用药。

以前运村有一个徐鹤皋医生，现已故。本是中药店店员出身，行医后，业务亦忙。对湿温症后期热已化燥者，喜用三黄汤和玉泉散、鲜石斛同用，确有效。而前王公社已故蒋玉亭医生，原从名医承槐卿先生游。他治湿温前期湿重于热，每用平胃散加黄连、山栀亦有效。但是，徐鹤皋在治湿温前期湿多热少症，疗效不佳。而蒋玉亭在治湿温后期热重于湿时，治愈率亦不高。可知医生手面不可偏，务求其全，然亦难矣。湿温一症，关键处在于辨别湿与热的孰多孰少，而且变化很速。如偏于温燥则碍热，偏于寒凉则碍湿。宜熟读王孟英所辑的《温热经纬》而善用之。

黄柏究属苦寒，用之不当，不但伤胃，而且化燥。苦者，其化以燥也。格物致知之道，不可不知。

川楝子

川楝子杀虫治疝气，人多知之。而不知清泄肝胆，有独胜之功。《本草纲目》载，引心包相火下行。正是此矣。肝为厥阴，胆为少阳，肝胆同居一室。大凡治肝之药，兼能治胆。治胆之药，亦能治肝。如是二经游行之地的疾患，用之有奇效。大泄肝阳，大清胆热。其味很苦，我曾尝过，苦过于连柏。小儿不宜，畏药也。但在虫痛重症，亦要用。有时头痛，胃痛，呕吐亦用之，无非是清熄肝火之法。

楝树根皮，治蛔虫有特效。用鲜楝树根皮，去掉外面的粗皮，就有一层淡红皮。再去掉这层淡红皮，然后是白皮。所以要用楝树根白皮，才合乎规格。曾经在农村中煎好，集体服食。杀虫有效达百分之九十以上。但剂量不宜太多，一般每人每帖只用一两（30g），或一两半（50g）。曾有剂量过重，轻则呕吐，重则引起死亡。不可不慎。楝树有小毒也。

椿根皮

椿根皮既清化下焦湿热，而且带有止涩。我师治带下，每与乌贼骨同用，我亦用此法。经带并多者亦用之。《本草从新》言治肠风，遗精等。未做实验。

棕榈

棕榈即陈棕。炒炭用，性涩，止崩漏。民间单方，用陈棕烧炭，存性煎服。崩血用之甚效。我妻停经期，亦崩血。时我在外工作，亦用陈棕炭而止。医生反而不肯常用，是恐其性太涩，有留瘀之患。

厚朴

厚朴辛温而燥，是燥湿要药。燥药以苍术为最，厚朴次之，半夏、菖蒲又次之。除胀散满亦为要药。有厚朴温中饮，平胃散等法。《本草从新》言其入太阴阳明，是脾胃药。其实是入脾为多。脾主健运，是生湿生痰之源。湿与痰似为一体，而实有别，痰厚而黏腻，湿稀如水饮。半夏，南星以治痰为主。苍术，厚朴以治湿为主。各有专长。混同不分，亦是错误。

但辛温燥烈之品，总要配伍得宜。如失去相互制约，则不唯无功，而反有害。如大、小承气汤，硝、黄与川朴同用。王孟英制连朴饮，亦有深意存焉。而其用量，亦有关系。如小承气汤、厚朴三物汤同是三味药，而厚朴之分量不同，主治各别。

温病学说中的湿温、泻痢、黄疸病等，皆用之。主要是分清是否挟湿，以及湿与热的孰多孰少，辨证而善为佐使。如夏秋湿温，每与滑石、芩、连同用。胸痹、痞闷、嗳气，每与瓜蒌薤白汤同用。有良效。我有时还与沙参同用。有时还与石斛同用。有时还与钩藤合用。看来好像不伦不类，杂乱无章，不像方子。噫！此皮相之言，不知其中有严谨的法度存焉。

如用厚朴，要仔细看舌苔。如舌红绛，无津者，禁用。

西河柳

西河柳为发表药。治麻疹之透发药。不常用。《本草从新》

言其性平，而《温病条辨》《温热经纬》二书硬言其性温，不宜用于麻疹（自注：古人言辛温发表，胜于麻黄，亦想当然乎），引起很多争论。我师不用，我亦未用。

1959年春，麻疹大流行。民间单方，西河柳与鲜芦根同用。有效，确是好方。西河柳虽属性温，与甘寒之芦根配合，甚良。可见民间单方验方，皆是长期以来在群众中行之有效的良方。流传下来，并非偶然。

杜仲

杜仲补肝肾，平稳有实效。每与续断同用。治腰痛筋骨痛，为安胎要药，亦为崩、带要药。

肝主筋，肾主骨，而奇经亦隶于肝肾也。妇科多用之。《古今医案按》言安胎有验案。而《归砚录》又言其损胎。以我视之，损胎固非，安胎之力亦薄。盖妇女在流血堕胎时，非大补急固，或凉血清火，不为功。大凡流胎，腹痛不必怕，只怕腰酸。一酸即堕。以腰为肾府，任主胞胎，亦隶于肾。

验胎之是否已损于腹中，主要是验舌苔。方书谓，舌青则胎死腹中。以我经验，舌苔是青中夹灰而腻。日久则浅灰色到深灰，再转黑色，但皆黏腻，并不是单一青色。胎腐腹中，则腐浊之气上蒸，故皆腻。因而读古人书，一定要与实践相对证。

杜仲治中风亦良，西医谓能降血压。

农村旧俗，在春节之后，农民每以黄芪、党参、杜仲、牛膝4味浸酒，谓是“四庭柱药酒”。农民一年辛苦之后，稍为调理，理固宜也。

干漆

古人以漆烧存性，和入化瘀药中丸服，以治癥块。其性毒烈，能溶血。古人谓，损人真元。吾师不用，我亦未用过。

有一胥家塘胥姓来邀出诊。说其子22岁，得急症奇症，多处诊治，不识何病。在出诊途中，我问是何种急症奇症。答曰，耳、目、舌、头皮、皮肤都渗血，已5日不止。我边走边想，可能是热性病，血热妄行耳。至其家，问病人何在。答，在外面柴堆旁晒太阳。及见病人，面黄如蜡，毫无华色。发髻耳内，缓慢渗血。舌淡白无血色，舌面上有三棵花生米大血疱，亦涓涓渗血。细视皮肤毛孔，亦有血渗出。脉沉细无神，毫无热象。我问，饭量如何。答，能吃一碗半。我大惊奇。即非热病，何能迫血妄行。此何病，病机何在。求病必求其因，不得其解。沉思良久，继而悟及像过敏引起。问，是否出外与异物接触。答曰，未也。又问，是否接触漆类。答，有之。因准备春节结婚，是睡在油漆未干的新床上。我于是亲至新房查看，见斗室之内，新床，橱台，凳皆漆未干，病人早已睡在床上。我见而曰，是矣。此漆过敏也。俗语是中"漆怪"。当即嘱其不得再进新房。遂书一解毒方，嘱服2帖，以蟹2只作为药引。春节时，我又回家，病人愈而结婚矣。此例如不找出病因，仍卧于漆床，必死无疑。但无蟹同煎，亦不能解漆毒。一缸血，如滴入一点漆，则血溶化不凝。同时一缸漆，如滴入一点蟹汁，则漆亦溶化不凝。血最畏漆，漆最畏蟹。甚矣。夫物之相制相畏有如此者！

桑叶　桑枝

桑叶，外感内伤多用之。便，廉，验之良品也。世人轻视之，岂非咄咄怪事。

柯韵伯谓桑叶是肺家肝药，枇杷叶是肝家肺药。主要是清肝凉血，润燥息风。肝清则肺亦清，而肺清则肝亦清。王秉恒《重庆堂随笔》一书中屡言其功。治疗范围很广，不仅是气分药，亦是营分药。

习惯性滑胎，王孟英以桑叶为主要安胎药。并谓，蚕食之成茧有丝，能络住胎元不堕。此亦血凉则胎自安也。世无知者，我屡用之均效。侄女素行在江西工作时，曾落过二胎。我嘱其以桑叶为末调服，或桑叶与芝麻同研服。后生一子。庵场生产队余姓媳，在镇江工作。亦滑胎几次。嘱其孕后以桑叶、鲜苎麻加入糯米，屡服而胎安。此法我师不用。我阅《重庆堂随笔》及《王氏医案》始用之，已数十年常用而世人不解。立方用药，与赋诗同，何必"作诗必此诗"乎。此形神之分也。

桑枝亦是好药，桑白皮，亦是好药。桑树一身皆是宝，世人亦轻视之。治关节痛，抽筋，肢麻等有效。但要坚持长服。我遇农民关节痛，而经济困难者，嘱其每日以野桑枝三两（90g），丝瓜络一条同煎服，连服 3 个月有效。

戚墅堰东有一女孩 12 岁。有乙型脑炎的后遗症。口角流涎，两臂不能伸直，其家贫。我同西医陈传玉，中医承少槐随访之。用桑枝，丝瓜络，双钩藤，伸筋草 4 味，坚持连服 3 个月，后亦痊愈。

枳壳　枳实

枳壳、枳实均宽中理气。所谓宽中，带有破气性质。枳壳力稍轻，枳实则力猛。

我师及我习惯用法，胸部每用枳实，腹部每用枳壳。枳实只用五分（2g），枳壳则用一钱（3g）。虚人忌用之。治腹部胀闷，每与大腹皮、炒六曲同用。治胸部痞闷，每与薤白、蒌皮同用。枳壳性降，桔梗性升，枳桔汤治胸痹不畅，亦一升一降法。（自注：我曾用枳桔汤治一妇女溲闭不通，服后溲畅。）

妇科书中有瘦胎饮一法，服之能产易。《本草从新》书中小字注内亦述及。主药是枳壳，配合苏梗、大腹皮、陈皮、焦六曲、佛手片同煎服。我小女怀孕后，经妇科检查，说是横位，产较难。我忧之。在怀孕8个月后，服上方。每帖加黄杨树枝6个（即本草的黄杨脑），共服10余帖。9个月后，又服5帖。产时顺快。

枳壳味甚苦，其苦甚于芩、连。因而不敢用。今人有用枳实至三钱（9g）者，不知枳实泻痰破气，有冲墙倒壁之力，大损真元，不可不慎。剂量上用得适当有益，用得不适当有害。所谓真理多跨一步，即是谬误。犹烹调之用糖，盐。如放入太多，还能可口味美乎。

山栀

山栀清三焦之火，而以清中下焦为主。治外感多用生，治内伤多用黑。方书谓栀豉汤能作吐。豉能吐，山栀并不作吐。山栀清热，通过豆豉之能吐，使郁热在上越出耳。豆豉有二种，均炮制而成，一种是香豆豉，一种是臭豆豉，后者使人吐。我15岁秋季患温，闻臭豆豉之臭浊气即呕吐，因而我怕用豆豉。

朱丹溪治胃脘痛，每以干姜与山栀并用，与左金丸方义大体相同。一寒一热，相互制约，相反相成。我治胃病，每以吴萸、干姜与蒌皮、竹茹同用，有时还加天花粉。人亦不解。总之，还要根据舌脉辨证施治。我叔朱冠卿，是从马仲藩先生游。治腹胀，每于平胃散中加山栀。

有一定之法，无一定之方，亦无一定之药。是在善于组织，善于运用。以前还用山栀皮，皮行皮也。今已常缺而不分。（自注：治暑令暑湿化胀，每以山栀皮、银花同用。）

还有一种大山栀，是山栀一类而较大。研末醋调，稍加面粉。治跌打损伤，作伤科外用。俗称“珠只黄”，有效。为民间单方。（自注：亦治其伤后血瘀，郁而化热。）

上海有一汽车驾驶员，行车时几出事故。受惊引起失眠，甚则夜不能寐，已 3 年。如羚羊角、珠粉、龙齿、枣仁等安神养心之品，广服无效。由西医外科毛克文同来门诊。左脉细弦而劲。病员问，能否治愈。我说，可以治愈，但药太苦耳。病人表示只求病好，不怕苦药。我以山栀一味三两（90g），用大猪胆汁一个，同炒。分作 10 包，每日 1 包煎服。服完即愈。此 1974 年夏季也。越 2 年，又因他疾来求治。彼问曰，前患失眠，服药 3 年，多服贵药，何以不愈。只以山栀一味，稍加胆汁，花钱几角，何以一服而愈。我曰，治病贵在对路。病由惊而起，胆主惊。惊则气乱，乱则心肾不交，故用胆汁。其用山栀，是使胆热曲折下行。余听鸿《诊余集》书中原有记载，人多不知耳。

山萸肉

山萸肉虽言滋补肝肾，喻嘉言谓摄纳肝气。其实是入肾为多，摄纳肾气为多。肝主疏泄，肾主摄纳。萸肉味酸，酸入肝，谓其摄纳肝气也可。古人论六味地黄汤，其中有三开三合，萸肉是合也。

冲气上逆，及老年喘咳多用之。治喘之法，不外乎一降一纳。譬之一物，欲其下降，有二法。一是从上面压下，此即降法；一是从下面向下拉，此是纳法。一般来说，降是治标，纳是治本。都气丸就是治老年肾虚气喘。我师并与金樱子，牛膝，破故纸，桃肉同用。皆是纳气药。

世人不分上中下三焦，多以萸肉为滋补药。如有外邪，或有痰热者，一经酸涩，反致误事。

萸肉并能秘气，不是流通之品。凡脾胃迟钝者，能令胸膈不畅。今常缺，每以五味子代之。（自注：叶香岩在滋补肝肾，及摄纳肾气，多用五味。）

郁李仁

郁李仁润燥通大便，兼治失眠。能入胆治悸，并无副作用。

五仁汤中以郁李仁最为和平，火麻仁力较猛，皆为常用药。我有一次，治一门诊病员。大便秘结，以火麻仁三钱（9g）。讵知服后一小时，连续泻十余次。亦可知各人有不同的耐受程度。以后我对火麻仁有戒心，用郁李仁时为多。其实我生平亦只遇一次。

郁李仁亦治癃闭。此大便燥结，大肠撑胀，压迫膀胱。通其大便而小溲自畅，治癃原有通大便一法也。蒌仁虽亦通便润肠，而化痰热之功为胜。用处比郁李仁广泛，各有专长也。

女贞子

女贞子为养阴药。清淡和平，无副作用。肺肾阴虚而有虚热者用之。亦每与石斛并用。虚损症后期，及淋浊后期，属于肾阴虚者，用作调理。虽无近功，但亦有效。世人不知治此，统用二至膏以治百病，误也。岂有一物而能治百病者乎。

枸杞子

枸杞子大补肝肾。色赤入血，大补心血。王秉恒在《重庆堂随笔》一书中盛言其功，与桂圆、葡萄干列为三大补血药。《清代名医医话精华》书中谓无力服参之家，以枣仁、杞子各一两（30g）代之，亦应如桴鼓，功同人参，滋补而并无副作用。主治颇广，不外养心血与滋补肝肾。与熟地、当归、鸡血藤、潼沙苑，皆是养血要药。眼科病之由于肝肾不足者，亦用之。我10年前患有眼前有黑圈黑片黑点，上下移动。西医说是晶状体混浊。后服一味杞子，未及一斤即愈。我学医时即有心悸，脉息止。因而常服桂圆，杞子，葡萄干。

家乡地区亦生有枸杞。壳硬多子，不入药。甘肃产者良，青海产者更良。粒大，色红如血，味甘。如服单味杞子，不须水煎，口嚼之即可。（自注：又予在1982年5月9日突然目前有黑云遮睛，随目珠转动而移动，并有无数黑点，大小不一，寸头字亦模糊不清。大惊，虑盲也。急服杞子，每日服近100g，后每日服50g，至今已服4斤，黑翳已十去其八，黑点已无。有一中学教师，亦患是病，至上海医治，医嘱其回家服中药。予是服单味杞子，有时口嚼。）

地骨皮

地骨皮即枸杞树根皮。治虚热止汗。《本草从新》虽言以清肝肺，其实是入肾。清肾中虚热为独胜。泻白散虽言泻白，其实桑白皮泻肺中虚热，而地骨皮泻肾中虚热，同中有异。清骨散中有地骨皮。骨属肾，亦是清肾法。

我治儿童盗汗多，每以地骨皮、青蒿梗、桑叶、白芍、牡蛎、钩藤、浮小麦，7味药而多效。

我曾患齿痛，甚剧。夜不成眠。后以地骨皮五钱（15g），生熟地五六钱（15~20g），元参六钱（20g），生草一钱（3g），天冬、麦冬各六钱（20g），牛膝三钱（9g），银花六钱（20g）。共7味，大剂煎。在下午3时煎服头煎，晚上睡前接服二煎，齿痛即止。此肾之虚火上升治法。

妇女下焦有虚热，崩漏带下，每与青蒿梗、白薇同用有效。价廉物美，良药也。

功劳叶

功劳叶功同女贞子，养肺阴药。其叶有刺，树皮捣烂，黏而如胶。放在竹竿上，幼时以粘捉蝉雀。

密蒙花

密蒙花原来多用于目疾，以其清肝明目也。如治眩晕、中风等症，以前多用天麻，但天麻常缺，不得已以密蒙花代之。用后疗效较天麻为优。近已习用之矣。此非初意，竟获良效。天下事，如此者亦多。（自注：天麻虽祛风，但性平。而密蒙花性寒。眩晕多是风热挟痰。故后者其效反捷。）

黄荆树枝

黄荆树枝功效祛瘀化痰，化痰为主。风痰眩晕，或用枝，或枝叶同用。吾师常用，我在农村中亦常用之。在城市常缺，因而偶用。古人多用荆沥，盖荆沥和竹沥，皆是化痰有特长。但竹沥偏长于治痰热，而荆沥偏长于治风痰。竹沥性寒力猛，荆沥性平而力缓，今人多不知用。

黄荆树化痰，治眩晕中风，与竹沥同功而性缓。我乡俗名荆树条，农村中隔篱多种此树。其叶有黏滑性，能祛污垢。农村妇女以叶揉碎洗头发。其花像喇叭花而色微紫。幼时以花芯粘贴在鼻尖，以作戏。入药不可太多，太多则药黏。一般用枝约 3 寸长，6 个。

竹沥

竹沥能化痰泻火，化痰有独效，能搜络中之痰。如中风、喘咳、喉有痰声者，多用之。以前有竹沥拌半夏，今已缺。竹沥虽能化痰，亦是治标之药，且不能多用常用。性寒伤胃，能伤正气。古人用竹沥，要加入生姜汁几滴，亦是制约之意。（自注：竹沥治实证。如老年下焦不足而痰喘者，不用或暂用，用之易损正气也。今人虚实不分，误矣。）

取竹沥之法，以农村淡竹，截成 1 尺 5 寸左右几根。地上两头，以砖堆高 8 寸左右，以淡竹横架砖上。竹之两端，各放碗装盛。竹下以桑条烧着，两头竹汁流入碗中，即竹沥也。

竹茹

竹茹即竹二青，《本草从新》仅言其治上焦烦热，此未见其全功也，上中下焦均用之，而且有良效。上焦证，姑无论矣。王孟英《归砚录》一书中，言其能洗子宫。妇女下焦有热，血分有热，崩漏带下，我与白薇、青蒿同用有效。胃脘痛，我亦用竹茹、蒌皮与吴萸、干姜配合同用。有效。我师只用于上焦证。我逐渐发展用于中下焦，人亦不解也。

竹茹用于眩晕，亦是好药，清风热而凉血也。王孟英又谓竹茹多用能堕胎。本有《金匮》橘皮竹茹汤亦治妊娠恶阻，似乎只有安胎之说，并无堕胎之文。王氏之说，恐与清子宫有关。

乡下有一单方，用新篾席放入浴锅内，煮汤饮之。能令妇女绝育不孕。我未试之，这可能与洗子宫之说亦有关。

古人所著本草，本是总结群众经验，从实践中得来。亦有经过试验的，还有未经试验的。不断实践，不断发展。此是情理之常，亦是科学发展规律。如一定要限于古人有此说才用之，亦太拘泥。

竹茹以淡竹为佳，刮下第一层的皮，青色不用。第二层黄中泛青，即竹茹。农村俗称竹花。（自注：竹茹与天麻二味同煎服，治眩晕效。）

竹叶

竹叶以卷心者良。多用于外感，内伤亦用之。清热凉血而不伤胃。小儿用之尤宜，以其甘寒无味也。古人治小儿发热，每以竹叶代黄连。连能清心，竹叶凉血，小儿易服。城市无竹，竹叶石膏汤亦不用矣。城市中药店之干竹叶，据说是草本。并非松竹梅三友的竹，我亦不喜用此。

农村单方，凡齿痛，咽喉痛，舌碎痛，即用淡竹叶、石膏两味煎服，有良效。此良法。

竹茹

竹茹即竹根，我师用以治中风之偏废。竹根是横行，能通络也。

天竺黄

天竺黄凉心豁痰，治发热，神昏谵语，中风，癫痫等症。每与菖蒲同用。

琥珀

琥珀，功用已见《本草从新》，今言其服法。一是入丸药，一是研细末调服。琥珀研碎后，是轻浮在水面上，服时刺喉，令人呛咳。要把细末和入稀粥内，或蜂蜜中调和服。

杏仁

杏仁能润肺降气，止咳化痰。但是破气药。风温症中用之。如虚劳，久嗽，忌用。久用多用，损人真元。本草言其泻下之力甚于葶苈。古人论己椒苈黄丸，其猛在于杏仁，有小毒，多用能杀人。

1960年经济困难时，我曾见小儿服杏仁、桃仁、枇杷核、王不留行而致死亡。

有甜杏仁、苦杏仁两种。外感咳嗽，每用苦杏仁。内伤用甜杏仁。苦者力猛，甜者力缓。今已不分。大便泻者，忌用。

杏仁虽峻厉，善用之而妥为配伍，治实证确是好药。如麻杏石甘汤，三拗汤等。主治范围亦广。当用则用，不得畏其峻而不用。腹胀之由于湿满实证，我喜与厚朴同用，一润一燥，除满之力更大（自注：亦从己椒苈黄丸化裁而来）。昔冠卿叔亦喜用此法。如与枳实同用，则攻泻之力更大。我不喜用。

另有一种杏仁霜，是杏仁研碎去油。药性已大减，用于小儿尤优。今已不备。

乌梅

乌梅丸中以乌梅取名，其作用之重要可知。世人只知用于治虫。讵知乌梅丸、椒梅汤之主治很广，而且上中下焦皆用之。简言之，乌梅与花椒合用，其妙不可思议。主要是用于厥阴风木之患。厥阴经是本寒标热（自注：厥阴多变症奇症），热之则激使其怒，寒之则使郁结不畅。治之得当，则易愈。治不得当，则多变。所谓平阴火，乌梅亦是主药。

寨桥公社有一女教师，38岁。结婚后未有生育。经行前后，口舌碎溃烂，乳胀。乳胀本是妇女常见病，如经来舌溃，经过即愈，亦不多见。我以逍遥散加减，合椒、梅，再加紫草、紫地丁，服15帖而愈。今已生有2孩。

又，去年冬，村前公社有一男性，50余岁。左半面部三叉神经抽引作痛，已7年。亦以椒、梅，加生地、夏枯草、赤芍、人中黄等5帖，痊愈。病者医者，都未料到其效如此之速。

又，华家塘村一朱姓，男，年50多岁。当脐痛，一痛就穿过腹部，直射背脊与脐相对处作痛。脐脊病处范围并不大，只有小酒盅这样一块。已5年。我以乌梅丸法而愈。

又，今年春，金坛县来一女病员，年22岁。背部触及台凳等硬物，则头摇身摆，俯仰前后，不能自主。不能仰卧，仰卧亦然。来门诊中，我亦不信。病人即以背着台，于是摇摆不已。亦以椒梅汤合逍遥散加减。服药5帖。复诊时，摇摆已止。以后未经随访，不知是否愈后复发。

喉科，用鲜乌梅浸入蜒蚰汁中，用时以口含乌梅，治喉痛甚效，今已不备。不少治病良法，逐渐失传，可惜。

乌梅味酸，是酸苦涌泄，为阴。花椒味辛，是辛甘发散，为阳。因而治厥阴经的体阴用阳症有效。乌梅与甘寒药同用，又能酸甘化阴。乌梅，癃闭症禁用，酸能令人癃也。

绿梅花

绿梅花即绿萼梅花。生津养胃，亦是常用药。叶天士论脾胃，谓胃为阳土，脾为阴土，脾宜温则健，胃宜凉则润。凡能食，而腹部饱胀者，属脾。不欲食，而食后腹部舒适者，属胃。因而舌红绛，光，无津，胃呆不欲食，要用甘凉养胃法。如绿梅花、麦冬、石斛、沙参等，有良效。今则混淆不清，未读叶氏书也。时病之邪，每多耗伤胃津，因而病后胃气不醒。亦多用之。

绿梅花与白残花虽同属开胃药，而亦有别。绿梅花酸，生津为胜。由于生津，故呕吐亦用之。白残花芳香，仅开胃醒胃而已。

桃仁

桃仁能活血祛瘀，而以破血为主，并有润下作用。祛瘀血，亦损生血。虽有祛瘀生新之说，毕竟破血之功为大。桃仁承气汤，是祛瘀泻下法。大凡瘀凝络道，则血流阻痹，祛其瘀，通其络，则血行畅通。虽云祛瘀生新，实则一破一立法。此亦对立统一法则。久用多用有害。误用桃仁之出血症，以便血为多。不可不知。

我师用桃仁，少则用 7 粒，多则不超过一钱半（5g），更须佐以行气之药，气为血帅，作为向导。主治虽广，总不外祛瘀破血而已。明末王清任著有《医林改错》，应善用之。但百病不离此法，天下事岂有一法，一方，一药，而统治百病者乎。必无此理，总要辨证论治为宜。

今有医者，桃仁用至五钱（15g）之多。我亦见有服后大便出血，此亦一偏也。原来是有益之物，有益之药，用之不当，或用之过多，即变成坏事。此非此物，此药本身之误，用之者之误也。人赖五谷以生，谷为人之本，如多吃瞎吃，亦能成病致死。天下事，固如是乎！

桃仁同杏仁，多吃能杀人，我曾见之。

瘪桃干，农村单方用以止盗汗。然亦有效，有不效。桃树枝叶，方书载能辟邪，名桃奴。我未用过。桃叶能杀虫，亦有小毒。农村猫身上有跳蚤，以桃叶捣汁擦之，其蚤即杀死。在擦涂桃叶汁时，勿令猫舔到桃叶汁。否则猫会晕厥，或死亡。其有毒性可知。

大枣

大枣补心脾，和营卫。其味甘，有和缓作用，甘能令人缓也。是调理正药，和平无害，胜于其他补药多矣。但亦能滞气留邪。外感中邪未清，内伤之有湿滞者，亦忌之。

《金匮》甘麦大枣汤，治脏躁。我初亦不之信。鸣王公社一女，年20岁。无故悲泣，失眠，有时错言乱语。我初用凉心豁痰，镇静之法。每帖需药资近一元，不效。后以甘麦大枣汤法而愈。以后凡遇脏躁症，皆以此法多效。每帖药资仅一角多钱。及阅《古今名医按选》，叶香岩先生亦用此法，须服20帖而痊愈。可见平淡之法，自有妙用。平淡中自有不平淡存焉。

古方有葶苈大枣汤一法。是取枣之甘缓，以制约葶苈之猛，方义严谨。我每以葶苈三钱（9g），大枣10枚两味，以治小儿哮喘。连服10日为1个疗程，多效。如缺大枣，即以生甘草三分（1g）代之，亦取其和缓之意。除大枣外，每帖只2分钱。

治小儿久泻疳积，以枣和米煮粥食之，亦多效。有红黑二种，补脾以黑枣为胜，养心以红者为胜。

枣仁

枣仁，即枣核中仁也。带酸味。养心安神，定悸止汗。已故革命前辈谢觉哉同志亦涉猎医书，谓枣仁要用到八钱（25g）或一两（30g），治失眠方效。今有人用研末过服，亦是良法。

大枣去核，内包砒霜，煅存性。稍加冰片，研末，名金枣丹。治走马疳特效药。我师常用之，今已不备。

鲜梨

鲜梨虽是果品，亦治病之良药，主要是清热化痰。古人谓，生食可清六腑之热，熟食可滋五脏之阴。王孟英盛赞之，题一名谓“天生甘露饮”。对城市中膏粱之体，痰热素甚者，尤相宜。相传清代有一人到北京去殿试，但头昏，口渴，肢麻。就诊于苏州叶天士先生，叶诊为肝阳亢旺，病情严重。如去考试，恐不能生还。其人不听，路过镇江，又就诊金山寺一老僧，诊断与叶同。其人再三恳求治法，老僧曰，唯有食梨一法。但口嚼已来不及，嘱把大量鲜梨放石舂内，捣烂绞汁大量饮之。考毕回苏，又去见叶。叶即亲自至金山寺老僧求教。相传叶氏曾从师 17 人，可见其虚心好学。其医学成就，并非偶然。

1938 年霍乱大流行，诊务繁忙。1941 年，霍乱又流行。以上 2 年夏秋，我患咯血症。有时整口咯血，有时痰中夹血。而我性不喜药，于是日啖鲜梨 20 只左右。2 次皆是吃梨而愈。甘蔗，荸荠，西瓜，梨，白萝卜，枇杷等水果都是好药。徐大椿，王孟英都喜用之。就以农村中不花钱的竹叶、芦根、茅根，自留地上的萝卜，及田边和屋旁中的草药，亦是良药。今有一种不良倾向，凡是昂贵之药，务求必得。凡如便廉的药物，则弃如敝履。不问疗效，故作媚奇。呜呼！自古已然，而今尤烈。

梨能令便泻，脾胃虚寒者忌之。

柿

《本草从新》言柿甘冷，其实甘，涩，大寒。生柿，一种是青皮而硬，另一种是红皮而烂。前一种寒性稍弱，后一种寒性很强。

1953 年秋，我在江苏省卫生干校学习 3 个月。见红皮烂柿，自以为是痰火之体，连食二只。腹大痛，日泻 10 余次。后饮烧酒而愈。

柿饼，是生柿晒熟，寒性已减，凉血有专长。痔血，以柿饼在饭锅上蒸熟，每次吃 3 到 5 个。在吃 2~3 斤后，血止，大便通润。屡用之有效。

柿树不生虫，王孟英谓柿饼能杀虫，小儿食之良。《潜斋简效方》言其功，我未之试。

柿霜清咽利喉，对慢性咽喉痛、失音等有效。我曾治一产后妇，声哑半年，用柿霜而愈。此清化上焦痰火也。今常缺。

木瓜

木瓜与乌梅有相同处，亦治厥阴腹痛，亦平阴火。对转筋、筋骨抽痛，木瓜较乌梅为优。但能令人癃，小溲不畅者忌之。

山楂

六曲与山楂皆作为消滞之品。但山楂入血分，并能祛瘀。六曲是气分药，健脾为胜，而六曲亦偏于燥。看来无别，实有分。亦可同用。

吾乡旧时习俗，小儿停食积，即以山楂炭与黄糖拌食，有效。我幼时亦常食之。

陈皮

陈皮即橘皮之陈者，为脾肺气分药。亦疏肝气，理大肠之气。是常用药而性偏燥，有痰火者忌之。作为辅助药，而非重症危症之主药。

我在学医时，曾以橘皮泡茶吃。后咽喉燥痛，其燥性可知。与半夏同用，本属二陈汤，化痰理气也。以前橘皮劈分二层，其红的一层为橘红，外感多用之。其白的一层为橘白，为和中药。今已不分。

立方选药，首重佐使。每于阳药中加阴药，阴药中加阳药，以相互制约（自注：即辛甘发散为阳，酸甘涌泄为阴）。橘红，阳药也。因而在清润或苦寒药中，每加橘红，以保护胃气。人以胃气为本，处处地方保护胃气，是中医的特点。（自注：舌红绛干，禁用。）

橘叶

橘叶疏肝为胜，其燥性亦减。胁痛，或欲用橘皮而又嫌其燥者，即改用橘叶。亦可橘红、橘叶同用。

橘核

橘核亦厥阴肝经药。用治消肿块，如睾丸、乳块等。

橘络治咳嗽，能搜络中之痰。太贵，今不用。

青皮

青皮，其性比陈皮为猛，入肝胆，消肿块，虚证及体弱者慎用。妇女经行腹痛及胁痛用之。有时亦与陈皮同用。虚证忌用。

枇杷叶

枇杷叶功专入肺，清肃肺气。为肃降，轻清流动之品，良药也。亦能清肝气，解肝郁。

柯韵伯谓，枇杷叶是肝家肺药，肺气清则肝气亦清。肺能制肝，此隔二治法。兼能和胃，并理膀胱之气。喻嘉言治气有三法。一曰肺气。肺主一身之气，肺气清则周身之气皆清。一曰胃气。人以胃气为本，胃气和而周身之气亦和。一曰膀胱之气。膀胱为摄纳之本，膀胱之气和则摄纳有权也。

枇杷叶价廉物美，用途广泛，并不专于治肺，上中下三焦均用之。有时与竹茹并用。旧时上海医生，在冬春之际，熬成药膏出卖，以取厚利。而富贵之人竞买之，其实单是鲜枇杷叶一味，加入蜂蜜收膏。在城市以治膏粱之体，确实有效。

如肝区痛、胸痛、胃纳不振、鼻流浊涕、小溲不畅等，我皆用之。王孟英又有一法，以鲜枇杷叶刷去毛，炒黄色。在夏秋时，代茶叶泡茶喝，可预防一切外感。清而不腻，凉不碍胃，枢机流动药。我最喜此等药，常用之。

桃肉

桃肉即核桃肉，下焦药，味涩，摄纳肾气。老年喘咳，肾气不纳，每与破故纸同用。但二味皆性温热，要善于配伍。如与熟地，沙参，麦冬等同用。除入药外，老年喘急，每日可食桃肉3~4个。我师常用此法，我亦用之。有一病员，年60外。我嘱食桃肉。他曾到上海北京等处诊治。在汉口有一老中医亦嘱服之。摄纳肾气有特效。

龙眼肉

龙眼肉即桂圆肉，大补心血。本草谓其入脾，归脾汤用之。《重庆堂随笔》书中谓，色赤入心。此心主血而脾统血，应以入心为主，而入脾亦在其中矣。专治心悸，怔忡，欠寐之由于心血不足者。治脉结代，亦有效。世人谓其性温，其实桂圆性平，而桃肉是性温。由于滋腻，多食令人胃部及腹部不舒。王孟英以桂圆、杞子、葡萄干为三大养心补血药。我在学医时，患有心悸，脉息止。当时娣夫在福建工作，买回桂圆，食之而愈。但每在春秋二季复发，春季肝木司令，而深秋又是燥气行令，虽云心血不足，而脏气相互影响也。我遇到心悸，欠寐，脉息止等病员，总是嘱食桂圆。此等病，暂效易，而根除则难。

桂圆核，《潜斋简效方》谓研末能止刀伤出血，愈后并无瘢痕。我曾储之而未曾试用。

橄榄

橄榄即青果，亦为好药。王孟英谓天生青龙汤。清痰热，利咽喉，而宣肺醒胃。农村旧俗，春节时要吃橄榄茶，亦有深意存焉。因春节前后，多少都要吃酒肉，痰火自盛。

有一治癫痫单方，橄榄沾明矾末嚼食之。我试过多人，亦有效有不效。

大腹皮

大腹皮即槟榔皮。世人用之不多，孟城医学派常用之。我县孟城，名医辈出。有清一代，在前半期，以吴县（即今之苏州）为多。在后半期，以孟城为多。如费伯雄，其孙费承祖。马培之，巢崇山，巢沛三，巢图南。及后期有丁甘仁，巢渭芳，马伯藩等。我师即巢渭芳先生，乃从马培之徵君游。孟城地处长江之滨，大江南北一带，原是血吸虫病严重流行地区。其他如蛔虫，钩虫等寄生虫病亦较多。大腹皮能驱虫，宽中理气。治脘腹胀满症有效。每与六曲，枳壳同用。泻痢亦用之，以其通大小肠也。

腹皮子，有人说即槟榔，有人说是一类二种，我未查考。功同腹皮而力猛，为脚气肿胀必用之药。有槟榔饮一方，每与杉木片同用。今杉木已不备。

还有一种突然腹胀硬，大便不通，犹西医之肠梗阻。亦应大腹皮子并用。我师还与苍术，蚕沙，防风，六曲，枳壳同用。忆我曾治一沈家滩村病员，亦用此法而愈。今多由西医手术，此法恐将失传。

吴茱萸

吴茱萸是常用药。治胃脘痛，腹痛，嗳气，呕吐之属于寒者。虫痛亦多用之。治胃痛每与香附，干姜同用。甚者亦可加附子。究属性热，如佐使不得其法，服后会产生胃脘有火辣不舒之感。应配以蒌皮、竹茹，有时还加天花粉，以监制之。主要以舌苔为据。如舌红绛光无苔，禁用。又当以沙参，麦冬，白芍，川石斛等。如苔黄腻之甚者，吴萸与黄连同用，又为左金丸法。如老年体虚病久，胃脘痛，呕吐，舌淡脉细者，吴茱萸汤与理中汤合用。如偏于胃脘之左或右而腹痛，又要结合化瘀通络法，久病入络也。亦以舌苔为准，参酌脉象。

治腹痛应分部位。治腹痛与胃脘痛有别。每用乌梅丸法，虫痛亦用之。妇女经行腹痛而属于寒者，吴萸每与白芍、木香、乌药、香附并用。

胃脘痛是一种常见病，多发病。而且大大影响劳动出勤率，是一个复杂病。治疗得法，是可以痊愈的。考之古书，以叶天士的《景岳发挥》中论之最详。其次是喻嘉言，亦多有发挥。叶氏谓病起于寒，郁久生热。喻氏谓寒热夹杂之病，当以夹杂之药治之。所以情况复杂，变换多端。所谓辨证，是要根据不同的复杂情况，分别对待。因而寒热并用。而且在剂量上，亦要相互配搭适应。因而，我几十年皆用吴萸、干姜与蒌皮、竹茹同用。在实践中确有良效。

茶叶

茶叶的功能主要是清痰热，消油脂。因而就能醒胃，平息肝阳。大凡所谓肝火、肝风、肝阳，多数是由于痰热引起。膏粱厚味，助热酿痰，饮茶有益。方书中原有用茶之法，如孩儿茶、茶芽等。蒙古、新疆等地有茶砖，以茶研碎制成。该地生活习惯，多吃羊肉。羊性热而油脂特甚，故饮茶以解之。各地风俗，经久不变，总有一个缘故。我亦饮茶，血压不高。我注意有饮茶癖者，问之血压皆不高。亦以其清化痰热之故。在古人医案中，每有饮茶既久，则生寒湿。此亦不可不信，不可全信。

西瓜

西瓜清热解渴，利小便，外感发热良药也。王孟英题名为天生白虎汤。芩、连、硝、膏稍有不当，即有偏向。西瓜甘寒，其优独胜。一切外感发热之病，食瓜可也。即内伤症中之发热者，食之亦无妨。清代大文学家袁之才在《徐大椿传》中（自注：见《徐氏十三种》）曾谈到用西瓜一法。虽语涉迷信，亦足证徐氏善用西瓜也。

有一礼加公社教师，女，年近40岁。患急性黄疸，并有怀孕。我嘱恣啖西瓜，半月即愈。后3月生1子。今人遇温热病，只知芩、连、膏、地，而不知其西瓜。不知何所见而如此，亦是奇事。

西瓜究是寒性，胃脘痛者忌之，食之每复发。

甘蔗

甘蔗清胃热，而生津润燥，且有甘以缓之之意。王孟英谓是天生甘露饮。小儿发热，咳嗽及麻疹等都有良效。大人胃阴不充，舌光绛无苔，食之尤为相宜。

蔗炼成糖，缓肝急，悦心脾。心悸欠寐，每日饮糖开水有效。我碰到欠寐病人，如苔不腻，总要嘱饮甜类。亦《内经》所谓“肝苦急，急食甘以缓之。脾欲缓，食甘以缓之”之意。

荷叶

荷叶性气和平，清轻升发。助脾升阳，祛瘀止血。古人谓出于污泥而不染。出类拔萃之品。看似平静，实有奇功。胀满泻痢，妇女崩漏多用之。其中空，又寓有宣通气机之意。用处很广，人多不知。此是常用之药，亦平凡中有不平凡也。外感内伤皆用之。

荷梗

荷梗，夏秋中多用之，以其是梗而中空，治中焦宣通气机。荷叶、荷梗，夏秋二季，每用鲜者。

鲜藕

鲜藕甘凉，凉血祛瘀有专长，为止血要药。中空有丝，兼能宣气通络。治夏秋急性时痢，腹痛，里急后重有特效。生吃 1 斤到 2 斤，或煮汤吃，1~2 日即见大效。不必另服中药煎剂亦可。我在实践中试之屡矣。

1951 年秋，我突发噤口痢，夹血。一上午 10 余次，而且呕吐，里急后重之甚。急食生藕 2 斤，1 日即起，3 日即愈。

秋季有周家塘村一男性患时痢，经中西医均无效。我以煎药 2 帖，用鲜藕 2 斤煮汤代水煎药，2 帖即愈。人多奇之，我亦暗笑。人以为是煎药之效，而不知是藕之功也。

又，1954 年 8 月，我下乡至焦溪区舜南乡工作（新中国成立初期小乡）。晨起吸烟，上下唇不能吻合，流风，烟不能吸。及至农民家吃早饭（食粥），口角有粥流出。借镜照之，见口唇眼均喎斜，自觉左上下肢酸痛。我思，已是类中风矣。我当天赶回县里开会，行至横山桥镇，见桥上有鲜藕。我思藕能凉血和血，祛瘀通络宣气，一举而两得。于是购三斤，一路走一路吃，连渣吃完。及至戚墅堰，又见有卖熟藕担。连吃两碗，以当夜餐。连续吃藕一星期，并用热水按摩面部，七日痊愈。此等良法，世人不知，亦不之信。

夫药者，洽也。医好病，就是药。治病有多种方法，何必只有吃煎药一种，天下事类此者多矣。（自注：新安公社一男教师，患口鼻衄及肌衄。我嘱食藕。曾服 70~80 斤而痊愈。又，三河公社一女社员，崩漏久不止，亦食藕而愈。）

莲心

凉心清肾，治心神不宁，心悸欠寐，崩带等症，亦治白浊梦遗。长服，治带有良效。（自注：王孟英有瑞莲丸一方。）

石莲子

石莲子是莲心掉落在水泥中，有几年者。色灰暗，与莲心同功。（治带浊，梦遗有特效。）

莲须

莲须是莲花的花心，亦清心肾。治淋，带，遗精。既清而又带有涩意。民间单方，以五味子与莲须同用。我亦屡用之，但有效有不效。

藕节

藕节能止血，治吐衄、崩漏，亦治肠痈、肠瘀。我师常用之，亦取其祛瘀通络也。（自注：我师亦用以治尿频，尿急，我亦常用之。）

荷花瓣

荷花瓣单方用贴天花疱，湿疮。

以上荷叶、荷梗、藕、莲心、石莲子、莲须、藕节等，皆是一根所生。所以王孟英称为一身都是宝。确是定评。（自注：古人有荷叶蒸饭一法。即以荷叶同米煮饭，以助脾气，今已不用。）

荸荠

荸荠清化痰火，消坚硬痰块。鲜梨以清润为胜，荸荠以化痰消坚为胜，二物各有特长。与海蜇同用，名雪膏汤。《王孟英医案》中最喜用此。二味合用，能化周身之痰。而以清上焦心肺，中焦肝胆（古人以肝属下焦）之痰热为主。

荸荠是治疗发热、咳嗽之良药，对小儿尤宜。并能消积导滞。城市与农村医生对同一病种，有时还是同一病人，而治法悬殊。此因时，因地，因人制宜使然。城市多为膏粱之体，而农村则藜藿之质。农村医生是治病之前期为多，而城市医生则以治病之后期为多。体分阴阳，病分阶段。经济与社会，劳动条件各有不同。如不分别情况，分别对待，就难免刻舟求剑，守株待兔之讥。

慈菇

慈菇，《本草纲目》《随息居饮食谱》载其破血，消肿块。卜弋桥曾有一妇，患子宫癌。得一单方，用野慈菇棵煎服，连服2个月而愈。野慈菇与农村中种的食用慈菇色样相同，唯棵株较小，多生在池边或水沟。

方剂内用的山慈菇，是长生在山东山上，毛较多，又名毛菇。比食用慈菇小而坚硬，为消肿块要药。颈项肿块痰核，用之确有效。每与牡蛎，昆布，大贝母同用。

芋头

芋头能化痰，消肿块，治颈项瘿瘤、痰核及乳房肿块等。我每嘱病人每日吃芋头十几个，以助药力。有时亦嘱吃慈菇。芋头与荸荠、海蜇为丸，名芋艿丸。治乳胀，乳肿块及颈项痰核有效。近有一徐姓医生，介绍芋头治小儿腹泻有良效。此亦芋头有消积滞之功，但未之试。

又，单方，芋梗汁治蜂咬伤。

薤白

薤白即野香葱之根芦，滑润通阳。所谓通阳，并非温阳。亦取其滑润以通胸中之滞气。气为阳，与壮阳，温阳有别（自注：叶氏所谓通阳不在温阳）。有瓜蒌薤白汤，瓜蒌薤白桂枝等汤。古法以之治胸痹症，但亦不一定限于胸痹。如胃脘饱闷，撑胀，嗳气用之多效。

治胃病，首先要弄清楚是作痛，还是饱闷。如是胃部饱闷，板滞嗳气，自觉撑胀等，瓜蒌薤白汤加沉香、厚朴、佛手片等有效。如是胃脘作痛，则另有治法，不能混同。

葱白头

葱白头能发表和里，亦以通阳为特长。叶天士谓“通阳不在温，而在利小便”。这主要是对外感而言。利小便能通畅气机，亦通阳之一法。小便闭结，以葱白煮熟，夹在布袋中，放在脐下腹部。以前此法常用，亦是通阳以利小便之意。胁痛及肠痈等症，我师亦常用葱白。以其兼能活血袪瘀也。

韭菜

韭菜能通阳袪瘀，止血。民间单方，韭菜捣汁，以治噎膈，但疗效不显。又以韭菜捣烂（和石灰同捣），贴壁上候干，研末。治刀伤出血，为止血药。我幼时农村常用此法。又小儿误吞铜铁针钩，以韭菜勿切，煮熟食之。能裹针铁从大便而出。此等方法，虽属古老，但亦行之有效。韭子，温肾壮阳。

大蒜

大蒜，本草载其辛热有毒。而人多喜食之，并说能预防疾病，不解其意。唯大蒜、韭菜、葱，都能兴阳，阳痿服之有益。而以大蒜为最，确能强阳。我乡有一养貂场，养貂百余只。前几年我到貂场去看看，见场内种有大蒜 2 亩。我问此何用。据说，貂只在每年 3 月交配 1 次。在交配前，雄貂要吃大蒜，以壮其阳。载于养貂专书，确有科学依据。因此，有阳痿病人来就诊，我每嘱多吃大蒜等物。又据周某告我，他在部队时，曾患严重腹水。后得一单方，用大西瓜 1 个，塞满大蒜头其中，煨热，连水带蒜头食之而愈。

白芥子

白芥子豁痰利气，豁痰之功为多，内外科均用之。此亦峻厉药，与苏子、莱菔子同用为三子养亲汤，为化痰利气之主方。“白芥子主痰，下气宽中。苏子主气，定喘止嗽。莱菔子主食，开痞降气”。其实三药皆有化痰作用。白芥子又能化皮里膜外之痰。三子养亲汤为治哮喘症之久延而水肿者。我师常以此法，我亦用之几十年，有效。亦与沉香，厚朴，炙内金等同用。此即西医所谓慢性气管炎。而肺气肿、心脏病、头面足部水肿腹胀之症，治法与其他水肿腹胀不同。三子养亲加减，最为有效。3 味药皆较克伐，其中以白芥子为最，莱菔子次之，苏子又次之。用时有用全方者，有时只用苏子与莱菔子 2 味。

控涎丹内有白芥子，与大蓟、甘草同用。此药更峻厉，治皮里膜外之痰，及痰饮中的支饮、悬饮等。但不宜多用久用。

乡下风俗，在夏秋，每以白芥子末以热水调和，再放在水缸边风凉处凉透，就叫芥末。拌肉拌鸡做夏令食物。闻其气，会流泪。有一股刺鼻辣味，可见其确是峻厉之品。

莱菔子

莱菔子破气化痰消食。误服参、芪补药，而气滞不畅者，服莱菔子有奇功。《徐洄溪医案》载有一富商终年服参，以致气喘胸闷不得卧，周身有痰块。延医治之，医亦用参，病已危殆。后请洄溪先生诊，给以末药，每日开水过服，服后渐愈。富商病愈后，问曰，先生末药，需钱多少。洄溪曰，你服参千金，病不愈，吃我末药而愈，当倍之。富商大惊。徐笑曰，三文小钱，此莱菔子末也。这说明误补之害，亦是证莱菔消参药之功。

至今农村仍有习俗，谓吃中药不可吃莱菔。其实方剂内如无参、芪补品，不必忌也。

前已谈及，与苏子、白芥子同用，为三子养亲汤。治哮咳经久，面足水肿有特效。而人多不知也。总是豁痰为主，痰阻则气滞，痰去则气畅，故又谓理气。

辛某的爱人，说有冠心病。胸闷甚，呼吸不畅，脉沉细而闷，不扬。舌润。以三子养亲汤全方，加瓜蒌、薤白、沉香、枳实而愈。辛本人亦患冠心病，苔厚黄腻，脉滑实，有歇止。以黄连导痰汤而愈。症相似而因各异也。

又某。脉缓慢，每分钟只有 40 多次，别无所苦。亦以三子养亲汤，加沉香、远志、枳壳、橘红而愈。(自注：亦只有增加到每分钟 64 次。) 此痰凝气滞，脉道不畅。为医者贵有悟性。在辨证中，触类旁通，随机应变。如是则可。

生莱菔

生莱菔即生萝卜。清痰热，消食滞。药用，食用，皆是良品，大有益于吾人者也。其功用，更优于鲜梨。清热化痰，止咳嗽，利咽喉，有专长。一路福星。(自注：治喑哑，音嘶之属痰热者有特效。) 在冬至后，削去皮则不辣，对小儿尤为相宜。

1953 年，我在九月底，声音嘶哑，咽喉不爽。食梨未效，又不喜服药。自忖要待至冬季，食生白萝卜才能愈。在冬至后，以鲜白萝卜去皮切片，并拌白糖，顿食一大碗。吃时觉咽喉清爽，一日痊愈。

又，戚墅堰有一女，30多岁。以搬运为生，并已怀孕7个月。在搬运拉板车时，与人竞赛，突然巨口咯血，盈盆盈盂，见之惊骇。先由西医抢救一日无效。我亦开一中药方，服一日无效，而大量咯血仍不止。我以鲜生地一斤，大鲜生白萝卜1个，共捣烂绞汁，一大碗，一饮血止。药如对路，其效甚捷。

儿童要多吃，常吃白萝卜。不特消痰清热，而且消食滞，亦有大功。1963年，横林张某，女性，15岁。于9月20日患双喉蛾。西医说是扁桃体发炎。化脓后，出脓甚多，已能饮食。越六日，忽然不能出声。咽喉阻塞不通，汤饮不能下咽，至喉即格拒吐出，靠鼻饲灌以米汤。先在无锡、常州等医院治疗无效，至我院住院治疗。我见其咽喉并不作痛，稠痰多，吐之不绝。先以淡竹沥梨汁用鼻饲法喂下，连灌带饮。经十日，声音已出，神形亦佳，已能出外行动。唯仍是赖食喂管鼻饲，汤饮仍不能过喉，于是要出院回家。我嘱其回家后，仍以竹沥和白萝卜汁自己咽食，吐后再咽。因咽喉之病，如用鼻饲法，是药过病所，不能直接清咽利喉。如此服法，虽见小效，咽喉仍未通畅。以后病家得一民间单方，用鲜杜牛膝根捣汁，仍和竹沥慢慢咽下，吐出痰涎数碗而愈。自九月二十日起，至十月十三日止才愈。杜牛膝根汁，民间单方，原治白喉，专祛顽痰血，故用之效。

莱菔有红白二种，作药用以白者为良。红者性更猛，能令人作吐。我有一次到自留地，吃一个去皮红萝卜。食后胃部很不舒服，欲吐。红者仅供食用，不作药用。

干白萝卜叫地骷髅，在无萝卜季节时用之。还有一种黄胡萝卜，生熟皆可口，而且营养丰富。（自注：小儿哮喘，在冬季恣食白萝卜，效。）

鲜生姜

鲜生姜散寒气，解表邪，化痰饮，止呕吐，而且善解一切鱼蟹等毒。南星、半夏等有毒药物皆用生姜炮制，亦善于解一切菌毒。群众习惯，烧菜每加少量生姜以解毒，昔孔子谓“不撤姜食”。但生姜性温，阴虚火旺者忌之。我一生忌食姜、椒，亦怕其助火劫阴也。

黄连、竹茹、山栀等，有时用姜汁炒，一是监制其寒，一是止呕逆。古人用竹沥每加生姜汁和冲，其比例为六与一之比。

夏秋暑湿症，表证未解。以前邵憩棠医生喜用生姜，我不喜用，恐其化燥易易也。

清朝温病学说专家叶香岩、陈伯平等用生姜法不多，而徐洄溪更谓虽有芩、连，亦不能监其温。我师巢渭芳在外感热病亦不用生姜。

民间风俗，夏秋之病，不问寒热，每吃生姜黄糖汤。服后每化燥壮热。不知此法始于何人?

治因寒呕吐，亦用生姜汁冲服。我亦不喜用。以其性温而辣，很是难吃。妇女经行腹痛，如由于寒湿者，每与红枣同用，一祛其寒，一和营卫也。内伤中，如胃痛、腹痛等亦用之。

生姜皮

生姜皮，亦名生姜衣，行水消肿。有时亦与浮萍草同用，一清凉，一辛温，相得益彰。姜皮亦用于解表，皮行皮也。大凡身半以上水肿，以升上法为优，身半以下水肿，则用温运利水为优。此治肺，治脾，治肾各有不同。

煨生姜

煨生姜是用鲜生姜以潮草纸包好，放在灶中稻草热灰内煨熟。治肿胀。我师为常用药，我亦常用之。用生姜惧其太散，用干姜畏其太燥烈，煨生姜则温脾阳。温中和中，都为稳妥。

干姜

老姜晒干为干姜。鲜生姜本性温，干姜辛热而燥烈。温中散寒，回阳救逆，亦是斩关夺门猛将，每与附子同用。理中汤，四逆汤皆重赖干姜。

脘腹痛，虫痛等亦屡用之。乌梅丸之姜与泻心汤之姜，皆是寒热并用法。但性燥烈，不宜过用多用，防耗阴化燥。在回阳救脱中宜猛，独任其责，无须掣肘。但亦在1~2帖之间。在一般性胃脘痛症，每以吴萸、干姜与蒌皮、竹茹同用，相互制约。总以辨证论治为原则。

炮黑姜

炮黑姜，即干姜之炮黑者，其性更烈。功用与干姜相似，而亦有别。干姜入气分，炮姜既入气分，又入血分，所谓亦是血药。以其色黑属水，而各种出血症，血色红而属心，水胜火也。并非谓炮姜性寒，只言其能摄血归经耳。又谓之引经药。炒荆芥，炙艾绒，炮黑姜皆是引血归经。《本草备要》言其能引血药入气分而生血，亦即阳生阴长之意。故吐衄，崩漏等亦用之。但要辨得清，分得明。并不是一切血症均可用。而其因有属热、属寒，是大相悬殊的。在应用炮姜时，亦有各种配伍，有时亦可在凉血药中加入炮姜。如生地，侧柏，旱莲等与炮姜同用。是在舌脉中进行辨证。

治产后，古法有生化汤法。以一方而统治产后百病，每多误事。徐洄溪曾谓“产后血脱，孤阳独旺。虽石膏，犀角对证，亦不禁用”。此亦言产后亦应辨证论治，不应把产后二字固定心眼。但亦偶有产时大出血后，发热抽筋，宜十全大补汤，或再加炮姜。囿于发热惊厥的假象，不知此非有余之热，由血脱而孤阳不潜，或说孤阳独亢。忌用表药，寒凉药。十全大补汤益阴助阳，再加炮姜入肝，引众药以摄血生血，亦阳生阴长之意，《六科准绳》之《女科准绳》及《女科辑要》书中均有论及，此等症虽不多见，亦不可不知。此是热因热用，从治之法。

胡荽

胡荽即元荽菜，有家生、野生二种。野生者，形较小而力大，又名鹅儿不食草。民间风俗，小儿麻疹，以家中胡荽煎汤洗身，有透发作用。野生的多生于墙壁北面阴暗潮湿之地，以末嗅鼻，亦令人作嚏。卧龙丹内用之。如以鲜棵揉碎塞鼻，能治鼻渊。会使臭涕涓涓流下，但亦暂时通畅，不能根治，我亲自用过。

小茴香

小茴香能温肾暖胃。治腹胀、腹痛、胃脘痛、疝气等症，是常用之药。有一次我在火车上听到一旅客老人言，原有疝气，本欲动手术。偶得一单方，以炒小茴香四两（120g），连服多日而愈，后未复发，竟痊愈。疝气而用小茴，人多知之，亦多用之，不足为奇。但剂量用到四两（120g），此医生所不能。单味药，须重剂量，力专而效速。以后有遇到疝气病人，我亦用此法，但量只用二两（60g），亦在实践中检验有效。（自注：治肠粘腹攻痛，与木香、乌药同用。）

苋菜

苋菜有家、野二种，现在食用的是家种，还有一种野苋菜，又名藋菜。在1960年经济困难时，农村群众多食野菜。不仅有青紫病，而且还有日晒病。如多食野苋菜，青菜等会引起青紫病。即突然周身发青，腹痛吐泻，脉伏肢冷，抢救不及，迅即死亡。古人方书，载有直中阴寒症，急宜大剂四逆汤。从前只见书载，从未见过此症，其实即今之青紫病也。西医用美兰口服或注射，收效极速。中医用四逆汤法亦效。即用干姜二两（60g）和黄糖煎服，亦有效。古人不知多食野菜所引起。

所谓日晒病，是食野苋菜或红花草过多，在头面，两手晒到太阳处红肿光亮，如大头瘟症。此亦生平从未见过，真是活到老要学到老。（自注：足证疾病的发生与社会经济生活息息相关。）

马齿苋

马齿苋俗名酱板草。农民作喂猪用，凉血解毒。我师作为外科外用药，治流火或红肿痈症。捣汁和入如意金黄散，敷患处有效。较丝瓜叶更优。有人用治夏秋时痢，我未用过。

鱼腥草

鱼腥草治肺痈吐脓血有效。其叶如山芋叶，有腥味。有藤攀在墙壁。常用之。亦是民间单方。

怀山药

怀山药清补脾肺，清而不寒，补而不腻。虚弱之体，作为平补药。治咳嗽，便溏，遗精，带下。以前上海有山药粉、百合粉出售，今已无。

冬瓜子

冬瓜子补脾，清利小便。清灵流通，而不腻滞。是孟城医派常用药也，我亦常用之。以其清灵，亦能和胃。和胃者，是清化胃中三浊，浊去而胃自和矣。

苇茎汤有冬瓜子，亦以其能清肺也。今人多不用，而喜用参、芪、术，已是万病不离其宗。不知参、芪补气，白术呆滞。朱丹溪谓“气有余便是火”，因而引起发热者有之，以其胃脘饱闷不舒更有之。并把所有痰、热、湿、浊统统补住，病何由去。反而误认为冬瓜子、薏仁等清轻之品，既价廉不足贵，又平淡不足奇。既不眩世，更不惊人，不足以邀病人之宠。于是冬瓜子，焦薏仁等默默无闻耳。参、芪、术固有对症之用处，岂是万病灵药。古人论诗画谓“画写物外形，诗传画中意”。此洄溪老人所以慨叹者矣。

冬瓜皮

冬瓜皮以治水肿为胜，皮行皮也。（自注：我常冬瓜子皮同用。）

丝瓜络

丝瓜络通经络，祛风热而化痰。络入络也。外科肿块及痹痛等用之。抽筋用之亦优。凡遇筋骨关节痹痛，我每嘱用桑枝四两（120g），丝瓜络一条煎服，坚持服 3 个月，每有效。既省农民经济，有效而无副作用。

丝瓜叶

丝瓜叶，内外科均用之。外科以叶捣汁，擦治流火。内服亦清热解毒。

丝瓜藤露

丝瓜藤露是单方。治哮喘，久服有效。在霜降后，在丝瓜藤离地一尺处剪断，把下面藤头拗弯，插入瓶内。两日左右，即可流出露（汁）一斤半左右。预先储存几瓮，每日一碗。放白糖少许，炖热饮之。要连吃几年才能显效。

横林公社吴某，患哮喘甚剧，已十余年。后服丝瓜藤露、胎盘及每日吃白糖猪油冲鸡蛋。如此连服一年，已痊愈。十余年未发。

鲜丝瓜

鲜丝瓜本是农村中食用好菜，但能令人腹泻。我由于年老齿落，日以丝瓜作菜。以后腹痛便泻，每夜3~5次。沉思其故，悟及此食丝瓜所致。丝瓜究为寒性，有损脾阳，以致于运化失常。于是忌之，并饭前略饮烧酒而愈。所以事非经过不知也。

芝麻

芝麻有黑、白两种，黑者良。养血润燥，益肝肾而祛风，能明目乌发。

昔某中学有一陈姓教师，常以芝麻研碎，和入盐。早晚食粥，用两匙放粥内，当作菜食，几十年不辍。后年至70余，尚能写蝇头小字。

发黄或脱落，吃芝麻亦良。几与桂圆同功。古人谓，入肝益血，风药中不可少。吾乡风俗，产妇要食芝麻，以其益血而润燥也。（自注：与桑叶研末泛丸，名桑麻丸。养血祛风。）

麻油

麻油内服外用，皆是良品。以药和入麻油熬膏，名玉红膏。治烫火伤，以及溃疡久不愈均效。

火麻仁

火麻仁润肠通便。《本草纲目》言其有小毒。比郁李仁，瓜蒌皮之力为猛。麻仁丸中用之，五仁汤中亦用之。

小麦

小麦看起来好像作用不大，其实有良效。《金匮》治脏躁症，悲伤欲哭，神情呆顿，有时错语，以甘麦大枣汤治之。寥寥数味，极平和，极清淡，而能愈大症。我初亦不甚信。鸣王公社一女，21 岁。曾有脏躁症。初以龙齿，竹黄，胆星等不效。复诊以甘麦大枣汤，加麦冬、百合、竹叶而愈。

马杭公社一男，16 岁，亦以此法而愈。愈后每年秋季复发，连发 3 年。因思本是脏躁，秋季燥金司令，以燥益燥。因嘱燥令前服润燥药，以作预防，后未复。

《古今医案选》一书中，载有叶香岩治案一则。群医用犀羚，龙牡法，不效。叶用甘麦大枣汤，嘱服 20 帖。病家嫌药太轻，以 2 帖合并煎服，果十日愈矣。天下万事万物，类此者甚多。看似平淡无奇，而实有奇功也。但亦应注意，须服 20 帖左右方痊愈。欲速则不达，不可不知。

大麦芽

大麦芽消积滞，消肿块。

我幼时农村风俗，在夏秋二季，以炒大麦代茶叶泡开水，既节约，又消滞。

郑陆公社有一妇女，有颈瘿瘤，即甲状腺肿大。连吃夏秋二季大麦芽汤。无意中，甲状腺肿大消退。因而我后来治此症时，即以炒大麦芽三两（90g）为引，其疗效较显。大麦芽能回乳，产后哺乳妇忌用。如作回乳用，须用二两（60g）乃效。

薏米

薏米即薏仁。生用，清肺胃，利水渗湿。炒熟用，健脾利水。亦是常用药。

治肿胀症每与冬瓜子、冬瓜皮同用，治五淋、带下有特效。民间单方，薏仁、牡蛎同猪腰同炖食，或加猪脊髓，以治带下腰痛。（自注：吾师治咳嗽，常用生薏仁。亦以其清肺胃耳。）

黑大豆

黑大豆又名马料豆，即黑黄豆。色黑入肾，滋肝肾而祛风。治眩晕，耳鸣，亦是平稳有效。今每用穞豆衣，即黑大豆之衣也。并治水肿。

镇江专区医院葛某，有消症，每以黑大豆与海参同煮食，较其他法为优。

崔桥公社刘姓。亦患消。前后曾食黄豆300斤，鸡蛋近千个，今已愈。消症亦是难于根治之症，此亦良法。

豆腐

豆腐本不作药用。清代乾隆时大文学家主编《四库全书》的纪晓岚，在《阅微草堂笔记》中曾说，有一人食盐卤欲自杀，无法救治。后得一方，以豆腐浆恣饮之即解。豆腐店作坊制作豆腐时，须用盐卤点化。此法很有巧思。

有一病员来住院治疗。谈到他曾有臁疮，即老烂脚。足胫一溃疡，久不愈。后亦得一单方，每日以豆腐渣和入白糖少许，敷溃疡疮面，外用纱布扎紧，每日换一次。如是经久即愈。

赤小豆

赤小豆即红赤豆。活血祛瘀，亦通乳汁。乡间风俗，产妇多食之。

徐某，有咯血症。西医说是支气管扩张。频发，咯血亦多。亦得一单方，以赤小豆同红枣同煮食。常常食之，后竟愈。我曾以此法介绍其他病员，亦有效，但须常服食。

绿豆

绿豆清暑解毒，并解一切中毒。大量煎汤饮之。亦用于外科。

解毒之品，亦有专用。如防风解砒毒，每与石膏、甘草、绿豆同用。误吞水银，需食整粒花椒。而绿豆统解一切毒。

白扁豆

健脾清暑，泻痢多用之。皮治水肿。扁豆花，既治时痢，又能醒胃，治噤口痢，花味芳香也。

民间有一种传说，谓疟疾忌食扁豆。我先不知起于何人。后在费晋卿《医醇賸义》一书中谓扁豆是劣品，疟疾不可用。我亦不解其意。而在《本草从新》中有“中和轻缓，故无禁忌，然多食能壅气，伤寒邪炽者勿服”。费氏之说，恐是由此而来。

六曲

六曲即神曲。健脾，导滞，消积，与山楂同中有异。山楂血分药，并能化瘀。六曲气分药，较山楂为燥。每与腹皮，枳壳同用。阴伤而津液不足者，忌用。

生铁落

生铁落是打铁时，铁煅红落下的碎屑片。是镇堕药，能入肝镇逆。古方有生铁落饮，治头痛、癫狂等症。

针砂

针砂要研极细，补血，入丸用。有一种黄胖病，俗名吃食懒黄病。其实是钩虫病引起的贫血。用苍术、皂矾、针砂，和入枣肉，研烂为丸。以前中药店合有成药，确有效。

砒石

砒石又名信石，有红、白二种。大热大毒，而白者更为雄烈。有砒豉丸，以治哮喘一法。虽有暂效，并不能根治，而且伤肝。

朱某，曾有哮喘，在上海医院亦服之。哮喘既未治好，而引起肝脏肿大。凡中砒毒，须用大剂防风以解之。

无锡有一秘方，名龙虎丹。听说是砒霜，巴豆霜，大黄等药合成。丸泛成如莨菜子大。治癫狂症，确有效。

戚墅堰中街，有一修套鞋店。店主50多岁，曾发狂。越垣上屋，打人骂人。我曾同承少槐医生同去诊治，未效。后服龙虎丹而愈。

砒本是劫痰之药也。我师巢渭芳先生用砒塞入麻糕内，煨焦研末，过服。治小儿之虫痛。我知其法，并未用过。

雄黄

雄黄，内外科多用之。多数合丸药用，亦可研末过服。忌火。

善于搜风化痰，亦是劫药。治眩晕、头痛、神昏之严重者，每以二分（0.6g）研末，开水过服。无锡已故名医张聿青常用之，每与珍珠粉，或羚羊角粉，或琥珀末和匀同用。我初亦不用此法，读张氏书后即用之。但仅限于单味用，每用药汁过下。用时须用上好腰黄，即雄黄品种之最佳者，无腰黄即不用。其效确显，但不宜长服，一般只用5日为1个疗程，并与煎剂同服。

其他如在重要丸散中，亦多有雄黄。如玉枢丹，至宝丹，牛黄丸，镇惊丸等。神昏惊厥多用之。亦无非取其搜风，化痰，通窍之功。

治蛇咬伤，亦为要药。且须多用，亦是研末过下。民间风俗，端午节日，要吃雄黄酒，即是此意。

外科用处亦多。发散，外用多用之。治湿疹亦有效。且有杀虫之功。雄黄与明矾二味同研末，名二消散。猪油调擦湿疹作痒。此吾太先生马培之方。

石膏

石膏是寒性药中的猛将，外感多用之，内伤亦间用之。内科多用之，外科亦间用之。张仲景的白虎汤，以白虎名方，此可见石膏之猛。由于大寒而重镇，热极的阳明经证，非此不解。吴鞠通《温病条辨》虽有四禁，如热不极，脉不大，汗不多，口不渴，即不可用。然亦不可拘执。四诊合参，在辨证时当用，还是要用。

石膏虽猛，主要在于佐使得宜，相互制约。如麻杏石甘汤，竹叶石膏汤，黄芪石膏汤，桂枝白虎汤，苍术白虎汤等。佐使不同，不特主治各别，而且相互得宜。吴又可清瘟败毒散，原治瘟疫，又当别论。

竹叶石膏汤中有参，是正虚津伤，余热不清治法。桂枝白虎汤，治暑中夹风之温疟。苍术白虎汤，治暑中夹湿之湿温。桂苓甘露饮亦有石膏，治伏暑化胀。麻杏石甘汤，宣肺定喘清热。越婢汤，治身半以上水肿之由于风热犯肺者。可知佐使稍不同，而主治大异。

如不当用，或佐使不宜，则郁遏脾胃之阳，引邪入里。或吐泻交作，或脘腹胀满。

曾见一人在秋季湿温病中，误用石膏。以致头重神倦，饮食不思。迁延2月，终以温运而愈。更有甚者，在壮热汗多，阴伤阳将亡时，急当回阳。再进石膏，顷刻阳亡，猝不得救。如此紧要关刻，不可不知，不可不慎。

张景岳一生崇尚温补，而玉泉散、玉女煎两方，即为张氏手订。可见张氏并不光是只用温补。但要适可而止，切勿过剂。本来是好事，过了头，就好事变成坏事。更实更虚，更寒更热，于是阴阳易位，变症蜂起。天下事皆如此也。

石膏在疡症外用上，用处极广。如九一丹，用于拔毒收功。去腐丹，用于拔毒去腐。桃花散，用于生肌收功等。石膏与黄柏同研末，名石黄散。外治暑令湿疹皆有效。

在内服石膏中，原有生用、熟用两种。古人曾有人反对煨，谓一经煨煅，寒性已去，此说亦可存参。

在疡科中，疔毒散黄，热毒内攻心包而神昏者，亦以石膏与陈金汁、鲜生地、紫地丁、银花同用，以清热解毒。唇周起疱疮，而由于胃有湿火者，用泻黄散。以石膏，藿香同用。

但石膏并不专清胃热。昔徐洄溪曾言“某药为能治某经之病则可，以某药为独治某经则不可。谓某经之病当用某药则可，谓某药不复入他经则不可”。当然，归经是有主次，有侧重点。但脏器相互之间，既有影响，每多牵涉。所谓“城门失火，殃及池鱼”。不可印定眼目，要灵活运用。（自注：在辨证上，以阴阳为总纲，以胜复为中心。）

滑石

滑石清热利水。由于利小便，故亦渗湿。虽是石类，亦是流动之药，利枢机之品，外感内伤均用之。而且是上中下三焦之药，并能滑精窍。牛膝，冬葵子，川萆薢，赤苓、猪苓皆兼滑利精窍。但利多伤阴，津液不足，如舌光红绛，干者，均宜忌。

滑石与甘草同为末，名六一散，又名天水散。此河间方，主清热利湿。加薄荷名鸡苏散，稍兼表散。此用于温热之尚有表症者。稍加朱砂为益元散。此用于表症已解，里热不清，而兼清心。稍加青黛为碧玉散。此又兼能解郁火而解毒。稍加干姜为温六散，我不用。

以前还有块滑石、飞滑石之分。今飞滑石不备，已不用。滑石主治范围很广，不外清热利湿，兹不缕述。

灵磁石

灵磁石是重镇之品。虽说入肾，亦能平肝（自注：色赤兼入心）。眩晕，心悸，欠寐，惊厥等每用之。与朱砂、六曲为丸，名磁朱丸。看似平稳，而有奇效。与石斛夜光丸二方本为眼科而设，但在应用上并不局限于眼科。

朱某，患痫疾，久治不愈，曾服磁朱丸而愈。

又，刘某，患偏头痛，频发，已十余年。脉沉细，舌润。我以补中益气丸、磁朱丸加麦冬、五味子，煎服而渐愈。此升发脾阳，凉心摄肾，一升一降法。亦是暴病属实，久病属虚治法。

磁朱丸太硬，不易消化。胃部不舒者，用纱布包煎为佳。（自注：凡重镇之品，体虚者慎用或配伍用。）

海浮石

海浮石能消老痰，而软坚化积。咳嗽痰多，项有痰块等症用之。我师传统习惯，久病咳嗽痰多，多用浮石。暴病咳痰，多用蛤壳。此皆辅助药，并非主药。

代赭石

代赭石亦重镇药。镇肝，止呃逆。有代赭旋覆花汤。虽能镇肝止呃，而体虚久病，忌用或慎用。世人每作为统用方，其实非也。实则可用，虚则不可用。重镇则破气。呃逆一症，有肝阳上逆者，有肾气不纳者，有寒饮上泛者，有胃火上逆者。因非一端，治当辨证。亦有人代龙齿用，其实远不如龙齿之稳妥。暂用则可，久用则不可。

禹粮石　赤石脂

禹粮石、赤石脂多用于涩肠止泻。由于重镇，亦能镇肝降逆。赤石脂末，亦治外症。足胫臁疮，有特效。

东青公社一吴姓疡医，治前王中学一校工。老烂脚十多年，用赤石脂末掺于疡口周围，2个月而愈。

青礞石

一般多用礞石滚痰丸，其中并有大黄、沉香，为化痰峻厉之剂。奇疾怪症，皆由痰作。亦为常用之药。治癫狂，惊悸等症。

戚墅堰医院对门一老妇，惊悸欠寐，每有抽筋。形瘦，脉细滑，病已6年。后以太子参三钱（9g），煎汤送下礞石滚痰丸二钱（6g），日服1剂，2个月竟愈。（此例我与承少槐医生同去会诊，我主礞石滚痰丸，承主太子参煎汤送下。是相得益彰，一泻一补心。）

有一次我从戚墅堰走回家，至靠近坂上镇时，有一青年，16岁左右，强要夺我旅行包送我。村人曰，此人最近有痴病。我至其家，开一礞石滚痰丸方，嘱其每日服2次，每次三钱（9g），开水过下。在开大运河时，这青年亦是民工，住我家。方知其已愈。在癫狂后期，服之多不效，又宜补益心神法。《东医宝鉴》一书谓，宜参、附。此法我未用过。

花蕊石

《本草纲目》言花蕊石能化瘀血为水。胃病呕血，我师用之。我中年行医时亦常用。今大出血症多住医院，用已不多。在实践体会中，花蕊石并无不良反应，不必畏惧。

芒硝

芒硝又名朴硝，经与萝卜提炼，又名元明粉。有名的三承气汤用之，是取其荡涤肠胃结热，润下而通大便，故是泻下药。

大黄，大苦大寒。芒硝咸寒。虽皆泻下，同中有异。大黄入血分，破瘀攻坚，但苦者其化以燥。芒硝咸寒而润，入气分，消痰热之积聚。大黄治实火为胜，芒硝治痰热为胜。大黄消肿块，是祛瘀则肿块自消。芒硝化痰核，是痰消则核自消。各有不同，不能混同而论。

我曾自己养猪。但在夏秋之际，每发猪瘟。猪发热不食，皮肤有红斑。农村养猪，亦不容易，等于半家家当。我以芒硝四两（120g），生石膏四两（120g）研碎，井水调和喂之。有时上下午连服 2 付。猪大泻，半日有 20 余次，迅即热退能食。后以此法介绍给其他农民亦效。治人，治猪，原理相同，但惜对人不敢如此用药。所以病情缠绵，不能速愈。于是古法渐失矣。

硫黄

硫黄可做内服药。单味用时甚少，多用于丸剂。如黑锡丹，金液丹，来复丹等。大多用于上盛下虚之喘急。

已故同乡杨鹤棠医生，夏秋治湿温症，喜用来复丹，我不用。（我喜用玉枢丹）

我学医时，见巢渭芳先生治一老年喘咳。喘甚，大有不相接续之势。师用九转灵砂丹三分（1g）。此是硫黄，水银同炼九次而成。此药甚稀珍，至苏州雷允上老中药店买来，价值银元4块。今已不用。

硫黄是大热有毒药，应慎用。1958年，魏村公社一医生，用硫黄吞服，治疗血吸虫病。服后上下大出血死亡。流弊甚多。

疡科外用之处甚多，多用于皮肤病。同苦参同研末，名参硫散。猪脂调，治湿疹。同巴豆、生明矾、苦参、花椒等研末，以生猪油同捣烂，布包外擦。用于皮肤疮疥。

白矾

白矾即生明矾，燥湿化痰。与郁金同为丸，名白金丸。白金丸缺时，亦可以白矾五分（1.5g）拌和郁金。治眩晕，癫狂等症。单方，以青果蘸白矾末嚼食之，治痫疾。我用之，亦有效有不效。

外科用处较多，无非是祛湿，杀虫，化痰。亦入外用洗方。和松香、雄黄、苦参末，猪脂调擦湿疹。

农村河水混浊，水缸内入矾少许，即清澈。污泥沉积缸底。

生明矾熬枯为枯凡，其性更燥烈。主治大体与白矾同。《清代名医医案精华》中载，以枯矾，饭和丸，治久年哮咳，及外科中溃疮久不敛口，妇女带多。我未试用，亦以其有燥湿化痰之功。

还有一种皂矾，治黄疸。我在苏州地区工作时，有一后期血吸虫病，腹胀大，腹围有110厘米，周身熏黄，黄疸指数150。赵云柯医生于茵陈四逆汤中加苍术、鸡内金、皂矾二钱（6g），而黄渐退。

以前中药店配有黄病丸，是苍术、针砂、神曲、皂矾合丸。治钩虫病引起的贫血。有效。服皂矾后，大便色黑。不可不知。（自注：治阴黄，我师亦用皂矾。）

腊雪水

腊雪水即冬至节后，在三九严寒季节，落下的雪。取地面积雪上面一层，洁白干净地取下。放盛瓮内，用竹笠扎紧，放室内阴凉处，清冷而澈。虽在夏秋，既不变色，亦不变味，亦不出孑孓，能多年不坏。以陈者为良。如冬天下雪不大，地上积雪不厚，亦可在檐下装盛，去其沉渣。

雪水真是好药，其功胜于清瘟败毒散。治温热病之化燥，或神昏，阴伤惊厥等。我一生最喜用之。在冬季我总储藏3~5大瓮。贫苦劳动人民有高热时，叫病家以大壶盛去一大壶，并给以玉枢丹一钱（3g），以雪水调和，分3次服。疗效既好且捷。我家亦常备有玉枢丹也。并不开方，如此愈者无数。既省去经济，而又有实效。富贵之家则不然，如嘱其需饮雪水，非唯不听，而反责难，因而不救者不少。所以天下事，总会好事变成坏事。经济条件好，本是好事，反成坏事也。

古人验案中用雪水，冷水，井水亦很多。孟轲在《孟子》书中亦说“冬饮汤，夏饮水”。清末大名医余听鸿在《诊余集》中载，有一病人，高热，神昏惊厥。曾服犀角、羚羊角多帖而热不退，神不清。后饮缸中盛有的黄梅时的积水，饮三大碗而愈。余氏有犀羚不及黄梅水之说。

如雪水缺时，即以新汲冷井水代之，亦有效。此亦我之常用良药。在1938年霍乱大流行时，在前期，大吐大泻阳亡时，即以大剂四逆理中汤法以救阳，干姜每用至三到五钱（9~15g），附子每用三到四钱（9~12g）。在阳回后的后阶段，即用雪水或井水以清热存阴。在后期，即西医所说的酸中毒，照我治法多效。此即费伯雄所谓，“昨日阳亡而救阳，今日阳回当保阴”。在阴阳转化的救阳救阴关键时刻，稍一迟误，即致不救。明末的万密斋及清代的徐洄溪，许珊林等大家，真有大手笔。

我在青壮年时，夏秋常患太阳穴处抽痛，有如虫咬。每饮冷井水，一次要二大碗，数日即愈。只要清洁冷水，有何不可吃。听说日本习惯，是吃冷自来水，日本人身体亦很健康。传说胃溃疡要吃冷井水，每天早起吃二大碗冷井水。家乡街上理发店一理发员，有胃溃疡不愈，已十余年。后饮井水竟愈。此我亲眼目睹者。

冰水

冰水即以严寒时的冰，烊化，盛放瓮内。功同雪水，治热病亦甚效。三女幼时，在春节前患眉毛疔，头面红肿，有时谵语，热盛不退。因其幼小，不肯服药。时在隆冬，雨后严寒。檐下结有冰柱，敲下冰柱，烊化恣饮。并用玉枢丹，磨汁涂患处。后即愈。

所谓中药者，即洽，即协，是融洽协调的意思。用来治病，是协调的或融洽的即是药。中药本是树皮草根，一金一石。一定硬说价贵而稀少的是药，而且是好药，能治好病。硬说价贱而取之不竭的是劣药，或不是药，治不好病。此亦主观唯心主义者所创说，或是富贵人之臆说。呜呼。天下宁有是理乎。不是实事求是，与客观实际相违背，而且也不符合科学原理。然而信之者多矣。

燕窝

燕窝有官燕、毛燕两种。官燕色白质佳，是阴虚调理上品，醒胃气亦良。但力平淡薄弱，要经年累月煎服。旧时富贵之家常服之，今已不用。服法，第 1 日用三钱（9g），布包煎服。以后逐日加一钱（3g），以一两（30g）为 1 个疗程。加完以后，仍是逐日煎服。一两（30g）可吃 1 个月，但要煎 3 小时。对肺阴虚尤宜。

五灵脂

五灵脂祛瘀，行血，止痛。与蒲黄同用为失笑散。此言止痛疗效之快。胃脘偏左痛及肠粘连我屡用之。祛瘀止痛，有效。亦治产后儿枕作痛。我妻在产后，皆以炒荆芥三钱（9g），五灵脂三钱（9g），二味煎服。既防止腹痛，又不会眩晕。

鸽粪

鸽粪是伤药，治跌打损伤。热敷，或煎热熏焗，把手足伤处浸入。如缺鸽粪，可以干鸡粪代之。

鸡内金

鸡内金健脾，消食，消积而性平。不温不燥，和平有力。兼利小便，肿胀积滞多用之。为常用药，有效。但脾胃宜分治，此是脾药，优于治脾。治胃亦偶有用，胃伤阴虚者忌之。由于能消积，所以带有克伐性。在辨证中有补消并施，或补中带消，消中兼补等法。总得说来，鸡内金副作用较少，而为有效药物。[自注：腹胀要药，剂量要足，重症五钱（15g）]

猪胆汁

猪胆汁大清肝胆之热，白通汤用之。在辛热回阳之药中，每有格拒之偏，故反佐以引之。我恶其太苦，不用。能治严重不寐症。（由于大苦大寒，能令人心泛恶心，胃部不舒。）

猪肾

猪肾大补肾。治带下腰痛，是血肉平补良品。先母有带下腰痛。我幼时见其合牡蛎、薏仁、猪脊髓三味，同猪肾在饭锅上蒸熟食之。猪肾，以补肾。猪脊髓，大补督脉。亦是民间单方。

猪蹄

猪蹄通乳汁。用生黄芪一两（30g），大麦冬六钱（20g），王不留行五钱（15g），木通三钱（9g），炙甲片三钱（9g），猪蹄一只，同用。如产妇胃部不舒，去麦冬，加陈皮或佛手片一钱半（5g），只服1帖有效。

在外科中，外用祛腐肉，润肌肉而收功有特效。我师常用于外科外用。《丁甘仁医案》中亦有此法。今人已不知。如多年老臁疮，有腐肉不收功，每与当归、赤芍、甘草、苦参同煎洗。有奇效。能祛腐，活血，润燥。

遥观公社一社员，右足中趾溃烂。如5分钱大，而痛甚。3年不愈。我以当归、猪蹄二味，同煎汤洗之。1次即痛止，3日而愈。我已忘。于去年秋，另一足趾又有溃疡不敛，又来要方。并述及前用猪蹄和中药一味，煎洗即愈。我已不知前药是当归还是赤芍。亦以前法加银花、生草与之。后数月，又换一足趾溃疡，痛甚发热，来院住院治疗。西医说是脉管炎，要施截肢术。病者不愿意截肢，仍服中药。以其发热苔黄，溃疡虽不大而甚痛。以大黄，黄柏，赤芍，人中黄，银花，紫地丁等与服。3帖后，痛定热退。仍索一外用洗方出院。不知近来如何。病家信我甚坚，恐已转愈。

此症名脱疽。我在师处常见之。我还记得有一例重型，一只手溃腐，色紫，腐肉如酱板，延及腕关节。师用大黄，制草乌。是否治愈，记忆不清。凡外症溃疮久不敛，而腐肉甚多，肌色淡白，师每用猪蹄洗法。我遵师训，亦习用之。（自注：我治遥观公社病例，前不久，他又来看我，说回去后病已愈。迄今未发，特来感谢。又，在出院时，我曾以黄芪，大黄并用一方与之。1980年11月7日，补记。）

刺猬皮

刺猬皮原来多用于痔血，或肠风便血。我师对痔疾，每开丸方。服1料，能消痔管。主药是刺猬皮，象牙屑，琉璃灯，牡蛎等。我初行医后，曾用过1次。因上药缺，今已不用此法。

我初行医时，家乡有一朱某，年近60时，患反胃噎膈，半年不愈。斯时并无放射术，很像今之胃癌。至雪堰桥法瑞生老医生处治疗。我见其方，是重用刺猬皮，并大力子、怀山药等。共服70~80帖而愈。又活10余年，以他疾卒。此我初行医时事也。当时法先生年亦60外，须已白。以后查考《本草纲目》，谓猬皮凉血，治反胃噎膈。法先生之子，即法平旦医生。我经常提及此病例，欲学其治疗经验。但平旦医生亦记忆不清。法先生大有手面，惜亦未能传子，更无论传徒矣。多年来我一直想试用，但刺猬皮用量又大，并常缺，欲试而未果也。

蝉衣

蝉衣即蝉蜕。《本草从新》谓治失音。我用之功效不显，反而不及胖大海之效。在虚劳失音中，脏气真阴已损，效果亦不好。治风热咳嗽而喉痒者，与荆芥、防风、前胡同用。有效。

有一种咳嗽。喉痒甚，有时痒及耳鼻。多是农民赤脚到自留田上去耕作，感染钩虫引起，俗说“粪怪毒”。此种喉痒咳嗽，一般清肺降气化痰，多不效。一定要用炒荆芥，炒防风，前胡，蝉衣。治不得法，有几月，几年不愈者。用上法即愈。人亦不知。西医谓蝉衣能脱过敏，故皮肤瘾疹亦用之。

蜂房

蜂房有毒，本来多用于疡科外用。民间单方以蜂房煎服治牙痛。

胥某，突然头痛，神识呆滞，在前王医院治疗。医亦不识何病，邀去会诊。见其舌苔薄黄而干，脉来迟涩不畅，肌肤并不发热。我思舌、脉、症，不相符合。既非外感，又非内伤，似为中毒之象。询之，因有牙痛而服蜂房中毒。以清凉解毒法而愈。

我初行医时，曾至漕桥镇附近出诊。有一妇，年30余。病方3日，神昏不语，舌苔薄黄起刺而干，手扪之毫无津液。脉沉细而涩。四诊不相符合。沉思良久，不解其因。开一清凉解毒法，如银花、益元散、人中黄、鲜金石斛、绿豆衣、淡竹叶、灯心等。方已开好，甚不放心，又追问是否吃过单方草药。病家曰，原有痔疾，数日前曾以斑蝥鸡蛋服食，即起此病。我悟曰，此中斑蝥毒也。3帖亦愈。

大凡中毒之症，脉多滞涩，毒盛气痹，脉道不宣。与温热病症状大相径庭。有实践经验者，自能知之。任何一个事物，皆有一个规律可循。凡在四诊中不相符合，违反客观规律，自必别有其故。此既有理论基础，又有实践经验之可贵。

蚕沙

蚕沙，本草仅载祛风胜湿，治关节痹痛，及顽癣。蚕沙之功用，远远未能尽述。王孟英《霍乱论》中屡言其功，谓其出于浊而气清，能分清化浊。制有蚕矢汤，治霍乱转筋。但实践体会，王氏蚕矢汤，是只能治类霍乱的转筋。真性霍乱，另有治法，蚕矢汤不中与也。

我师用蚕沙，亦多用于痹证，每与秦艽同用。我用的范围较广。凡肢麻，偏瘫，疮疡等多用之。究其因，亦不外祛风渗湿而已。肥胖之体，则痰湿必甚，而郁久每化痰火。所以头昏肢麻，四肢肌肉胀痛欲裂，还必头足水肿。在肥胖人发展到有以上症者不少。蚕沙是对症好药。再用南星以化痰。滑石以清热利水。前胡，浮萍以泄少阳。而蚕沙是主药。在妇女肥胖，每有经行后期或数月一转，或数年一转。由于体肥痰盛，脉道压迫，血行不畅。亦用上法化痰化浊，每有良效。又如遗精，妇女带下，我亦每用之。有些涉及风痰挟湿的其他疾患，我亦喜用之。

农村习俗，以蚕沙晒干放入枕头袋，作枕头用。说能祛头风，清醒头目。

全蝎　蜈蚣

全蝎、蜈蚣有毒，不常用。以前多用蝎尾，其力在尾也。

我院陈某言，她在10多岁时，有严重腰痛。其父曾做医生。有单方，用蜈蚣、全蝎二味研末调服，久服而愈。陈来院工作后，腰痛复发，痛连两腿关节。仍用前法以蜈蚣10条，全蝎10只研末，分作10日服。后亦愈。

南通季德胜名蛇医曾告我，蛇药中主药是蜈蚣。我因其有毒不用。

海参

我师于壮阳药中亦用海参。

镇江地区医院葛某，有消渴。得一单方，以海参、黑大豆二味煮烂食之。能控制病情发展。

龙齿　龙骨

龙齿、龙骨功用稍有异同。大抵皆有镇心安神及镇肝敛阳之功。眩晕，惊悸，癫痫，中风等多用之。不外安神定魄，镇息风阳。而镇息以龙齿为胜，固脱以龙骨为胜。虽大同，有小异。崩漏亦以龙骨为优。参附龙牡救逆法，主力是参附，龙牡是辅佐。阳亡脱证，非参附则无以挽元阳之散亡，而龙牡不过是敛阳而已。古法在十剂中，“涩可去脱，龙骨，牡蛎之属是也”。真正阳亡险证，又当辨清肾阳，脾阳，心阳。不能混同而语。虽是微细之处，亦应分别清楚。治法各不相同也。

青浦县有一老中医袁颂康儿科，就诊时不开处方，以合成中药末与之。如龙齿、龙骨、牡蛎、石膏、川贝、麻黄、杏仁、姜蚕、珍珠母等 20 余味，各研末。小儿发热，惊厥，就付石膏、龙齿、珍珠母末。诊务很忙，有威信。青浦名医辈出，有水平。此 1956 年在松江地区召开的中医座谈会所交流。

炙甲片

炙甲片善窜，通经络，直达病所。外科较多用，内科用之亦不少。在外科多用于发散药。在内科多用于引经通络。有软坚作用。产妇通乳汁，亦用之。

蛤蚧

蛤蚧纳肾，喘急用之，其力在尾。古法只用尾，不用身。其尾入药和煎，或口含均可。但性温，多服会引起阳亢汗多。宜暂用，不宜长用。每以生脉散监制之。

其实用蛤蚧，亦是临时措施，并非治本大法。哮喘更有夏发，冬发之殊。夏发者，逢夏即发，至冬即愈。冬发者，逢冬即发，至夏即愈。病机不同，治法亦异。以一药而治症因不同，难于根治也。

李某，有消症。广西中药厂有成品蛤蚧精。每日吃 2 次，服后血糖检验，迅速降低。效甚显，但不巩固。停药后血糖又回升。此肾主五液，亦温肾蒸发之意。

蕲蛇

蕲蛇治风湿痹痛有效，但亦有不效者。

家乡蒋坊村陆某，有一次在路上遇见，见其扶杖颠簸而行，要我治法。嘱令以蕲蛇研末，每日黄酒调服二钱（6g），连服 20 日。后又碰见，则已愈。

新华书店杨某，患腰痛甚剧。亦以此法而愈。

杨某，20 岁。左右四肢关节发肿作痛，服之无效，此风湿热夹杂之症，可见治病宜求因也。

另有乌梢蛇，俗名乌风梢。其力稍逊。亦是祛风化湿，而祛风为主。我青年时见朱某邻人，头皮有湿疹，奇痒，久治不愈，夜不成眠。每年要吃乌梢蛇一条，则 1 年不发。但不根治，须每年服食。

烹调之法，捉到蛇后，以破碗剖其腹，再放急流河水中漂净。以瓦罐烧烂，其汤清澈，其味鲜美。我亦曾食之。蛇忌铁，忌用刀剖，及铁锅煮烧。

龟板　鳖甲　牡蛎　玳瑁

龟板，鳖甲，牡蛎统称三甲。三甲既可同用，如三甲复脉汤、大定风珠等。分开来用亦可，如青蒿鳖甲煎、牡蛎泽漆散等。外感内伤均用之。

王孟英喜用三甲。三甲之中当有区别。龟板以入肾为主。鳖甲，牡蛎入肝为主。龟板入肾养阴，并有龟板胶。龟板与鹿角，一治任脉，一治督脉。鳖甲亦善治阴虚发热，故有青蒿鳖甲汤、秦艽鳖甲煎、黄芪鳖甲煎等。此三方皆用鳖甲，亦可见鳖甲之重要。

一般言之，我用牡蛎处为多。牡蛎性涩，潜阳止汗，并能软坚，故消肿块。如颈项痰块，每与昆布、山慈菇同用。两胁痛，睾丸肿硬，肠痈肿块，还有腹部手术后，西医说是肠粘连痛，我都用牡蛎。其软坚消积之力较大。当然，以上治法皆有佐使。又遗精，带下亦用之。治带下之法，亦是不一,一般以通固并用为多。如滑石，赤苓，萆薢，黄柏以通之坚之。佐以牡蛎，芡实，山药以固之涩之。此亦对立统一法。

我师治阳痿，癃闭，白浊等亦用之。似以其有壮水之功。既是壮水，能涩能通也，一物而二兼之矣。“山有木，工则度之。宾有礼，主则择之”，是在善用之耳。

龟板、鳖甲有腥味，而且阴寒，胃不好者，慎用。牡蛎有涩味，都有点难吃。立方选药，重在组织得度，即佐使有方。应注意于阴药中，稍佐阳药以保护胃气。而在阳药中，亦稍佐阴药以防其燥烈耗阴。重在君臣佐使，而不重在单味。当然，在重要关键时刻，主药即君药，是要独任其力，勿使掣肘。

玳瑁是一种水产动物，似鳖似龟。我看见一个面盆大的活玳瑁，其甲色绿，光亮美丽。是清胃热而凉血，与犀角同功。用代犀角。

蛤粉

《本草从新》载蛤粉与牡蛎同功，其实不然。软坚消积，以牡蛎为优。化一切痰热，以蛤粉为胜。治发热咳痰，胸胁痛，带多等。加青黛同研细，为蛤黛散。治咯血。蛤粉主治亦广，而且便、廉、验，亦是药也。（自注：古人每用螺蛳壳，似与蛤粉同功而稍异。研末配伍丸用，以治带下。瓦楞，治肝胃气痛。吾师常用。）

蚌水

蚌水，即蚌壳内的水液，又名方诸水。大寒。我亦用过。《本草从新》以治伤寒实热，本无足述。

季某，曾多年喘咳。本是肺肾并虚，治之得法，尤能带病延年。有人介绍一医，用蚌水和竹沥，大剂饮之。蚌水大寒，竹沥亦是寒滑。二味是治实证之品。老年气喘，下元已虚。服后迅即痰消气平，人皆誉之。但不二日，竟突然死亡矣。此病填补下焦，百帖尚难收功。医何其易易。录此以为后人戒。

石决明

石决明平息风阳，镇肝降逆，有殊功。效力甚大。除羚羊角外，以石决明为最好。治眩晕，中风，固多用之。癫狂，惊厥亦用之。此不外镇息风阳也。如由肝阳冲胃而呃逆者，用之亦效。

横山某干部，呃逆不止，舌绛，脉弦劲有力。以石决明一两（30g），双钩藤六钱（20g），加入肃降药中，3 帖而止。但呃逆一症，有用丁香、柿蒂，加温纳之法，在辨证中当注意及此。

朱某，无故饮参茸酒，引起眩晕呕吐，飘飘然欲跌倒。亦用决明，10余帖而愈。

我的体会，石决明与珍珠母虽皆镇息肝阳，而以石决明为稳妥，而且力量亦较大。珍珠母较为克伐。在治法上，固不是专赖重镇所能奏功。刚柔兼施，更为重要。因而在用石决明时，亦同样注意配伍。并须嘱病家，先煎2小时方有药力。（自注：在组织法度中，应注意刚中有柔，软中有刚，刚柔相济。但有侧重点。）

田螺

田螺同麝香少许捣烂，放脐上，能通小溲。我用过，有效。但亦有不效。另服煎药可也。（另一法，田螺麝香贴脐下1寸3分处水分穴。）

又有螺蛳壳，清代医生每以治带下。其实与牡蛎，蛤粉同功。

金汁

金汁清热解毒，而以解毒为独胜。陈者良，故名陈金汁。治伤寒温热发狂，及疔疮，发热神昏，用之最良。

人中黄与金汁同功，而力逊。金汁缺时多用人中黄代。亦是常用药。

人中白

人中白的功用与人中黄基本相同，而力更弱。解毒之力，远不如金汁，人中黄。已故徐鹤皋医生，治温热病，于三黄解毒汤中每用人中白。我见其疗效亦好。

金汁是以毛竹二头齐节锯断，浸粪缸中。经久渗入竹筒的粪汁即金汁。人中黄是以甘草末放入竹筒内，两头封密，浸粪缸内。经久取出，其中甘草即人中黄。

人中白是久年粪坑及尿壶底的积垢。外科每加入吹口药内。

金汁、人中黄，既解热毒、疔毒，又解中食物毒及过敏毒等。上海儿科自制一种“无价散”，是用粪缸中的稻草研末，治小儿麻疹之热毒甚者，言有效。我未用过。此亦与金汁同功。

人胞

人胞，即胎盘，又名紫河车。脐带，名坎炁。本草言大补气血，此偏于笼统。实则补肾纳气之功居多。治慢性哮喘有效。此病治肺是标，治肾才是本。

横林公社吴某，喘急10多年。吃几年胎盘而愈。

家乡有陈姓女，在常州做护理。有一小孩，有哮喘久不愈。陈每日以脐带和豆腐同炖食，后亦愈。

另外几种药，在《本草》不见。我师常用，简写于后。

鱼线胶　鱼线胶蒲黄炒，治崩漏，带下（自注：治带下用蛤粉炒）。据说是广东的鱼肚制成。今亦常缺。

海风藤　治四肢酸麻痹痛。

路路通　又名九孔子。治胃痛。

玫瑰花　治妇女月经不调，又治血虚。

月季花　治月经先后不调。

望江南　治乳房肿胀，肿核。我在另外一篇《新编药性》上说与莪术同功。

新绛　当是猩绛。是用猩血染丝线。能活血祛瘀。今缺，以降香代之。

代代花　醒胃气，与白残花同功。

鸡血藤胶　补血祛瘀。今胶缺，只用鸡血藤。

番泻叶　泻下通大便。服后 1 时能泻 3~4 次，泻过即止。有人说是巴豆棵叶，未知然否。

珠宝山茶花　止血，治咯血。

蜣螂虫　通大便。即夏秋生于牛粪中的红虫。

再生秧，香稻根，香稻　治温热病后醒胃气。今不用。

寻骨风　治痹痛。

陈茄瓢　即陈葫芦，治水肿。

胖大海　又名蓬大海，大同果，大发。治喑哑。

蟋蟀　通小溲，治溲闭。

挂金灯　又名灯笼棵，入肺。颈项痰核，咽喉红痛，咳嗽等皆用之。今常缺。

伸筋草　通经络，治抽筋，半身不遂。

象牙屑　治小溲闭，并能消外科疮口之管，亦治痔核。

干蟾皮　用二钱（6g）或三钱（9g），治肿胀及小儿疳积。

在用丸散膏丹上，以前危重病人多用。而儿科更多用丸散。以小儿服药不易。今常缺，兹就能买到的略述如下。

玉枢丹

玉枢丹又名太乙玉枢丹（是粉剂）。稍加米糊做成锭，名紫金锭。立法严谨，配伍奇巧。相传此方出自仙授，这当然是迷信不经。王孟英谓玉枢丹与神犀丹二方，为清代康熙时叶天士先生所制。亦不知何据。

主治广泛，确有神效。治湿温，温疟，中毒，神昏等病在于气分者。治外科疔毒亦神效。并可外用敷疔疮，及一切无名肿毒，虫蛇伤等。

我昔时用之最广泛。如夏秋形寒发热，单以玉枢丹调服亦可。其治温疟更神效，小儿泄泻亦用之。其制成方义，配合严谨。而且价亦不贵。诚是丸散中之上品。

神犀丹

神犀丹治温热病热在营血而舌绛者，亦效。与玉枢丹一治气，一治血。两相媲美。其中有犀角，鲜生地汁。故治血分为优。

紫雪丹

紫雪丹开窍之功为独胜，并有三石以清热。治流脑、乙型脑炎为独好。（自注：治壮热神昏有特效。须用一钱（3g）。内伤之有蕴热者亦用之。）

以上方皆载《温热经纬》书，可参阅之。

安宫牛黄丸

安宫牛黄丸治温热神昏，中风不语等。其中有牛黄能凉心解毒。更有牛黄清心丸及万氏牛黄丸等。其成分大同小异，主治略同。（自注：以安宫牛黄丸之力为大。）

至宝丹

至宝丹治高热神昏。亦是好药。其中有犀角，羚羊角。

1962 年春，流脑大流行。曾组一抢救治疗组，至礼加公社。有一儿童 11 岁，已昏迷 4 日。经西医检验，又非流脑。因其神昏，服煎药不易下咽，即以至宝丹法。当时丸散紧张，嘱其至宝丹、安宫牛黄丸、神犀丹有什么就吃什么，前后共服 26 粒，昏迷 12 日而神清。曾用去 120 余元。其家属喜甚。

回春丹

回春丹治小儿发热，便泻。用之效。为儿科常用之药。

后记

我行医之初，是在农村。以治外感温热病为主，竟占十之七八。因而对外感温热病之发生发展及治疗规律，稍有认识。迨后入城，又以治内伤杂病为主，亦占十之七八。又须从头学起。旧事渐忘，新事重习。虽有师承，总鲜实践，总属迷茫，势使然也。而今岁已云暮，须发皆白，年已七十又二矣！去年胃病五月，今又两腿撕痛。虽说“夕阳无限好”，究竟“只是近黄昏”。日积月累，经验有之，教训有之。莫知所措，心中无数者亦间有之。甚矣！医道亦难矣。

忆 1938 年霍乱盛行，曾写有《霍乱心得》上下二册。在 60 年代前半期，陆续写有《医学杂记》十三册。其中有摘录，有心得，亦有专题论述。

今则春光明媚，燕语莺歌，一片大好景象。于是心潮起伏，重捡旧作。窃思《霍乱心得》多从实践中得来，有发古人所未发，稍具价值。《医学杂记》则纯芜互见，不可全法。医学与文学不同，人命关天，一去不能复来，可不慎哉！古今医书，汗牛充栋。来之于实践者有之，来之于臆说亦有之。墨守成规者有之，心悟独创者亦有之。定法当遵，变易更宜。此实践之可贵，亦视其如何运用耳。

近来课徒任重。爰于去年写成《医药漫话》四种，计有《医学漫话》三册，《外感温热病漫话》一册，《内伤杂病漫话》三册，《本草漫话》二册。所以取名漫话，亦取其不拘形式，涉及范围较广，拉杂漫谈为较便耳。稿成后，心悸脉乱，旧病又复发。深恐不克重行修润誊抄，心复忧之。不得已先从《本草漫话》誊起。天假之年，当竣我志。

本草古本，原亦卷帙浩繁。《神农本草经》《本经逢原》《本草纲目》《本草求真》《本经疏证》《本草从新》《本草备要》等。大法虽备，欲运用于实践，不墨守于成规，则医术本无止境也。后之视今，亦犹今之视昔。长江后浪推前浪，医道亦犹是耳。

此无他，仅作课徒之用。

1980 年 7 月 17 日晚　武进朱彦彬　是年 72 岁

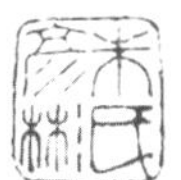

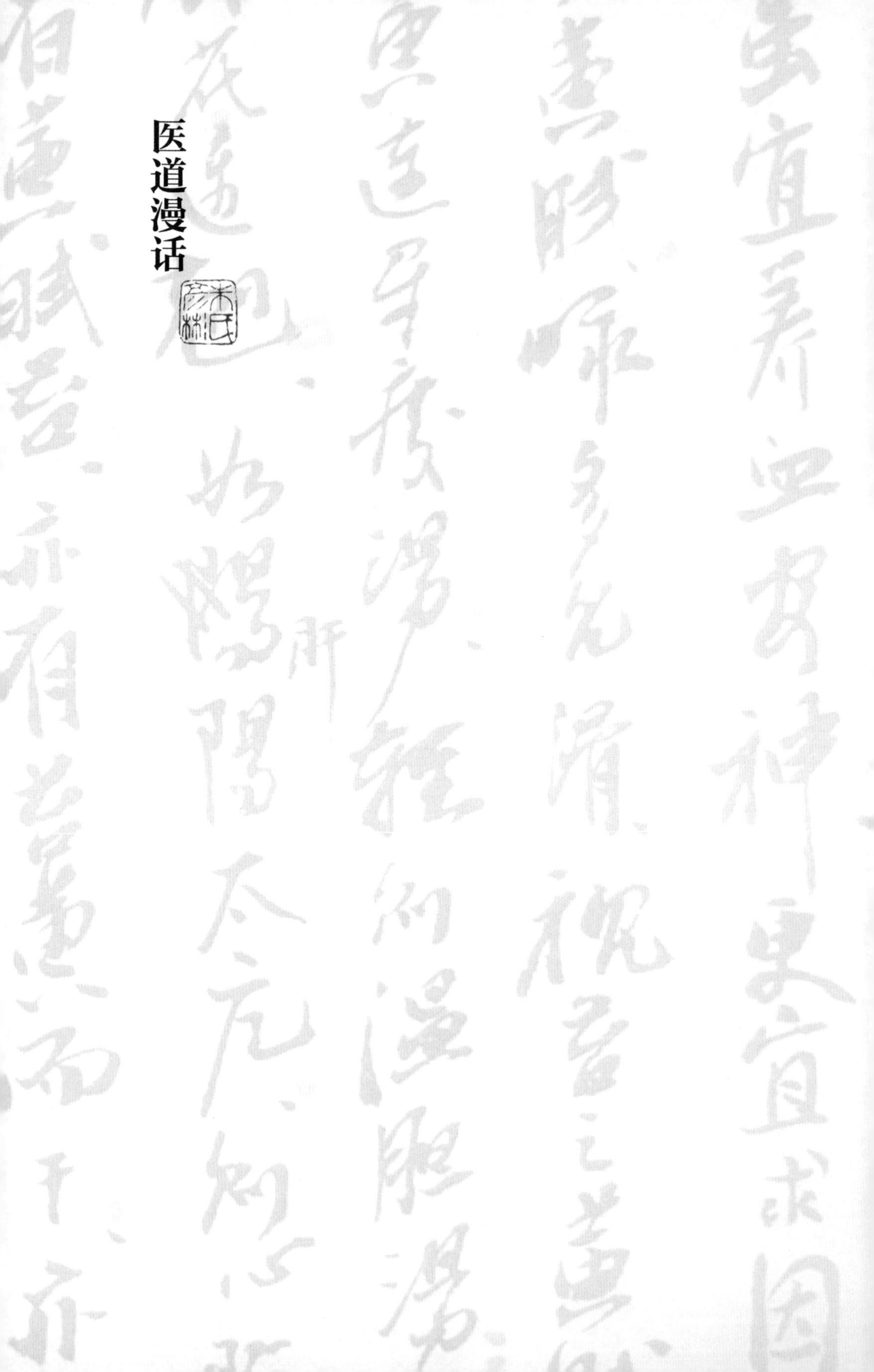

医道漫话

医道漫话自序

我在写完《内伤证治漫话》《外感证治漫话》《本草漫话》后，意犹未尽，于是有《医道漫话》之作。漫话者，意之所存，兴之所至，拉杂漫谈而已。虽不中，其亦有可取者乎！

既是漫话，无系统，无次序，随感随写。具体病例，已散见于诸漫话书中，引载不多，惧其赘也。昔韩愈《原道篇》有“道其所道，非吾之所谓道也”。题名医道，岂得意哉！

此稿之作，原为课徒之用，亦或有以警当世之医者意欤！是为序。

1981 年 4 月 10 日

武进 朱彦彬 时年 73 岁

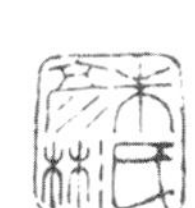

如何学好中医

学好中医，做好中医，一定要理论与实践相结合。如只有理论而缺乏实践，是刻舟求剑，守株待兔，往往会犯教条主义。如只有实践经验而乏理论，是无根之木，无源之水，往往会犯经验主义。此理论必须与实践相结合之可贵也。

初学中医时，首把经典书学好。如《黄帝内经》《难经》《伤寒论》《金匮要略》《神农本草经》等。其中最基础的是《内经》。因《伤寒论》《金匮》的基本原理，亦是从《内经》而来。不仅要读熟，而且要背诵。

历代医者，都以学好《内经》为第一功夫。原本《黄帝内经》分为《素问》《灵枢》二部分。后来有人删繁就简，以便于背诵。在明清两代，就有张景岳的《类经》，薛生白的《医经原旨》，李士材的《内经知要》，汪讱庵的《素问灵枢类纂约注》。重新注解者，亦复不少。如徐大椿的《兰台轨范》，冯楚瞻的《内经纂要》等。（自注：但以文注文，随文解释，有牵强误会处。）

最近，甘肃省武威地区在东汉古墓中，发掘出古竹简医书一百八十多页，五十多方。这些出土古竹简所载方药，其治疗的理论原则，亦是来自《内经》。而张仲景的《伤寒杂病论》成书在后汉时期，距古竹简要晚300年左右。可知原来的《灵枢》和《素问》是成书于战国或春秋时代。斯时正是诸子百家争鸣时代，是中国历史上文学最繁盛的时期。总结了群众的治疗经验，综合了诸子百家学说原理。垂至于今，仍是祖国医学的指导规范，不是偶然的。（自注：有哲理，具辩证法。）

《内经》不仅是一部医学书，还包括自然、天文、地理、养性及治国平天下等道理。它的核心内容精神是阴阳。是通过不同的对立面阴阳进行辨证。任何事物都具备一个东西的正反两个方面，如《实践论》中的矛盾。一个东西的两个方面，既相互依存，相互制约，相互排斥，相互消长，还相互转化。薛生白在《医经原旨》序言说："医经充栋，不越阴阳。"中医的八纲辨证，实际上是阴阳二纲辨证而已。其他六纲，都包括于阴阳二纲之内。因而《内经》具备朴素的辩证法。为医而不读《内经》，不知阴阳辨证法则，呜呼可。

至于本草，古人多读《神农本草经》。后来有所发展，多读《本草从新》和《本草备要》。《本草备要》是骈体文，好读好记，但不及《本草从新》简洁。亦须熟读背诵。《本草纲目》是备查参考书，卷帙浩繁，难于一一背诵。但还须从古人的方义书中，如《医方集解》《名医方论》以及各种医案中吸取精华，以补本草之不足。否则有局限，不能举一反三。正如徐大椿所说"故以某药为能治某经之病则可，以某药为独治某经则不可。谓某经之病当用某药则可，谓某药不复入他经则不可"。（自注：在医案中多有本草的阐发。）

在药与药中，同样是相互依赖，相互制约，相互消长，相互转化。古人谓是君臣佐使。在立方上有大，小，缓，急，奇，偶，复七方。总之是把药适当确切地组织起来，不仅仅是相互协调。发挥优点，克服缺点，而且起到集体的，有时还有本草注明的难于思议的功用。

后汉张仲景原作有《伤寒杂病论》，后来改为《伤寒论》及《金匮要略》。前者是外感书，后者是杂病书。其基本原理和指导思想，都是从《内经》而来，亦是必读必背的经方书。治外感大法已详备。以后刘河间及明清二代，如吴鞠通、叶香岩、薛生白、陈平伯都在《伤寒论》的基础上有所发展。后人称为温热派。于是有伤寒与温热，经方与时方学派之争。有非经方书不读，非经方不用。复有读仲景书，守仲景法，而不用仲景方。门户之见，莫衷一是。其实皆非也。合则全，不合则偏。应实事求是，从客观实际出发。当用则用，不当用则不用，如是而已。仲景亦在自序中曾说，所治多数是误治而引起的变症。医贵变通，不宜执一。思之，《伤寒论》治法严谨，格局森然，一丝不苟，治法已大备。

在治外感，《伤寒论》为必读书之外，如明末吴鞠通的《温病条辨》，清代王孟英辑的《温热经纬》，亦为必读书。《伤寒论》以六经辨证，《温病条辨》是三焦辨证，《温热经纬》是卫气营血辨证。三焦辨证是纵，卫气营血是横，而六经辨证是既纵又横法。后二书亦是在《内经》的指导原则下，以及在《伤寒论》的基础上发展而来的。这二书亦各有优缺点。一般来说，以《温热经纬》为优。此又是在吴氏《温病条辨》的基础之上，对外感的争鸣与阐发。王氏集诸家之长而辑此书。亦应背诵。其他如《瘟疫论》《瘟疫明辨》均应阅读。

历代医书，真是汗牛充栋。青壮年时，在学好基本功外，以读阅唐以后，特别是明清二代之书为主。在壮年以后，又以阅读唐代以前三书为主。唐前诸书，立法严谨，已是炉火纯青，但理解为较难。此与阅历攸关。实践既久，自可迎刃而解。（自注：唐以前书，寒热并用，补泻并用。脏腑中此阴彼阳，此寒彼热也。）

脉学亦很重要。古人称为方脉医。群众沿袭至今，称为方脉医生。古人对脉十分重视。王叔和著有《脉诀》。但脉道精微，不易领会。古人称有二十七脉，及十怪脉等。只有在实践中，逐步地融会贯通。初学医及初行医，首先弄通大小、浮沉、迟数、滑涩，继而逐步实践，达到逐步深造的目的。明末清初罗东逸辑有《古今名医汇萃》，收有诸名医之脉学，简明扼要，可供参阅。

望，闻，问，切称为四诊。善诊者，必须四诊兼备，四诊相结合，而复有所取舍。如症有疑似凭诸脉，脉有疑似凭诸舌。

以及舍症从脉，舍脉从症，舍脉从舌，舍舌从脉等。医贵灵活也。（自注：此是症脉不符，舌脉不符。凡在四诊中，有不相符者，必有一真一假存乎其间。因而必须有所取舍。）近有二种偏向。一是只言脉诊，无需望，闻，问。一切疾病，悉可从切诊中得之。另一种是脉道不足信，沿用西医学说，只需听取跳动快慢足矣。前一种是以术欺世，后一种是毫无学术。夫脉，可凭而不可凭也。病在某一脏器，大体上于脉能寻求得之。病之顺逆，病之预后，则脉诊占主要地位。而寒热阴阳，表里虚实，则四诊合参，固有道理。此古人所以重视脉学，而脉确可凭也（自注：病的转化，证的真假，需于脉中寻求）。但疾病繁多，且有内科、外科、妇科、幼科、伤科等，岂能一脉而概百病。而且还要辨证，才能论治。此非欺世盗名而何。至于十怪脉，如雀啄、虾游、屋漏等，予在苏州专区治疗血吸虫病，用锑剂注射后，曾见有此等怪脉，其实还是心脏病变而已。

验舌，是望诊中的重要手段。在学医时，初行医时，尤为重要。看得见而容易识别，比脉学较易。验舌书亦很多。近代曹炳章辑有《辨舌指南》，且有图色，集诸家之大成。而且多从实践体会中得来，是理论与实践相结合。验舌正确，亦不容易。但较之切诊，究是容易识别。古人谓，症有疑似凭之脉，脉有疑似凭之舌。其重要可知。但亦有舍脉从舌，舍舌从脉等。既有联系又有区别，有取舍的辨证关系。惜乎，近人对辨舌不甚重视，往往动手便错。特别是外感，如不学好验舌，如何进行辨证。予在课徒中，亦作重点教材，曾写有《简言舌诊》。

幼科、妇科、外科书，择其要者，亦要阅读。如《幼幼集成》《济阴纲目》《疡科大全》等。傅青主、沈尧封对妇科论述简洁扼要，有《傅青主女科》《沈氏女科辑要》等书。《马评外科证治全生集》亦是简明好书。马评是马培之先生评注。马培之先生是吾师巢渭芳夫子的先生。曾为清末慈禧太后诊病，故又名徵君。其实马先生外科较内科为优，著有《外科真传》，惜予未阅。明末万密斋是幼科能手，手面很大，著有《万密斋医学全书》。（注：马培之太先生常以《张氏医通》《冯氏锦囊秘录》二书随身携带。）

医生看病，极为精密复杂。如一人中而兼有几科疾病，各科书毫无根底，将如何下手。医关生命，可不慎之又慎。

凡学医时及初行医时，除学好基础理论，应以学习和运用老师的辨证，立方，选药为主。可参阅一些医案。如《王九峰医案》《张聿青医案》等。一般来说，青壮年时，以一家之言为主。及后临床渐久，阅历渐深，应学习百家之言。（自注：此是应用理论。）初无鉴别力，久则自能取舍也。自古以来，除经典书外，诸家医书各有短长。博览全书，取其精华，去其糟粕，以至于全。学无止境，医道亦然，非易易也。（注：离开实际的理论是死理论，离开理论的实际是瞎实际。见《刘伯承用兵录》）

初行医时，每习用老师的立方选药，亦有效有不效者。其效者，须善为总结。感性认识，使上升为理性知识。其不效者，必穷思苦想，钻研各书，并向同道中有长处者学习。逐步修订治疗方案，逐步实践，逐步总结，逐步改进。（注：杜甫诗："晚有弟子传芬芳"。）

历代医书，不可胜数，有一部分确也瑕瑜互见。有的有基础理论，但缺乏实践经验，则又偏于教条主义，而无补实际。亦有具有临证经验，而缺乏理论，则又知其然而不知其所以然。所以书不可不读，亦不可盲从。胸有成见则不可，胸有成竹则可也。尽信书，则不如无书。（自注：一定要阅历多，才能心中有数。）

每称医有学派。同一病种，而治者迥异。如称温补手、寒凉手等。所谓学派，究其因亦不一。如历史因素，社会背景，自然气候，经济条件，城乡之殊等。如东垣重视脾胃，因金元时兵荒马乱，生产荒芜，民生凋敝，是宜培补脾胃。叶天士在清代康熙时期，生产安定，经济复兴，是宜清轻，或补益肝肾。且城市为膏粱之体，农村为藜藿之躯。农村医生所治，病之前期者多。城市医生所治，病之后期者多。如治真霍乱，本是过二关。当初期大吐，大泻，大汗，脉伏，肢厥，急宜回阳（此第一关）。后期则阳虽回，吐泻伤阴，阴未复。会出现神昏惊厥，又宜救阴（此第二关）。正如费伯雄所言，昨日阳亡而救阳，今日阳回当保阴。而王孟英身居沪杭，所治以后期者多，是宜救阴法。于是分成寒霍乱、热霍乱二大类，并言寒霍乱百中无一。虽有《霍乱论》一书之作，不亦偏乎（自注：王孟英曾以真武汤治愈霍乱一例，反觉惊奇。其实是前期阳亡）。所谓医学学派，亦应具体分析，不能笼统而言。

张景岳崇尚温补，有《景岳全书》。王孟英痛诋之。而叶香岩更有《景岳全书发挥》，逐条批判。其实景岳治阳虚证，有独到见地。如阳虚发热、阳虚吐衄、阳虚斑疹等，实足取法（自注：景岳善治阳虚诸症，而不善于治阴虚之病）。任何事物都是一分为二的，岂清凉一法所能概之。

至于赵养葵有《医贯》，而徐大椿又有《医贯砭》，其义亦然。总之，分则偏，合则全也。王孟英幼时患温，经浦上林先生用清凉而愈。及后林氏学会用景岳法，王孟英讥其枉道循人。其实，林氏在实践中有新的体会，实事求是，从实际客观出发也。

《名医类案》《续名医类案》《古今医案按》《清代名医医话精华》以及罗东逸的《古今名医汇萃》，诸说并存，百家争鸣，确是好书。宜反复研读。以其思路较广，每有巧思。读之有启发，并不限于一格。

有清初期的叶香岩，不愧名家大家。治外感，素质超凡。治内伤，亦清淡平凡。寥寥数味，看似容易，实在难。成如容易，却艰辛。南宋诗人陆放翁曾言，诗欲平淡愧未能。可见平淡之不易。又宋代陈亮（字同甫）论书作文，“大凡论不必作好语言，意与理胜，则文字自然超众。故大手之文，不为诡异之体，而自然宏富。不为险怪之辞，而自然典丽。奇，寓于纯粹之中。巧，藏于和易之内。不善学文者，不求高于理与意，而务求于文采辞句之间，则亦陋矣”。此虽非论医，而其义则一。

昔马培之太先生喜读《张氏医通》及《冯氏锦囊秘录》二书，都是从温运脾胃入手，所谓扶正法也。冯氏对《内经》有深造，张氏对小儿麻疹有独见。邪之所凑，其气必虚。壮者气行则已，怯者着而为病。此是一面。如既已感邪，则急则治标，缓则治本。去其所本无，即全其所本有。此又一面也。不可只顾一面，不顾全面。

唐代孙思邈谓“胆欲大而心欲小，智欲圆而行欲方”。这是辨证的矛盾的统一，即对立统一法。胆大心细，是战略上要藐视敌人，在战术上要重视敌人。智圆行方，是既要有原则性，又要有灵活性。一有偏颇，则误人性命矣！（自注：医生本人，亦欲求全。但限于学识而未达也。）

立方选药，有时重于泰山，有时轻如鸿毛。此无他，实事求是也。但不能孟浪，要在辨证中看得正确。应重而轻，杯水车薪，养痈遗患。此韩信用兵所以多多益善，而虏荆非八十万不可。如当轻而重，则药过病所，一病未已，一病又起。古人所谓，进去容易出去难是也。（自注：有定法，无定方。量体裁衣，反对千篇一律。）

近代《林散之书法选集》，在自序有云：“审事物，无不变者。变者生之机，不变者死之途。”又，“其始有法，而终无法，无法即变也。无法不离于法，又一变也”。又，“如蚕之吐丝，蜂之酿蜜，岂一朝一夕而变为丝与蜜者。颐养之深，酝酿之久，而始成功。由变递而非突变，突变则败矣”。又，近代名画家齐白石论画“似与不似之间，太似则媚俗，不似为欺世”。上述同样适用于中医的承继与革新的相互关系。夫继承的任务，是继往开来，而不是依样画葫芦。革新是在继承基础上的革新，既不能脱离传统，又不局限于传统。如此而已。虽论书画，理固一也。

每一味药，是和每一个工作人员一样，既有优点，也有缺点。立方，是把药组织起来，起到相互协调、互相制约的君臣佐使作用。所以在立方选药时，对每一味药，都要在两个方面考虑。一是力争适合病情，当用则用，争取尽快把病治好。另一方面还要逐一审查，每一味药是否会有副作用发生。如在复杂的合并症中，尤亦审慎。否则一病未已，一病复起。不能只知其一，不知其二。盲目用药，其祸无穷。（自注：立方用药亦要有理，有利，有节。）

古之直中阴寒症

古人每有直中阴寒症之论治，予先是遇之不多，亦不解其故。在1960年经济困难时常见之，甚至日见数十例。其症与古书所载相同，此今之所谓青紫症也。是多吃野菜，或多吃新鲜咸菜所致。

予见安东公社一幼儿园中，共有幼儿70多人。突然一次发生青紫症42人，真是心胆俱裂，不禁泪下。其发也突然，而死亡亦速。治之得法，亦迅即康复。西医是用美兰口服或注射，疗效极佳。在中医古书上，是用大剂四逆汤，疗效亦极好。但农村病员，要配药煎药，在服药时间上，每有延误。于是随身备带大量干姜，黄糖。以干姜二两（60g），黄糖和煎，一服即愈。此亦四逆汤变法。可知古人多食野菜野草，而其立方用药，亦从群众中总结经验而来。所谓事非经过不知难，实在是实践出真知也。

“壮火食气，气食少火。壮火散气，少火生气”

冯楚瞻在《内经纂要》中有一专题论述。对《内经》的“壮火食气，气食少火。壮火散气，少火生气”一段有所发挥。文字只二句，在治疗的辨证上至关重要。予意人身一阴阳，而五脏亦各有阴阳。脏器的物质为阴，脏器的功能为阳，所谓体阴用阳是也。阴是脏器本身的物质基础，阳是脏器的运动功能。体有形可见，用无形可见。这是一个东西具备着两个方面，二者相互依存。“无阳则阴无以生，无阴则阳无以化”。就是缺乏这个功能，就不会产生物质。如有了物质，忽然丧失功能，这个物质就逐步损坏或至于消亡。但是如果没有物质基础，那功能从何产生，就不会有功能。而气为阳，血为阴。气是脏器的运动功能，血是脏器的物质基础（当然包括脏器本身以及体液等）。既然是相互依存，而且还相互消长（即相互排斥），这二者之间，要保持相对平衡。这就是“阴平阳秘，精神乃治”。不平则病，所以医生是搞平衡工作的。

上述经文，少火者，正常功能也。壮火者，功能亢进太盛之谓。壮火食气的食，应作蚀。气食少火的食，应加去声，读作饲。而火为阳，气有余便是火。除外感，火字有另一种解释外，在正常人体内部及内伤症中，火与气似为同一含义。不过古人在用字用辞方面，晦涩而已。

我对这一段经文的领会是，只有在正常功能的情况下，才能保持功能的经常正常。一旦功能产生太过，就会损蚀正常功能的运行。所以功能的正常，如饲养一样的重要。如功能太过（壮火），则耗阴伤液，消耗了脏器的物质基础。“壮水之主，以治阳光”。阳病及阴，阴病及阳，是相互消长。而阳病治阴，阴病治阳，是相互制约。所以功能的正常与否，应十分重视。由此以观，人身一阴阳而已，或云一水火而已。少火则功能正常，即气的功用，无太过，无不及。壮火则损害功能，即气的功用太过，而致耗阴伤液。

濡脉

濡脉，古人的解释并不统一，应该是虚细而浮数谓之濡。即极虚，极细，极浮，极数。凡虚损症之阴虚劳损，在后期多见此脉，预后每不良。而阳气欲脱之阳亡症，亦多见此脉。急进回阳，多有生者。盖阴难填而阳易回也。濡脉则一，而阴阳两者兼之矣。（自注：此阳极似阴，阴竭似阳，物极必反。）

脉大为劳，脉细亦为劳

脉大为劳，脉细亦为劳。宋以前之所谓劳损症，多指阳虚而言。劳者温之是也。明以后之所谓劳损者，多指阴虚而言。多用养阴，损者益之是也。盖劳损并不限于阴虚一端也。阴虚之劳损，脉多浮细数。阳虚之劳损，脉多虚大或洪大。古人谓重按中空，是芤脉。予在实践中所见洪大脉，有中空者，亦有浮中沉三部均洪大滑实者，亦不可一概而论。阴虚劳损的濡脉，易于辨别。而阳虚劳损的洪大脉，则不易辨别也。每多误治。应于四诊中结合辨之。

大出血症，脉亦多洪大，古人亦谓之中空，是芤脉。其实亦不然。中空者，是少数。浮中沉均洪大者，反是多数。尽信书，则不如无书也。尤其是妇女产时大出血，脉洪大无伦。发热，神昏，抽筋。王肯堂的《证治准绳·女科》《医宗金鉴》中之妇科门，均谓应用十全大补汤或人参养荣汤，甚则加炮姜。此血去阳无所附，迫阳于外。此等处，最难辨别。误用寒凉，则性命亦亡。可不慎哉。（自注：虽是阅历之言，其中有教训，切身体会。）

脏腑阴阳间相互影响

脏为阴，腑为阳。而每一脏器之中，亦各有阴阳。前已言之矣。此热为阳，寒为阴。火为阳，水为阴。气为阳，血为阴。各个脏器同处在一个人体之中，此热彼寒，此燥彼润，此虚彼实。这是各个脏器的阴阳相互排斥，即相互消长使然。十分错杂。应找出其中主要矛盾（主症）。在立法处方选药上，有单纯法，亦有采取复杂法。予于阴阳寒热错杂之症，每喜寒热温凉、润燥补泻并用法。此兵对兵，将对将，分而治之，各个击破法（注：兵者诡道，去留不定，见机而作，不得遵常——《历代名将言行录》）。此种治法，唐以前如《千金》《外台》《伤寒》《金匮》之常法，宋以后则用之者少矣。而清徐大椿则用之，今之医者目为怪事。此可与知者言，难为流俗者道也。

查神情色脉

神情色脉在《瘟疫明辨》中被奉为辨证并观察预后的准则。其实不仅是温热外感，一切疾病都应作如是观。神是神态，情是表现。色是气色，包括舌苔，脉是脉象。神情色脉，是在四诊中严密观察，综合辨别的结晶。如面色颓丧，呼吸若不相接续，郑声撮空，有汗，而以观察面色之颓丧为主，此临近死亡之征兆。再以切诊合参，则预后之吉凶判矣。此种经验，是在长期实践中得来，言语不能尽其意。（郑声与谵语有别，郑声属虚，谵语属实。）

初诊难，复诊更难

初诊难，复诊更难。初诊，当然通过四诊八纲，辨证论治。但做到确诊，确为不易。初诊是制定初步治疗方案，还未和实际相结合。闭门造车，出门未必合辙。因而初诊的疗效如何，还要实践作出鉴定。至于复诊则不然。初诊是否有效，复诊时再经过四诊核实，再经八纲辨证。如已效，则初诊方案比较正确，如无新的情况产生，原意加减可也。如不效，甚则病势有发展，更应再经过四诊八纲，重新辨证。初诊方案，有部分修正者，亦有重订新方案者。一定要实事求是，合乎客观实际。故曰，初诊难，复诊更难也。

舌与苔的变化关系

舌与苔的变化，是病理变化上的反应（亦作反映）。在四诊的望诊中占主要地位。但舌与苔又有不同。苔是功能性的病变，而舌的本质是脏器器质性的病变。治之得法，苔容易消除，而舌质的改善在外感症中较易于改善，在内伤症中则非经长期不为功。如红绛舌而干，固宜甘寒法，或凉营法，往往症状逐步转好。而红绛舌质，往往不见改变。如一时心急，急于求成，寒凉太过，往往会引起胃部不舒，或闷或痛，则一病未已，一病复起。切记切记！此好心变成坏事。所以《内经》“无毒治病，十去其九……无使过之，伤其正也”。总之，红绛舌之形成，本非一朝一夕。其改善，亦非旦夕所能改也。

常与变

治有常法，并有变法。此其中有至理存焉。常是普遍性，变是特殊性（自注：此即共性与个性的辨证关系，而个性实寓于共性之中）。《伤寒论》中 397 法，113 方。是常变并举，蔚为大观。

变症之由亦不一，有因药误者，有因脏器本身病变复杂者，有因情志引起者，亦有生活起居失常引起者，未可一概而论也。必求因而治之。必穷思竭虑。以单纯对单纯，以复杂对复杂，辨证而论治之。如当用变法而不用，仅泛泛以普通方药应付塞责，则有损于医德矣！

天下任何事物，都有一个规律性。疾病的发生发展，同样也有一定的规律性。合乎这个规律的为常为顺，不合乎这个规律的为变为逆。前者是多数，后者是少数。前者是普遍性，后者是特殊性。在临证中，如有不合乎规律者，要寻求其因。如外感的六经传变，三焦传变，卫气营血传变等。又如阳病见阴脉，阴病见阳脉，阳病转阴，阴病转阳等。其中有是否合乎规律之殊。其有在四诊合参中与规律不符者，必有一真一假存乎其间，一常一变存乎其间，一顺一逆存乎其间。务须谨慎小心，反复审查，在确诊后再定治法。天下万事万物，其有不合它本身发生发展的规律者，必有隐变隐祸存焉。

立方选药，应处处照顾胃气

立方选药，应处处照顾胃气。不论外感内伤，特别是久病体弱，一定要保护好胃气。人以胃气为本，得谷者昌，失谷者亡。胃气一败，无病亦亡。胃气健旺，有病亦渐复。在辨证论治中，如应用阴药，必稍加一二味阳药，以保护胃气。阴药多腻滞，于胃不合，防其损胃阳也。如应用阳药，亦必稍佐 1~2 味阴药，以保护胃阴。阳药多香燥，防其耗胃阴也。阴中夹阳，阳中夹阴，是对立统一。合则全，分则偏矣。久病当用胃药收功。尤宜注意，在久病胃气衰败，舌光而有裂纹者，虽有他症，则以保护胃气为主，或稍佐育阴。于他症则兼治之。在脉诊中，一定要有胃气。《脉诀》所谓“有胃气则生，无胃气则死”。所谓胃脉，要冲和流动畅利。所谓见真脏脉者凶，是弦硬而坚，而缺乏胃气也。

躁与烦

烦躁，世俗每通称。其实非也。烦为阳，躁为阴。烦为心有烦热，故为阳。躁是阴竭，孤阳妄动，故为阴。烦可治而躁难疗。躁似残灯将灭，躁动不宁。少则一日，多则二日，为死亡之兆。要向病家交代清楚。烦为实，躁为虚，是属两途。

辨证论治

辨证论治，又称为随症施治，是中医治疗原则。何谓辨证，就是根据发病时间、地点、条件，各个不同的具体情况，做出各个不同的具体措施。亦即实事求是，针对客观实际，订出与客观相适应的具体治疗方案。如是而已。在四诊中了解情况，即了解各种症或症候群。再通过八纲，具体分析。去伪存真，去粗存精，从演绎到归纳。然后在汗、吐、下、和、清、温、补、消治疗八法，以及奇偶、大小、缓急、复七方中，相适应地制方选药。并须根据服药后的发展情况，随之而变化。所谓病万变，药亦万变是也。丝毫不能固执胶着。如此而已。（自注：此即唐孙思邈所谓胆欲大而心欲小，智欲圆而行欲方。）

治法已定，如何选药。剂量的分寸，亦大有讲究。如用补法，用呆滞，还是用流通。用重浊，还是用清灵。用直接法，还是用隔二隔三治法。此中大有文章。其他治法亦然。王孟英用药，不论何法，重视流通枢机。徐大椿选药，又重视清灵中兼相互制约。柯韵伯谓枇杷叶是肝家肺药，桑叶是肺家肝药。既清灵，又流通枢机，而又合乎隔二隔三之治。此平淡中有奇功存焉。看似容易而实在难。当然，重浊呆滞之品，于不得已而必用时，亦当扶以流通之品，以防腻膈滞气，妨呆胃气。

遵古不泥古

古书当读，应有分析。古法当遵，应有取舍。地有南北，人有男女。病有久暂，体有强弱。更有膏粱与藜藿之别，复有社会制度与生产方式之不同。种种区别，复杂多端，防止呆板硬套。（注：兵无常势，水无常形，能因敌变化而取胜者，谓之神——《孙子兵法》）因而，有用古方者，有以古方加减者，亦有师其意而不用其方者，更有另立新法新方者。种种变化，不一而足。不顾客观实际，死执古方，是缘木而求鱼也。古人能立法立方，后人胜于前人，何以不能立法立方。必也钻入古书之中，脱出古书之外。深入古书之中，跳出古书之外。达此，其庶几乎。

形与神

万事万物，都必须形神兼备。亦是一个东西有两方面也。而神尤重于形，形寓神中，神超形外。为医亦然。

有看似治彼而治此者，有看似治此而实治彼者，可意会而不可以形论也。诗画亦然。画写物外形，诗传画寓意。宋苏东坡论诗画“论画以形似，见与儿童邻。赋诗必此诗，定非知诗人”。此可为智者言，难为流俗者道也。例如看病人面部五色。同一白色，此形也。但白欲如鹅羽，不欲如枯骨，此神也。看温热病白瘖。同一白瘖，此形也。如水晶色者佳，如枯骨者死，此又神也。四诊中各有形神，立方选药亦有形神，神尤重于形也。

问诊

问诊一定要问得详细，要不厌其烦。务必找到疾病的病因。反对一听头痛就治头痛，一听脚痛就治脚痛。例如诸出血症，由于血虚阳旺，往往会头痛，耳鸣，心悸，就首要治其出血，治其根源。如果只治头痛，任其继续出血，于事无济。曾治一头昏，耳鸣，心悸，舌绛。问及是否有吐血，鼻衄或大便出血等症。答，均无之。予当时对病因不解，经一再追问，还是大量有痔血。经治痔血愈后，头痛方愈。问诊不可不细也。

又，在诊毕，一定要问是否有胃痛病，及大便润燥如何。此是为立方用药打好基础。如应用寒凉时，有胃痛，在选药时更应考虑忌宜，防其胃病复发。又如，应用润下药，大便溏，又应更加考虑忌宜。防其一病未已，老病又发也。

治法已定，在选药上亦应仔细推敲。如同样有几种药可用，应逐一考虑每一味药的特点、作用、优缺点及利弊（即本草之宜忌）。选择其合适而又无副作用者用之。人命关天，可不慎哉。昔清叶天士，一代名医。在弥留时，告其子孙，曰：“医可为而不可为也，必天资敏悟，又读万卷书，而后可借术以济世。不然鲜有不杀人者，是以药饵为刀刃也。吾死，子孙慎毋轻言医。”可不鉴诸。

妇科病之特殊性

妇科病，主要是经、带、胎、产。经是月经，带是带下，胎是怀孕后诸病，产是产时及产后诸病。徐洄溪曾谓，妇女除经带胎产之外，其他与男子同。予谓徐氏之论，尚未全也。由经、带、胎、产而引起的其他各种复杂疾患，岂与男子同乎。此古人所以又有宁医十男子，莫医一妇人之说。此说本身有语病。为医者，岂可治男而不治女乎。妇女每有隐曲之事，患病而难以告人。如今计划生育中之结扎放环，由于医疗科学技术未臻完善，引起后遗症者不少。主要表现在月经出血量多，如漏如崩。于是血虚阳旺，引起头昏、耳鸣、心悸、肢麻、疲乏无力、肌肉疼痛等症。如遇此症，一定要在问诊中问清楚，在治疗上首先治好月经量。积六年临证经验，以白荠菜花 45g，当归 10g，在每月经前及经时共服 6 帖，连服 3~5 个月，完全有效。每月只服 6 帖，每帖钱 1 角 1 分，亦不算费时费钱。为妇女解除痛苦多矣。如不揣其本而齐其末，徒与补血，归脾等汤，无济于事。未见其有成也。（自注：此治病必求其本，本者因也。）

治病首讲六经

治病首讲六经。而六经的循行，即经络学说。在外感有六经辨证外，还有三焦辨证，卫气营血辨证。在内伤以经络学说来辨证，亦很重要，而世人每多忽之。如胸痛，是肺脉布于胸中，当治肺。而今人肺胃不分，误用辛温香燥胃药，无怪屡治而病逾重。又如阴道诸病，每与厥阴肝经有关，厥阴之脉络阴器也。如此之类，不一而足。所以针灸医师每言循经治疗。虽非针灸，医理则同。

孕脉不可忽略

诊治育龄妇女，凡涉及破血堕胎药者，必先问清月经转期，以此了解是否怀孕。孕脉固可知之，但亦有时可凭，有时不可凭。其可凭者常也，其不可凭者变也。诊务繁忙，对孕脉难免有疏忽之处。如不知其有孕，浪投破血损胎药物，不特误人性命，且亦贻笑大方。《内经》有云“有故无殒，亦无殒也”。在有孕时，总以避免损胎药物为好。《内经》之言，是在危急重症中不得不用，亦具有保母舍婴之意。

治病分主次

一身而兼有几种疾患，如肝病、心病、肾病而兼有之，在辨证论治中，应权衡其各病的轻重主次。有各种病中同一其因者，亦有各种病各有不同因者。有可以合治者，亦有必须分治者。有治此碍彼，治彼碍此者。种种复杂，难于一概论也。权衡其轻重，分出其主次。按步就班，稳扎稳打。不打无准备之仗，不打无把握之仗。在病势方张（如敌人），敌进我退时，务须做到病情稳定，停止发展。即达到邪气与正气的相持阶段。然后伺机进攻，达到敌退我进阶段。指挥战争与辨证论治理无二致。（自注：此所谓用药如用兵。亦所谓不为良相，即为良医。医相同理。）

冠心病不可以通套法

近来，西医说的冠心病，风声鹤唳，草木皆兵，人心惶惶。以一方一药而统治之。如长期服用苏合香丸。夫苏合香丸内辛香耗气，可暂用而不可久用，久则心气耗散矣。其实其类病因多端，当分别对待。有痰热内蒙者，当清化痰热。有气滞痰阻者，当理气化痰。有心阴不足，肝阳太亢者，当息肝养心。有肺气不清，肃降无权者，当清肺肃降。有瘀阻气滞者，当祛瘀通络。有胸阳不宣者，当通阳开痹。有气虚阳微者，宜益气温阳。此症脉每不均，亦有结、代、促者。结代属阴，促为阳，一虚一实。以上种种，均应在四诊八纲中辨证而来，岂可以通套法治之。

诊断与鉴别诊断

诊病的诊字，古作审字解。即审察，或作审查。因而诊病者，审病也。诊断者，经过审察并作出决断也。所以连起来曰诊断。诊断正确曰确诊，诊断错误曰误诊。辨证决定诊断，论治根据诊断，其诊断之重要也如此。

鉴别诊断。在辨证论治中，由于病情复杂，每有疑似，甚至混淆。阳证似阴，阴证似阳，是往往会见到的。在八纲中，究竟纳入哪一纲。这个原则定下来后，才能立方选药。一有误诊，全盘皆错。如人之行走，前有三条岔路，如大方向一错，南其辕而北其辙，则病人危矣。在全面分析情况，决定正确诊断时，就有一个鉴别诊断法存在。如溲血，溲时痛者为实，不痛者为虚。只需四诊合参，细心辨证，在鉴别诊断上，亦能心领神会。在历代医书中，经典著作，固当别论。其他书籍中，对鉴别的关键之处，有较为详述者，亦有略而不详者。医书充栋，卷帙浩繁。如堕五里雾中，真使人莫所适从。如《医宗金鉴》《六科准绳》等，每一病症，列出气、血、痰、湿、寒、热、虚、实等类型，并列出药方数十首。如何鉴别选用，有何依据等，则缺如也。今之医者，此风更甚。著书立说，形同空谈。古人所谓，尽信书，则不如无书。作此等书者，大抵搜集抄袭，而胸中毫无实践经验。鉴别诊断，只能来之于实践。非空学空言者所能。

不平则病

病者喜补以养生，其情可原。医者投补以塞责，其心难恕。补药杀人，死而无怨。自古已然，而今为烈！治有八法七方，辨证而治。益者损之，损者益之，此补不足而泻有余也。医生犹如木匠，于台凳而来说，需要平衡。人之有病，尤台脚之一侧，太长或太短也。其太长者，锯去一段，达到相适应的长短水平。此泻之谓也。其太短者，补上一段，以达到相适应的长短水平。即补之谓也。原是平衡的台脚，因误补一脚，一脚太长，相形之下，等于三脚太低。原来平衡，反不平衡矣。“不平则病”，古训昭然。此等浅近道理，医者岂不知之。其知之而故为，明知而故犯者，原其心，一则胸无点墨。理论乎。实践乎。茫茫然也。一则胸无良心。医德耶，人道耶，与己无关。呜呼哀哉！

治病要心中有数

任何事情，都要做到心中有数。否则盲人骑瞎马，夜半临深池耳。此是害自己。天下万事万物，皆有一定的规律可循。如外感的六经辨证，三焦辨证，卫气营血辨证，顺传逆传。内伤症亦有脏腑，经络，气血等可循。当然，要时时事事都是胸中雪亮，这亦不易，亦间有模糊不清的地方。大体来说，是要胸中有数的。徐洄溪论病有四种，一是不药而愈，二是必药而愈，三是久药而愈，四是虽药不愈。现在来说，仍有虽药不愈之病。诊病时，应告诉病者家属，是久愈或虽药不愈。如是久愈，服药多少，能愈几成，共服多少，方能治愈，医者病家都达到心中有数，而且安心服药。事先出一个安民告示，以安人心。夫治愈一个大症，是有次序，有步骤，依次进行的。事先就做到双方心中有数，才能精密合作，治愈大病。

治病当有规划

医生治病，与任何工作一样，要有计划。而且还要在总的计划中，每一阶段，有一个具体的安排。不是凭空捏造，主观臆想。而是根据客观事物，按每一种病的规律性，并在四诊中所得具体材料，分析并判断出这个疾病的阴阳两个方面。如合乎这种病的发展规律为顺。不符合这个病的发展规律为逆。以及分析判断出是向好的方向发展，或向坏的方向发展。抓住这个病在各阶段的主要矛盾和次要矛盾。既做出总的治疗计划，亦做出各阶段的具体安排。所谓矛盾，犹中医的阴阳辨证法则也。但有了计划与安排，还要严密注意在治疗过程中的具体情况，有时修订计划，有时甚至重做计划，重做安排。一定还要极度机动，极度灵活。见机而作，不能丝毫刻板。（自注：辨证的辨字，就是要符合客观。）

丸散膏丹的应用

畴昔常用丸、散、膏、丹，其重要者今常缺。已少用，或不用矣。叶香岩制订三方，神犀丹、玉枢丹、甘露消毒丹。神犀丹以治温热入营而神昏。玉枢丹以解毒辟秽而通络。甘露消毒丹以清肝热化脾湿兼化浊。即治今之所谓黄疸肝炎及无黄疸型肝炎。制方之巧，功效之奇，今人方难与伦比也。（王孟英谓三方是叶制，而今人有谓玉枢丹是明朝人方。待考。）

膏滋药、酒药、丸药今人乱用，不做区别。其实膏滋药用于心肺之病，以心肺宜润也。丸药多用于脾胃之病，丸者，缓也，缓缓运消之意。酒药多用于经络之病，籍酒以入络也。大凡无病而欲服膏滋药者，宜用和平之品，防其偏颇。切忌蛮补壮阳，蛮补则脾运呆钝，壮阳则助火耗液。不仅无功，反有大害。近来有服参茸酒、十全大补酒而致病者，我见甚多。且服之既久，火热内蕴。虽进清化，往往不易见效。甚矣。无病服补之害人，有如此者！

医贵乎全

近来就诊者，舌质多偏红绛，脉象多偏细滑数，痰热之症居多。回忆 1960 年，经济大困难前后的就诊者，舌质淡白居多，脉象沉细迟缓居多。何以故？民众之经济与生活悬殊也。藜藿之体与膏粱之质不同。膏粱之体，积痰生热。日积月累，由量变到质变，由渐变到突变。且也富贵之家，思欲太多，耗伤心肾。此所以城乡之医，对同一病种，而治法不同。有人目之谓医学流派，其实是时间、地点、条件之不尽相同。医者不能存有偏见，一有偏见，则立方用药皆偏。医贵乎全。亦应研究历史，社会，经济，生活的具体情况。身处社会之中，是息息相关的。

医有流派

同一人，同一病，医生用药立方不尽相同。既有学派之不同，复有辨证之各别。各有长短，取长补短，方得谓全。强求雷同，亦属不足。应求大同，存小异。勿作无谓之争。求大同者，达到原则上，方向上相同。存小异者，在个别具体一方一药上，不必尽同也。例如属阴属阳、属寒属热、属实属虚、属表属里，此大方向，原则性也。在一方一药上，如用二陈汤或导痰汤，如用钩藤或桑叶，各有用药习惯，何必丝毫相同，无关大局。如处处计较，则医生间之相处互学，难矣！

智者千虑，必有一失。愚者千思，必有一得。这句古话对医生来说，大有好处。医学科学和其他科学一样，要看实际疗效。能治好病，就是正确，合乎科学。如不看实际效果，妄生议论，谁优谁劣，徒见其不自量耳。1938 年霍乱盛行。我主用寒凉，同道张寿山主用辛热，实则各有所偏。治真霍乱，不外阳亡时回阳，阴竭时救阴二大法门而已。昨日阳亡而救阳，今日阳回当保阴。如是而已。然予之得力于张氏者不少。相传叶香岩曾从师 17 人，足证其虚心好学。医道这一道，真是无穷无尽。知其难，才能博其道。

“能于浅处见才，方是文章高手”。（见李渔《闲情偶寄》）平淡浅易，前已一再论及。医道亦然，岂易言哉！叶天士对此是能手，有高超手眼。往往几味轻浅之药，能治愈大症。戴复古的《论诗十绝》说“切忌随人脚后行”。今人之方，参、芪、术、地、归、杞，重浊呆滞，千篇一律，比比皆是。病之不愈，自亦惊奇。更不总结，接受教训。前车已覆，亦不改辙。为医而不深研医道。呜呼。徒见其一派庸俗气耳。

过犹不及

“过犹不及”，是普遍的绝对的真理。任何一个事物，太过就是不及。如行路，是为了要达到目的地。不及是走得太少，没有达到目的地。太过是走过了头，同样是达不到目的地。医道同样是这个真理。路走太过就要缩回来，浪费时间与精力而已。治病过了头，不仅伤财，而且甚至丧人性命。《内经》“毋使过之，伤其正也”。古训昭然矣。少火生气，壮火散气。少火是做到恰当的地步。用过头，就成壮火。于是壮火散气矣。实践中是有深刻教训。如本应用补气药，太过了反而舌质渐红，头昏烘热，此气有余便是火也。如本来应用甘寒药，太过反而胃部不舒，或有隐痛，此胃阳被遏也。其始则当，其终则误，何以故。过犹不及也。“阴平阳秘，精神乃治”“不平则病”。一面偏低，一面偏高，补偏救弊可也。如太过，则低者偏高，高者偏低也。同样是不平。以不平治不平，呜呼可。于是一病未已，一病又起。故曰，过犹不及也。

《医略存真》

近张元凯医生转给我马文植（培之）太先生《医略存真》木刻本一册。此书我未见过。在《南京医书图书集》中，只有马氏之《外科真传》，亦未曾阅读。在我师巢渭芳先生处立雪时，如《马培之医案》《外科合药本》以及马氏进京与清慈禧太后诊病记录底稿，都曾书抄。其所著之《医略存真》，则未之观也。其中论述，疡症占十之七，内伤症占十之三。马氏原有《马评外科证治全生集》一书，计二册。纵观太先生马书，似乎外科较内科为优。在《医略存真》中，理论与实践并茂。马氏读书甚多，经验宏富，手眼灵活，勿囿于前说，而有独创。临证60余年，门庭若市，其阅历之多可知。吾师立雪其门，立方选药风度，沿袭马风。可知师承之重要。予甚惊愧之。远不如前人之博学多识。年虽七十又三岁，莫谓岁云已暮，还当急起直追也。

太先生马文植在《医略存真》肿胀条目下自制天真丹，以治下焦阳虚，脐腹痼冷，腿肿如斗，囊肿如升的石水症。是沉香，琥珀，巴戟天，小茴香，肉桂，补骨脂，葫芦巴，杜仲，萆薢，牵牛子共十味。各一两（30g）研末，用原浸药酒打面糊为丸，如梧子大。每服 50 丸至 70~80 丸，空心温酒下。予谓肿尚易治，胀则难疗。今之所谓肝硬化腹水到后期，确是大症重症。徐大椿曾谓，千中难愈一二。虽有些言过其实，然确实到了后期，是难于治疗的。我曾查阅古之名医验案，如叶香岩、王孟英等，验案绝少。只有明之喻嘉言及清末之余听鸿，验案较多。然予仿用之，亦不效。我师巢渭芳先生，每用温肾阳化脾湿中兼用鸡内金，然在初期及中期效者甚多，晚期重症仍不应手。我在各地参加中医会议中，屡屡请教同道。仅有句容县一老中医言，应重用内金，当用至 15~20g。其余同道摇首而已。在血吸虫病引起的后期腹水，曾和承少槐、赵云轲等同道多方施治，终是不效。承是已故名医承槐卿先生之子，而赵是从余听鸿之门人金大僧学医。重症大症，不能解决，可见为医者仍有不自由处也。（自注：黄疸其黄易退，腹胀大则难消。腹胀后，神昏易醒，而胀终不消。）

马文植在《医略存真》序言中谈到，门诊应问清病者“性情之好尚”。从现在的语言来说，就是问清生活习惯。在实践中，往往会遇到四诊所得与规律不相符，即与发生发展的一般规律性不相符。在追问生活习惯，或近来服食何物时，就发现病人有喜食辣椒、胡椒、生姜或者大量饮酒，或服参茸酒、十全大补酒等辛热之物。遇此，应嘱其禁食外，在方药中加入清热解毒化痰之品。如不禁食，何能治愈。

运村王某，舌黑如墨。当地医生见而惊骇，急来治疗。予见其神清自若，四诊不符。问其好酒乎。曰，然。予嘱速回戒酒，舌色即退，毋需服药。如一面服药，一面饮酒，于事何济。

近来又有几个老友，忽然舌质红绛，头昏烘热，齿衄。问其近来服用何物。曰，参茸酒、十全大补酒，已饮十余瓶矣。予曰，此自作孽也，速禁服。

而长食辣椒、胡椒、生姜，为害亦烈。如不问清生活习惯，何能愈病。（自注：“临病人，问所便”。不是仅指大、小便。要问询得广泛。便是随便，即随便要问。）

在病情疑似，而一时未及辨清，亦间有之。于此时也，切忌孟浪用重剂峻剂，应以轻剂。一是继续摸清病情，一是视其发展如何。有些时候，需要等待。不打无准备之仗，不打无把握之仗。况且情况未清，应待机行事也。（自注：有的放矢，既是要对准的放矢。）

用药剂量之轻重搭配

在辨证论治，立方选药后，在剂量上的斟酌，亦很重要。剂量亦不是固定的，同样是在辨证的基础上，因病而设。在君臣佐使相互的配伍上，剂量的或轻或重，或多或少，都有精义存焉。如寒热并用，润燥并用，补泻并用等。剂量与剂量之相互配合，相互制约，相互依赖，都有一定的分寸（自注：所谓分寸，即适合客观实际），一定的规格。在病之好转或发展，在重病或轻病，急病或慢性病，剂量之增多或减少，都要实事求是，切合客观实际。剂量不同，往往作用不同，疗效亦不同。如《伤寒论》的小承气汤，由于厚朴剂量加重，就变成厚朴三物汤。考三承气汤，是剂量之重者。王孟英之苏连饮，苏叶一分（0.3g），黄连二分（0.6g），而黄连多于苏叶1倍，此剂量之轻者。刘河间的天水散，滑石与甘草为 6 与 1 之比。李东垣的当归补血汤，当归与黄芪为 1 与 5 之比。凡此种种的重要依据，都是根据病情，以及病情的发展而定。并非固定不变，而是灵活多变。剂量重者，如韩信将兵，多多益善，虏荆非八十万不可也。当重而不重，是杯水车薪，无济于事。当轻而不轻，是药过病所，诛伐无过。同时，还要按照《内经》“谷肉蔬果，食养尽之，无使过之，伤其正也”之旨，切切勿做过头事，好心变成坏事。（注：用药过头，即《内经》“有胜则复，无胜则已”辨证法也。）

幼科剂量，古人有两种说法。一是小儿体小，方剂宜轻。一是小儿喂药不易，所食无几，剂量不宜过轻。此两种说法，都有可取，可作参考。（自注：剂量又与药品之质量有关。古称道地药材。唐朝的道，即今省的名称。）

小儿服药不易，因其畏药也。治法确定后，在选药上应极力避免苦辛，以及重浊厚腻之品。要尽量选用清淡可口易服之药。如鲜淡竹叶、鲜芦根、鲜茅根等，茅根可代丹皮，竹叶可代黄连，灯心可代木通，又如穞豆衣以代熟地，钩藤以代羚羊角，则古人原有先例存焉。小儿温热病，予一生喜用水果，如西瓜、荸荠、鲜梨、枇杷、甘蔗等。王孟英原有天生白虎汤，天生甘露饮，天生建中汤之论。皆可效法。而农村中尤以芦根，茅根，竹叶为最好。既不花钱，而有良效。此一路福星也。

善用方法

“工欲善其事，必先利其器”。我谓要做好医生，必先研究工作方法。这不是行道赖术，籍以谋取财利。“道无术不行”，亦可谓注意工作方法是也。如口唇㖞斜，针灸服药，疗效不快。一定要用热水熏洗焐，按摩。向左斜者治其右面部，向右斜者治其左面部。如能每日熏焐6~7次，则10日内可痊愈。亦可兼服息风，化痰，通络汤药。但以热水熏洗焐为主。但病者不之信也。以为病人求医是求药耳，不给以方药谁能信之。于是口㖞久不愈。后来注意方法，开一熏洗外用中药方，以炒荆芥、炒红花、炒当归、炒赤芍、白芷、生甘草等寥寥数味。嘱每日1帖，煎汤熏洗5~6次。病者于是坚信不疑，以其有方有药也。

朱某，十年前曾有类中风口斜。我教以热水熏洗法不听，病延近10年。后开外用方熏洗而愈。近数年来沿用此法，多愈。群众说我有秘方。医者病者，两大欢喜。夫经络之疾，药轻则无效，药重则伤胃。用热敷柔舒其筋络。予在1954年秋，曾发口唇㖞斜，仅用热敷及食鲜藕数十斤，一星期即愈。

验舌

验舌，在舌诊中占重要地位，但应四诊合参。如平时有痰饮，虽有外感高热，舌与苔的改变不大不快，每有腻苔。待痰饮一化，舌即迅速转变。王孟英屡屡论及。即痰饮阻滞，热不外露。予曾见有腹部有大量脓液，壮热神昏，脉大，而舌色白润如常人者。初亦不解。后经西医手术，排脓很多。脓去后舌即转变。如此者并见多人。所以症舌不符者，必夹复杂性。不得因其舌如常人，而谓之无病。又今之所谓癌症，有很大一部分病情极重，而舌亦如常。此则至今亦不解。（自注：本有舍舌从症，舍舌从脉治法。）

醉香玉屑丸

《古今医案按》载“嘉善一妪常便血，时发时止，至五旬外。夏月便鲜血，里急后重，时或不禁，脉软不数。用五苓建中转甚，因向宜凉血药。仍用四物加槐、榆、楂、曲，亦无效。叶天士先生以生苍术，生朴，炒陈皮，炙甘草，鸡内金，砂仁壳，丁香柄，丸服。痊愈”。叶氏是从徐春甫《医统》一书中学来，名醉香玉屑。治小儿瓜果致痢。吾师巢渭芳先生治便血，亦用此法，弟不用丁香耳。确有效。有时苍术还与黄芪同用，有时亦加炮黑姜。

褪金丸

古法丸药中有褪金丸一法，是治寒热错杂症。是用寒热二种不同药物，分开研末泛丸。以寒热之药，内外泛成二层。以治胃热肠寒，或上热下寒。如理中丸，外裹一层紫雪丹（自注：此有巧思）。此良法。今已不用。

上行极而下，下行极而上

上行极而下，下行极而上。此格物致知，其实亦辨证法也。极者，是太过之谓。如升提太过，则下焦空虚，宜填补肝肾。又如渗利太过，则肺胃之阴大伤，宜养肺益胃。亦是过犹不及。古人有中庸之道，有《中庸》之书。我幼时在塾师处亦曾诵读，后人多讥之。“不偏不倚之谓中”。即毋太过，毋不及也。而太过之害，较不及为尤烈。（自注：医家病家，喜太过，恶不及。流毒深远。）

隔二隔三治法

隔二隔三治法至今仍沿用之，此即五行学说治法。如肝病用肺药，此隔二治法。如肾病用脾胃药，此隔三治法。明乎此，举一反三可也。

医者意也

古人谓，医者意也。这是说在辨证中要用心思，动脑筋去分析。特别对疑似之病，一时难于决断时，要以意会之。这其中既要有基本功，还要有悟性。如妇女怀孕 1~2 个月，亦有不见露脉象者，则诊为有孕亦难矣。就必须追问平时月经是否落后，上次月经是否血量过多。如平时月经周期而至，上次经量亦不多，多数已是怀孕。切勿妄用动胎破血之药。此是浅易事例，而对一些疑难疾患，在重大关键时刻，在四诊中缺乏具体根据时，每每以意逆之，有良效。

苦寒直折之戒

用药有苦寒直折之戒。苦寒是药性之属苦寒者。如误用于内伤情志之病，以及阴虚阳虚引起的发热等，是直折，每不见效，而反有害。直折者，是反其性而行之，犹今之所谓强迫命令也（宜因势利导）。如阳虚发热，宜益阳补虚。如阴虚发热，宜益阴补虚。如因其发热而用三黄，此即苦寒直折也。如情志之火，亦每有发热，宜疏郁舒情。如用苦寒三黄，此亦苦寒直折也。（自注：药亦分刚柔。有宜用刚药者，有宜用柔药者，有刚柔并用者。苦寒之药属刚。）

汗出而脉尚躁盛者死

《内经》“汗出而脉尚躁盛者死”。在临证中极宜注意。稍不经意，即致误事。如汗出，热当解，热解应身凉脉和。但脉见躁盛，此逆也。故病转危。特别是在高热大汗之后，而脉见躁盛，有两种趋势。一是阳亡，一是阴竭。阳亡者，高热时本宜清解，但汗大出，汗多则阴伤。阴伤之极，则阳无所附而欲亡。斯时有脉沉细者，有脉伏者，但亦有躁盛者。急宜回阳救逆，稍缓即致不起。此其一也。另一种是汗出之后，虽未至于阳亡，而阴液大伤。风阳内动，每致惊厥。脉亦多见躁盛。急宜育阴养津。前者其势急，刻不容缓。后者其势缓，能稍延时日。治之得法，亦多有生者，我见甚多。

夺血者无汗，夺汗者无血

《内经》“夺血者无汗，夺汗者无血”。此言汗与血都属阴。汗出太多与血出太多虽属两个问题，而阴伤则一。因而失血者不宜发汗。既已血虚，再发其汗，则阴液更虚。汗出多者，不宜再耗其血。汗多本已津耗，再耗其血，则虚上加虚。毋实实，毋虚虚，此之谓也。叶天士曾言“养阴不在血，而在津与汗”。王孟英具体解注，谓在生津与止汗。大凡言汗，亦有微甚之别。大凡言血，亦有多少之殊。又须在实践中具体灵活运用矣。

凡事不可一概而论，要有二分法

凡事不可一概而论，要有二分法。如有阴则有阳，有寒则有热，有表则有里，有虚也有实。但遇普遍性时则易知，遇特殊性时又难晓。知之非艰，行之唯艰欤。非也。是基本功差，阅历少也。是辨证论治的原则偏也。予在中西医结合抢救烫伤病员中，曾捉襟见肘。尝谓烫伤是有火毒，而重症几无完肤，不能切脉，仅望、闻、问及验舌而已。舌多红绛干而无津，每以凉血生津解毒，多有生者（有神昏）。但曾遇到 2 例，舌白润，腹部饱胀坚硬，亦有时神昏。以清热解毒宣气等轻剂，曾致误治。后遇此症，竟以平胃散，加内金、砂仁、大腹皮、六曲而得生。一是火毒入心，一是火毒入脾。同是烫伤，入心入脾迥别矣。入心者是其普遍性，入脾者又是特殊性。病有常变，信然。亦深恨予知识之不广，是孤陋寡闻矣。（注：每念及此，有内疚。）

药之服法及服药时间

确诊之后，服药多少，前已言及。但服法上及服药时间上，亦大有文章在焉。如上焦证应饭后服，下焦证应饭前服。同一病人，同一方药，因服药时间不同，而疗效悬殊。《清代名医医案精华》中曾论及之。又如严重呕吐，宜少而频服。甚至一煎药而服数十次者。否则病本呕吐，药有异味，每致服后倾囊吐出。又如疟疾及妇女月经诸病，又须在疟发前及经行期前服之，否则无效。贼出关门也。又如膏滋补剂，要在严寒时春节前后合服。如在和暖霉湿季节，就会生霉发酵变质。凡此种种，不胜枚举。至于煎药，亦有一定规格。今已不论而忽之。疗效之不显，此亦一因。

临病人，问所便

“临病人，问所便”。有人解释为问其大小便，此误也。病人的生活习惯，习性，平时嗜好以及思想精神因素，不惮其烦，一一问及。看是小事，其实至关重要。一有疏漏，其因难找。“治病必求其本”。本者因也。因误则治亦误。如肝阳偏亢（高血压），每有平素喜食辣椒、胡椒、生姜，大辛大热。如不禁服，风阳何如平息。又腹泻经久不愈（慢性肠炎），必戒油腻、青菜、丝瓜等食物。而青菜，丝瓜必须戒净方效。医者不知此理，治多无效。而予之多效者，药外治法，尤重于服药治法也。又如曾否服药，曾服何药，既须问及，更宜审阅前医处方。近代时医治法有三，一大补，二大热，三大寒而已。如因误补，佐以消导。如因误热，须兼清火泄热。如因误寒，又须兼以温阳流气。近来更有误服十全大补酒及参茸酒，而酿成疾病者。尤须泄热，更宜解毒。又有情绪郁结，肝脾不舒，生火生痰。亦宜开导，舒其情志。仲景《伤寒论》113 方中，救药误者不在少数。医岂易言哉。

予初行医时，出诊漕桥一妇，年 30 余。病仅 3 日，发热不扬，神昏。舌有薄黄苔，干而起刺，脉细数。亦未恶寒，有口渴。四诊不符，再三追问，始知有痔疾，服斑蝥误中毒也。与清热、生津、解毒，二剂而愈。

又，治一漆中毒，病人口、耳、鼻、舌、发际、皮肤涓涓渗血。亦四诊不符。初亦不知其为漆中毒也。后以清热解毒，以鲜蟹二只为引，专解漆毒，二剂而愈。因此，问所便，便者，便利也。有利于诊断，有利于辨证。即有利于病情彻底弄清。

脉证有真假

《景岳全书》“盖证有真假，脉亦有真假。凡见脉证有不相合者，则必有一真一假隐乎其中矣。故有以阳证见阴脉者，有以阴证见阳脉者，有以虚证见实脉者，有以实证见虚脉者，此阴彼阳，此虚彼实。”“证实脉虚者，必其证为假实也。脉实证虚者，必其脉为假实也。”“假实者，病多变幻，此其所以有假也。假虚者，亏损既露，此其所以无假也。”景岳议论精辟，大有功于后人。而王孟英每非之，亦偏也。（注：景岳擅长阳虚证治法。如阳虚发热，阳虚失血等，有独见。）

漫谈中西医结合

中西医结合，本是取长补短，各有优缺点也。但结合是有条件，有基础的，必须把祖国传统医学学好做好。在理论上，把基础理论刻苦钻研。实践上，不断总结，不断发展。虽有短缺，也有一己之长。在自己脚踏实地有点基本功后，才谈得上结合。今之医者，反其道而行之。胸无点墨，反而好高骛远。诊病不讲四诊，论治更无辨证。测体温，验血液，书写病历，尽是西医名称。立方用药，却说消炎灭菌。自诩结合医生，人云中西兼治。长此以往，理论实践两茫茫。枉道徇人。医学科学，来不得半点空虚。最后来，你既是空空如也，还有谁来结合你。点缀而已。有好心人而善诱之，则目之为落后顽固。试问，是中医乎，是西医乎，是中西医结合医生乎。如是中医，则一问三不知也。今已从上到下，由点到面，已是普遍倾向，挽救不易。呜呼，中医之一蹶不振，将自伊始。（自注：予亦真诚希望有真正的中西医结合，但恶其徒有形式。）

医者不可孟浪，取快一时

取快一时，不合实际，贻祸必大。万事皆然，天下理固一也。为医者，既须根据疾患的发生发展内部规律，又要考虑外部的条件，和相互影响，整体地全面地辨证论治。如果忽视内部的规律和外部的条件，孟浪用事。虽能取快一时，其贻祸不胜言矣。

奔牛区李某，喘咳20余年。喘甚，咳嗽痰多，本宜纳肾为主，兼以理肺。有一外地医至，与以大量蚌水。服后喘顿平，痰亦止。有人告我，良医疗捷。予笑而腹非之。越2日，阖然长逝矣。蚌水，书名方诸水，性大寒，治实热症。用之于肾虚喘咳，其不败何待。

又，一丁姓男，年已花甲，喘急，脉虚细。我以都气法，恙势稍定。本拟用黑锡丹过服，因缺未用。予见其床头有竹沥瓶装10支，嘱其竹沥须停服。病家言竹沥服后，效甚显捷，痰能消尽。越2日，喘急大作。今仍在抢救中（自注：不久即死亡）。竹沥亦是大寒，用于外感温热病之喘息痰多。然古人用竹沥，与生姜汁并用，亦是监其寒也。此皆与客观实际背道而驰，虽能取快一时，其贻祸之大，可胜言哉。

又如乱用温补。王孟英讥谓有暂效，有隐祸。服此者，贻害甚大。我见甚多。用寒用热，用补用泻，总要适合于病情。夫厚衾裘裳，非不善也，但适用于严寒季节。单衣短裤，亦非不善也，但适用于暑热时令。如夏用厚衾裘裳，而冬用单衣短裤，乌胡可。此种浅显常识，犹不知之。其亦可慨也矣。（注：普遍常识尚不知，遑论辨证！）

医者当博闻广识

为医者，熟读医药书，固不待言。于医学书之外，如政治、经济、哲学、历史、诗词、书画、金石等书籍，亦宜浏览阅读。（注："画画离不开意境，意就是理想，境就是现实"。此近代名画家吴作人语）古人所谓涉猎可也。博览群书，并不限于医书一门。看似与为医无关，其实与做好医道大有关系。能启发思路，能格物致知，能提高文化。此皆无方书，而是有法医书也。

治病当合情合理

合情合理，万事皆然，谁不知之。而为医竟有茫茫不知者。若言医德，后当专论。兹所述者，仅指医术。合情是要合乎情，合理是要合乎理。对立统一，偏一不可。理是原则性，情是灵活性。理的基础是情，是在情的基础上制定出来的原则性。情的基础是理，是在理的基础上必须要有灵活性。反过来说，如果违背了理的情，不是真情。此合情与合理，原则性与灵活性之可贵也。孙思邈的智圆行方，即合情合理，原则性与灵活性也。例如在辨证论治中，确定治疗八法中的补法。此补法即是理，是原则性。但如何用补，清补还是温补，补上还是补中。或补下，补气还是补血，剂量用多少，帖数要吃多少，是要根据各个具体情况决定的，此即情也。其他治疗七法，同一意义。岂有补法定后，不加区别，蛮补一通。脏腑各有偏胜，并不是清一色，可以一刀切。即使本应用补，还有太过与不及之别。不及固宜补，然补之太过，气有余，便是火。不及转化有余，过犹不及也。世之喜言补者，其知之乎。

试论祖国医学的辨证论治

祖国医学与现代医学，各有自己的独特理论体系和临床实践经验。在病名上，有些地方相同，有些地方并不相同。各有长短，结合起来，相辅相成。为了要达到中西医的真正结合，在中医来说，就必须把传统祖国医学，在基础理论与在临床实践上下苦功，并切实将理论和实践联系起来。既继承，又发展。继承是为了发展，发展首先要继承。理论既与实践相结合，继承同样与发展相结合起来。

祖国医学的特点是辨证论治。用以辨证论治的实践基础，是阴阳学说。把四诊中所了解的各种情况，占有的各种各样材料，去伪存真，去粗存精，分析综合，纳入八纲中去。从主客观条件因素，从内部总和到外部联系，在本质上找出事物发生发展规律，辨证地进行论治。并不断通过实践检验，总结经验，把理论与实践结合起来。具体问题，具体分析，具体处理。这就是祖国医学遵循原则。

祖国医学的八纲，是指阴阳、寒热、表里、虚实。其实寒为阴，热为阳。里为阴，表为阳。虚为阴，实为阳。因而后面的六纲，已包括阴阳范畴之内，实际上是阴阳二纲而已。阴阳学说，是祖国医学的朴素辩证法，是辨证论治中最基本的理论基础。

“医经充栋，不越阴阳”（《医经原旨》薛生白自序）。宇宙间任何事物，都是一分为二的，都有它自己的对立面，即一个东西有两个方面。既对立又统一。事物是在不断地运动变化和发展的。一成不变的东西是没有的。即不存在没有物质的运动，也不存在没有运动的物质。阴阳是一个东西的两个方面的代名词。是辨证论治中的重要依据。辨证一定要将在四诊中反映出来的客观实际，归纳在阴阳二纲中寻求。论治必须符合客观实际，并在客观实际中得到检验。这就是祖国医学的辨证论治。

从整个人体来说，脏为阴，腑为阳。血为阴，气为阳。而每个脏腑之中，也各有它的阴阳两个方面。阴是指脏器的物质，有形可见。阳是指脏器的功能（或作功用），无形可见。这样每一脏腑本身，都具物质和功能两个方面。古人所说的“体阴用阳”，体是指物质的本体，用是指这个物质的功用。二者既是相辅相成，而且也是相反相成，是对立统一体。如果缺乏脏器的物质基础，就根本不会有功能。脏器的物质基础，本来是具备的，如果缺乏或丧失了功能，那个脏器的物质基础，必然会损坏或至消亡。这就是“孤阴则不生，独阳则不长”。阳者阴之使也，阴者阳之本也。不仅如此，这个既对立又统一,一个东西的两个方面的阴阳，既是相互依赖，还是相互制约，既是相互排斥，相互消长，还会相互转化。

如上所述，一切事物，本来是不断运动、变化、发展的。如果遇到各种因素，各种条件，如外感六淫的风、寒、暑、湿、燥、火，内伤七情的喜、怒、忧、思、悲、恐、惊，则内因是根据，外因是条件。外因通过内因而引起各种变化。脏腑的物质和功能两个方面，就产生这样那样的失调。以阴阳学说来说，就导致了“阳胜则热，阴盛则寒”“阳胜则阴病，阴胜则阳病”这样或那样的疾患。同时，既然人体各个脏腑之间，各有各的物质和功能两个方面，而脏器和脏器相互之间，既有区别，又有联系，既有共同性，也有特殊性。内部总和，内部联系，内部影响，复杂多样。在某一脏器阴阳失调时，同样会影响和发展到另一脏器阴阳的失调。由个别到全部，由局部到整体，形成一种错综复杂的疾患。此阴彼阳，此寒彼热，此润彼燥，此虚彼实，往往是会遇到的。（自注：此即生理与病理的相互关系，《内经》称为病机。）

阳是脏器的功能，有太过与不及之分。太过是功能的亢进，不及是功能的衰退。阴是脏器本身的物质，同样有盛衰之别。盛是脏器本身的物质，在新陈代谢过中，应该排泄出去的东西，没有得到适当排泄。衰是脏器的物质基础消耗过多。这是因为物质和功能两个方面，在不断运动中的相互关系上，产生了偏胜。如功能亢进的阳旺，会促使脏器物质更加消耗。反过来，物质基础的消耗过多，又会促使功能更加亢进。在阴阳不断运动中，一个东西的两个方面，一面偏高，另一面就偏低。本来是“阴平阳秘，精神乃治”，但“物之生从于化，物之极由于变”。任何事物，平衡是相对的，有条件的。而不平衡是无条件的，绝对的。既要看到和承认相对的静止平衡状态，也要看到绝对的阴阳的不平衡。

例如肝脏，既有肝阴，也有肝阳。肝阴是肝脏本身的物质，而肝阳就是肝脏的功能。如各种出血症出血过多，肝为藏血之脏，肝阴必伤。肝阴既伤，则阳无所涵，肝阳必旺。此阴阳失去相互制约，而在相互消长上，阴渐消，阳渐长。有诸内，必形诸外。于是表现出头昏，耳鸣，内热等阴虚阳旺症状。在病机的辨证上是“诸风掉眩，皆属于肝”，此血虚生风也。论治上是育阴潜阳。育阴是增加肝脏本身物质偏低的一面，潜阳是减少肝脏功能偏高的一面。是“益者损之，损者益之”治法。无非是促进和恢复阴阳的相互制约以及调整和达到肝脏的物质和功能两个方面，保持相对平衡。因而说，祖国医学辨证论治的阴阳学说，同样是对立统一的辨证法则。

阴阳的转化及其随着转化的辨证论治，是个十分复杂而重要的措施。由于脏器物质和功能消长到一定程度，如消之极，或长之极，其潜移默化，由量变到质变，渐变到突变，物极则反。矛盾着的两个方面的阴阳，都会向着自己相反的方向转化而去。“重阴必阳，重阳必阴”“寒极生热，热极生寒”，这是阴阳的转化，寒热易位。在辨证论治上所采取的措施，与原来未转化前的治疗方案，就有原则区别，截然不同。本来是“寒者热之，热者寒之”，在转化后，就要“寒因寒用，热因热用”。

例如，伤寒阳明经病。大热，大渴，脉大，汗多。热为阳，本是阳证，宜白虎汤法。如果发热之极，汗多之极，汗多伤阴，阳无所附。就会转成四肢厥冷，脉沉细或伏，阳亡险象。就要用四逆或理中汤等回阳法。前者是未转化的治法，后者是已转化的治法。又如，流行性脑膜炎、乙型脑炎、麻疹等病，由于寒热阴阳消长到一定程度，而出现了转化险象，亦是屡见不鲜。在转化过程中，还有轻重不同程度之别。有的已完全转化过去，有的还在将转未转之际。论治上亦因之而差异。已经转化过去的，宜纯用大剂辛热，以回阳救脱。将转未转的，又宜寒热并用。一面回阳，一面存阴。同时，阴阳转化亦不是一成不变的。今天转过去，经过正确处理，明天还转过来。清代名医费伯雄曾言，昨日阳亡而救阳，今日阳回当保阴。救阴救阳是二种截然不同的治法。同一人，同一病，瞬息之间，岂有忽而属热，忽而属寒。这种特殊的表现，假象的迷惑，只有从内部总和，内部联系以及条件因素，脏器物质及其功能，即阴阳的相互消长到一定时候，一定程度。于是“不足而往，有余随之，有余而往，不足随之”，由渐变到突变，由量变到质变，而阴阳转化。“阴阳异位，更实更虚”。在辨证论治中，同样根据客观实际，即四诊中反映出来的证和症候群，在各个不同阶段，不同情况下，制订出各个不同的治疗方案。如此而已，岂有他哉。

在这个脏器与那个脏器的相互关系上，亦是十分复杂。明末喻嘉言在《尚论篇》中“病发而有余，必累及于他脏他气。先治其本，使不入于他腑他气为善。病发而不足，必受他脏他气之累。先治其标，不使累及本脏为善”。例如，肝炎（黄疸）本是肝病，多数影响到脾。在肝时以治肝为主，如茵陈蒿汤或茵陈栀子柏皮汤。传脾时以治脾为主，如茵陈四逆汤或胃苓汤。《金匮》有言“见肝之病，知肝传脾，当先实脾”。又如肾炎的水肿，“肾为水脏，肾病则肿”。然和脾、肺有一定的关系，有一定的牵连。因而又有治肾，治脾，治肺的不同。各个脏器，各有自己阴阳两个方面。因而在牵连影响时，并不是一蓬风，清一色。往往此阳彼阴，此阴彼阳。在论治中，寒热兼用，润燥并用，或补泻并用，升降并用。看起来杂乱无章，实际上是根据客观实际，在辨证的基础上，运用阴阳辨证法则，有严密法度存焉。

辨证论治当分阶段。暴病属实，久病属虚。暴是前期，久是后期。此言疾病之阶段。实为阳，虚为阴。此言疾病之属性。《内经》谓病分初、中、末，此即阶段论也。在疾病发展过程中间，随着时间推移，主客观条件的差异，在阴阳相互关系上，亦随着差异而差异。在疾病的各个不同的具体阶段，会出现各种症或症候群。同一人，同一病，前期不等于后期，后期亦不等于前期。因而在不同阶段，采取不同的相应措施，甚至是相反的措施。《伤寒论》的六经辨证，《温病条辨》的三焦辨证，《温热经纬》的卫气营血辨证，都是讲的阶段。但是阶段与阶段之间，并不是一刀两断，截然分开，往往相互牵连。

“邪气盛则实，精气夺则虚”。邪实在前期为多，精虚以后期为多。但不可拘泥。有前期即虚，后期尤实者。至于虚中夹实，实中带虚，虚实多少之分，亦因具体情况不同而有差别。内伤外感，是二大法门。虽各分阶段，应分别对待，不可混同论治。

在补泻问题上，同样是辨证的。“补不足，泻有余”是补泻的方法和原则。但补不是专指参、芪，泻不是专指硝、黄。缺什么，补什么。增加偏低的一面就是补。太多有余，把它去掉一点，减去偏高的一面，都是泻。截长补短，补偏救弊，同样是使一个东西的阴阳，能够达到和保持相对的平衡。

症有真假，治有正反。前者是病变中反映出来的症，有真相，有假象。真相容易识别，假象迷人耳目。后者是言随着症的真假，辨证中有正反两种不同的治法。真假是在现象上的反应。正反是从本质上的处理。前已论及，这同样是由于脏器，或脏器与脏器之间阴阳消长到一定程度。如寒之极，热之极，大汗，大出血，大吐泻等。这就会出现种种假象。假热真寒，假寒真热，假虚真实，假实真虚等。要从疾病的整个发展过程，发展规律中，抓住本质，识别真假。在真假的论治上，病有从逆。逆者正治，此其常也。从者反治，此其变也。逆即正治，从即反治。如真寒宜温，真热宜清，是逆而治之，是正治法。如假热宜温，假寒宜清，是从而治之，是反治法。正治是普遍性，反治是特殊性。正治是常法，反治是变法。此亦正反，常变之辨证统一。知其常者，才可与言变，不知其常，安知其变。知常知变，其庶几乎。

程郊倩《伤寒论后条辨》曰："六经内，三阴惟少阴，厥阴多假症，如躁烦，戴阳是也，然而其脉不假。三阳中，阳明间有假脉，如热深厥深，而脉反沉之类是也，然而口燥舌干，不得卧之证自在。"上述少阴、厥阴之假，是假在症。而阳明之假，是假在脉。大凡脉症有不相符者，必有一真一假隐乎其间。因而在辨证论治中，有舍症从脉，舍脉从症。至虚有盛候，大实有羸状等辨证方法。在阴阳的辨证上，辨得清，自能认得真也。

治标与治本。先治标，后再治本。或先治本，后再治标。这是在辨证基础上，论治中的先后次序问题。是指导思想上，在解决主要矛盾与次要矛盾的轻重缓急的问题。什么是标，什么是本，并无定体。是随着阴阳的相互变化，本质上的病变，在发展过程中，所反映出来的症和症候群，来辨证决定的。急则治标，缓则治本。急是当前的主要矛盾。缓是属于从属地位，可以缓一步再与解决。同样是根据当前的客观实际来决定的。例如，本有肺病、肝病、肾病等这样那样的慢性旧病，但又发生了外感新病，那就先治外感新病。等到外感解后，再回过头来治疗原来的慢性病。治新病，是急则治标；治旧病，是缓则治本。又例如，本是外感发高热，要用清解药。但由于热极汗多，而致肢冷脉伏，有阳亡之险象时（阴阳相互转化），就要用辛热药，以回其阳，是急则治标。阳回后，又用清热存阴，是缓则治本。但是，标与本并不固定不变。在某一具体情况下，本来算是标，在另外一具体情况下，反过来又算是本了。反之，亦是如此。“邪之所凑，其气必虚”。扶正以托邪，此治本即是治标。“去其所本无，即全其所本有”（《王孟英医案》）此治标即是治本。“故有取标而得者，有取本而得者。”“标而本之，本而标之。”因而治标治本，在辨证论治中，有先标后本，亦有先本后标，并有标本同治。是要实事求是地根据阴阳相互消长，相互转化的复杂情况来决定的。（自注：从阴阳则生，逆之则死。从之则治，逆之则乱。阴阳辨证法则，在辨证论治中，其重要也如此。）

祖国医学对整体观念，是十分重视的。汗、吐、下、和、清、温、补、消的治疗八法，每一个法都为整体设想，从整体出发。如三承气汤急下以存阴，邪去则正自复，是整体观念。参附、芪附、术附等汤，养正以回阳，正复邪自退，是整体观念。人参白虎汤、竹叶黄芪汤，一面扶正，一面祛邪，亦是整体观念。《内经》谓“有者求之，无者求之。盛者责之，虚者责之”，都是整体观念的治疗原则。亦即调整阴阳的偏胜，达到阴阳相对的平衡。如果认为补法才是整体观念，是与客观事实不符，违反辨证论治中的阴阳辨证法则的。

（自注：本文是辨证原则，是无方书。《内经》仅有几张方子，世医不知，其亦可笑而可鄙也。我是“布衣”亦可鄙而可豪也。）

此册于1982年6月补注，时年74岁

读书札记

读书之余，偶有感触，拉杂记之，亦作为《医道漫话》可乎？1983年2月，时年75岁。

师不必贤于弟子，弟子不必不如师

韩昌黎《师说》云："夫师者，所以传道受业解惑也。""师不必贤于弟子，弟子不必不如师。""闻道有先后，术业有专攻。"既指出了为师的重要性和必要性，也说明弟子往往青出于蓝而胜于蓝。亦是对立统一的辩证法则。传道受业解惑，一是口授，一是书传。也就是身教言教。这就是传授。但所传所授，亦是从历代前人所传所授而来。此即承前启后是也。更重要的是，要从社会实践，生活实践中，既继承又创造，从切身体会中来。以医道而论，既需师承，更应传后，而关键是临证实践。在临证实践中，才能接好班，交好班。并有新的体会，新的创造。今医之著书立说，仅仅满足于引经据典，或经典的诠释和演绎，这当然也是必要。但理论应与实践相结合。如不从实际出发，把理论和实际联系起来，读来就空洞无物，枯燥乏味。无的放矢，所得几何。（1983年2月23日，夜。）

读书有感

古今医案和病例叙述，可法可传甚多。而泛泛空论，公式化者，亦复不少。古人有之，今人尤甚。医名越高，所诊者多达官贵人，于是周旋于仕宦之间，应酬于富贵之家，既折其业精之志，又益其虚荣之心。自鸣高深，又虑招祸。于是立案选药，不求有功，但求无过。观其文则洋洋洒洒大文章也，其实不着边际，泛泛空论。审其用药，则归脾、六君、补中益气、六味、八味而已。毫无巧思，难愈大症。昔徐洄溪评叶氏《临证指南医案》有字字金玉，可法可传之嘉评。叶用甘麦大枣汤亦屡见奇效，人多不解。此有炉火纯青功力，才能于平淡中出奇制胜。叶氏是医中佼佼者，能继承，能创造。迨及晚清，无锡王旭高，江阴柳宝诒，不落旧套，多有巧思。读书有间，能发他人所未发，亦可传也。孟河费绳甫，家学渊源，亦多巧思。其治一富商，患耳后肿块，以人参与羚羊角同用，并重用川贝母治之而愈。是症用羚羊角、贝母，一清泄肝胆，一化痰热。但是否需人参与羚羊角并用，予意尚可推敲。费氏自注谓虚实夹杂。（2月24日夜）

辨证论治

辨证论治，这是祖国医学的特点和原则，亦是唯物辩证法。何谓唯物，就是根据客观事物的症。这些症，是从四诊中搜索得来。但症因不同，错综复杂，千头万绪。有同病异治，异病同治。又必须从内因和外因，即从内在病机和客观条件的相互关系，对立统一的矛盾法则，纳入八纲中来辨证。根据辨证所得，然后研究治法，立方选药。这就是辨证论治。但欲其事事处处，在辨证论治中完全正确无误则亦难也。近读《红旗》1983 年 1 期，有“一切真理，在人类认识的长河中都是相对的，相对中有绝对。绝对的真理是无数相对真理的总和。人类的认识，只能通过相对真理去接近绝对真理。而接近的界限和程度，是要受历史条件制约的。所以不可能有全知全能的人，不可能有绝对正确的人。”

由此以观，在辨证论治中，正确的程度亦是相对的，相对中有绝对。绝对正确的辨证论治，亦是无数相对正确的辨证论治的总和。同时，同样受到历史和社会环境，以及学习态度等制约。所以对医学一道来说，亦不可能全知全能，不可能事事处处，辨证论治绝对正确。

如上所述，相对中有绝对，做到相对正确，亦是不易。如果医疗原则上犯错误，这绝不算是相对，而是误诊误治，庸医杀人。（1983 年 2 月 25 日夜）

读《李可染画语寻味录序》

近读秦牧作的《李可染画语寻味录序》，虽是论画，予意亦可借用于论医。其中有引及名画家齐白石、石涛，还有引及苏东坡等的诗画论述。“艺术妙在似与不似之间，太似则媚俗，不似为欺世。”（齐白石语）。在辨证论治，立方选药时，今医生搬硬套，牵强附会，举出古方数首以媚俗。或则不懂治法，不究辨证。杂乱无章以欺世，皆非也。在继承与创新的问题上，应该做到始则有法，继则无法，无法而不离于法。这才是真功夫。这也就是“入乎其内，出乎其外”。又，“一笑前朝诸巨手，平铺细抹死功夫。”“胸中山水奇天下，删去临摹手一双。”（齐白石语）。可见任何文学、艺术、诗画，一定要把继承与创新这个对立面统一起来。光是模仿而无创造是不行的。

秦牧的文章中，还引用苏东坡的一首《琴诗》，“若言琴上有琴声，放在匣中何不鸣？若言声在指头上，何不于君指上听”。这是讲的主观与客观统一的道理。任何事业，或任何文学艺术的成就，是有主客观之因素的。这个主客观因素中内因是根本。应刻苦钻研，“以最大的功力钻进去，以最大的勇气攻出来”。（秦牧语）做到无愧于古人，无愧于来者。（1983 年 2 月 26 日夜）

阳痿症白蒺藜的应用

阳痿一症，予作《内伤证治漫话》中已有记述。此症每从阴阳之衰入手。亦即属寒，属热论治。其阳虚者，以肾为主。肾主二阴，肾阳虚则阳痿。其治阴虚者，每以胃为主。以胃主宗筋，治痿独取阳明也。余听鸿在《诊余集》喻如种植蔬菜。属热者，犹久旱不雨则萎。属寒者，像久雨连绵，无阳光曝晒，亦萎也。予之体会，在1年之内者易愈，在1年之外者难愈。而有6~7年甚则10余年者，治愈确不易。但亦不宜拘于此法。尝读《本草从新》白蒺藜条下小字注解中，有将该药研末调冲。服一斤，能愈阳痿。予屡欲用之未果。

有漕桥杨某，41岁，于1983年2月6日初诊。案曰，阳道不振已2年，适与肠鸣，腹泻同发。舌苔厚腻满布，湿浊弥漫，充斥三焦。上则微咳，中则肠鸣，下则阳痿，便泻。此湿阻气痹，阳道不宣。拟祛湿化浊，以宣气机。如得湿浊化，则上中下三焦气机宣畅，诸恙自能渐愈。以姜半夏9g，茯苓15g，制南星6g，煨木香3g，炙紫菀10g，仙灵脾12g，橘红5g，前胡8g，小川朴5g，菟丝子15g，覆盆子12g，石菖蒲5g，5剂。另付白蒺藜1斤，研极细。每日2次，每次10g，开水调服。2月25日，二诊。诸恙均愈。原方去前胡，紫菀，加破故纸5g，乌药6g。仍嘱服白蒺藜1斤，以巩固疗效。青年医生方企扬问曰，一诊而阳痿已愈，但究是白蒺藜所治愈，还是煎剂所治愈。予曰，白蒺藜还是初用在临证中，仍当继续使用，不断实践，方能得出结论。

近年中医杂志载有，以蜈蚣研末调服，治阳痿。我未试用。我院中医有用之者，但亦有效有不效。考之本草，白蒺藜疏肝祛风，而蜈蚣亦是疏肝息风，其或有相同之处欤。亦只能在实践中得出结论。（1983年2月27日夜。）

无声处有声，无方处有方

从医道来说，亦不一定要必犀、羚、硝、黄才能愈大症。余听鸿有犀角三帖，不及黄梅水三碗之案。古人于法外之法治愈大症者，实多。

去冬今春，风温发热，咳嗽之症大行。予每嘱病家，恣饮煎荸荠汤或生食之，多奇效。荸荠既清热又化痰，王孟英屡用之。或以荸荠、海蜇二味，煎汤代水煎药，此名雪羹汤。

予一生喜用芦根，竹叶或水果。如西瓜，鲜梨，甘蔗，荸荠，生萝卜等。以清化热痰症亦多效。小儿热咳，吃水果尤相宜。小儿畏药也。

前日，有遥观公社一小孩，5 岁，来门诊。其母曰，小孩在 2 岁时，喘咳久治不愈。亦来门诊。服药 10 帖，每帖药价仅 3 分钱。自加大枣、鲜梨，服后即愈。此方广为流传，服之亦多效。此孩愈后 3 年余，今又喘咳发热。因前方遗失，故又来诊治。予意前之处方，必炙葶苈子也。再自加大枣，鲜梨。亦葶苈大枣汤法。想前次发病，病在秋令，故用鲜梨。今值春初，正有荸荠。仍用原法，以荸荠易梨。拟方后与之，并嘱服 10 剂。每剂仍为 3 分钱，后亦愈。所以无声处要有声，无方处有方，亦即此也。无声处而有奇效，亦可谓听惊雷欤。（1983 年 2 月 28 日夜）

医者必须德才兼备

医者必须德才兼备，而首重医德，代有典范。有身教者，有言教者。明清以来，章虚谷、徐洄溪已痛论之。有人谓，医生为病员服务。这话只对一半。病员同样为医生服务。明乎此，方得为全。有些医生，悻悻然曰，病家有求于我，是则应感谢于我也。似此医生，大谬不然。医生与病者的关系，是相互依赖，相互合作。有病求医，病者固赖医以恢复身心健康。试思，医生如无病者之合作与配合，则缺乏实践。实践则出真知。医生之有无技术才能，端赖于临证之多寡。简言之，医生之技术才能，是来源于临证实践。即来源于病者。是则病者固感谢医生，而医生亦应感谢病家。不亦明乎。今医不知此义，是本末倒置，数典忘祖。

《内经》一书，是祖国医学之理论基础和辨证论治原则之出处。虽云出自轩辕黄帝，其实是古人总结群众中治疗经验。历代医书，汗牛充栋，亦都是从群众中得来，从病员中得来。此亦辨证法。予故曰，才而无德，则益其过。德而无才，则损其志。必也德才兼备。各行各业皆然，岂独医哉。(1983 年 3 月 7 日夜。)

师古不泥于古

清代文学家龚自珍有两句诗，“万马齐喑究可哀”及“不拘一格降人才”。近代名书画家、金石家齐白石有“胸中山水奇天下，删去临摹手一双”。现代《渌水亭杂志・诗论》，“诗之学古，如孩提不能无乳母也，必自立而后成诗，犹之能自立而后成人也。明之学老杜，学盛唐者，皆一生在乳母胸前过日”。自古出类拔萃之文学艺术家，既能继承，又善发展。继承难，发展更不易。以医道而论，一样要继承好，更要发展好。继承不是依样画葫芦。发展不是脱离古法的原则。

疾病万端，错综复杂，千变万化。夫人身一阴阳也，而各个脏腑之间，亦各具有阴阳二者。《内经》论阴阳，“数之可十，推之可百。数之可千，推之可万”。古人治病，亦限于客观条件，岂能尽善尽美，阐发无遗。至于至善，而今人之继承与发展，亦不能尽善尽美。至此为止，尚有待于后来者也。

以外感而论，仲景著《伤寒论》大有功于后世。明清之《瘟疫论》《温病条辨》《温热经纬》等，是继承《伤寒论》的发展，发展为温热病学说。亦大有功于后世也。以内伤杂病而论，亦首推《金匮》。在复杂多端的内伤杂病，更由于数千年来社会生活，政治经济等变迁，内因外因相互影响的更迭，岂能一成不变，原封不动。亦必无是理也。

辨证论治，首重辨证。辨证不是泥古，论治不是抄袭。在继承古法的基础上，创新法，开新路，补古人之所未及，阐古人之所未备。只问其用之效与不效，不论其方之杂与不杂。立方选药所以杂者，此病机杂也。是从辨证中得来，在实践中证实，并非无据。何得谓杂？所谓杂者，天下本无事，庸人自扰之耳。此“谨察阴阳而调之，以平为期”也。呜呼！知之者鲜矣。此医格之所以日卑。

（自注：予年三十时，即习用杂方，以治复杂重症。曾治宜兴县和桥镇一童，仲秋患暑湿成痢，止涩太早，瘀滞不清，腹胀大如鼓，发热，大便闭结。苔黄，神衰，奄奄一息。以黄连、肉桂、别直参、大黄同用，得便通瘀下而腹平。复诊用清化而愈。嗣后每遇大症，辄喜寒热、温凉、润燥、补泻并用，而亦多效。三十是而立之年，七十是从心所欲，不逾矩。今七十又五岁矣，人谓予用药杂乱，呜呼。岂得意哉！1983 年 3 月 14 日夜。）

又册后注：我在《医道漫话》及《漫话续遗》中有涉及文学、诗词、书画、金石等文艺方面的材料。无非是想汲取这方面的成败规律，得失常理，来丰富医道，作为医道的营养。在辨证论治上，是要有思路广阔，有分析及综合能力，还要摸熟事物的规律性及主客观条件等。道虽不同，其理则一。藉此以达到在辨证构思上，有巧思、灵感、悟心、意境。在论治上达到意匠。如此而已，岂有他哉。

1983 年 3 月 15 日夜，偶忆及补记之

医学漫话续遗

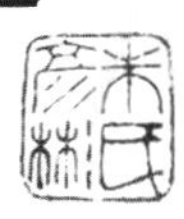

医学漫话续遗序

在写完《内伤》《外感》《本草》等漫话后，恐有失散，业已装订。而读书临证之暇，仍有心得，随感随记，难于分类并入前稿，名《漫话续遗》。续遗者，续各漫话之遗也。

有与前稿重复者，前义未尽，引申之也。有与前稿抵触者，在实践中知前稿之非尽是，或纠或补也。有前稿缺如，而新论述者，阅历日久，体会渐深，亦势所必至也。有前稿已备，而又赘疣者，此年事已高，昏庸也。

业固精于勤，道更贵传薪。予之不惮烦者，此也。是为序。

1981 年，五一节，宋彦彬 时年 73 岁

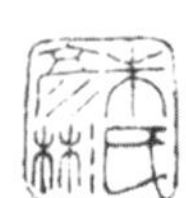

医学漫话续遗·卷一

凶与稳之辨证法

做任何工作都要凶稳结合。凶是要在稳的基础上的凶，稳是要在凶的前提下的稳，此能攻能守。能攻必须能守，能守必须能攻，缺一不可。重如泰山是攻，轻如鸿毛是守。凶固不易，稳则更难。有人说要稳，准，狠三者结合。其实，凶与稳的着重点是准。看不准何能凶，何如稳。准是中心，凶稳是两个侧面。凶与稳亦是对立统一辨证法。

在辨证论治中，正气尚存，邪气已张，要凶。正气已漓，邪气独存，要稳。当凶就凶，当稳就稳。而更难者，凶中求稳，稳中寓凶。这都是实事求是，要符合客观实际。（自注：凶稳结合之能手，前有张仲景，后有叶香岩。）

予曾治卫生局王姓之岳母，年已花甲。舌绛干，无津，脉动带数，头昏不欲食，已3个月。用增液汤，加鲜生地、鲜石斛、芦根等大剂，多剂不效。后与大剂玉女煎而愈。

又，治一黄某教师，年50余。有肝病、心病、胃病，已多年。舌淡红无苔，有裂纹，脉细数。正气已虚，治此碍彼，治彼碍此。以沙参，谷芽，绿梅花，内金，枣仁，白术，薏仁，山药，枇杷叶，穞豆衣。久服渐愈。有医谓，病既多种，如此轻药，何以愈重症。此不解凶与稳之辨证法也。应凶而不凶，则危及生命。应稳而不稳，亦危及生命。凶尚易为，稳更难作。人命关天，为医者可不慎之又慎！

针锋相对与有的放矢

要针锋相对，有的放矢。这是要根据疾病的客观规律，有步骤有次序进行的。辨证论治，立方选药，也和作文一样，有起承转合，还有正面、反面、明显、隐晦、伏笔等的不同。总之，做的文章要对题，不好文不对题。题和文章是针锋相对，有的放矢。

如治黄疸肝炎，在病初起时用清热化湿法，继而用肃清余邪法。如病程延久，肝病传脾而腹胀大者，又用温化法。最后用扶正调理法。此亦起承转合也。又有“热者寒之，寒者热之”，此正面治法。亦有“热因热用，寒因寒用”，此反面治法。起承转合，正面治，反面治，都是针锋相对，有的放矢（自注：隔二隔三治法，是隐晦。见肝之病，当先实脾，是伏笔）。所以，上至治国平天下，下至小道小艺，理无二致。明乎此，方可以为医。宋范文正公有言，“不为良相，即为良医”。医相用功同理也。（自注：天下万事万物，其理皆同。）

治病当有预见性

要有预见才不被动，有预见才能胸中有数，临时临事不慌张。但要处处事事都能预见，则亦难也。诸葛武侯《出师表》载：“夫难平者，事也。”（自注：平应作凭，作料事解。）以武侯的才智，隆中决策，鼎足三分，是有预见。街亭失守，身几被俘，是无预见。如能达到有预见是常，无预见是偶，则亦可矣。否则胸中茫茫，此非上工。

预见性从何而来，是根据一切事物的发生与发展规律，以及主客观条件的影响，量与质的互变等。在中医来说，运用阴阳辨证法则，分析判断，达到预见。但要做到此，要有深厚的理论基础，丰富的临证实践经验。摸熟生理病理的规律（即病机）及其相互关系，相互演变。

例如，外感病大热、大渴、大汗、脉大是阳明经症，本是用白虎汤法。如热之极，汗多之极，就会出现肢冷，脉细的阳亡症，就应用四逆法。何以在治疗上忽凉忽热，症情上迅速突变。此物极必反，于是阴阳转化，寒热异位。此疾病发展规律的特殊性。（自注：特殊性寓于普遍性之中，亦有规律可循。）

又如六经传变、三焦传变和卫气营血传变，此疾病发展规律上的普遍性。由此可以得出预见，按部就班，辨证论治。否则仓皇失措，动手便错。所谓事物的发生发展规律，有其内部的主观性，亦有其外部的客观性。而且，内外部相互影响，相互变易。大体言之，内部因素，是人体内部脏器本身以及脏器与脏器之间的物质基础与功能上的相互关系，相互影响，相互变化等。从外部原因来说，包括自然气候（即五运六气），社会制度，生产生活条件，精神因素（即喜、怒、忧、思、悲、恐、惊）等。人既在气交之中，又生活在社会之中，因而内部外部相互影响，种种条件错综复杂。真正掌握住疾病的发生发展规律，亦是不易。

医者不必相轻

清纪晓岚《阅微草堂笔记》载，一人父病，甚剧。延医服药未效，欲另延一医。夜梦一狐曰，后医至，勿出前医方。及服后医药，竟霍然愈。因检前医方，皆同，无一味更易。如出前医方以示后医，则必将更易以炫己长，病反不得愈矣。（大意如此，原文已忘。）文人相轻，医者不仅相轻而且相妒矣。纪氏并不业医，其书亦非医书，读之亦大有启发，但不免涉及迷信耳。

治标与治本的关系

治标与治本的关系。暴病以治标为多，久病以治本为多。暴病元气尚盛，治其标，则病去而愈。久病则正气已虚，不固其本，虽愈亦每反复。

村前公社何某，男，57岁。右睑部及太阳穴牵引抽痛已6年，广治不效。于1979年10月30日来门诊。舌质偏红，苔淡黄腻，脉细弦。以薄荷4g，炒柴胡6g，炒赤芍12g，生甘草2g，龙胆草5g，鲜生地45g，夏枯草12g，紫地丁15g，板蓝根25g，花椒1g，乌梅9g。此本少阳厥阴同治法。11月9日复诊。云，服药2帖，症情大减。服完5帖，面部抽痛已霍然愈。仍嘱服原方5帖。此病治愈之速，亦非始料所及。医者病者，皆大欢喜，此亦理之常也。至1980年6月11日，又来门诊。自觉右睑部又有蠕动不舒，有复发之象。于原方中去赤芍，加人中黄10g，共服15帖又愈。至1981年3月19日又来。旧病又复发，抽引作痛。病者曾在家又服前次方15帖，不愈矣。舌仍偏红，转以生地、熟地（各）20g，天冬、麦冬（各）20g，元参10g，生甘草3g，地骨皮15g，炒怀牛漆10g，银花15g。嘱服10帖。至4月14日复诊，病已减去其半。嘱续服10帖而愈。此滋益肝肾，壮水之主，以制阳光法。前法是治标，后法是治本。（自注：此例后未复发。1980年春，曾带信来向我问候。）

又，汤某，男，34岁。偏左头痛已八个月，舌亦偏红，脉亦细弦。1980年11月4日初诊。以清肝息风，化痰法，不应。后改用补中益气丸、磁珠丸各125g。分5日，布包。每服加大麦冬15g，炒五味子2g，同煎服。服后病去十之六七，原方又服10日而愈。上述2例，都以治本法收功。

忆我曾齿痛2年。我素不喜药，后痛至不能睡眠，以何某法服之而愈。此异病同治法。

又，刘某，亦偏头痛10余年，亦以汤某法治愈。

肿胀

古人每肿胀并称。有单腹胀者，腹大如鼓，四肢消瘦，最为难治。有单纯头面四肢水肿，而腹并不胀者，此较易治。亦有肿胀并发者，病至后期，亦不易为。总之，肿胀是一大症，其因亦不一，毋轻视之。

新桥公社刘某，男，41岁。肾病经久，腹胀，足胫肿甚如柱，脉细数而软弱。以温阳健运，利水法。淡附子9g，茯苓皮15g，炙内金9g，焦苍术、焦白术（各）6g，炒葫芦巴9g，炒泽泻9g，冬瓜子、冬瓜皮（各）15g，桂枝5g，苏梗9g，陈皮5g，焦薏仁15g，生姜衣2g，浮萍草10g。继以炒小茴、五加皮加减，共服15帖而肿胀均消退。并以香砂六君子丸1斤以善其后，至今未发（1980年6月6日初诊，愈后已近1年）。姜皮与浮萍草同用，虽是一温一凉，而利水之功特大，能相得益彰。

中医治外感急症当凶稳结合

予年轻行医时在农村，以治外感温热病为主，占十之七八。是时西医亦寥若晨星。新中国成立后入城，又以治内伤杂病为主，竟占十之八九。城市医院已西医化矣。因而对外感急性病，在理论上的温故知新，特别是临证实践日见生疏。亦势使然也。于是对外感及急性病的承前与启后，学习与创新，已觉难于措手。亦势所必至也。夫内伤与外感的基础理论，有同有不同。在外感的辨证论治上，原则性更强，灵活性更细。《伤寒论》有六经辨证，温热病有三焦辨证与卫气营血辨证。理论当遵，而实践更为重要。在四诊中何去何从，何舍何取，皆有一定法规。非其时而用是方药是误，至是时而不用是方药亦误也。用是方药而剂量不及则误，用是方药而剂量太过亦误。君臣佐使配伍不当则误，虽有君臣佐使而失其组织法度亦误也。总之，过犹不及，皆非也。而且稍有错误，病变立至。其病情之多变，亦难以一言而概。

有郑陆公社衡某，女，18岁。患温住院，热不减。于1980年10月8日邀会诊。案曰，伏温8日，先是恶寒发热。寒则颤栗，热则如烙。昨起恶寒渐止，壮热更甚，此表邪渐解，里热炽盛。卫之后方言气，病邪在气。舌根苔黄而啨，两边尤甚。脉数而滑。宜清气法。川连3g，银花15g，青蒿梗15g，连翘10g，鸡苏散15g，桑叶15g，炒黄芩8g，双钩藤15g，橘红5g，淡竹叶10g，通草5g。另玉枢丹0.6g，装2支，分上下午开水过服，2帖。

二诊：热仍盛，舌质红绛，苔干黄夹灰，阳明热炽。玉泉散25g，鲜石斛30g，知母10g，川连2g，黄芩9g，银花15g，连翘10g，青蒿梗15g，钩藤15g，鲜生地30g，淡竹叶10g。2帖。

三诊：热减未清，脉急数。舌根稍有灰黑，根底已见松动而微见腻色。此病邪渐却之机。原方去玉泉散、鲜石斛、鲜生地，加益元散、藿香、石菖蒲。2帖。

四诊：灰黑苔已去一半，炎盛虽退，余烬犹存。宜清余邪而和胃。原方去黄芩、菖蒲，加佩兰叶、绿梅花。连服4帖，病愈出院。

按：此例并不复杂，主要在于凶稳相结合。初诊表邪解而未净，故以黄芩、黄连、银翘以清气。二诊时，苔灰黄厚干，阳明气分热炽，深虑液耗风动。故以大剂白虎，加鲜生地、鲜石斛。三诊时，舌苔虽仍灰黄，而根底已见松动，并稍见腻色。此是热退津回之先机。故去白虎、鲜石斛、鲜生地，而稍加化浊法。此能攻能守，凶稳结合法，而以验苔为据。（自注：在外感中，当以验舌为主。叶香岩《温热篇》中，对舌诊有精辟论述。）

椒梅法应用二则

呕吐一症，属于肝胃者居多。有寒有热，有寒热夹杂，有痰有瘀。厥阴肝经，则本寒标热，体阴用阳，亦是复杂。治之之法，纯刚则折，纯柔则滞，每多刚柔并用。

王某，男，60岁。1981年3月2日初诊。案曰，呕吐年余，近来益频。一日三餐，食后即倾囊吐出。并有嗳气，声震屋角。脉细弦。据述，嗳气呕吐时，在脐处有气上撑。此肝气上逆，冲犯胃府。其风木之不静可知。《脉诀》，弦为肝强。当今之治，先宜治肝。治肝之法，先宜泄降。炒白蒺藜10g，川楝子8g，橘叶10g，青龙齿15g，绿梅花3g，瓜蒌皮15g，炒薤白头12g，苏叶6g，南沙参15g，佛手片5g，花椒1g，乌梅9g，7帖。4月9日复诊。呕吐止，仍有嗳气。原方去沙参，加双钩藤15g，5帖而愈。

予生平遇复杂症，喜用乌梅丸或椒梅汤。视其有何主症，有何兼症，则结合用之。厥阴病变复杂而多变化。厥阴在六经内是阴阳交接处，寒热俱备，刚柔并存，且与少阳相表里。而少阳是枢，又处半表半里。大凡奇疾怪症，一是治厥阴，另一是用治痰法。

钱某，男，41岁。风疹块频发，发必胃脘痛（平时并无胃痛史）。先由门人施正康施治，效不显。予脉之有弦象，即与乌梅丸法加减。花椒1g，乌梅9g，炒川连2g，干姜3g，地肤子12g，吴萸2g，板蓝根20g，白鲜皮12g，苏叶6g，双钩藤15g，生竹茹10g。3帖病退其半，复方即愈。此方看来很杂，用竹茹人多不解。竹茹清痰热，是胃痛良药，予治胃脘痛多用之而效。考胃脘痛一症，亦多是寒热夹杂。予亦温凉并用，或寒热并用，有时润燥并用。人多不解，此不读唐以前古人书也。

口有异味

大凡口有甜味、涩味，脾胃有痰浊者居多，而每有腻苔。又有口有辣味，苦味者，又以心肝有痰热居多（自注：前者是痰浊，以浊为主。后者是痰热，以热为主。有别），舌质每偏红。都忌重浊滋腻补药。一是痰浊得补而愈胶，一是痰热得补而愈结。治之之法，前者宜醒胃化浊，以芳香为主。后者宜清心化痰，以凉润为主。再根据四诊之所得，辨证而加减之，则又不可固执矣。

奔牛岳某，女，46岁。1980年8月8日初诊。去年小产，出血过多，曾经皮肤有红点小疹及大片青块。既而舌本发麻，口有涩味，亦近一年。舌质偏红，满布白腻苔。右脉细，隐有滑象。此血虚而兼有痰浊，血虚则生风，郁久而生痰。以炒荆芥9g，茯苓皮15g，佩兰叶6g，白残花3g，川朴花5g，双钩藤15g，生竹茹10g，枇杷叶10g，稽豆衣15g，瓜蒌皮15g，川百合15g，石菖蒲5g，5帖。复诊恙减，原方5帖而愈。至10月23日又来门诊，舌麻有涩味，愈而复发。舌质稍偏红，白腻苔已少。原方加南沙参、北沙参（各）15g，又愈。上述病例看来是小恙，无足述者，但亦有法度存焉。轻而流通，不滞不燥，利其枢机，轻灵之剂也。

头痛

通则不痛，不通则痛，适用于各种各样的疾患，以及外感与内伤等。这是张子和汗，吐，下三法中的一法。是一切致病因子，在通法中从大便排泄出去。用之得当，其效甚捷，且无留患。

有刘某，男，36岁。脑后痛已近月，予初诊用治太阳经法加化痰之品，5帖不应。二诊，大便艰，于是以通下法。炒大黄9g，瓜蒌皮、瓜蒌仁（各）15g，郁金9g，煅牡蛎20g，橘叶10g，炒川楝子6g，炒白蒺藜10g，夏枯草12g，赤芍10g，生甘草2g，5帖。三诊，脑后痛已止，两耳前后仍有抽引。风阳未净。原方去赤芍、郁金，加杭菊、磁石。10帖而愈。

再论继承与发展的辨证关系

再论继承与发展的辨证关系。历来文学、文艺、诗词、书画等总是利用前人经验，并有自己的创造。前者是继承，后者是发展。只有充分继承历史成果，化成自己身内之物，融会而贯通之，并创造性地把它用在自己要表现的对象上，不仅能够赶上前人，而且还能够超越前人。形成一代高于一代，由低到高，由简到繁，由浅到深的发展规律和运动特点。此种继承与发展的关系，是对立统一法则。有人不解此意，只知继承，不知发展，墨守成法，亦步亦趋，使医学到此为止。亦有人只知发展，不知继承，胸无点墨，根底浅薄，无的放矢。此亦偏彼，亦偏也。在继承中要学而能化，创造中要不脱规矩。始则有法，终则无法，此一变也。无法而不离于法，又一变也。唐代刘禹锡诗“芳林新叶催陈叶，流水前波让后波”。祖国医学是几千年的经验总结，来之不易。进一步地创造发展，大有可为。（幼时学作文，塾师教导曰：“感而思，思而积，积而满，满而作。”是要接触，有感受。诗中有我，文中有我，画中有我。继承与发展，亦有我也。各有各自的风格，医亦要有自己的风格。）

辨证论治中的偏与全

偏和全的问题。偏是片面，全是全面。偏则不全，全则不偏。学术理论思想上的偏见，导致实际工作中的错误，不仅劳民伤财，而且人命关天。在辨证论治中，能适合客观实际则全，反之则偏。为医者，身负救死扶伤重任，谁不欲全。然而亦难也。历代医家，偏者多而全者少。试以金元四大家来说，未得为全，各有所偏。以有清一代而论，清温之争，补泻之争，聚讼纷纭，出主入奴。明末张景岳有《景岳全书》，而后叶天士又有《景岳全书发挥》。赵养葵有《医贯》，而后徐洄溪又有《医贯砭》。平心而论，各有所长，各有所短。由于疾病的发生发展，千头万绪，复杂多变。同一病种的表现形式，有多与少，常与变之分。因而在各有长短上，却有多少轻重之分，然而其偏则一。如果只见人之短，无视人之长。对他人以短概长，对自己以长概短。则危矣。

清王孟英崇尚清凉。幼年患温，经浦上林先生以清凉治愈。及后林氏崇尚景岳，王氏又讥其枉道循人。其实是林氏由偏渐全也。治有八法，剂有七剂，难于一法一方而概百病。如王孟英的《霍乱论》，竟谓寒霍乱百中无一。王氏本人亦曾以真武汤治愈一例，讶而不得其解。

以上所述，为医者既欲愈人，自欲求全。何以历代医家，全者少而偏者多，此何故耶。其因多端，难于一言而尽。有囿于师承者，随师学习，师亦有偏。师清亦清，师温亦温，亦步亦趋。

有由于限于古书者，书本亦偏。书补亦补，书泻亦泻，出主入奴。有因城乡之殊者，城多膏粱之质，乡多藜藿之体，素质不同。有自然气候不同者，五运六气有差，应分别对待。有地理南北不一，北方严寒，南方湿热，所感不同。又有普遍与特殊，常与变之分，治法各殊。还有先后阶段之不齐，治病当分初中末也。更有邪正胜负之迴异，男女大小之不一等。以极为复杂多变之病情，用偏而不全的治法，欲其愈大症，重症，岂不戛戛乎其难哉。更有甚者，是习惯势力。平时习惯用法，积之既久，成为陋规，最难改变。这是一种固定静止的思维方法，是一种拘泥执一的工作方法。脱离实际，完全与实事求是不符。种种偏见，其害则一。

由偏达全的重要途径是临床实践，实践胜于雄辩。治好病的方药就是对，反之就是错。其次是向同道学习，以人之长，补己之短。书本知识，只作参考。书本固偏，尤须实践检验。知偏而改，善莫大焉。

忆 1938 年夏秋，霍乱盛行。予宗师法，即王孟英法，治用清凉，得失参半。同道张寿山，法用辛热，亦得失参半。此各有所偏，各有所长也。在霍乱初起，大吐、大泻、大汗、阳亡在即。学张氏法，大剂辛热以回阳。病在后期，吐泻伤阴，神昏惊厥，此阴竭堪虞。仍用清凉法，以清热救阴。由偏达全，治多应手。霍乱一症，本无所寒霍乱与热霍乱也。前期防其阳亡宜救阳，后期防其阴竭宜救阴，此病之机转使然。千古以来，无人知者，亦可慨也！然予之得力于同道张氏者实多。而张氏不问疾病之前期后期，始终用一辛热法，亦可慨也。（予在 1938 年冬写有《霍乱心得》二册可参。）

予师巢渭芳夫子，立雪孟河马培之征君门下。有清一代，江苏名医辈出，声震中外。在清前期，以苏州为盛，有叶天士、薛生白、徐洄溪等。清后期，以武进孟河为盛，如费伯雄、费承祖、马培之、巢沛山、巢崇山、吾师巢渭芳等。但前后二派，轻灵流通者多。唯叶氏稍胜，其法较全。徐洄溪评其“字字金玉，可法可传”。确是定评。相传叶氏曾从师 17 人，以人之长，补己之短，不愧大家名家。予习惯喜用轻灵流通，即王孟英之流通枢机法，此固一长。但以轻灵而概百病，此又一短。知其短而不易速改，此与习惯势力有关。亦与学识浅薄，实践不广有关。

例如，近来有一病例。吴某，男，55 岁。一年来，经常头晕呕吐，反复发作已三次。这次发作前，尚能食饭两碗，突然神识呆钝。至前王医院 8 日。于 1981 年 5 月 8 日转来住院，2 日后邀会诊。目瞪神呆，呼之不应，懒于言语，默默而睡。面黄如蜡，不欲食，每餐只食稀粥几匙。不发热，舌如常人，右脉稍见软滑。病已二旬。予思既非外感邪入心包，亦非痰热内蒙。先以芳香和胃化浊，服 1 剂反而呕吐（西医诊为尿毒症），遂停药。越 2 日，又来邀诊。症如前，终日神呆酣睡而已，予疑其不起。根据其面黄如蜡，转以补益法。大麦冬 15g，茯神 15g，生黄芪 15g，太子参 15g，郁金 9g，绿梅花 3g，淡苁蓉 12g，炒菟丝子 12g，枇杷叶 10g。2 帖后，症情大为好转。后由方企扬医生几次复诊，去郁金、麦冬、枇杷叶，加熟地、当归、白术、党丹参等，服 10 余帖，诸症均退。予往视之，行动语言如常，饮食大振，已判若两人。足征治法不可拘泥一格也。（初诊时，由于病人神昏，由其妹代诉，代诉欠实。后由病者亲自来中医科，自述发病情况，与其妹所谈不符。故补志之。1981 年 6 月 25 日。）

又，徐某，男，42 岁。于 1981 年 4 月住院治疗心脏病，邀会诊。脉极乱，参伍不调，甚则一至一歇。左脉细，右脉滑实，带弦。舌胖厚，舌底红，舌面无苔，白亮而润。自述心中似烧，余无不适。以清心火息风阳法，数易方不应。遂用仲景复脉汤法。大生地 30g，茯苓 15g，炒白芍 10g，桂枝 3g，大麦冬 15g，沙参、丹参各 15g，黄芪 12g，青龙齿 15g，炒枣仁 12g，合欢皮 10g，炙甘草 2g，5 帖。脉乱大减。后由方企扬医生复诊，加川百合 12g，桂枝改为5g。10余帖，脉有序而心中如烧亦平。予以其右脉滑实，虑桂枝辛温过投。原方去黄芪、桂枝，于是脉又大乱，心又似烧，前症复起。急用原法，桂枝亦用5g，5帖后脉又平矣。

夫心悸脉结、代、促。古人谓结代属阴，促属阳，治属两途。《伤寒论》之复脉汤，原为病后心阴衰而心阳失宣而设，是阴病及阳治法。王孟英曾谓应去参，桂，姜，枣。王氏手法本偏清凉，虑桂、姜之辛热耗阴也。予治此症，如舌质红绛者，亦多以养心阴，潜心阳法而获愈。予宗王法，亦偏凉润。每见近医治心悸脉乱概用桂枝，有用至三钱（9g）者，心窃非之。其实彼一偏，此亦一偏也。症因不一，未可一概而论。予曾与镇江曹永康同道论及，曹谓如用桂枝，生地用一两（30g）即可。

本病例舌胖厚底红，而舌面光白润。应舍脉取舌，其中是有去舍法规。上述2例，虽经治愈，但初诊即错。照复脉汤尚少姜枣。偏之为害实大，通过实践最有启发。（注：真正做到求全去偏，亦是不易。非不欲也，力不逮也。）

鲜藕的功用

鲜藕的功用，已见予作《本草漫话》。今日有本县刘某，男，51岁。自云3年前患有血小板减少症，只有两万多。症状是齿缝及皮肤毛孔渗血，屡治不效。亦曾至予处诊治，拟一方，并嘱其大量长期吃藕。彼遵予嘱，2年中曾陆续吃藕近百斤，病才愈。今血小板已有十多万，亦已上班，神情均佳。刘甚欣喜而致感谢。予本已忘，听之亦喜。予生平治病，喜用水果，更喜用藕。各种出血症及夏秋时痢，用藕有特效。予在1954年秋，曾患口眼歪㖞斜，亦以藕愈。今闻刘某，藕竟有意想不到之效。

又，予曾治鸣王徐姓，患肝痈，脓出甚多。嘱吃荸荠100多斤，鲜芦根近百斤而愈。

又，治礼加公社一女教师。怀孕，患急性黄疸，病势甚重。嘱恣食西瓜，10天内食近200斤而愈，母子俱安。如此治法，医者多不知，病者多不信也。（1981年6月26日记。）

遣方用药之因时因地制宜

既须审时，又须度地，即因时因地制宜，谁不知之。然欲真知而身体力行之，又非经过实践不为功。地有南北，如东北与岭南，路隔千万里。既有寒暖之不同，又有山区与水泽之各别。入国问俗，非身历其境，难于亲切体会。予在方书上及听传闻，东北及西北地区，如新疆等地，麻黄至少用至五钱（15g），而附子、肉桂亦常用五钱（15g），心窃疑之！我县已故老中医马心安先生曾在乌鲁木齐行医，问之则然。又闻四川省附子产地，每以附子做膳食，如我乡之食芋头，心亦怪之。又，湖南、湖北等地，食必辣椒，老幼皆然。而我见江浙等地之久食辣椒者，皆有郁火致疾。其或四川等地居民所饮皆山涧之水，而深山丛林，杂草丛生，其涧水中寒性居多。近阅四川《齐有堂医话》亦习用大队附子、炮黑姜、肉桂等。在江浙或不宜用，亦不敢用。又阅江苏丹徒近代名医《李冠仙医话》亦有山区涧水，性多寒凉之说。此亦近理。所以读古人书，应深研并结合自然气候、自然地理及社会历史背景，不得概之为学派。学说之形成，必有其源。否则如堕五里雾中，不知所措矣！

心悸二则

前王谈某（女），有心脏病。曾在上海进行心脏手术。术后数年，病日重。心悸，气急促，唇紫。脉无序，极乱。予嘱其服桂圆。彼有友人在东北，代买红参。近几年以红参、桂圆二味同煎服，1 年内曾服红参半斤。服后精神大振，脉亦有序，操劳不疲。人参大补元气，桂圆大补心血。阳生阴长，亦是良法。

李某，今年 37 岁，在 1978 年患心脏病。脉来三五参差不调，歇止亦频。胸闷。多方医治，服药近百帖而终不效。予亦屡为诊治，亦不效。其妻在公社医院作护理，令吃胎盘。每月约服三个，煮烂当菜吃。服后病情逐渐好转，后竟向愈。今日又来门诊，有心悸胸闷，舌质偏绛。脉偏数，并无歇止。因谈及二年前服胎盘之事。予思作医真不易也。方书载，人胞能大补下元，以补肾为主。而且辛温热，血肉之品，大补气血。而病员年方 30 余，下元亦未衰，竟以此得效。2 年后虽又复发，但脉未歇止。此等病本易复发，不能因其复发而忽视胎盘之前效。

胃痛一则

魏村公社韩某，男性，36 岁。于 1981 年 6 月 24 日来门诊。自言 4 年前胃病，曾至予处诊治，服药 8 帖即愈。今胃痛复发，检出原方，服 5 帖无效，故又来诊治。胃痛而兼呕吐，早食暮吐，暮食早吐，倾囊吐出。诊其脉，沉细而稍带隐滑。舌根有一块薄白苔，舌边净，舌尖稍红色。仿附子泻心法。淡附片 5g，淡吴萸 3g，香附 6g，佛手片 5g，苏梗 10g，炒黄连 3g，炒白蒺藜 10g，炒川楝子 6g，陈甘松 6g，橘红 5g，大麦冬 15g，姜半夏 6g，鲜生姜 4g。5 帖。

二诊，7 月 6 日。呕吐已止，胃痛亦轻。吴萸 3g，炒黄连 2g，苏梗 9g，香附 6g，佩兰叶 6g，瓜蒌皮 15g，炒白蒺藜 10g，炒川楝子 6g，橘红 5g，九香虫 2g，佛手片 5g，鲜生姜 1 片。5 帖，胃痛亦止，调理而愈。

古人论胃痛，喻嘉言谓是寒热夹杂之症。叶香岩则谓病起于寒，郁久成热。叶氏每寒热并用。而王太仆论呕吐谓“食不得入，是有火也”“食入反出，是无火也”。本病例脉沉而带隐滑，舌根属肾，有一块薄白苔。舌尖属心，而质稍红。此肾阳虚而兼有心经之热。虽是胃病见症，说是胃有寒热夹杂固可，说是肾阳衰而火不蒸土，心有火而胃气随之上逆，亦无不可。故仿附子泻心汤意，寒热并用。予治胃脘痛，每喜用寒热夹杂法而多效。如吴萸与蒌皮同用。有时还干姜与天花粉同用。而生竹茹以清胃中痰热，亦兼用之。本例二诊是左金丸法，是前意之减小其制耳。

世无良医，枉死者半

唐孙思邈曰：“今病有内同而外异，亦有内异而外同。”并自述在治狂犬病患者中，有不少人死亡。于是锐意学之，一解以来，治者皆愈。因而叹曰，“世无良医，枉死者半”。孙氏诚实风度，足为后人师法。其自言锐意学之，亦是在实践中不断检验，不断改进而已。如脱离实践，空学空想，如纸上谈兵，理论岂能联系实际。又，孙氏曰“夫为医者，当须先洞晓病源，知其所犯，以食治之，食疗不愈，然后命药”。本来医好病就算药。药者洽也，协也。身体和洽，脏器协作，则百病不生。何必一定要树皮、草根、鸟兽、虫鱼、金石等才算中药。如停食滞，饿一点。如因酒致病，则戒酒。如膏粱太过，则节之。如思虑太多，患得患失，则远虑寡欲。而今医者病者皆不知，亦不信也。呜呼，咎由自取，于人何尤！（自注：还是要怪医生，病人不知医，医生趋势附俗，陋矣！）

口腔溃疡

李某，口腔溃疡已 2 年余，复发频频。我以怀牛漆 30g，潞党参 30g，白残花 10g，陈酒浸口含，3 日即愈。此症亦不少，有 10 余年不愈者，甚则满口糜烂，饮食妨碍，甚是顽固。如以育阴生津，清热法，多不效。

顾某，10 余年不愈，曾至上海，专家组治疗亦不效。顾有关节痹痛，得一单方，以川乌、草乌、肉桂、蕲蛇、乌梢蛇等大剂浸酒饮之，而口腔溃疡亦竟愈。予对此症，亦无经验。后查方书，在《本草从新》牛膝和蔷薇条下注释中，有浸酒服效。即以牛膝一味浸酒，口含为方，亦有暂效，每多复发。

又闻周某言，以党参陈酒浸，口含。服后竟不发。蔷薇根今已难觅，故以其花白残花代之。

近代已故名医蒲辅周，每用炮姜甘草汤。辛热之药，似为胃阳被遏，浮游之火上升。胃脉络于舌本，与心胃实火不同。此实践之可贵。实践认识，再实践再认识。纸上谈兵，谈何容易。（自注：此症多是舌偏红，因而不敢用辛热。假象迷惑，宜注意。

后又以炮姜甘草汤治3例，一效一不效。另一未访问，不知如何。古方有七味地黄丸，即六味加肉桂，方下载治口疮久不愈。亦有愈有不愈，予亦用之。）

学派的形成各有渊源

近代伟大的文学家、思想家鲁迅在《魏晋风度及文字与药及酒的关系》中说，因为我们要研究某一时代的文学，至少要知道作者的环境、经历和著作。正因如此，有些阅读鲁迅著作的，每不甚了了。就是因为不知道他的环境经历和他的著作之故。在祖国医学中，如果要具体研究历代的医学著作，同样必须知道作者的环境、经历和全部学术内容。其中包括当时的政治，经济，文化，自然，旱涝等具体条件。弄清作者在学术思想上的前后演变，医学学术形成的来龙去脉。这是在客观生活上的反映，并与实践的客观实际相结合，进而表现在医学学术的理论上来。这是与当时当地的环境经济分不开的。

如经典《内经》，基本上是无方书，是辨证法则和治疗指导原则。在春秋末及战国时代，诸子百家风起云涌，盛极一时。书内包括甚广，具有朴素的辨证法。张仲景的《伤寒论》，其指导原理亦从《内经》中来。张氏身处后汉，兵荒马乱，民不聊生。其法其方，亦是当时环境和经历的产物。试观张氏自序可知。降此以下，代有名医。其学术体系，无不与环境经历有关。试观金元四大家，及余师愚，吴又可（明末），及清初叶天士等著作可知。

因而祖国医学及其继承与发展，符合当时的历史条件和社会背景。今人不知及此，只知有学派，不知学派之渊源，头晕目眩，如入五里雾中，而无所适从。于是既无继承，更无创造，不得已而借用几味西药。其亦鲁迅所谓环境经历之故欤。（自注：医学亦有具体环境形成的个性，个性表现出来就是医学学说上的风格。在表现医学风格的同时，常常也流露出个人的人生观。）

崩漏

于某，女，44 岁，常州东门某绸厂工人。曾经小产 4 次，后又大产 4 胎。发育后即月经量较多。从 37 岁起，每次经行如崩，历治未效。于 1981 年 6 月 22 日来门诊。适值经行，血量正多，面黄如蜡，无华色。脉两手沉细，舌虽无苔，淡而润。头昏心悸，胃呆纳少。以上黄芪 15g，炮黑姜 2g，炒白芍 15g，党参、丹参（各）15g，炙甘草 2g，蒲黄炭 10g，煅龙骨 15g，川续断 15g，炒荆芥 10g，炒茜草 12g，炙艾绒 3g，白荠菜花 35g。5 帖。

6 月 29 日，二诊。经行已净，舌仍润，脉仍细。炮姜炭 2g，炙甘草 2g，生黄芪 15g，炒当归 8g，野白术 8g，续断 15g，煅龙骨 15g，炒白芍 10g，太子参、丹参（各）15g，炒荆芥 10g，炙艾绒 2g，藕节 15g。10 帖。

7 月 30 日，三诊。月经又转，血量已正常，面色隐有红色，脉仍细，舌仍润，原方 10 帖，即愈。

查崩漏一症，以天癸将止时为多，中青年亦有之。暴至而多者谓崩，淋漓不净者谓漏，亦有既崩且漏者。其因不一，不可混同施治。《难经》谓任主胞胎，冲为血海。属奇经之病。扼其要，不外肝、脾、肾三经之病，而又以肝脾为主，此其大法也。肝藏血而脾统血，藏统失司，血乃妄行，失其常度。在辨证中，如是属寒者，以治脾为主。而治脾之中，更宜温经以摄血，引血以归经。辨证的主要依据是神情脉色。如脉细无力，舌淡而润，面黄如蜡，无华，神情呆钝，虽宜固气补血，行瘀止血，更宜温经摄血，引血归经。此画龙点睛法。温摄药中，以炮姜、艾绒、荆芥为主。有时用荆芥，艾绒二味即可。如症情较重，可三味同用。本病例舌润脉细，症情较重，故三味同用。但时值炎暑，辛热燥烈之品，应适可而止，防其化热伤阴。在复诊中要舌脉并重，如舌渐有转红，脉象渐有滑数，即应另行处理。

另外，在大崩中，如有由于血去太多，而有阳亡症状时，又宜独参汤、参附汤、芪附汤等回阳救逆。待阳回后仍辨证治之。

溲闭一则

张某，男，63 岁，在我院做直肠癌手术。术后已 20 日，小溲一直不通。导尿管屡插屡拔，终不能自溲。于 1981 年 7 月 17 日来邀会诊。舌亦无苔而润泽，并不红绛，脉沉细。此术后清阳不升，浊阴不降，膀胱气化失司。用补中益气法。党参 15g，茯苓 15g，野白术 9g，生甘草 2g，炒柴胡 5g，生黄芪 15g，炙升麻 3g，陈皮 5g，台乌药 6g，炒怀牛膝 10g，冬葵子 30g，琥珀 2g 研末，稀粥调服。3 帖后，阴茎发痒，少腹气往下坠，有欲溲之感。予嘱拔去导尿管，待其自溲，并再服原方 2 帖。服后小溲通畅，于 22 日出院。

此等症似难而实易治。参、芪、术大补脾胃之气，而以升、柴升其清阳，此本东垣法。再以牛膝、冬葵子降其浊阴而利窍，但冬葵子要用至30g方效。乌药，陈皮调膀胱气化。予用之屡效。但治溲闭一症，既有虚实之分，更有治肾、治肺、治脾胃等之不同，亦不拘一格可也。予于《内伤证治漫话》中已详论之。

辨证要细而慎

辨证一定要细要慎，辨证一错，全局皆错。当然，四诊是八纲辨证的方法和手段。如熟悉一切事物发生发展之规律，并了解全过程，这对四诊八纲的正确辨证起主要作用。因任何一种疾患，自有其一定的发生发展规律。

本月19日，有常州东门一妇女，在急诊室已3日，西医诊断为胆道蛔虫。剧痛，迄今未止，至中医科诊视。我见其舌无苔而红，但润泽，脉亦无滑象。我思中医并无胆道蛔虫病名，只有虫痛一门。但舌脉与胆道蛔虫并不相符。如是胆道蛔虫，舌苔必是黄腻或深黄腻，或灰黄腻，脉多滑实。当用乌梅丸法，寒热并用。细询之，先是腹泻十日，泻止即胃脘偏右剧痛。此本是暑湿之病，暑伤气，湿伤脾，此腹泻之所由来。泻多又伤阴，所以舌无苔偏红。暑湿之气未清，所以上腹部剧痛。舌亦润泽，乌梅丸不能用矣。照古法应以五汁饮合四磨饮法，此又皆缺。于是以王孟英连朴饮加木香、乌药，并加重用益元散，银花。连朴饮清化湿热，虽是黄连苦寒，厚朴苦温，似与舌红不合。但红而泽润，亦无妨碍。且有大剂银花、益元散清暑热以监之，并佐小量木香、乌药以调气。服1帖痛止。复诊以清化而出院回家服药，

2帖而愈。本是小病，无足述者。志之以见辨证之不可不细，不慎也。然欲到此地步，又非有实践经验不为功。（1982年7月29日志）

陈皮

陈皮，即橘皮之陈者。《本草从新》谓，陈者良。《上海中医杂志》在1981年7期，有陈皮的药解。是援引《本草纲目》“同补药则补，同泻药则泻，同升药则升，同降药则降”。于是误认陈皮能补能泻，能升能降。此对李氏之曲解，误矣。

陈皮性温偏燥，利肺气，疏肝气，健脾气，和胃气，是理气药。夫立方选药，有严密的法度存焉，即君臣佐使是也。二陈汤用之，是取其化痰理气。异功散用之，是恐参、术、草之呆滞，佐陈皮以流通之，药贵枢机也。补中益气之用陈皮，是恐升、柴升之太过，又恐参、芪、术、草滞膈，既缓其升，又利其膈，因其利疏，其实性稍偏降。治疗八法中之泻法，并非专指大便泄泻。硝黄之谓泻，是去有余。去有余都是泻，增不足便是补。温胆汤、导痰汤等皆有陈皮，亦有泻之深意在焉。和通下药同用者，一是理其气，使硝、黄可以因势利导。一是健其脾，毋使泻之太过，过犹不及也。《本草》谓其和中，亦调和之药。究竟偏于温燥，有耗气伤津之弊。舌红绛干者以及脉滑数者，忌用，或监制用之。看问题，应该深一层看，高一点看。

形与神

正与反，从与逆，隐与显，直与曲，真与假，大与小，收与放，疏与密，淡与浓，这些相反相成的事物，在文学艺术，如诗歌、戏曲、金石、书画等领域，在创作艺术表现上，都有引人入胜的突出表现。一言以蔽之，无不从形神脱化而出，都是包括在形神两者范畴。有时形胜，有时神胜，相辅相成。现代戏曲大家曹禺在1981年第4期《现代剧本》中说“给人思索的余地”“要吃青果”。因而不论什么形式，什么流派，什么格局，总要有含蓄，有回味。萦回脑海，历久不衰。如以诗词而言，杜子美的《春望》：“国破山河在，城春草木深。感时花溅泪，恨别鸟惊心。”柳宗元的《江雪》：“千山鸟飞绝，万径人踪灭。”刘禹锡的竹枝词《杨柳青青江水平》：“东边日出西边雨，道是无晴却有晴。”隐幽曲折，何等耐人寻味。而黄巢的《菊花》“待到秋来九月八，我花开后百花杀。”何等雄心大志，革命乐观。如以书法而言，王羲之神形俱备而带秀。颜真卿、柳公权虽是苍劲浑厚，缺少奔放，究是形胜。晚清翁同龢得力于颜体，而有所发展，已是形神俱备。近代齐白石善金石书画，堪称大家，形神俱佳者矣。其金石最为可贵，密不容发，疏可立马，气势磅礴。其书法雄伟挺拔，苍劲有力。其画则栩栩如生，游刃有余。真不愧一代大家名家，洋洋乎叹观止矣。（自注：“云隐蛇龙，得其一鳞半甲，正是可思，不必现其全身”“人人心中所有，人人笔下所无”“意到笔不到”，此皆言其神。立方选药，而人多不测者，此亦求其神也。）苏东坡论诗画“论画以形似，见与儿童邻，赋诗必此诗，定非知诗人”。此言神胜于形也。

若论医学，似与上述有别。上述为艺技，医学为救人。其实，反映生活实际，辨证立法，实事求是，切合客观病情，在立方选药的构思上，心灵手巧，同样寓有艺巧。即同样有形神之分，而神尤重于形。虽小道亦有可观者焉。柯韵伯有十剂之论，轻、宣、通、泄、滑、涩、补、重、燥、湿等。如白虎汤，是方之正而显者。一加桂枝，一加苍术，则为桂枝白虎汤、苍术白虎汤，而治又不同。甘麦大枣汤，此方之小而隐者，人多忽之，实有奇功。乌梅丸，是方之曲者，又从又逆，又收又散，又正又反，神效莫测。补中益气汤之用升柴，以升清阳。八味丸之用附桂，以纳肾气。当归补血汤，黄芪多于当归5倍。苏连饮，苏叶只有一分（0.3g），黄连倍之。叶香岩制玉枢丹，红毛大蓟，千金子，与文蛤同用，一收一放，疗效神奇。

凡此种种，其寓意之深奥，组织之严密，病情之适合，有含蓄，有回味。如食青果，余味无穷。任何一种成就，都非投机取巧所能获得。古人多巧思，此非偶然。千锤百炼，有深厚功夫。今也不然，千篇一律，参、芪、术、杞、首乌、熟地而已。只此数味，其放之四海而皆准耶。不仅是俗，而且浊矣。俗浊可以不论，其如生命何。（1981年7月30日诊余有感，不能自已，挥汗作此。）

滑胎

常州某药厂女工，乔某，31岁。曾经小产1次，今又怀孕3个月。腰酸腹痛，阴道漏红。于1981年6月22日来门诊。脉躁动，舌尚润。以桑叶30g，黄芪15g，炒黄芩6g，野白术10g，川续断15g，炒杜仲15g，陈皮5g，苏梗6g，苎麻根30g，一帖。6月24日，二诊。腰酸已止，腹痛，阴道下红均减。于原方去苏梗，加炒扁豆 15g，怀山药 15g。再 2 帖而安。

该厂另一女工，朱某，30 岁。曾滑胎 2 次，今怀孕 2 个月余，腰酸痛，少腹有下坠之感，阴道亦漏红。于同年 7 月 8 日，由乔某介绍来门诊。据述曾至东门一妇科诊治无效。亦以乔某方去苏梗，加太子参 15g，桑寄生 15g。共诊 2 次，服 5 帖而安。此方以桑叶为君，此王孟英法，故用至 30g。以于术（即白术，是白术之优良品种），炒黄芩为臣，本朱丹溪法，一固脾气，一泻脾火。以黄芪、川断，杜仲为使，沈尧封《沈氏女科辑要》治滑胎多用之。白苎麻根是民间有效单方。合成复方，故有效。

历查古人安胎方而用桑叶者，是王孟英之祖父王秉恒始，在《重庆堂随笔》中论之甚详。肝藏血，桑叶清肝，故王孟英谓其凉营，血得凉而胎安。柯韵伯谓桑叶是肺家肝药，并甚称之。予历用于安胎屡效。苎麻本是民间单方，吾乡群众习用之。王孟英亦收录于《潜斋简效方》中。本是 3 味，苎麻、莲心、糯米。因莲心常缺，只用前 2 味。

在古人安胎方中，缪仲醇制有资生丸，亦从参苓白术散脱化而出。罗东逸收录于《古今名医方论》中。均见予著《内伤证治漫话》及《本草漫话》，兹不多赘。在构思辨证，立方选药上，看似寻常最奇倔，成如容易却艰辛。医岂易言哉！（自注：在怀孕 3 个月左右的小产，本方确有效。有 6~7 月的安胎药，又当大补脾肾。虽同是安胎，实因月异，而治法不同。）

闭经

蒋某，女，26 岁。住我院二旬余，于 1981 年 7 月 7 日，邀请会诊。据述7年前即患心包积液，多处医治无效。后来我院亦未效，病已垂危。在出院回家时，曾至我处开一中药方，回家服10帖，（我已忘）症情大有好转。但不能操重劳力，至今月经还未转过。近来病势又加剧，来院经二次抽出心包积液大于200ml。呕吐，汤饮妨碍，不欲饮食。胸部高突，腹部亦胀。胸闷，呼吸短促，已奄奄一息。要求回家服中药。脉细滑数不匀，有歇止。舌质红，尖尤甚，色光亮。而舌面有一层白苔，既不腻亦不燥。面色黄，无华。四诊合参，此心包有痰热。既有热，故舌红。又有痰，故有白苔。痰热蕴结，心窍不宣，故胸及腹高突发胀。先宜清其热，化其痰，宣其痹，此治本之法。如徒抽其液，则去者自去，而生者复生，终无良画。于是以瓜蒌皮20g，郁金10g，天花粉15g，生蛤粉30g，银花、银花藤（各）15g，双钩藤20g，天竺黄6g，知母10g，益元散15g，青蒿梗15g，川百合15g，（本拟用大贝母20g，缺，故用百合。）鲜茅根60g，5帖。并嘱每日以鲜芦根半斤，煎服。

7月12日，其兄来改方。云，呕吐已止，胸闷稍舒，已能每餐食粥大半碗，精神亦好转。原方去青蒿梗，加南沙参20g，5帖。

7月17日，二诊。诸恙均有减轻，能每餐食粥一碗，原方10帖。

其母于8月6日来联系，已能食饭，而且月经已转。年26岁，尚是初次通经。其母喜甚，予亦喜出望外。

心主血，心包为痰热所阻，出入窒痹，不能畅流冲任。今痰热渐化，血流渐畅，故经行。因家境贫困，不拟继续服药。予嘱每日仍以鲜芦根煎服，冀刈病根。芦根甘凉轻清，既清痰热，又宣气机，实为对症良药。如照王孟英治法，本宜常用雪羹汤，因缺而未用。

古人治痰热，瓜蒌有用至一两（30g）者，今用20g，并与天花粉同用，其力亦不弱。双钩藤清肝，凉血，通络，用至20g，蛤粉用至30g，以化痰积。竹黄凉心化痰。茅根与芦根并用，气血两清。此方手笔亦不小，但甘凉并不伤胃。人以胃气为本，应处处保护胃气。（1981年8月13日，俟天气凉爽，拟中西医同去随访。）青中年妇女经闭，法当通经。但并不是光补血破血，当寻求其因。冲为血海，任主胞胎，此与奇经有关。然心主血，肝藏血，脾统血，亦应从心、肝、脾三经入手。即在心、肝、脾三经之中，寒热虚实，又各有不同。中医学术，是无底洞，其辨证之根据是客观实际，实事求是。在构思之心灵手巧，难于一言而尽。

范某，29岁，平时带多，月经已4个月不转。前日来门诊，由青年医生方企扬诊治。范某带多经闭，舌苔微黄，脉有隐滑。以六一散，赤苓、猪苓，川萆薢，青蒿梗，桑叶，瞿麦，茜草，茺蔚子，炒怀牛膝，生薏仁，柴胡，月季花为方，5帖而经行带少。此方以治带为主，而通经有显效。此症闭经之属于肝者，肝有湿热。魏柳洲谓，木热则脂流而带多。湿热既盛，脉道阻痹，故经不行。以清肝，化热，利湿为主。血药仅茜草、茺蔚子两味。湿热既去，脉道斯通，故经行。此不治其经而是治经之法。

又，有一住院病员，吴某，32岁。于7年前大产时出血过多，嗣后一直面黄如蜡，神倦无力，腋毛阴毛，脱落已净。在住院中来门诊。一派血虚面容，脉细涩不畅，舌质淡，舌面有腻苔，月经5个月不转。血虚固当补，而腻苔又有胃浊，胃失敷布。于是寓化浊于补益之中，稍佐通经。黄芪15g，当归8g，藿香8g，佩兰、泽兰（各）6g，炒荆芥9g，穞豆衣15g，野白术9g，丹参15g，茯苓15g，橘红5g，炒茜草10g，玫瑰花6朵，荷叶10g，10帖。服至8帖而经已行，饮食亦振。此治经闭之属于脾者。故于当归补血汤中，既加白术、荷叶，固脾升阳，又用藿香、佩兰、橘红，以化胃浊。脾胃相为表里也。

又如本册前述一病例，蒋某，26 岁，迄未通经，用清化痰热法而经行。此治经闭之属于心者，亦不通其经而经自通也。（自注：肥人宜化痰，瘦人宜补益。）

又有过于肥胖之体，过于瘦弱之质，亦闭经。则又当“损者益之，益者损之”。

所以治病不可一概而论。而在治心、治脾、治肝中，又当分别辨证求因，此《内经》所谓治病必求其本是也。此亦看似寻常实奇崛，成如容易却艰辛。

痿症

《内经》论痿有“五脏因肺热叶焦，发为痿躄”“治痿独取阳明”等。余听鸿在《诊余集》中，分干湿二类。干者以甘寒润燥养液，以滋阳明之燥。湿者以苦温或佐苦寒，以化脾肾之湿。在四诊中，以舌脉及肌肉之肿削，皮肤之色泽为别。但痿之发，其突然而发者易愈，逐渐而成者难痊。

有徐某，男，中等身材，不太胖，亦不太瘦。今年 54 岁。家乡北堰村人。患痿 4 年余，今夏死亡。先是行路走 1~2 里时，腿软跌仆。以后逐渐缩短行程，走几步即行跌倒，直至不能自立。不能起步，如两腿不任载重之象。如此 2 年多，痿软逐渐加重。两臂不任动弹，卧床不能转侧，最后咽喉吞咽困难而死亡。历时 4 年多，远近医院及中西医广治无效。上海有一个西医专家组，只知其病名，而无治法。予诊治多次，其脉沉细缓，舌正常，无异常。能食。除两腿久不行动，见稍有萎缩外，并不瘦削。在辨证中，属五脏之一脏，或属干属湿，并无明显症状为凭。予忆《清代名医医话精华》有用一味白术膏治愈之例，仿用之无效。后又用滋补肝肾法，亦不效。（自注：此症似可用白丸子，以振脾胃之阳。即青州白丸子，亦未知能效否。）又嘱服虎潜丸，及牛骨髓、牛筋、猪蹄、羊肉等均无小效。在痿症中为少见。

肥儿糕方

太先生马培之在清末赴京师，为慈禧太后诊病。时京师豪门贵族子弟，食多肥甘，体多瘦削。马制一“肥儿糕方”，苍术、山楂、大黄、麦芽、苏叶、桑叶、红茶、红糖、米粉制成糕。此方之奇，奇在桑叶。健脾导滞消积，亦古有成法，人皆能为。一加桑叶则形神俱备，收效益大。王孟英在清代中期，亦善用桑叶。可见古人有深厚功力，心灵手巧，有法外之法。

耳聋

张某，今年 12 岁。于 9 岁时，在 3 月初患感冒，后即两耳闭塞不聪，竟成耳聋。原在小学校读书，因聋辍学。至镇江丹阳等专科医治，予亦开一中药方，拒而不服。后至上海耳鼻喉科医院，诊为神经性耳聋，是不治之症。住院月余，无少效，乃返家。家在本县南夏墅公社。依其祖父及叔生活，家中令其养鸭 10

余只，张某以放鸭为生。挖蚯蚓、捕虫豸以喂鸭，整天在田间游荡。并自种香瓜、黄瓜、脆瓜，自种自吃。迨秋，耳渐聪。九月初，竟如常。自己要求重进小学读书，至今未发。一般认为神经性耳聋，难疗之症，竟得痊愈。从张某的耳聋病愈，似为事出偶然，但深思之，有至理存焉。

夫耳之鸣响，与耳之闭塞不同。耳鸣属于肾虚肝旺，其来也渐。耳之闭塞，在感冒之后者为多。热郁于肺，肺气不肃，其发也突然。古人谓耳聋治肺，如早期治疗，效亦显。予亦治愈多人，一般服药 10 帖可愈（自注：全用肺药）。亦曾治一小河公社病员，亦在感冒后耳聋，已 5 年。服药 30 余帖，仅有小效，未收全功。张某放鸭捉虫，舒其肺气之郁。香瓜、黄瓜，清其肺之痰热。虽不期然而然，实为适应之疗法。天下任何事物之成败，必有其因。于此等处应深思熟虑，研究出事物本质，内外条件之相互关系，于医道大有裨益。

“死练”“活用”

近代京剧大家盖叫天演武松，英武威猛，栩栩如生，多盛赞之。在他的《粉墨春秋》一书中总结体会，说是得力于“练死”与“演活”。并说“基础有了，如何化法，真是无尽无休。得看自己摘着用了”。这是各行各业的一个真理，医道何独不然。同样是“练死”与“用活”二者而已。死是练的基本功，基本功练好，就是对前人学术成就的继承。活是在实践中的化裁，是学术上的发展与创新，是对立统一物。今之医者，既不在基本功上用功夫，反而好高骛远，于是既无继承，更无发展。此无“死练”

就无“活用”也。“功到自然成，火到猪头烂”。天下事没有半点勉强。章虚谷有《医门棒喝》一书，惜乎未论及此！

溲血

谢某，女性，24岁，未婚。溲血量多，成块而下。小溲频数，几日夕无度。溲时阴道刺痛，少腹滞坠，大便艰。在公社医院治疗5日，转来我院3日，血仍多。于1981年8月20日来邀会诊。舌苔淡黄腻，根厚而啃。脉细隐有滑象。不欲食。肝脉络于阴器，先予龙胆泻肝汤法。龙胆草5g，炒赤芍12g，生草2g，炒大黄9g，蒲黄炭10g，茜草炭10g，海金沙15g，粉丹皮8g，橘叶10g，炙侧柏叶15g，炒怀牛膝10g，台乌药6g，藕节15g。嘱服3帖，并每日以鲜藕1斤半，煮汤饮之。并嘱泌尿科医生，停用西药，以观中药之效。

8月24日，二诊。溲血已减轻其半，尿道刺痛亦轻，舌根黄苔渐化。但在服至第3帖时，胃部不舒，呕吐，腹亦隐痛。所饮药汁，亦呕吐而出。脉转虚细，面益黄而无华。此肝经热湿渐清，而正气益虚。以苏梗8g，生黄芪15g，炒白芍15g，蒲黄炭10g，橘叶10g，炒茜草10g，炒荆芥10g，薄荷4g，牛膝10g，乌药6g，藕节15g，白荠菜花30g。嘱服2帖，每日仍饮藕汤一斤半。

8月27日，三诊。溲血大减，已十止其九。呕吐腹痛，小溲频数亦均止。唯少腹仍觉滞坠，黄腻苔将化净，虚脉亦起。原方去苏梗、乌药、牛膝、茜草，加野白术10g，莲须15g，焦薏仁15g，2帖。仍饮藕汤。

8月29日，四诊。诸恙均平。溲血全止，谷食亦振。立一调理方而出院。

夫溲血一症，先分虚实，而以尿道是否刺痛为鉴别要点。痛者属实，不痛者属虚。实者治肝，虚者治脾。治肝宜清兼利，用苦寒佐淡渗法。治脾宜补兼升，用甘温升阳法。此肝藏血而脾统血，肝宜凉而脾宜温也。然亦有实中夹虚，虚中夹实，虚实多少之分。未可一概而论。

本病例溲血既多且频，尿道刺痛，此固属实。但时经 8 日，去血已多，苔虽黄腻，脉已见细，已是实中夹虚之症。初诊方，应以治实为主，治虚为辅。应去大黄加黄芪，以龙胆草与黄芪同用，方为合拍。且如此大量溲血，亦不宜嘱服 3 帖。应 1~2 帖，步步为营，稳扎稳打。既失之虚实并治，又失之药过病所。所以在服至第 3 帖时，溲血虽减，有呕吐，脉细虚，腹痛。此犯三禁中之药禁也。二诊急去胆草、大黄、丹皮、柏叶、海金沙，加入黄芪、荆芥、苏梗、白荠菜花、薄荷。一面补气以摄血，一面和血以止血。用薄荷是因其少腹仍有滞坠之感，此是疏肝。厥阴之脉，既络阴器，又循少腹。用苏梗既可疏肝，且亦和胃止呕。故服后溲血竟大减，而呕吐腹痛亦止，苔反化净。可见虚实夹杂之症，不必纯用清法方能化苔。如虚实并治，胃气渐苏，则敷布有权，而苔亦自化。忆昔治勘探公司一男职工，大量溲血，经久未愈，阴茎及睾丸均刺痛，亦以胆草与黄芪同用而效。本病例始终饮鲜藕汤，此在疗效上起到重要作用。鲜藕汤治一切出血证有奇效。曾治一三河口公社女，年 40 岁左右。崩漏经久不愈，服藕 40 余斤而愈。又治一新安公社男教师。牙鼻衄，皮肤有紫斑，亦嘱服藕。服两年近百斤而愈。

荷叶亭亭玉立，出于污泥而不染。如藕、藕节、荷叶、荷梗、荷花、莲子、莲须等，皆为有效药物。王孟英在《归砚录》中谓其一身皆是宝。天下事，平淡中出不平淡，比比皆是。然此可与智者言，难为流俗道也！

癌症在舌脉上有可凭，亦无可凭

今西医所谓各种癌症，在舌脉上，有可凭者，有全无迹象可凭者。有的舌脉有变易，有的舌脉全无异状，宛如平人。平人者，不病也。看不出问题，容易为其迷惑，引起医者麻痹大意。

如肺癌。洛阳公社周某，舌苔灰黄厚腻，有咳嗽。而湖塘供销社一干部，舌脉如常，仅背痛。公安局一石姓，病 2 年。至其死亡，四诊无反应，仅日渐消瘦。而其他各癌亦如此。有一皮癌，只背左隆起，皮厚坚黑，余无不适，舌脉亦如常。中医是以四诊为据，如是则难于辨证。此则西医之检验法为优。所以中西医各有长短。

治面部肿块之属于癌者，《续名医类案》主六味地黄汤，以滋化源。逍遥散以舒肝。亦用补中益气汤以培元。此正面治法，治本治法。我虽初次试用，而见过去消坚、化瘀、解毒诸法，皆不效。

血癌（白血病），虽有吐血，鼻衄，宜用人参养荣汤加减。予曾治愈遥观公社沈某一例。见有用凉血清热法，多不救。

治胃癌，予每用附桂八味法，亦有效有不效。须用真交趾桂，今已缺。这些病，既非外感，亦非外疡，较之一般内伤，实为险恶。并非一般治法所能效。以治本之法，此是正治为优。

四诊相符

诊治之要，首重四诊，继在八纲，结合起来就是辨证论治。

四诊一错，则八纲辨证随之而错。辨证一错，则全局皆错。辨证之根据在四诊也。其相互关系之重要也如此。四诊之要，不仅在症与症的相互符合，更重要的是四诊综合起来的相互符合，即相互适应。所谓相互符合，就是在疾病的发生发展过程中，所表现出合理的各个症（病机上的反应），相互符合于规律。天下任何事物，都有自己的一定的规律。每一种疾病，同样有一定的规律上的反应（症）。特别是症与舌，症与脉，舌与脉。在辨证中尤为重要，是辨证中的关键。如四诊不相符，则必有一真一假，一顺一逆，一常一变，存乎其间。

如大热，舌脉应相应。如变异，舌反淡润，脉反细、虚、沉。此则外感或内伤，须当辨清。又如大热，汗多，肢冷，脉细。又急须防其阳亡。又如无病而舌苔灰黑腻，在男子为大量嗜酒，在女子孕妇为胎死腹中。

神情脉色，古人重视之。即病人的精神状态，及脉象气色（包括舌色）。久病而神情颓丧者，危在旦夕，予历试无差。外感发热，而见中动脉，多不救。近有陈某，33 岁。2 年前患鼻癌，在上海肿瘤医院放射治疗。近日大便忽然下血甚多，夹有紫块。血止发热，大便泻。而舌苔黑而厚，有时稍腻，有时偏干。在大出血之后，舌应淡白。由于发热，又是血去阴伤，黑苔亦间有之，此不足怪。但其精神状态，言语动作仍好。亦能一次食粥一碗半，此又与如此厚黑苔不符（西医说是癌扩散，仍在治疗中。后转至上海，死亡）。因而四诊并不是孤立的，而是紧密相互联系的。故在辨证中，有舍症从脉，舍症从舌，舍舌从脉，舍脉从舌，舍舌舍脉从症等不同。统称辨证论治，其关键在“辨”字。今之中医，不究舌脉，何从辨证。此所以中医之日渐衰落也。（1981 年国庆节）

椒梅法治腹痛一则

牟某，女，74岁。发热，满腹痛无定处。有时痛甚剧，大便艰，嗳气。舌红，无苔而润。脉细数而弦。住我院四旬余，病依然。西医疑是肺癌，但并不咳嗽，亦不胸背痛，胃呆不欲食。于1981年9月24日邀诊。以花椒2g，乌梅9g，炒郁李仁12g，广木香3g，橘叶10g，台乌药6g，绿梅花3g，佛手片5g，大腹皮10g，南沙参15g，上沉香3g，降香5。服1帖，腹痛止，大便通。能食粥，有时稍呕吐。原方去沉香、降香，加桑叶15g，枇杷叶10g，双钩藤15g，花椒改为1g，2帖。诸恙均退，出院回家，带回原方3帖。

查本病例，发热腹痛，古人每以五汁饮、四磨饮合用。今已缺，不用。舌虽偏红，但润而不干。主症是腹痛。此阳明，厥阴并病。厥阴本寒标热，体阴用阳，每多寒热夹杂之症。而阳明大肠腑气失宣，不通则痛。故以椒梅汤以安厥阴，此刚柔并用法。五汁、四磨既缺，师其意而变其法。木香、沉香、乌药、降香仍是四磨法（另一方，有槟榔、郁金，无降香、乌药）。其所以用大腹皮，此槟榔树皮，与槟榔同功而力稍逊。沙参，绿梅花以养胃阴。郁李仁以通腑气。郁李仁专治少阳胆，每有奇效。治肝之药，每多治胆，治胆之药，亦能治肝，以肝胆相为表里也。复诊去沉香、降香，并减轻花椒剂量，加桑叶、枇杷叶、双钩藤。究竟沉香，降香太燥。花椒辛温，腹已不痛，防其燥药过剂。枇杷叶、桑叶、钩藤轻清肃降，息肝而利枢机，作为善后治法。桑叶是肺家肝药，枇杷叶是肝家肺药。桑叶、枇杷叶治疗范围很广，予喜用之。“始则有法，终则无法，此一变也。无法而不离于法，又一变也”。上述治法，看似庞杂，有法外之法存焉。

切勿蛮补

寨桥公社潘某，6年前风闻潘患肝癌，病甚剧。后来我处门诊。肝区隐痛，胃呆纳少，精神困顿。予见其舌苔厚黄腻满布，脉滑甚。问其曾服参芪补剂乎。答谓，自服30余剂矣。予责之曰，尔本疡医，胡为乱补。医可为而不可为也，慎无轻言医。与黄连导痰汤，加黄芩、山栀、连翘、菖蒲。5帖病去其半，10帖而愈。

及今思之，误用蛮补者，何独潘氏。即身负盛名之时医，亦不过参、芪、术、地数味而已。从各地来就诊者之处方言，或从中医杂志之宏文言，地无分南北，时无分冬夏，蔚然成风，一补而已。洋洋乎叹观止矣。治病八法，七方十剂，辨证论治云乎哉。

昨日有夏溪公社吴姓女病员，年31岁。仅是月经血量过多及带多，误服补剂近百帖。于是胸闷气急，嗳气呃逆，舌苔淡黄厚而干啃，脉隐滑数。来我处诊治。该病者曰："请勿用补药。"予曰："汝何知不可用补？"于是病者曰："我每次用补，病必剧。药亦昂贵，势将破产。"呜呼！误补之害，病人知之，医反盲然，不亦可悲也乎！

肺痈

某农药厂职工，贺某，男，20岁。患肺痈。先是咳嗽，痰臭夹血。住院治疗4个月余，痰臭，咯血止后，咳嗽不已。脉细，舌淡润。不得已，于1981年9月29日到我处门诊。予以炙白前12g，野白术9g，川百合15g，橘红5g，瓜蒌皮15g，海浮石12g，白及片9g，生薏仁、熟薏仁（各）15g，怀山药15g，冬瓜子、冬瓜皮（各）15g，南沙参15g，枇杷叶10g。嘱服10帖。10月8日复诊。据述曾在6日摄片复查，肺空洞已愈合，仅有阴影。即出院带回原方继服。

考肺痈一症，本是肺有蕴热，肺郁不宣，则气滞血瘀而成痈。前阶段应以苇茎汤、葶苈大枣泻肺汤合法，以决壅，清热，祛瘀。而后阶段则宜培土生金法。肺病久病，当以胃药收功。此暴病属实，久病属虚。同一病，前后阶段不同，治法则异。辨证论治，其此之谓欤。

读《红楼梦》随感

《红楼梦》作者曹雪芹，博古通今，知识渊博。医学书籍，虽是涉猎，亦有功夫。在第三回中，林黛玉初进荣国府，说常服人参养荣丸。在第十回中“张太医论病细穷源”治蓉大奶奶月经两月不转，用益气养荣补脾和肝汤（四物、四君加黄芪、香附、柴胡、山药、阿胶、延胡索，共14味）。在五十一回中又有“胡庸医乱用虎狼药”。曹雪芹并不业医，而理法方药，颇具法度。剂量炮制，亦本古法。今之业医者，恐望尘莫及。但曹氏究竟缺乏临床实践，并无感性知识。其所论者，仅纸上谈兵而已。如人参养荣丸，是治阳虚发热，阳虚咯血等症，而以阳虚为主。方中虽有少数阴药，而是阳药居多。与林黛玉阴虚之体，咳嗽咯血不符。其益气养荣补脾和肝汤，亦是通套妇科应酬之方。月经两月不转，原因亦多，岂一方所能统治。由此可见，漫补之法，自古已然。徐洄溪固痛论之矣。历来文学艺术小说，能与曹雪芹匹敌者，寥寥无几。其在医学上，究非专业。缺乏辨证论治，原不足怪。今之身为中医，远不若曹氏，则亦怪矣。

续论水肿（肾炎）

水肿（肾炎），在《内伤证治漫话》中已有论述，今补充如下。

此症以儿童为多，大人亦有。《内经》“肾者主水”，肾病则肿。“其本在肾，其末在肺”。古人有“补脾不如补肾”，朱丹溪又有“补肾不如补脾”之论，不外是从脾肾着手。清初叶香岩论水肿，又有“从上至下，从下至上”之分，以及先治其上，后治其下等别。此本诸《内经》，又从肺肾入手。中医是辨证论治，西医须化验小便。在中医的辨证论治中，道路广阔，治法多端。并不局限于一个脏器，亦不拘泥于任何一法一方。四诊合参，分清阶段。仍宗治病当分初、中、末之旨。此暴病属实，久病属虚也。

在初病，头面肿甚，即叶氏从上至下者。舌苔如有黄色，越婢汤疗效最显。麻黄与石膏同用，虽是开上治肺，实是开鬼门之意，肺合皮毛也。其次亦可轻剂，如前胡、杏仁、苏叶、浮萍草，亦是开上宣肺，从越婢汤脱化而来，变其方而不离其法。其始则异，其终则同也。

如皮肤有湿疹疮疡，结合三花汤（银花、黄花地丁、紫花地丁），六一散，川萆薢。苔黄者，加黄芩。亦有良效。

如水肿而腹大坚硬者，又宜平胃散（苍术，厚朴，或同用或只用一味厚朴）及腹皮、六曲、内金。如舌苔淡润者，切勿过用寒凉及滋腻呆补。（注：此症舌苔每多灰黄，或黑色，但润或腻。不可不知。指腹胀症。）

如舌苔厚黄腻，可加炒黄连，亦可生姜皮与浮萍草同用。治肿胀并重，有良效。其他如赤猪苓，冬瓜子、冬瓜皮（各），通草，荷叶，此随症加减。此非主药，仅辅而已，选用可也。

此症每多反复，在早期治疗，及早期治愈后，一定要做善后治疗工作。所谓善后治疗法，并不是温补恋邪，滋腻呆滞之品，而是清化余热余湿，运脾醒胃而已。

若迁延反复，有3~5年不愈，而难于收拾。面黄如蜡，毫无华色。或腹胀大，或呕吐，小便闭，舌多白润，无异常变态。脉沉细者易治。脉弦滑而劲硬者难疗（西医称为肾性高血压尿毒症）。前者宜甘温，大补脾元，稍佐温肾。如参，芪，术，草，茯苓，山药，杜仲，杞子，焦薏仁，菟丝子，益智仁等。禁用破气之品，如大腹皮、枳壳等。陈皮虽是利气，亦能破气，亦忌用。但须久服始效。一般要在50帖之上。徐洄溪所谓有久服而愈者，即此也。后者病情危笃，每多不治。舌淡润，脉反弦劲有力，肝脾真脏脉已露，舌脉不符。若论治法，还宜补脾温肾，兼以柔肝。此舍脉从症治法。恐虽鞭之长，不及马腹。予对此实践经验，仍是缺乏。因此，治水肿之关键，是在于早期治疗，早期彻底治愈。

综上所述，水肿治法，一般以肺、脾、肾三经为主。"肾为水脏""肾者，胃之关也，关门不利，故聚水而从其类也。"又，肺为水之上源，源清则流洁，此从上至下也。少阴肾脉，从肾上贯肝膈，入肺中。其本在肾，其末在肺，此从下而至上也。脾虚不能御水，而水湿泛滥。在肺、脾、肾三者中，有宜肺肾并治者，有脾肾并治者，亦有肺脾并治者，更有治其他脏器者，未可一概论也。

忆昔曾治前王黄姓，及宜兴县钟溪村陈姓，都在后期，以大补脾元而愈。又治鼎舍一竹匠，舌红光无苔，以甘寒清养肺胃而愈。

又，最近前王公社蒋某，22岁。一发即抽筋并昏厥，抽止厥回。送来住院治疗。头发脱落如秃，面稍微浮。西医转来会诊（说是肾炎水肿。蛋白有4个加，红血球3个加。血压180/110mmHg，诊断肾性高血压）。予见其舌深绛而稍糙，脉来滑实弦劲有力。以杭菊，桑叶，双钩藤，麦冬，银花，密蒙花，决明子，南沙参，瓜蒌皮，黑山栀，鲜茅根大剂。坚持服50余帖，而舌淡脉静，头发重生而愈（血压及小便化验均正常）。此是肺有燥热，肝有风火。以治肝为主，治肺为辅。既不宜淡渗，亦不宜苦寒（芩、连、柏）。淡渗伤阴，苦寒耗液也。治水肿并不局限于肺、脾、肾。在中医来说，仍是辨证论治。如见异思迁，视西医为捷径，则误矣。

结束语

书至此，纸已写完。同类纸又缺，只能装订，算作卷一。有生之年，自是实践之时，不免有新的感觉，当然还是要继续写下去。

漫话者，随意为之。说得文雅一点，“即兴”之意也。综观全作，亦不过“触目横斜千万朵，赏心悦目二三枝”而已。有时还离题千里，漫无边际。此亦“说喜不得言喜，说怨不得言怨”，借景寓情而已。

“理论是从实践产生的，实践亦永远没有完结的时候，理论也不会有完全成熟的时候。反过来，理论又应该对实践起指导作用。它必须走在实践的前面，接受实践的检验，而不断改正自己的错误。”（见薛暮桥《中国社会主义经济问题研究》）予之本意，亦即此也。

以前所写的纸（自注：不仅洛阳纸贵，而且是缺矣。）都是南京中医学院教研组丁光迪教授赠我。盛情厚意，一并在此致谢！

1981 年 10 月 22 日 宋彦彬 时年 73 岁 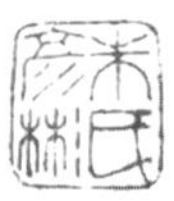

医学漫话续遗·卷二

阴阳辨证法则补遗

善于辨证论治者，必善于阴阳辨证法则；善于阴阳辨证法则者，才能善于辨证论治。此一定不易之至理。辨证论治是祖国医学遵循的原则。《内经》一书，是辨证论治的理论基础。李中梓在《内经知要》中言“医经充栋，不越于阴阳”。因而《内经》是阴阳，是辨证法则的总和。故《素问·阴阳离合论》曰：“阴阳者，数之可十，推之可百，数之可千，推之可万，万之大，不可胜数，然其要一也。”（自注：《内经》一书，以阴阳为纲，以胜复为中心。“有胜则复，复已而胜。”此阴阳辨证法之中心。）天下任何事物，都有自己对立统一的两个方面，阴阳就是这两个方面的代名词。阴阳辨证法则，用于指导中医的辨证论治，是原则基础。作为认识和发现一切事物的哲理，亦无不可。

任何事物之发生与发展，既有一定的规律性，还有一定的变异性。变异性也包括在规律性中（自注：条件又对规律有制约作用，因规律之存在和发生作用，离不开一定的条件。如外感六淫，内伤七情。医学上的预防与治疗，都是创造和改善条件）。病有常变。常者，病之常也。变者，病之变也。常是普遍性，变是特殊性。由于阴阳的相互影响，如相互依存，相互消长，相互制约，相互转化等，在疾病的发生发展过程中，极为错杂。如果不以阴阳辨证法则来指导辨证论治，就会动手便错。如有真相，有假象，有“寒极生热，热极生寒”，有正治，有反治，有同异，有标本，千变万化。所以是“万之大，不可胜数”。但归纳在阴阳来辨证，则又是“然其要则一也”。（自注：由演绎到归纳。）

如前所言，阴阳之相互关系，是相互依赖、制约、消长、转化的。阴阳之间相互牵连，相互影响，因而千变万化，互为因果（自注：此是与主客观条件相联系的）。如相互之间失去依赖，失去制约，就会引起阴阳消长的不断发展。如消长到一定程度，则导致了阴阳相互转化。一面偏高，则一面偏低。一面偏低，则一面偏高。“阴平阳秘，精神乃治”“不平则病”。辨证论治，就是“谨察阴阳所在而调之”“以平为期”，使这个对立物达到相对平衡。由相反达到相成，是对立统一法则。（自注：在调整阴阳过程中，注意“以平为期”，切勿做过头事。）

在阴阳辨证中的关键，是《内经》中的胜与复。“物之生从于化，物之极由乎变”“胜至则复，复已而胜”“有胜则复，无胜则否”“善言化言变者，通神明之理”。其生其化，其极其变，贯穿于整个阴阳辨证之中。这是由于天下事物，都处于不断运动、不断变化之中。静止的、固定不变的东西是没有的。同时，由于主客观条件和因素之不同，内部与外部联系之各别，如外感之六淫、内伤之七情，在“化”的过程中，胜与复亦不是固定不变的，往往相互转易。在一个事物的两个方面，相反相成，在对立统一的辨证中，就以阴阳二字为代表进行辨证，如此而已。

例如白虎汤症，大热、大渴、大汗、脉大，本是阳盛，或说是热盛。但热之极，汗多之极，就会四肢厥冷，脉沉细或伏。此又转成阳亡，又宜四逆、附子理中汤等。此就是复。《内经》说是

"重阳必阴，重阴必阳"。这就是由生，由化，由极，由变，胜与复的道理。其中主要是一个"化"字，在"化"的过程中，"有余而往，不足随之，不足而往，有余从之"。天下事物，固如是也。

不仅如此，泻心汤寒热并用，以治少阴阳明寒热错杂之症。乌梅丸，以治厥阴本经寒热交错之症。则又是脏器与脏器之间，此阴彼阳，此阳彼阴，即此胜彼复，此复彼胜，由化而成的复杂局面。在一个脏器中，亦同样有阴阳两个方面，亦同样在一个脏器中有胜与复之变化。因而辨证论治，一定要以阴阳辨证为法则，为依据。在阴阳辨证法则中，又一定要掌握其生、其化、其极、其变的基本原理。《刘伯承用兵录》谓：敌我双方，互为盈虚消长，即此盈彼虚，此长彼消。就是要使我逐渐地"盈""长"，使敌人逐渐地"虚""消"。则消极者必败。此论阴阳之消长，即邪正之虚实。

我在《医学漫话》已有一文论及辨证论治的阴阳辨证法则，意犹未尽，补遗于此。1980 年 12 月 5 日记。

医案四则

案一

王某，女，34 岁。平时经行如崩，为时已久。来院子宫切除后，寒战发热，5 日不退。妇产科邀会诊。面黄如蜡，脉两手滑大，右手更甚。舌苔淡黄，稍干。精神尚好，能食饭一碗。仅寒战高热而已。先以黄芪 20g，炒荆芥 10g，炒当归 8g，大麦冬 15g，党参、丹参（各）15g，炒杞子 15g，炒潼蒺藜 20g，穞豆衣

15g，双钩藤 15g，炒白芍 12g，藕节 15g。1 帖寒热减轻，2 帖止。复诊，原方去麦冬、杞子、藕节，加石斛 15g，桑叶 15g，浮小麦 15g 而安，出院。

本病例，平时经多，已是血虚。复经手术，亦多出血。究非产妇，所以症情尚轻。试思如系外感，已经 5 日，其能面黄如蜡，食饭一大碗乎。亦无如此滑大近洪之脉也。应凭症从脉而舍舌，不为黄黑舌苔迷惑。本例病情尚轻，故用轻法养血祛风而已。（自注：吴鹤皋论《补血汤》“血实则身凉，血虚则身热，此症纯象白虎”“纯象白虎，但脉大而虚，非大而实为辨耳”。予谓亦不尽然，亦有长大粗实者。）

此症不多见，只有在产妇大出血后偶见。甚则抽搐，角弓反张。脉多滑大无伦，面多黄蜡无华，舌苔黄有灰黑者。此血虚风动。血虚之极，则阳浮于外，故见抽搐，与外感大别。应用大剂人参养荣汤法，甚则加大剂炮黑姜，养血而收浮阳。一经寒凉即不救，每多误治。《医宗金鉴·女科》及王肯堂《六科准绳·妇科》虽有载及，未言舌脉，述而不详。

案二

在 1970 年 5 月，有寨桥公社，杨树坝头村一妇，年 30 多岁。因难产住常州市一院，反复出血。手术后壮热抽搐，神昏目瞠。经输血抢救 6 日无效，自动出院回家。邀予诊之。舌苔厚黑腻，脉洪大而反实，浮中沉并无空芤之象。予诊毕处方，迟疑不决，未敢予以大剂温摄，越日即亡。胆识不足，今犹内疚。

案三

时某，男，61 岁，于 11 月初患癃闭，来院后经导尿转成失禁。一小时小溲10余次，夜不安寐，甚则床第尽湿。来门诊。舌苔微黄腻，脉细弦带滑，小溲时阴茎稍有刺痛。予从下焦仍有湿热治，并佐升、柴以升提之，盖恐其小溲仍癃闭也。讵知服后小溲益频，几分钟即小溲。升、柴乃是提壶揭盖通溲法，治又错矣。予亦大惊，急改益气固涩。生黄芪15g，黑山栀10g，白及片12g，五倍子9g，炒五味子5g，煅牡蛎20g，炒芡实15g，菟丝子12g，覆盆子12g，炒金樱子12g，莲须15g，5帖即安。

此亦胜复之理，“有余而往，不足而随之，不足而往，有余从之”。当代名医岳美中在《无恒难以做医生》一文中说“中医的奥妙在于临证”。此真阅历之言。（自注：此是舍脉舍舌，从症治法。）

案四

唐某，女，36岁。自春至今，每值同房即头昏，浑身抽搐。事后须卧床2天，稍行动又抽掣，别无他症。在同房时，其夫觉其阴道中流出液体甚多。因而视房事如畏途，夫妻欠睦。今年10月24日初诊。细询之，在房事时先抽掣，继而头昏甚。每次同房，必抽2~3次，并需嗜睡2日，甚苦之。按脉则细弦隐滑，舌苔如常。予拟一方，鲜生地25g，炒白芍12g，煅牡蛎30g，双钩藤15g，炒川楝子6g，橘叶10g，木通6g，莲须15g，夏枯草12g，炒黄柏6g，生竹茹10g。嘱其与夫说清楚，服10帖后同房，以观疗效。11月3日来复诊，已喜形于色，问之已愈。于原方加杭菊9g，再服5帖，以善其后。迄今未发。

此治厥阴肝为主，以治少阴肾为辅。肝主风，主筋，主动。肝脉又络于阴器。同房时阴液多泄，肝失涵养，于是风动转筋。所谓诸风掉眩，皆属于肝也。眩即头眩，掉是抽动。平时肾阴不足，肝有郁热，木热则脂流，故同房时液多。生地益肾阴涵肝。

川楝子，夏枯草以息肝。牡蛎，莲须佐以固涩其精液。木通，黄柏以清肾中相火。同房时相火必旺。王孟英谓竹茹能洗子宫痰热。仍是乙癸同源并治法。人要通情达理，因病影响夫妻和睦，并非小事。伪君子不足取也。（12 月 6 日）

再谈谈黑苔

从外感与内伤两个方面谈。

第一，在外感方面，不外伤寒与温热病等。

疾病的发生与发展，自有一定的客观发展规律。如《伤寒论》的六经辨证，《温病条辨》的三焦辨证，《温热经纬》的卫气营血辨证，都是阐明疾病的发生发展规律。当然也包括顺传，逆传，变异等在内。黑苔的产生与发展，是邪热在病理上的发展，相应地反映出来。如先是淡黄苔，逐渐到深黄苔，再发展到灰苔，再到黑苔。如治疗得法，则黑苔也依次而化，由黑到灰，由灰再到淡黄，由淡黄再恢复正常。看黑苔的关键是干与润。干者重，润者轻。干者热重。润而黏腻者，是热中夹湿夹痰。黑而干者，又有黑刺、黑糙、焦黑、满舌黑、中心黑、根部黑等不同。总之，是阳邪热炽津伤。黑润中亦有黑多、腻多、厚而黏腻等不同。总之，是热邪中有湿有痰。治法亦要四诊合参，视其轻重而分别处理，不得混同一律而论。

一般而言，治黑而干者，如增液汤、白虎汤、竹叶石膏汤，或重用天花粉、银花、鲜石斛、鲜生地。在农村中经济困难，恣饮鲜芦根、淡竹叶汤，或恣食西瓜、鲜梨等。古法用犀角地黄汤，但犀角、羚羊角物稀价昂，今已不用。古法用犀羚，每帖用至二到三钱（6~12g），少用则杯水车薪，无济于事。余听鸿《诊余集》中有大剂犀羚不及黄梅水三碗之例。所以饮腊雪水有良效。

曾治戚墅堰供销社一职员。壮热，神昏，舌苔黑如锅底，舌衄。与承少槐医生合酌用石膏四两（12g），鲜生地一斤（500g），连服3剂而渐退。凡属黑苔干而无津者，苦寒药、淡渗药均禁用。黄连、黄芩、黄柏是苦寒药。苦者其化以燥。滑石、赤苓、通草等是淡渗药，利其小便，则阴更伤而燥益甚。只宜甘寒清热育阴。

另有一种，已见黑苔而干，突然黑苔脱落，显出红绛舌而干，此不合来去规律。1~2天之间，忽生口糜，白如豆渣，散在生于舌面及唇上。此症最恶，西医属霉菌。此又是虚实夹杂之症，阴既伤而又有胃浊。宜育阴中佐以醒胃化浊。但须育阴而不腻，化浊而不燥，治之得法，亦有愈者。凡属黑苔而干者，舌质多绛，因病程已久也。黑苔易退，舌绛难复，以逐渐而化而退为顺，突然脱落为逆。

凡是大剂治疗急重危症，一定要遵循《内经》“大毒治病，十去其六，常毒治病，十去其七，小毒治病，十去其八，无毒治病，十去其九，无使过之，伤其正也”。用药过头，则一病未已，一病又起。还需时刻注意胃气，有胃气则生，无胃气则死。内伤与外感，同一至理。

若是黑苔而黏腻，病情轻而易愈。清热与化湿并用之。视其热与湿之孰多孰少，再确定清热与化湿之孰轻孰重。此禁用育阴滋腻药，防其助湿也。结合四诊，苍术白虎汤、诸泻心汤、平胃散均可选用。以连朴饮加菖蒲，六一散为稳妥。

予初行医时，治一病员郜某，发热神呆。见其苔黑，即与牛黄清心丸及清热药，一剂而病势大振。后以苍术白虎汤加菖蒲而愈。但亦须时刻注意，与化燥药后，防其舌苔转干转燥。

第二，杂病（内伤）方面的黑苔。

其范围较广，病机亦较复杂，而且假象亦较多，辨证论治较困难。如有属于痰热的，有属于腹腔中有脓液的，有妇人胎死腹中的，有习惯嗜酒好饮的，有大出血后引起的，还有久病在死亡前出现干黑苔的，种种原因不一。

其属于痰热者，如心悸胸闷，即西医所谓冠心病，其脉不均匀，或有歇止。每多灰黄腻苔，或灰黑腻苔。如以脉论，其歇止者，中医分促、结、代三种。促属阳，结代属阴，而以促脉为多。如以舌苔而言，先是黄腻，逐渐至厚黄腻，中有灰有黑。以症而言，胸闷或有隐痛，心悸，心慌，头昏等。此痰热内蒙，心包阻痹。今人多用活血化瘀法，其实对灰黑苔，脉急促者，并不符。予每用黄连导痰汤，加钩藤、蒌皮、银花、连翘、菖蒲、竹茹有良效。我院陈某之娣夫，发病后即以此治愈，而且有显效。

柯韵伯在礞石滚痰丸方论中曾谓“痰与饮同源，而有阴阳之别。阳盛阴虚，则水气凝而为痰。阴盛阳虚，则水气溢而为饮”。治痰与治饮，其法有别。痰以夹热者多，饮以夹寒者多。治痰热必须清热化痰两面兼顾，视其舌苔灰黑与黏腻的浅深，结合四诊加易。

其属腹中有脓液者，有黑滑舌，还有白润苔，并不相同。脓液亦属痰一类。如有肠痈成脓，经手术而仍有脓液者，如脓液不多反而见黑腻苔。亦有大量脓液，壮热，反而舌苔淡润如常。如不亲见，未之信也。

顾某之祖母，肠痈后腹部有脓，有黑润苔。并曾见横林公社一妇，30 多岁。人流戳穿子宫，引脓几千毫升，高热，反而舌淡润。此又与王孟英论痰热症，痰热阻痹阳气，热遏不宣，故口反不渴，而舌润如常。此是假象，不可不知。

妇女胎死腹中，如时日经久，舌苔必先青灰相杂而腻，渐至灰腻、黑腻，我见甚多。古人谓舌青面赤，则子死母活以诊断预后。其实是先青灰相杂而已。此又须下其死胎方愈。因胎死腹中，经久腐烂而有浊气也。

平时嗜酒善饮之人，轻则灰腻，重则黑腻。运村王某，舌苔黑如墨而腻，公社医院见而大讶，急送来诊。予曰，近来善饮乎。答然。嘱其戒酒，无须服药。

在大出血症，如大吐血，大便出血多，有一部分舌淡白无华色，此出血血虚。见淡白舌，理之常。亦有一经出血，迅即舌苔转黑。此并不是逐步形成，由润而干，是 1~2 日间即见黑干苔。我见亦多。最近丁某之子与陈某之子，均大便出血甚多，一夜之间，即见黑苔。而且陈则发热，丁并不发热。此出血后，液伤血虚，反见胜己之化。又当辨证治之。

但是，不论内伤外感，病人弥留前，舌苔多数是黑的，亦是液涸津亡，则又不可不知。

又有染苔，如食青果、石榴、菱角，久之舌苔亦或灰或黑，此系染病。停食即退化，无需服药。

在杂病中，各症都有黑苔。最近 1 个月治儿童水肿，西医说是肾炎。有 3 例有黑腻苔。其中 1 例既水肿，且腹部膨胀。有 2 例小溲夹血，较严重，肉眼能见。在辨证论治中，均以清热化湿而安。予曾辑有《简言舌诊》一本，此文亦作补遗。

产后溲闭

张姓女，年 28 岁。大产出血多，产后即小溲闭而不通。以手挤压少腹，仅有点滴，已 3 日。于 1981 年 12 月 2 日，妇产科邀会诊。舌质偏红，中光，脉细偏数，大便艰难。以南沙参、北沙参（各）15g，生黄芪15g，大麦冬15g，白桔梗8g，炙升麻3g，炒怀牛膝10g，台乌药6g，炒郁李仁10g，橘叶10g，冬葵子30g，琥珀2g（稀粥调先服）。2帖，小溲即通而未畅。原方再2帖而愈。

产后溲闭者常有之。如舌苔白润，宜用补中益气汤，去姜、枣，加冬葵子、琥珀。屡用屡效。本病例产时出血既多，血为阴，阴伤故舌苔中光。以南沙参、北沙参易党参，去党参之温，以沙参之润而养阴。以大麦冬改去白术，以白术脾药而偏于燥。易用麦冬，麦冬是胃药而润。脾与胃相为表里，脾宜温运，胃宜甘凉。而沙参、麦冬并入肺，肺为肾之上源，肾主二阴主水，源清则流洁。用桔梗易柴胡，桔梗亦升，上行于肺。叶天士谓“柴胡劫肝阴”。舌红中光，恐更伤阴。去姜、枣，畏其姜之辛温，枣之呆滞。而用冬葵子之滑窍，此与车前子、木通之渗湿利水不同。利水恐又伤阴，冬葵子仅滑窍而已。琥珀利窍祛瘀，且能安神。此补中益气之变法，实即补中益气也。“出新意于法度之中，移俗而不移于俗。”所谓“始则有法，继则无法，此一变也。无法而不离于法，又一变也”。用古人法，首当活用。予在《内伤证治漫话》溲闭门已详述，今补此。

脉诊

柯韵伯在论麻黄附子细辛汤有云“阴阳疑似之间，症难辨而脉可凭”。柯氏有《伤寒来苏集》名著，学伤寒者多学之。而程郊倩之《伤寒后条辨》中谓“六经内，三阴惟少阴，厥阴多假症，如躁烦，戴阳是也，然而其脉不假。三阳中阳明间有假脉，如热深厥深，而脉反沉之类是也，然而口燥舌干，不得卧之症自在”。上述是论症之真假，在辨证中有真相，有假象也。古人又说“脉可凭而不可凭也”。所以在辨证中，必须四诊合参。有舍脉从症，舍症从脉，舍脉从舌，舍舌从脉的辨证关系。从内伤杂病而言，亦不外此。在诸脉象中，有痰热甚者。或有食滞者。或有瘀凝络道者。有体质过于肥胖，痰湿阻滞络道者。有液涸津亡，脉道不利者。有禀赋是六阳脉或六阴脉者。脉道亦种种不一，未可一概而论。王孟英在《王氏医案》及《归砚录》中屡有阐发。今之医者，只有一诊，问诊而已。既无四诊，何云辨证。此医道之所以日下也。

小溲失禁

日前，有宜兴县南漕公社曹家滩村，曹某，男，66岁。半年前小溲频数作痛，继而小溲失禁，夜卧遗溺，床被尽湿。亦已3月，甚苦之。脉滑甚，舌苔淡黄黏腻，大便艰。予忆不久前曾治时某小溲失禁一症，与此相似，以益气固肾法而愈。此则脉滑，苔黏腻，改用化湿固涩，通塞并用法。小川朴5g，黑山栀10g，炒黄柏6g，陈皮5g，乌药6g，苏梗9g，五倍子9g，白及片9g，炒菟丝子12g，炒覆盆子12g，炒郁李仁12g，荷叶10g。嘱服10帖而愈。自悔阅历不广，识见不足。治老年只知癃闭，不知失禁。治儿童只知遗溺，不知溲闭。其实天下事物都是一分为二的，塞与通，对立统一。既有塞，便有通。虽读《内经》，不求甚解，此缺乏辨证之所由来也。

读《柳选四家医案》感

清朝晚期，出类拔萃，医中姣姣，堪与前期叶，薛相媲美者，首推江阴柳氏宝诒。上自灵素，下至诸家，博学多识，融会而贯通之。其在辨证中，心灵手巧，活泼玲珑，面面俱到，恰到好处。不愧名家大家，钦佩之至。

柳氏在选评《继志堂医案》一书中，（原作者曹仁伯前辈，功力精湛，文气遒劲，深有古文气。其辨证论治，立方用药，多宗古法，亦是一代名家。）柳亦赞而尊敬之。但曹氏不免缺乏清灵枢机，活泼通变。在常法中寓变法，有法中求无法，无法而不离于法，为曹氏所不足。柳氏在失血门评按中云“唯所长者在乎周到稳实，而所短者在乎空灵活泼，此则囿于天分，非人力所能勉强矣”。予谓人之禀赋自有不齐，如悟心、机动、心灵手巧，难于相同。后天可以胜于先天。如不断实践不断认识，自可补先天之不足。又在内伤杂病门，柳氏按语曰“阴虚而挟脾湿，阳虚而挟肺火，邪实正虚，彼此相碍。凡治此等症，总须权其轻重缓急，又须心灵手敏，方能奏效。若稍涉呆滞，则效未见而弊先滋”。确是阅历之言，又善于总结体会者矣。凡在虚实，阴阳，寒热，润燥夹杂之症。顾此碍彼，治彼碍此者，最宜留心，切勿孟浪。应实事求是，全面顾到。此等处最难处理。一碗水定要端平，否则难于收拾。病家医家两受其苦。

又如中风门，曹氏原案“怒则气上，痰即随之，陡然语言謇涩，口角流涎，月余不愈，所谓中痰中气也。然痰气为标，阳虚为本，所以脉息迟弦，小水甚多，肢麻无力，法宜扶阳为主，运中化痰佐之。六君子汤加川附，白芍，麦冬，竹沥，蝎梢”。而柳按曰“立方虚实兼到，所谓看似寻常，最奇特也，勿以平易忽之”。此亦实事求是，取长补短，与专以阿谀为评语者，医德大有不同。君子爱人以德也。纵观按评，柳氏寥寥数语，文体简洁，尽出柳氏功力。

又如劳风症，曹用柴前连梅煎，云出自《千金》。柳按："查《千金》所载劳风治法，及所叙病案原与此不同，即所用之柴前连梅煎，仅见于吴鹤皋《医方考》，《千金》中并无此方，先生偶误记耳。"在痰饮门，曹用枳砂二陈汤加乌梅、生姜。而柳按："方中乌梅一味，似不入格。查《医通》载二陈汤古方，本有乌梅，取敛护胃阴之意。先生用此，其意或在斯乎？"足证柳氏博览群书，随手拈来，头头是道。

又血症门，曹氏自制瘀热汤以治咯血。（旋覆、新降、葱、苇茎、枇杷叶）柳按："可以酒炙大黄炭数分，研末冲服，以导血下行。"稍加一味，便觉有力。原有《江阴柳氏医学丛书》，予未窥全豹，深以为憾！购书之难，借书之艰，可为一叹。

论阴阳与胜复

《内经》一书，以阴阳为总纲，以胜复为中心，明乎阴阳与胜复，始可言辨证。诸如寒与热，盛与虚，正与反，标与本，同与异，表与里，开与阖，上与下，升与降，收与散等。都是对立统一物，而以阴阳总纲统之。"物之生，从乎化，物之极，由乎变"。变化不定，于是阴阳失去其平，"不平则病"矣。既是变化无定，有时阴胜，有时阳胜，有胜则有负，有负则必复。"有胜则复，无胜则否""胜至则复，复已而胜，不复则害"。所谓偏胜与偏负，是不平衡。所谓复，是渐平之由。复之太过，则又偏胜。"阴平阳秘，精神乃治"。此所以以胜复为辨证中心也。

“有余而往，不足随之，不足而往，有余从之”。此即胜与复的辨证关系。脏腑各有阴阳，而一脏之中，亦具有阴阳两个方面。阴阳的偏胜，即胜与复。有的单纯，有的复杂。如阳明白虎汤症，大热之极，口渴之极，汗多之极，脉大之极，此是阳胜。物极则反，就出现阳亡，脉细肢厥，又宜理中四逆，此是阴复。又如伤寒厥阴症，厥阴本寒标热，体阴用阳，宜乌梅丸法，此一脏中又有胜复。又如黄疸，本是肝有热，脾有湿。热为阳，湿属阴，有时热重，有时湿盛。时胜时复，移易不定。又如肠风痢，大便艰硬，夹有冻垢，西医谓之结肠炎。此脾有积湿，肠有燥气，又宜润燥并用。内伤杂病，一经迁延，每多胜复。稍不注意，则一病未愈，一病又起。既有胜复，则变症百出。《内经》“亢则害，承乃制”。亢是胜，承是复。

在辨证中，胜复既明，则“治热以寒，治寒以热”。此逆治法。如胜复中“重阴必阳，重阳必阴”，用从治法。标与本，奇与偶，上病下取，下病上取，寒热并用，攻补兼施等治法，皆从阴阳胜复辨证中得来。三国时马谡失街亭，诸葛武侯身几被俘，是执死法以临活阵。阴阳胜复，是辨证的规矩。心灵手巧，是辨证的灵活。《孟子》谓：“能与人规矩，不能使人巧。”功到自然成，火到猪头烂。则又赖于感性认识与理性认识的如何矣。

肿胀

杜某，女，年45岁。平时经行量多如崩，已10余年。入夏以来，腹渐胀大，面足水肿，面黄如蜡，而经行仍多，脉沉细。住院后经西医输血等治疗，而腹胀不减，邀会诊。予亦屡以养血健脾法，亦无大效。窃思清初喻嘉言论肿胀，有“从来肿病，遍身头面俱肿，尚易治。若只单单腹胀，则为难治”。又谓，“有培养一法，补益元气是也。有招纳一法，升举阳气是也。有解散一法，开鬼门，洁净府是也”。此案周身俱肿，并非单单腹胀。喻氏治法虽三，第一法的补益元气，已包括第二法的升举阳气在内。第二法的招纳治法，应改为摄纳治法方是。温补脾肾，兼以摄纳，则脾既健而肾水亦不泛滥。于是以淡苁蓉 12g，茯苓 15g，野白术 9g，仙灵脾 12g，怀山药 14g，焦薏仁 15g，炒菟丝子 12g，炒覆盆子 12g，冬瓜子、冬瓜皮各 14g，炒黄芪 12g，炒巴戟肉 12g，炒白芍 12g，陈葫芦 2g。服后腹胀渐平，面足之肿渐消。坚持服 40 余帖，并未易方，愈而出院。肿胀之病，确是大症，肿易治而胀难愈，亦是阅历之言。徐洄溪肿胀不分，断言千中难愈一二，亦未免过甚之词。（1981 年 12 月 29 日夜。）

神形俱备

清嘉同年间，书法金石大家何绍基，字子贞，以书法为尤胜。中年时以形胜，晚年时以神胜，神形俱备，意工均超，而神尤难也。真达到“七十而从心所欲，不逾矩”者矣。其致李中云信“外间人见子贞书，不以为高奇，即以为怪诞。岂知无日不从平平实实，匝匝周周学去，其难与不知者道也。但须从平实中生出险妙，方免乡愚之谓”。何氏自谓：“余学书四十余年，溯源篆分，楷法则由北朝，求篆分入真楷之绪。”“余肄书泛滥六朝，仰承庭诰，唯以横平竖直四字为律。”这是勤学苦练，从基本功学起，为有清一代大家，岂偶然哉。

此虽论书法，医道何独不然。世人对余之辨证论治，立方选药，有谓“平淡太过，刚劲不足”。亦有谓“杂乱无常，怪诞不经”。此亦“可与知者言，难为流俗者道也”。（1982年元旦，阅《书法》1981年6期有感。）

“不深学，不久从事，多嗜今，今易古难，今浅古深，今平古奇，今易晓，古难喻，皆不学之故也”。又“先与古人合，后与古人离”。（摘自1981年第5期《书法》中语，以视今之医者，并以自勉。）

摘陈耀堂治中风后偏瘫一案

《中医杂志》1981年1期载有上海已故名医陈耀堂治中风后偏瘫一案。脉细弦，苔白腻。先以黄芪，桂枝，防风，姜黄，白芍，川芎，紫贝齿，石决明，九节菖蒲，指迷茯苓丸。7帖无稍效。二诊，去菖蒲，加麻黄、附子各二钱（6g），7帖，有显效。坚持服4个月而痊愈。中风后遗症偏瘫，治在早期，亦有效有不效。治在后期，每成痼疾，多不效。古人虽有养血、化痰、祛风等法，予用之多不效。

近几年来，有一秦姓，年花甲，患中风。先是神昏，经中西医抢救，神清而偏瘫。舌苔姜黄色偏腻。始终以黄连导痰汤加清肝通络法。如黄连稍停，则黄苔复起。亦坚持服3个月而痊愈，能行动自如。上海陈氏以石决明、贝齿与麻黄、附子同用，而麻黄、附子各用至二钱（6g）。如此用法，确有大手面。但舌苔则是白腻，是早期还是晚期，则未详载。总之，如此温凉并用，非易易也。（1981年2月13日。）

简谈中医对外科手术后几个问题的处理意见

一、舌诊的观察

舌诊，包括在望，闻，问，切四诊中的望诊之内，有时还需以手探舌苔的干湿程度，是诊断的重要方法和手段，辨证的重要依据。中医十分重视舌诊。外感的各种传染性热病，在辨证论治上，基本是以舌诊为尺度。就是内伤杂症各种慢性病，舌苔亦有重要参考价值。今天所谈的是外科手术后，几种相关疾病的舌苔问题。至于整个舌诊以及其他诊法，可在以后的中医讲座中再谈。

舌苔分两个方面。舌是舌，苔是苔。舌是本质，苔是舌面上的苔。正常人的舌苔，舌质应是嫩而淡红，苔应薄白而润。平时嗜酒的舌中及舌根，有黄腻苔，或黄腻垢苔，个别还有夹灰，夹黑。多吃橄榄、石榴，舌苔也会变黑；吃枇杷会变黄。这叫染苔。一般来说，各种传染病以及消化系统疾病，舌苔反映情况最快。呼吸系统疾病反应慢一点。心血管系统病以及肝病，在舌质上反映为多。如或红，或绛，或光，或干等。有部分恶性肿瘤，舌与苔反而毫无反应，看不出问题，症与舌不符。总之，舌苔是随着病变的变化而变化，有诸内必形诸外。人体的病变是本质，舌苔是表现出来的反映。在整个四诊中，还有“症有疑似凭之脉，脉有疑似凭之舌”等说法。舌诊虽是重要，当然也不能割裂开来看问题，要全面加以综合分析。

从脏器经络学说而言，舌为心之苗，脾胃之脉络于舌本，肾脉循喉咙，挟舌本。同时，心主血，脾统血而主健运，肾主液。外科所提出的术后几个问题，如食欲不振、肠胀气、肠粘连、尿潴留、盗汗等，恰恰与人体的血液和消化有关。因而在舌苔的观察上，是比较正确的。从外科手术前后的舌苔来说，主要分清两个方面。其一，是有苔。如白腻、淡黄腻、深黄腻、灰黑腻苔等。这样的舌苔，是术前较多的。其二，是无苔。如舌质红绛、深绛、干、光亮，严重的暗枯等。这样的舌质，术后较多。特别是老年人胆囊手术后，或火烫伤病人，基本多见此。舌不仅要仔细观察，而且还要手指摸一摸，分析干燥的程度。为什么术前术后的舌苔会不同呢？因为术前的胃肠道病，肠梗阻，胆囊炎，巨脾等。当然原因各有不同，但多数夹有湿浊或湿热。中医所谓湿浊，是指人体内在新陈代谢过程中，应该排泄出去的东西，没有能够适当地排泄出去。因而反映出舌苔白腻（寒湿），或黄腻（热湿）。在术后则不然。手术多少总要出血，而且还消耗水分。血为阴，水亦为阴，液涸阴亏。其实就是血液和水分消耗过多，所以没有苔，舌质红绛，干光等。《辨舌指南》是这样来形容有苔无苔的：如果土地潮湿，水分多，就会生长出不同程度的苔草；如果土地干燥，缺乏水分，苔草也长不出，等于不毛之地。这是客观事物的反映。既然术后血和水分有了消耗，“阴虚则阳旺”，阴阳失去相对的平衡，因而导致了如外科提出的术后常见的几种疾病。如果在手术之前，舌质就红绛而干，这是病程已久，抵抗力衰弱，贫血津伤，有虚热。中医说是病久正阴两伤。在术后还往往产生神昏，惊厥等病变。应提高警惕，加强护理，严密观察。

二、不同的病和辨证论治

1. 食欲不振

如上所述，术后阴虚，津液大伤，因而舌质红、绛、光、干。“胃为水谷之海”，其津伤者，胃阴必伤，阴伤及阳。“无阴则阳无以化，孤阳则不长。”故饮食不振，甚则不思食。应该明确，疾病的发生与发展，是人体内部矛盾，即阴阳二者的相互消长到一定程度而平衡失调的结果。在治疗上应是调整阴阳的偏胜，使在新的条件下重新达到相对平衡，从而恢复人体的生理功能，达到治愈疾病的目的。这是对立统一辨证法则。但是，脾胃宜分治。胃主纳食，脾主运化。胃宜凉则安，脾宜温则健。治胃宜清润，治脾宜温运。不思食者治胃，能食而腹部饱闷不舒者治脾。清代叶天士在《临证指南医案》一书中具体谈到这个问题。这样治法，对术后也好，对一切慢性病也好，都是同一治疗原则。（叶氏首创脾胃分治，其门人华云岫宗师法而有所阐述，有功后学。）

因此，在问诊中一定要问清楚，是食欲不振，不思食，还是能食而消化不良。一见舌质红、绛、光、干，基本就知道是食欲不振。反过来说，舌苔如果是白腻，或淡黄腻，就基本上知道是能食而消化不良。辨证既清，对术后的食欲不振，不思食，就舌质的红绛、光干程度，用甘凉药，或甘寒药，清养胃阴，生津补液。药后胃阴渐复，即能逐渐增加饮食。有5天时间，就基本上解决问题。应该注意，如不及时予以处理，阴虚则生热，热盛则生风。由渐变到突变，往往产生神昏惊厥。中医说是液涸动风。同时，对食欲不振的病人，若舌红、绛、光，禁用苦寒药。“苦者其化以燥”，黄连、黄柏等禁用。淡渗利尿亦禁用，利多则伤阴。

外科术后的食欲不振，以胆囊炎术及火烫病人中为最多。至于术后盗汗，也和上面所谈的病机大体相同。阴虚则阳亢，阳亢则汗多。只要不是大汗淋漓，一般性的盗汗，可于甘寒清热育阴药中，适当加一些潜阳敛汗药。是比较容易解决的。

至于肠胀气。在术前时，病人就多数有胃肠道消化不良，在术后往往容易产生肠胀气。有苗头时，就应该及时处理，主要是防止发展成腹水。在脾切除手术后为多。有了腹水，就被动了。

舌苔多数白腻，也有淡黄腻。这种舌苔，治法还较单纯，可用一些芳香化浊，健脾理气，帮助消化，恢复消化功能的药物治疗。也有个别病例的舌质是红绛光的，就较为复杂。用温用凉，均有关碍。应健运而不燥，养胃而不腻，温凉并用，相互制约。

2. 术后肠粘连

肠粘连于术后常见，且以阑尾炎等术后为多。中医说是气滞瘀凝，不通则痛。肠与肠既相粘连，行动则腹部作痛，有的还腹中鸣响，时发时止。中医分轻重二型，服中药有良效。主要是理气化瘀，稍佐软坚。气为阳，阳主化。理气是促进肠功能，化瘀是祛其瘀血，畅其新血之流行。软坚是消软其粘连处之相互纽结。如果并无其他兼症，宜温运，不宜苦寒。寒则其气益凝，苦则反伤胃气。有人用承气汤法，非也。承气是荡涤肠中宿粪实热，此则粘连是在肠外，与肠内是风马牛不相及。

3. 尿潴留

尿潴留以产妇术后为多。未经手术的，产时较艰，出血较多者，亦往往有之。治法大同小异。这类病，看似很难解决，其实是易于治愈的。“膀胱者，州都之官，津液藏焉，气化则能出矣”。是说膀胱是储存小便的地方，它的功能（气化）正常，小便才能排泄通畅。又膀胱与肾为表里，肾者主水。而肺又为肾之上源，源清则流洁。产后术后，则血液大亏。“无阴则阳无以化”，血液和水分消耗到一定程度，就影响到膀胱功能的正常排泄。中医通常又说肺津肾液，津伤则肺燥，肺燥则清肃失令，同样也会导致膀胱的功能失常。如果舌质是红绛而无苔的，治疗基本上以清肺养阴为主，加一些促进膀胱功能，滑利尿窍的药物。这一类型，外科术后较多。如果舌质淡，有薄白苔，这是气血两虚，以气虚为主。“阳化气”，气虚则膀胱功能衰退。宜甘温补中益气法，也要加入清窍药。这一类型产妇往往有之，术后亦有之。尿潴留不论何种类型，都要加 1~2 味升提药。所谓升提药，是指药物的性能是向上升的，此提壶揭盖法。欲降先升，上窍开，则下窍通。则又是对立统一的辨证关系。（加1~2味升提药，是画龙点睛法，古人诗“万山丛中一点红”，红反而很显眼。）

三、分型，立法，用药

1. 食欲不振，不思食

阴虚内热型。舌无苔，舌质红、绛、光或干者，宜甘凉或甘寒，育阴生津。大麦冬五钱（15g）至八钱（25g），元参三钱（9g）至四钱（12g），天花粉五钱（15g），绿梅花一钱（3g），川石斛或鲜石斛六钱（20g）至一两半（45g），南沙参、北沙参各五钱（15g），鲜芦根四两（120g），淡竹叶三十张，亦可加鲜生地一两（30g）至二两（60g）。如火烫伤病人，加入人中黄二钱（6g），银花五钱（15g），板蓝根一两（30g）。有盗汗的加生牡蛎八钱（25g），桑叶五钱（15g），白芍三钱（9g）。农村病人，可以吃鲜芦根汤，不服药亦可。

胃浊不化型。术后食欲不振，并有呕恶，而舌苔白腻，舌质淡。在内科病员多服抗生素后，每有此症发生。术后较少，亦有之。宜芳香化浊法。如苏叶一钱（3g）至钱半（5g），藿香二钱（6g），佩兰叶二钱（6g），橘红一钱（3g），白残花一钱（3g），佛手片一钱（3g），枇杷叶三钱（9g），荷叶三钱（9g）。如腹部饱闷不舒，加炒焦六曲三钱（9g）。

2. 肠胀气

阳虚气滞型。术后有肠胀气，或有肠鸣音，或腹部饱满，舌苔白腻，或稍有淡黄腻，宜理气健脾法。广木香八分（2.5g），大腹皮三钱（9g），乌药二钱（6g），焦六曲三钱（9g），苏梗、藿梗各二钱（6g），荷叶三钱（9g）。或单用平地木五钱（15g），陈皮一钱半（5g），3味煎服。平地木又名地橘只棵，生于竹园内，苗高尺许，结红子如豌豆大，与木香同功。

阴虚气滞型。术后肠胀气，舌无苔，质偏红，或绛。此阴分既伤，又气滞不宣（肠功能滞钝），用益阴理气。苏叶二钱（6g），橘叶二钱（6g），北沙参五钱（15g），绿梅花一钱（3g），广木香八分（2.5g），枇杷叶三钱（9g），台乌药二钱（6g）。服药后应根据阴伤和气滞这两个方面的消长情况，或增加养阴药，或增加理气药。

3. 肠粘连

如不夹杂其他疾病，而仅是术后肠粘连，阵发性腹痛，或牵引痛更甚，照瘀凝气滞治法。分重症、轻症两类。如轻症：藿香二钱（6g），广木香八分（2.5g），炒红花九分（3g），台乌药二钱（6g），焦山楂三钱（9g），大腹皮三钱（9g），煅牡蛎五钱（15g），降香一钱半（5g）。如是重型，痛甚剧。前方加炒小茴一钱半（5g），香砂仁一钱（3g），亦可加炙甲片二钱（6g），淡昆布四钱（12g），以软化肠粘连。

4. 尿潴留

阴伤型。治术后或产后尿潴留，舌无苔，舌质红绛干。用养阴滑窍法。南沙参、北沙参各五钱（15g），麦冬五钱（15g），桔梗二钱（6g），川石斛五钱（15g），炙升麻八分（2.5g），木通二钱（6g），天冬五钱（15g），台乌药二钱（6g），怀牛膝三钱（9g），冬葵子一两（30g），琥珀六分（2g，研，稀粥调，先吃）。

气虚型。治术后或产后尿潴留，舌苔白润，舌质淡，用益气通窍法。党参五钱（15g），黄芪四钱（12g），炒白术二钱（6g），生甘草六分（2g），炒柴胡一钱半（5g），炙升麻八分（2.5g），陈皮一钱半（5g），台乌药二钱（6g），炒怀牛膝三钱（9g），冬葵子一两（30g），茯苓三钱（9g），琥珀六分（2g，研末，稀粥调，先服）。此方亦可加麦冬五钱（15g）。

另有外治法，用葱白头半斤煮烂，夹在纱布内，热敷脐下腹部。或用田螺1个捣烂，加入麝香五厘（0.03g），敷脐上。

（注：原文作于1975年10月，我院外科毛克文医生，要我谈谈中医对西医外科术后常见病的简易治疗，以供西医效法。本文是当时业务讲课的发言。恐有散失，转抄于此。1982年2月20日。）

漫言舌诊

（1976年后，课徒时漫谈舌诊。因而写有《简言舌诊》一文作为教材。今重为整理，略为增损，改其题为《漫言舌诊》一并附写于此。1982年2月23日）

舌诊在四诊中，是望诊的重要部分。无论是外感六淫，或内伤七情，在辨证论治上是重要的依据。古人谓“症有疑似凭之脉，脉有疑似凭之舌”。舌诊既有颜色可凭，又有润燥可征。对初学中医，或进修实习中，易于理解，易于掌握。

祖国医学历来重视舌诊，自《内经》以下，迄至明清，有不少专论。如《金镜录》《观舌心法》《伤寒舌鉴》等。近代曹炳章有《辨舌指南》之辑，附有图色，集诸家之大成。而散见于历代医学理论或医案中者，更为浩繁。叶香岩的《温热篇》，王孟英的《王氏医案》各有阐述。但在明清以前，每详于脉而忽于舌。在明清中论述更多，亦详于外感，而忽于内伤。《辨舌指南》虽是集大成，但前后混淆，诸多重复，失之简洁，对初学有所不便。但古人所述，多从实践中得来，来之不易。今之医者，临证只有问诊，著述闭门造车，继承发展云乎哉。

舌诊包括两个方面。一是舌，一是苔。既有牵连，又有区别。舌如土地，苔如苔草。如土地过于肥沃，则众草从生。土地过于瘦瘠，草木不生，而成不毛之地。太过与不及，都是病变。徐洄溪谓："舌为心之外候，苔乃胃之明征。察舌可占正之盛衰，验苔以识邪之出入。"所以，脏器本质上之病变，反映于舌质上者为多。功能性的病变，反映在苔者为多。

舌与脏器经络的关系，《内经》论之最详。如心主言，在窍为舌。足少阴肾脉，循喉咙，挟舌本。足太阴脾，贯舌中，脾气通于舌。足阳明胃经，上至舌下。足太阳膀胱经，其支者，别入结于舌本。足厥阴肝经，肝者，筋之合也。筋者，聚于阴器，亦脉络于舌本。因而任何一个脏器的本质，或任何一个脏器的功能，如果有了病变，就都会反映到舌苔上来。此有诸内，必形诸外。内在病变是本质，外在反映是现象。察其外，可知其内也。

一般而言，胃肠道的疾病，舌苔的反映最显最快。肺部的疾病，反映较缓慢。要到传变时，才有明显反映。心与肝胆的疾病，以反映于舌质为主。如果挟有脾胃疾病，就有明显的苔反映出来。下焦之病，如肾与膀胱病变，病程一久，舌和苔都有反映。此大体而言，不可拘泥。脏器本质及其功能，产生病变后，互相牵连，会互相移易，难于一刀两断，截然分开。在各种癌症疾病中，有一部分舌与苔并无反映。即在高热垂危时，舌淡苔白而润，形同常人，予至今不解。又有部分病人腹腔有大量脓液，虽大热大脉，舌苔亦毫无反映。此则王孟英曾谓，痰热甚者，阻痹气道。热不外泄，故不能反映于外，而出现假象。更有染苔，如吃橄榄、石榴、鲜菱等会有黑苔；吃枇杷会有黄苔。大量嗜酒之人，有灰黄腻苔或黑腻苔。多吃辛热，如辣椒、生姜、胡椒，舌质转绛或舌面有细裂纹。更有城乡和四时之别。城市膏粱之体，痰热内盛，多有淡黄苔或厚黄腻苔。农村藜藿之躯，营养较差，舌多淡润。春温，夏热，秋凉，冬寒，长夏湿盛，气候不齐，舌苔亦有差异。为医者不可不知。

天下任何事物的发生与发展，都有它自己的一定规律。静止固定不变是没有的。由于主客观条件和因素的不同，内部与外部联系的各别，如外感六淫、内伤七情、脏器的本质与脏器的功能，在相互消长上产生了偏胜，就产生了这样那样的疾病。尽管如此，疾病的发生发展，仍有它一定的规律性。《伤寒论》的六经辨证，《温病条辨》的三焦辨证，《温热经纬》的卫气营血辨证所论述的，何莫不是疾病的发生发展规律。因而舌与苔的演变，既有规律性，而且是与疾病的发生发展规律相适应。一是内在的病变，一是现象上的反映而已。兹从二大部分，即外感与内伤方面分述如下。

一、外感方面

外感六淫，是风、寒、暑、湿、燥、火。王孟英谓暑字从日，暑为天上之热。喻嘉言论燥，谓燥与热同源，燥字从火也。风寒湿都能郁而化热，故外感以温热病为主。温热病的发生与发展，既有一定的规律，在舌与苔上的反映，亦当随着温热病的发展规律相适应的反映，同样是有规律性的。因而，舌诊可以审度测知温热病在各个阶段的发展和变化。单从温热病的舌苔发展来说，苔的颜色，先是淡黄腻，亦有白腻或边白腻，中淡黄腻，再逐步发展到深黄腻或老黄腻，再到灰黄腻，到黑腻。苔的润泽，先是腻，渐干，渐起刺。亦有未到黑苔而已干燥起刺者。亦有已见黑苔而仍然黏腻者。

如治疗得法，病情逐步好转，苔颜色亦与病情相适应。从黑转灰，从灰转黄，从黄再到淡黄。苔的润泽，亦是从干到渐润，此是顺证，合乎规律性。如一起病就苔黑，一起病就苔干，既见黑苔干苔，而一夜之间苔全部脱落者，此是逆证。与规律不符，必有剧变。再从其舌质来说，是由有苔逐渐到无苔，颜色由嫩红到深红，由深红到绛。其润泽亦由润而干，或有裂纹，舌光亮如镜。亦有红绛舌而仍有老干黄苔者。如处理得当，病情好转，舌质亦循序好转。由绛到红，由干到润。

应该明确，苔容易退化，而舌质一时难于恢复正常。大凡看舌苔，不论何种颜色，干而无津者重，愈干愈重。润泽或腻者轻，此不易之至理。但是，如果由于主客观条件和因素的特殊变化，如饮食起居失宜，治疗不当，或夹杂平时的慢性病等，失其常度，产生变端，亦是常有的。

仲景《伤寒论》397 法，113 方，有不少是为误治后而设，与原来应有的规律并不相符。这是常与变的辨证关系。《内经》所谓“知常知变”“以平为期”。

在外感的辨证论治中，当然不是单凭舌诊，而是望闻问切四诊结合。但以舌诊来说，既辨邪热之深浅，又识正气之盛衰。既辨卫气营血传变之常，又识顺逆正反之变。在温热病中，如风温、春温、湿温、暑温、秋温、秋燥、冬温、伏邪晚发等，并有时痢、暑风、惊厥、霍乱、麻疹，其治法自不能一概而论。当以《伤寒论》作为指导原则，理论基础。再以《温病条辨》《温热经纬》作为具体准则，而又以《温热经纬》为主。该书章虚谷、叶天士、薛生白、陈平伯诸论述，是在《伤寒论》的基础上发展起来的。有功于仲景，有功于后学。温热学说当以此为主，再参阅各家学说可也。

大体言之，按照“卫之后方言气，荣之后方言血”的原则，苔白腻或淡黄腻而有表症者，以解卫分之邪，或兼清气分。如卫分之邪已解，邪已传气，热已炽，苔厚黄或腻或干，急宜清气。邪未入营，切勿早用营分之药，引邪入里。营药多滋腻，挟湿者忌之。舌质由红而绛，光亮无苔而干，邪已入营，方可凉营清营。入营入血，仅浅深之分，自难划清。既有气血两燔，亦有营血并病，亦有热湿夹杂者。视其热与湿之孰多孰少，既可结合而治，亦可先后分治。湿之轻重，主要是视其苔腻之轻重而定。苔不论何种颜色，松散浅浮者轻，紧束而啃者重。服药后苔渐松散而浮者，此将愈之象也。

观察温热病的预后，既视舌与苔之形，更审舌与苔之神。形神之分，万物皆然。神出于形，而重于神。苔虽黄黑，显泽者吉，暗枯者凶。舌虽红绛，荣润者吉，晦枯者危。亦有舌深绛而舌面有一层薄苔而黑干者，亦有舌深绛而舌面有黑点或块者。不外血分热毒之盛，正阴已竭。宜大剂清热凉血，育阴养正。如有神昏惊厥，急与神犀丹、至宝丹、紫雪丹。凡是舌红绛，光亮无苔而干者，宜甘寒，或甘凉，或咸寒。一切苦寒药，及淡渗药均禁用。苦者其化以燥，而淡渗则利多伤阴也。如厚黄干刺苔，或灰黑而干苔，不是循序化去，而是一夜之间，苔化净而现光绛舌，此剧变之兆。舌上将起腐点色白，渐成腐片而浮，渐至满布口腔。亦有如豆渣状者，西医谓之霉菌，中医谓之是口糜。看似平稳，极为险危。老年体弱，而病程稍久者，每有之。急宜养阴扶正，兼化胃浊。法宜清灵，治之得法，亦有生者。

在观察舌苔中，视之若润，其实干者，当以手摸之。中医谓之扪。干与润，事关重要。既有轻重之分，且有原则区别。不能丝毫粗心大意，以生命为儿戏。此是医德。如是邪热已退，正阴未复，舌虽红绛，已淡已润，宜清轻育阴养胃。切勿再投猛剂，以伤其正。

看小儿温热病舌苔，原则上与大人同。但小儿纯阳之体，体阴未充，最易化燥。一经高热，则惊厥神昏之变蜂起，比大人更宜提高警惕。小儿舌苔，比之大人，要更进一步看，深一层看。如小儿的淡黄苔，应作大人的深黄苔处理。小儿的老黄苔，应作大人的灰黑苔处理。至小儿有灰黑苔或红绛干舌，已多数救之不及。小儿阴分不足，病变极快，而舌苔的反映，来不及，跟不上。病变之速，切记，切记！小儿除舌诊之外，更宜看指纹三关。

《温热经纬》中，章虚谷、叶天士等对舌苔多有论述："其热传营，舌色必绛。绛，深红色也。""心主营，主血，舌苔绛燥，邪热已入营中，宜清络中之热。血分之火，忌用气分药。""热入营分，舌色必绛，风热无湿者，舌无苔，或有苔亦薄也。热兼湿者，必有浊苔而多痰也，然热在表分，亦无苔。"或有苔亦薄，其脉象必细涩也（指风热无湿）。"温邪从口鼻吸入，上焦心肺先受，如舌苔先白后红者，邪先入气分，后入营分也。如初起舌即绛色者，邪不入气分，而入营分也。宜清解营分之热，如犀角、鲜生地、丹皮、元参之类。""初传，绛色中兼黄白色，此气分之邪未净也。泄卫透营，两和可也。""白苔邪在气分，宜解表，忌清里。绛苔邪在营分，宜清热，忌发汗。""平素心虚有痰，外热一陷，里络就闭。""若平素有痰，必有舌苔，心虚血少者，舌色多不鲜赤，或晦淡无神，邪陷多危难治。""若邪火盛而色赤，宜牛黄丸。痰湿盛而有垢浊之苔者，宜至宝丹。""再邪已入营，则舌色必绛，胃火烁津，则中心干者，乃心胃火燔，劫烁津液。宜鲜生地、犀角、黄连、石膏等，以清营热，而救胃津。或白虎汤加犀角、地黄、竹叶、莲心、黄连亦妙。""绛而光亮者，胃阴亡也，急用甘凉濡润之品。""舌色绛而上有黏腻，似苔非苔者，中挟秽浊之气，急加芳香逐之。""至舌绛望之若干，手扪之原有津液者，此津亏湿浊熏蒸，将成痰浊蒙蔽心包也。"舌绛而苔滑泽者，温邪入营，而平素有痰也。"舌绛欲伸出口，而抵齿难骤伸者，痰阻舌根，有内风也。"舌绛无苔，干枯红长，而有直纹透舌尖者，心气内绝也。绛舌者，因实热症误补，温补灼伤真阴，致现此舌，而为阴虚难疗矣。舌色润而绛者，虚热也。舌色绛而干者，实热也。绛而起刺者，热盛也。"舌绛而有碎点白黄者，当生疳也。""若满舌红紫色而无苔者，此名绛舌，亦属肾虚也。"

（自注：字字金玉，可法可传。来之于实践，不愧大家名家。）

二、内伤杂病的舌诊

古人舌诊专论，多详于外感而忽于内伤。而内伤杂病的舌诊，多散见于医案的叙述中。在内伤杂病中，病程有长有短。在疾病上，既有单纯，亦有复杂，更有集多种病症于一身者。在脏器与脏器之间，脏器本质与脏器功能之间，此阴彼阳，此寒彼热，极为繁复。在形成疾病的主客观因素，及内外条件，虽统称七情，而与社会关系、历史背景、生活条件及经济条件等，有着不可分割的关系。舌诊的基本原理，虽与外感大体相同，即苔是功能盛衰的反映，舌是脏器本质病变的外候。而内伤的传变及其病机，自与外感有别。其舌与苔的演变，远不若外感的迅速而明显。往往是由量变到质变，由渐变到突变。既由于舌苔反映的不甚明显，而易于误诊。一经误诊则误治矣。其实内伤杂病，较之外感为难治。特别是脏器与脏器之间，此阴彼阳，此寒彼热，此润彼燥。在极为复杂的病症中，舌诊往往难于反映出全部情况。此又必须四诊结合，全面分析，综合辨证。综上所述，事物有它自己一定的规律，因而尽管错综复杂，仍有规律可循。

在内伤杂病的辨证论治上，大凡苔白腻者，此有寒湿，而气滞不畅。腻甚者，寒痰或寒湿亦甚。苔虽白而偏干者，此有化热之象。切勿过用温燥，或忌用温燥。痰与湿一类二种，湿清稀而痰稠黏，湿属寒者多，非温不化。痰属热者多，非清不消。苔厚黄而腻者，痰热挟浊更甚，黄连导痰汤主之。黄腻苔中挟灰者，再加芳香化浊，如菖蒲、佩兰、藿香。

孕妇胎死腹中，苔必青灰相杂而腻，逐渐发展至灰腻，或灰黑而腻。古人谓舌青面赤，子死母活。此论尚未全确，必下死胎后方安。

其有虽是白苔而腻，或淡黄腻苔，而舌质红绛者，此肝胆有郁热，或兼有胃浊，或兼有脾湿。宜一面清泄肝胆，一面化浊化湿。

如肝区作痛，痛彻肩背，西医谓是胆囊炎。大凡胆囊炎症，必有不同程度的黄腻苔，如淡黄腻、深黄腻、厚黄腻等。苔愈黄腻，则病情愈重。而脉亦必有滑象，如弦滑、滑大、滑动等。愈滑，则病情亦愈重。此为确诊。

如苔淡白腻而脉细软者，作胃脘痛治之，禁用苦寒之品。舌已红绛，而舌面有浮垢者，此正虚阴伤而复有胃浊，清营育阴，兼以化浊。忌用大剂滋腻，以遏其浊。舌虽白而干糙起刺，此胃阴已伤，肝阳复亢，防其生变。

苔白如积粉，润而满布者，此肾水亏而虚阳上炎。用都气加参附，以益肾水而敛虚阳。此症不多见，不可不知。（注：近代青浦名医《何鸿舫医案》载有此案。）

有苔色蓝而润泽者，此中阳不振，寒凝气滞也。各种大出血症，舌多淡白无华，此血不荣舌，血虚使然。亦有大出血后，而舌红绛，或无津，此则血去阴伤，阴伤则阳亢矣。更有出血后舌绛，舌面有黑苔而干，或舌黑如漆者，则凶。宜大剂玉女煎。古法每用犀角地黄汤。犀角货稀价贵，今已不用。

凡发热而有痰多者，亦往往舌润口不渴。王孟英《王氏医案》中屡有记载。与腹有脓液而舌润泽，其病机相同。心与肝胆之病，多见于舌，或红或绛，润者轻而有裂纹者重，舌面光亮无津者则更甚。宜凉营清热，或兼以养心，或兼清肝胆。大凡舌或红，或绛，或干者，禁用甘温补气。气有余便是火也。苔易化，而舌质不易改善。如红绛舌，而症状已见减轻，切勿过剂，恐其滋腻寒凉太过。一病未已，一病复起。往往用药过剂，而生胃痛，过犹不及也。

舌边有紫色，此瘀热阻络，虽宜化瘀，切勿过用血药，防其血药太破。宜清肝以通络，稍佐化瘀。肝为藏血之脏，肝热既清，络道自宣。

有舌胖大而边有齿印，如舌红绛者，亦宜清肝化瘀。如淡白胖润而有齿印者，此痰浊太盛，又当化浊通络，兼以芳香化浊。

有舌淡白无津，枯皱或干瘪者，小溲每闭而不通，或有惊厥。西医谓是肾衰竭，宜一味大量鲜芦根煎服，多有生者。此资液救焚法。切切禁用苦寒，及淡渗药。

有舌本卷而中隆起，裂纹深陷，色淡绛枯暗，如荔枝状。妇女崩漏经久，气阴两伤，仍宜调经以治崩漏。宜益气养阴法。

有苔虽白而中剥，舌光红或绛。此湿遏热伏，营阴已伤，湿浊未清。清热凉营化浊兼用之，宜凉营而不滋腻，化浊而不温燥可也。

凡是舌上有裂纹，都是病程已久。凡有鼻衄、牙衄，久则舌必红绛。在门诊中一定要问清楚。

舌光亮如镜，或红或绛，不欲食者，胃阴伤也。叶天士有脾胃分治法，宜甘凉或甘寒，养胃育阴。

更有中毒者，如中漆毒，舌上起泡渗血。中斑蝥毒者，苔每薄黄干糙起刺。治病必求其本，另有专治法，以解其毒。有舌上出血者，内服凉血清热，外以生蒲黄末，或槐花末敷舌上。

此外，还有重舌、木舌。木舌属于中风一类。重舌是舌底下肿如小舌状。须用外科术。用小烙铁煅红，在患处熨烫。我师巢渭芳先生尝用此法，我的同学朱仲濡亦能用之。我胆小不用，今已失传。

最后着重指出，不论外感或内伤，如大热、大汗、大出血、大吐泻等，每有引起肢冷，脉沉细或伏，面㿠白，有黏汗的阳亡险象发生时。瞬息之变，危在顷刻。不论舌苔何种颜色，亦不论是干是润，急用参附、芪附、术附、四逆、白通等汤，以回阳救逆。阳回后，再治其本病。叶天士谓，救阴犹易，救阳实难。此常变之理，不能丝毫疏忽。此等处须要有大见识，大手笔。记之，慎之！

诊病之道，首在四诊。辨证论治，善用八纲。因而四诊是整体，应该四诊结合。在四诊中，有舍脉从舌者，亦有舍舌从脉者。有舍症从舌者，亦有舍舌从症者，不可一概而论也。在辨证论治中，以阴阳辨证法则为总纲，以胜复变易为中心。在有法中求无法，常法中求变法。始则有法，终则无法，此一变也。无法而不离于法，又一变也。切勿拘泥于一格，当融会而贯通之。是则有赖于善于辨证论治者矣。（1982 年 2 月 27 日夜）

后记

本册有将旧作整理后，并记于此者。当代文学家叶圣陶谓是“炒冷饭，越炒越无味”。予则谓，虽是炒冷饭，犹堪充腹。先是要有数量，然后要有质量。是则重整旧作，亦有功于后学也。

1982 年 3 月 1 日 宋彦彬 时年 74 岁 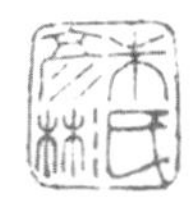

医学漫话续遗·卷三

此稿已成，几经回顾，心有未惬。以其瑕瑜不齐，总想重新整理。无奈年事已高，精力日衰，而又洛阳纸缺，心有余而力不从矣。窃思虽行医50余年，而功力总是不足。刘伯承同志谓“春蚕吐丝在最后”。予谓，虽在最后，总要吃足桑叶，才能做出好茧。予基本功不足，茧虽成而软薄，其在斯乎！

1983年1月 宋彦彬 时年75岁

慢性口腔溃疡

论书画金石，有“意到笔不到”“有意无笔”等法。此即形与神，工与意的相互辨证关系。神出于形，意出于工。而神重于形，意重于工。诗文亦然。宋苏东坡论诗画曾谓：“论画以形似，见与儿童邻。作诗必此诗，定非知诗人。”中医的辨证论治，何独不然。天下任何事物，固是如此。此有深厚功夫，融会贯通，才能“寻门而入，破门而出”。学然后知不足，学无止境，来之不易。

如慢性口腔溃疡反复发作，有数年，数十年不愈者。西医或属白塞氏综合征。中医有人说是狐惑症，亦不尽似。发则满口溃疡，甚则溃及口唇。口涎淋漓，焦灼刺痛。舌质多嫩红，脉多细滑数。古法用七味地黄丸法（又名加减八味丸，是六味加肉桂）。李士材在《医方释义》七味地黄丸条下，谓是肾水不足，虚阳上炎，必用此方引火归原。热因热用，从治之妙法。在实践中，其效亦不显，或有暂效而不能刈根。近代名医蒲辅周谓，宜炮姜甘草汤。姜性燥烈，虽有甘草以监之，未敢贸然试用。后用外治法，如怀牛膝、白残花、党参、肉桂浸陈酒，口含吐之。亦有暂效。

近有张某，女，33岁，湖塘镇人。亦患是病，5年不愈。曾至南京等地大医院治疗。于1981年9月14日来门诊。来时口腔溃疡正剧，兼有胃脘痛亦发。舌嫩红无苔，脉细带数。予作寒凝不化，郁遏脾胃之阳，阳不上达，虚火上升。胃脉络于舌本，脾脉环唇而行，而脾胃又相表里。即以炮姜甘草汤法并加减之，祛寒凝温中宫，使阳气上达，以摄无根之火。阴虚者脉固数，愈虚则愈数而浮细。阳虚者脉亦能数，愈虚亦愈数而细软无力。阴阳胜复之盛者，往往有之。于是以炮姜2g，炙甘草2g，佩兰叶6g，上沉香3g，藿香8g，佛手片5g，香橼皮10g，野白术8g，陈皮5g，炙艾绒2g，嘱服5帖。如此治法，尚是初用，虽兼胃痛，终是辛热之品，心甚悬念。

直至1982年3月9日，又复诊。据述服上药后，口腔溃疡及胃脘痛均愈，至今未发。唯近月来咽喉隐痛，视其舌，转有绛色，并无溃疡，但舌面稍有渗血，心胸嘈杂。窃思，自初诊至复诊，时将半年，自有口腔溃疡后虽是时止时发，亦未有如此之久而不发。今咽喉痛，心嘈，此阴阳胜复。《内经》所谓“胜至则复，复已而胜”。转以凉营法。鲜生地30g，大麦冬15g，生甘草2g，射干8g，元参10g，侧柏炭15g，旱莲草12g，粉丹皮8g，蒲黄炭10g，紫地丁15g，鲜茅根60g，5帖。

3月13日，三诊。舌面渗血止，胸嘈亦除，唯咽喉稍有隐痛。服上药第4帖后，胃脘处觉有冷气。于是以薄荷、绿梅花、沙参、橘叶轻剂与之。以后未来。

及今思之，炮姜甘草汤治历久未愈之口腔溃疡有效，为近代名医蒲辅周总结的经验。予深悔平时功力不足，识见不广。在疑似处畏首畏尾。只能“寻门而入”，未能“破门而出”。形神云乎哉！（自注：近又有2例，1例复诊无效。是否真理，尚需实践反复检验。）

血虚生燥

沈某，女，60岁。洛阳公社人。1982年2月25日初诊。额前酸痛，酸多痛少，脑鸣。两耳及阴道发痒难忍，大便艰。脉细涩，舌质红，无苔而润，有裂纹。此血虚生燥，由燥生风，风燥之症。而且燥则气机窒滞不畅，故脉见细涩。《清代名医医话精华》中，治耳痒及妇人阴道作痒有验案。用黄芪一两（30g）煎服。予用之屡验。此风燥治法，与由湿热虫之引起作痒者正相反，彼则实，此则虚也。以气阴两治之。大生地15g，生黄芪15g，知母10g，炒潼蒺藜、炒白蒺藜各15g，穞豆衣15g，大麦冬15g，瓜蒌皮15g，双钩藤15g，龙齿15g，橘叶10g，生竹二青10g，5帖。

3月2日，复诊。耳痒及阴道痒已止，额酸亦大为减轻。大便仍艰。原方去龙齿、橘叶、生竹二青，加玉竹、南北沙参、枇杷叶而愈。

椒梅法一则

西医之所谓高血压，一般是中医的肝阳偏旺，或肝风不静，如中风、眩晕、头痛等，但亦不局限于此。

凡是肝阳偏旺，舌多红绛，或有黄腻苔，或灰腻苔，脉多弦劲有力，或滑数有力。此则肝为刚脏，主风主动，风阳或挟痰热。但在临床实践中，往往有胃痛。舌苔白腻，脉细弦。并无痰热阳亢之症，只有肝胃不和、肝木侮土之象。在治法上宜用肝药，是疏肝和胃而已。亦有妇女崩漏经久，舌淡润，脉细软。在治法上，宜养血固气法。以上二种，西医每测量为高血压。而中西医各有不同的理论体系，不同临床经验，以西医学说作为参考则可，若枉己循人则不可。

有吴某，女，58岁，住湖塘桥。1982年3月2日，初诊。胃脘痛甚剧，嗳气，大便尝溏，得便则痛止。反复发作，已3年。舌白润，有高血压病。近日又牙痛，引起头昏。诊其脉，见弦数。以从症舍脉，从舌舍脉治之。西潞党参15g，茯苓15g，淡附子片5g，野白术8g，淡吴萸2g，制香附6g，炒白蒺藜10g，佛手片5g，苏梗8g，佩兰叶6g，花椒1g，乌梅9g，5帖。此亦肝胃同治法，师吴茱萸汤、理中汤、椒梅汤合法。

在拟方时，予谓方企扬医生曰，西医说是高血压，其症其舌，未见肝阳偏亢。仅脉有弦数，弦为肝强，弦为有饮，而痛症每见数脉，此与肝经风热有别。温其胃，疏其肝。虽有辛热刚燥之品，佐以乌梅之酸，刚柔相济可也。

3月9日，复诊。胃痛便溏均止，唯近日口有甜味，此胃浊未净。以佩兰叶、藿香、白残花、佛手片、生竹二青、荷叶，5帖而愈。

中医的诊查和材料，是从四诊中得来的。联系和思索，是从八纲辨证中寻出。祖国医学的辨证论治，是“运用之妙，存乎一心”。此例在于适可而止，毋使过之。亦是“静如处子，动如脱兔”也。

为贵人治病何不愈?

为贵人治病何不愈?（见《人物》1982年2期陈国江据《后汉书·郭玉传》编写）

“郭玉，东汉和帝时的医官，医道高明，妙手回春。他虽为朝廷命官，却对平民很是同情，尽心为他们治疗疾病，效果显著。不过奇怪的是，郭玉给达官贵人治病，反而不起效用。和帝召郭玉责问缘故，郭玉答到，在治病问题上，医生和病人双方的精神状态，有很大关系。人体皮肤很微妙，医生随气用针，只要有一丝一毫的差错，就无效果。精神状态和手的关系，是可意会而不可说明的。贵人们以尊贵的态度对待我，我在他们面前诚惶诚恐。因此给他们治病，有四个困难。第一，他们自以为是，而不服从我。第二，生活上不爱护自己。第三，骨节不强，经不起针和药物的刺激。第四，他们好逸恶劳。因此，我用针分寸难掌握，加以怕得罪他们，谨小慎微。我的主意拿不定，怎能容易把病治好呢？”予见此文而叹曰，自古已然，而今尤烈。呜呼!

用药的画龙点睛

论画有“画龙点睛”法，论诗亦有“诗贵有眼”。唐代刘禹锡论诗曾谓“片言可以明百意，坐驰可以役万里，工于诗者能之”。祖国医学在辨证论治，立方选药中，总要有一到两味巧药，此即“点睛”“有眼”。如霹雳散治阴盛格阳，身热脉浮，烦躁，欲饮水。用附子，以蜡茶为佐。紫雪散治暑中三阳，发热、烦躁、发斑，而用升、麻。补中益气汤治劳倦伤脾，中气不足等症，而用升、柴。人参养荣丸，治脾肺气虚发热、恶寒、面黄肌瘦等症之用桂心。既有巧思，才有巧药。此即“画龙点睛”，方中“有眼”也。相传玉枢丹为叶天士所制。辟恶，通神明，内外症多用之。而以文蛤与千金子同用。王孟英善治痰热大症，每以雪羹汤代水煎药。此种巧思，真是工于医者能之。不但此也，方药既定，在剂量上亦有巧思存焉。小承气汤与厚朴三物汤，半夏泻心汤与甘草泻心汤，药同而剂量不同，则治法有别。当归补血汤，以当归命名，而黄芪多于当归 5 倍。此可与知者言，难为流俗道也。

阳虚发热之用人参养荣丸

薛立斋崇尚温补，人多非之。薛之门人赵养葵衣钵相传，著有《医贯》一书。徐洄溪贬之，有《医贯砭》之作。其实皆非也。有是症，则用是药，不拘一格，从实际出发而已。出主入奴，无非是识见之偏，未达全也。薛氏论人参养荣汤，“气血两虚而变现诸症，莫能名状，勿论其病，勿论其脉，但用此汤，诸恙均退。”亦从实践中得来，并非泛泛空论。予在实践中亦用之屡矣，确有奇验。

忆牛塘公社一小孩，10岁左右。发热鼻衄，左腹有肿块，脉细数，西医认为是恶性肿瘤。予见其舌淡润，面黄如蜡，无华色。与人参养荣丸连服2个月余，而热退，鼻衄，腹块全消。

又，治马杭公社纱厂一女工，年30余。腹痛发热，半年不愈，亦面黄无华色。西医诊为结核。先与建中汤，后服养荣丸，调治2个月余而愈。

又，遥观公社柴沟村沈某，女，21岁。头眩目歧视，牙衄，亦面黄如蜡，经苏州医学院血液病专家陈悦书会诊为白血病。亦以人参养荣汤加减，仅服20余帖即出院。此1960年事也。沈愈后结婚，已生育2个小孩。在1976年携其子女来看我，我平时亦念之。

又，西医之再生障碍性贫血，以此丸服之，亦有奇效。

又，有妇女产时大出血，引起发热抽搐，此与外感温热病大别。亦宜放胆用养荣汤，甚则还加炮黑姜。此症不多见，每误治死亡。

用此方辨证上的关键是面黄如蜡，毫无华色。此可望而知之。《内经》论五色，黄欲如罗裹雄黄，不欲如黄土。前者有润泽，有光彩，后者无光彩，无神色，是死色。诊法中，神情色脉，神居首位。确如薛氏所说“无论其病，无论其脉”。予谓，亦无论其舌，但在面色神情上，一定要论的。我见脉有虚细而数者，亦有滑数者，更有粗滑或洪大，或空，或实者。其舌有淡润者，有淡黄腻者，更有灰腻者。而其症则一，其面色都是黄蜡无华，此则相同。以此为确诊。

人参养荣汤制方之奇，是在桂心。柯韵伯、李士材诸前贤虽有方论，亦是泛谈，并未涉及用桂之精义。薛立斋虽善用此方，亦知其然而不知其所以然。其实,《内经》“阳生阴长”一语，尽其义矣。“无阳则阴无以生，无阴则阳无以化”。血为阴，心主血，肝藏血，脾统血，三脏皆与血有关，而心实为主。心血不足，无以灌溉脏腑，荣养百骸。肉桂辛甘大热，色赤入心。桂心是肉桂之心，以心通心。“辛甘发散为阳”，是阳药。其性雄厚，既是斩关夺门之将，又有旋转乾坤之相。入心以振心阳，阳长而阴生矣。只知以养阴而养阴，不知以养阳而养阴，此失之陋也。

此症此法虽不常见，“一物不知，儒者之耻”。为医而流于偏，只知其一，不知其二，亦陋也。

病有历代的变异

王孟英论病论治法谓，历代有变异，即数十年亦有变者。此真阅历之言，并非臆说。今同一病症，其阴阳胜复与二十年前相比，大有不同。予在 1927 年学医至今，已 55 年。其中屡有变异。今之病者，不论何症，舌红绛者居多，滑数弦动之脉亦居多。如青年妇女痛经，以前是属寒者多，属热者少。今则反是。而且舌红绛艳，脉滑数。而心悸，结代脉，肝阳偏亢，头痛等症，日见其多。此则既与自然气候有关，又与社会条件，经济生活有关。人在自然环境之中，社会生活之中，主客观因素，主客观条件，种种不同。则病机变，而治法亦宜变。若墨守成规，故步自封，则误。(1982 年 3 月 26 日)

当注意生活饮食之偏嗜

“未雨绸缪”“曲突徙薪”，不外是见微知著，做好预防。所谓履霜坚冰至，防患于未然是也。为医者，既要洞悉疾病的发生与发展规律，更要对于在四诊中如有与规律不相符者，此必有变，一定要寻求其因，预为之防。此则有属于内因者，有属于外因者，而且内外因相互影响，相互移易。兹姑论其外因。

有由于生活饮食有偏嗜者，如长期嗜食辣椒、生姜、胡椒等辛热之物。助火生热，积之既久，变生诸病。如头昏，心悸，胸膺嘈杂，发闷，以及诸出血症。在与疾病的发生发展规律不相符时，一定要问清生活嗜好习惯，嘱其禁食。否则服药无效。近来补风大盛，如参茸酒、十全大补酒等，气有余便是火。又有长期服用六味地黄丸、八味地黄丸等，助湿呆气。而富贵之家，膏粱之体，嗜欲无度。肠胃失于清净，心志失于淡泊。阳亢不潜，阴液暗耗。亦有误治引起者，治而不当，一病未已，一病又起。总之，在四诊中针对规律，如不应有而有，或未至其时而有，或应有而反无，一定要查出其因，我见之多矣。

近来有一退休教师黄某，原有肝病、心病、胃病，舌无苔偏绛，经治后渐向愈。舌面渐生薄白苔，此胃气苏复之征。前日复诊，见其舌鲜红而艳，此与规律不符。细询之，正在服红参也。嘱速停参，否则生变。彼意有不悦。不得已，嘱其红参与鲜淡竹叶同煎服，以监制之。前日又来复诊，已停参，鲜艳之舌去。

量变到质变，渐变到突变，不可不预为之防。上述似属小道，“大风起于萍末”，如因其细小而忽之，则误人生命，大事也。

清谈者，可以休矣

当今中医界，似有一种倾向，崇尚清谈。昔东晋崇尚清议，不务实际，卒至亡国。夫医虽小道，但有关人命生死，则小道亦有可观者矣。

清谈者美其名曰，此理论也，何非之有。予曰，认识来源于实践，实践第一，理论第二。理论与实践相结合，固如是也。若理论与实践脱节，此纸上谈兵，画饼充饥。此风之来，由于医分二类。一是作教学工作，并著书立说。问之实践，瞠目结舌，胸中茫然。其大作宏文，真是“尽信书，则不如无书”。另一类虽临证，并不刻苦钻研，勤求古训。反而唯西医之马首是瞻，亦步亦趋，竞浮名而不务实。古法沦堕，复何言哉。

古之医者，是在实践基础上总结经验。事事有着落，处处有根底。张仲景的《伤寒论》，吴鞠通的《温病条辨》，王孟英的《温热经纬》，如无实践经验，何以至今用之不替。即以《内经》而言，是辨证论治的理论基础，亦是从感性认识上升为理性认识。古之缙绅，亦有涉猎医书而著书立说者。如王肯堂之《六科准绳》，陈修园之《陈修园医书四十种》，陆九芝之《世补斋医话》。多数是收辑，少数是自著。清之《医宗金鉴》，亦是集众医收集而成。与清代的叶香岩、陈平伯、徐洄溪、王九峰、马培之、费绳甫、王孟英、柳宝诒等前贤，既有实践丰富经验，又有深厚理论功夫，大不相同。昔南宋陈亮《书作论法后》曰：“大凡论不必作好语言，意与理胜，则文字自然超众。故大手之文，不为诡异之体，而自然宏富。不为险怪之辞，而自然雅丽。”夫意，即是实践中的心得体会。理，是从心得体会而上升的理论。这是实事求是，何“诡异”“险怪”之有。今之清谈者，可以休矣。

玉屏风散

玉屏风散。炙黄芪、防风各一两（30g），白术二两（60g）土炒，主治气虚表弱，自汗不已，易感风寒。卫气虚薄，则元府不闭，阳不能固，自汗乃出。今之医者，不究其因，一见有汗，贸然用之。

夫汗多一症，有自汗、有盗汗、有大汗、有头汗、有产后汗、有食后汗等。论其因，有热盛者，有亡阳者，有卫气虚者，有肝阳亢旺者，有阴虚不敛阳者等不一。论其治法亦不一，有用白虎汤者，有用桂枝龙牡汤者，有用当归六黄汤者，有用参附四逆汤者，有用青骨散者，有用荆公古拜散者，有用玉屏风散者，有用羚角钩藤散者。玉屏风散是诸治法中之一法而已。

黄芪补气，气有余便是火。白术呆滞而滞气。方与因违，不唯无益，而反有害。今之医者，用之不应，即惊奇曰，玉屏风散已用，胡不效。此失之于辨证论治也。

忆4年前，有常州市一小男童，10岁左右。每晚间盗汗如雨，经治3载不愈，来门诊。病者之父责问曰，治经3载，药近百帖，何以不愈。医者所为何事。予曰，此是初诊，我不知也，于我何尤。盍问之前医。处方：桑叶、双钩藤、青蒿梗、生牡蛎、熟牡蛎、炒白芍、地骨皮、浮小麦各15g与之，嘱服5帖。讵知其至中药房配药估价，每帖仅8分钱耳。其父又来怒目而问曰，前吃贵药尚无小效，今用贱药，何以愈病。予曰，药尚未服，何知无效，服后来言可也。数日后，其父持前医方谦逊而来，谓予曰，盗汗已愈矣。予视前方，皆玉屏风散也。予戏喻之曰，医喜用补，汝喜服补，此犹夏月之衣裘裳也。其不效也，固宜。（3月29日）

青春期月经不调

吕某，女，14岁。是常州某电仪厂工人家属，于1982年2月13日来门诊。天癸已至，乱而无序。有时一月三转，甚则一月四转，几无净时，而量多如崩。去血既多，心悸、头昏、面黄。舌鲜红无苔，脉滑甚（西医认为青春期宫血多）。予以丹参15g，炒白芍15g，炒荆芥10g，炒当归10g，白荠菜花45g，藕节15g，生竹二青10g，嘱服10帖。3月30日来人述改方云，服后月经渐趋正常，转时已将近月，出血量亦大为减少，要求加调理药。于原方加黄芪12g与之。

考妇女四大症，经带胎产是也。月经不调，而兼崩漏，亦是常事，无足记者。此病例年方二七，正合《内经》女子二七而天癸至，以其任脉已通，太冲脉已盛也。青年月经初行，或先期，或愆期，每多不调。每至20岁左右而渐趋正常，此亦常事。但一月三转，甚至四转，量多如崩，几无净时，此非寻常。其心悸头昏，亦势所必然。舌红脉滑，是阴血虚而孤阳独旺。

四物汤虽治经病，然川芎嫌其辛温升散，生地（或熟地）嫌其滋腻呆滞，故去而未用。丹参性平，养心，养血，祛瘀，古人谓其功兼四物。白芍微酸微寒，入肝经以止血。虽兼补血，而以止血之功为多。《傅青主妇科》一书，甚言其功，重症用至八钱（25g）与一两（30g）。当归辛温补血，与白芍同用，一敛一散。荆芥虽稍辛温，用之于妇科血症有特效。本草谓其能祛血中之风，理血，和血，摄血。风平则波澜不生，血得宁静。华佗善用之，华有一味愈风散，即荆芥是也。又称荆公古拜散。此是拼音反切，即荆芥二字。喻东扶、王孟英均有论及，在妇人血症及产后均用之。古法炒炭用，今则仅炒而已。产后每有汗多，亦宜用之，毋虑其辛温发汗。产后汗多，本在《金匮》三大症之一，亦是血虚则生风。理其血，祛其风，则产后之汗渐止。

藕是治一切血症之圣药，和平有殊功。人多不信，予屡用而效，故用藕节。《本草》载藕节止血，其实藕亦止血。予师巢渭芳先生对妇人带多，小溲阻急，每用之，亦取其和血通气而已。荠菜花止血，以前不用，近几年对崩漏多用之，有良效。此法从群众单方验方中学来。生竹二青清痰热，王孟英曾言能洗子宫。不仅用于上焦证，中下焦有痰热，予亦喜用之。此方仅 7 味，看似平淡而有实效。

读《华君武笔下的漫画形象》感

《美术研究》1981 年 4 期，载有艾中信同志的《华君武笔下的漫画形象》一文。其中有“内容和形式的统一性”“美学画法中有倒错和逆引法”“稚拙洒脱的艺术风格”等。夫医学与书画，虽是二途，亦大有相似处。如勤学苦练的基本功，实践与理论之相联系，原则性与灵活性的相运用，继承与发展之相统一，禀赋与后天之相结合等，都是相同的。该文中首先谈到，“艺术上相互借鉴，吸收营养，都必须经过自己的消化。简单的套用，不会有好的效果”。所以不论是古代还是近代一些医学成就，必须在自己的临床实践中检验，取其精华，去其糟粕。

古今人的证因不尽相同也，今医不知辨证，浪用套方。不曰肾阴，即曰肾阳。不是附桂八味，就是知柏八味，如此而已。任何一项学艺，都必须学好基本功。中医理论以《内经》为主，外感中伤寒以《伤寒论》为主，温热病以《温病条辨》《温热经纬》为主。内伤杂病，脾胃以法东垣为主。火法河间为主。痰法丹溪为主。血症法缪仲醇为主。而清代的叶天士，集外感内伤大成。然后博览群书，融会而贯通之。幸生古人后，自有轨范可遵。幸在后人前，自应继承与发展。心会意神，冥思苦想，感觉敏锐，视察深入，自与禀赋有关，但亦可得之于后天。

唐以前方，似杂而实朴实有力。唐以后方，似纯而实呆滞板窒。唐以前方，有“倒错”和“逆引”法，唐以后方，则此法鲜见矣。相传徐洄溪评《临证指南医案》时，有一案评曰，此老用药太杂。及后读《千金方》《千金翼方》，叹而改评曰，此老学有渊源，吾不如也。以其初评时，尚未读唐人书也。及读唐人书后，始知叶法出自唐人。洄溪老人豁达虚心，亦堪嘉也！医学与书画，文艺，金石，戏曲颇多相类。既要“内容与形式相统一”，又要“稚拙与洒脱的艺术风格”。前者是辨证论治中辨证的统一，后者是看似稚拙，不伦不类，实际是放浪形骸之外，神韵洒脱，大智若愚。此有深厚功力，心灵手巧者矣。天下事理固如此。（1982 年 4 月 15 日）

鼻渊

县水利局一妇女，年 40 岁，于 1982 年 4 月来门诊。鼻渊，浊涕如注，涓涓不绝，有时夹血，有秽味。舌偏红，有腻苔，少腹有胀气。以肝脾并治法，兼化秽浊。南沙参 15g，藿香 8g，辛夷 10g，炒谷芽 15g，黛蛤散 30g，佩兰叶 8g，苏叶 8g，薄荷 4g，橘叶 10g，桑叶 15g，石决明 30g，枇杷叶 10g，5 帖。复诊，鼻渊已止，腹胀亦愈，有微咳。复方而去。

《内经》谓胆移热于脑，则成鼻渊。古法多用通脑之品，但偏于辛散。清代名医李冠仙谓，医当知古方，识其方意，而能变化，则必有效。李有验案，用犀角地黄汤，以羚羊角易犀角，以清肝胆。合温胆汤，重用竹茹以化痰浊。其用药亦本《内经》，立方选药，心灵手巧。法古人而变之，是一代大家。予治此症，亦法李氏而有变易。犀、羚价昂而稀，今已不用。故以石决明、蛤黛散代之。以其少腹有胀气，去地黄之滋腻，易以谷芽之健运。藿香合佩兰以化浊。薄荷合沙参以肃降。苏叶、辛夷虽嫌辛温，而与石决明、蛤黛散同用，并各用至30g，清息肝胆，自有约制作用。立方选药，首重配伍。多读古人书，自能触机而偶然得之，书不可不多读也。亦不可死执古方，当变通而化裁之。

医之意境

古人论书法最重意字。主张“意在笔先”“言忘意得”“笔断意连，意到笔不到。”又，“内含情操，外发意气，可以心悟，难以言取”。予谓，此形神之分，而神尤贵于形也。又古论金石，有“剥落残破”“宽可立马，密不容发”。此亦难为外人道也。医者意也，亦最重意字。今之医者，悟此者罕矣。

有病员，以予方去问常州一名医。医曰，此朱老方，当无异议。如不是出自朱老，而是他人所拟，本无足取也。呜呼。方之是否合乎辨证论治，岂以人为分乎。我本“布衣”，徒有虚名，盛名之下其实难副。此医亦皮相之言，而不知形神之殊，则亦陋矣。形亦不逮，遑论乎神。

又，当代有人论小品文，主张“言浅意深，言近旨远，意到笔不到”。“人人心中所有，人人笔下所无”。此亦可与智者言，难为流俗道也。

夫医道精微，言之何易。辨证论治，立方选药，亦首重意境。有从阳引阴，从阴引阳者。有病在彼而治在此，病在此而治在彼者。有上病下取，下病上取者。有同病异治，异病同治者。有治本治标，或标本同治者。有轻病重投，重病轻投者。有正治反治，从治逆治者。并有隔二隔三，先后缓急之分者。如此等等，不一而足。在选药及组织上，亦极为谨严。如君臣佐使，反佐，监制，阳药中加阴药，阴药中加阳药。真正达到“始则有法，继则无法，此一变也。无法而不离于法，又一变也”。或隐或现，或神或形，或起或伏，或虚或实，或真或假。“云隐龙蛇，得其一鳞半爪，正是可思，不必现其全身”。呜呼。吾谁与言。凡此种种，虽与书画，金石，诗词，文艺名有不同，而其理则一。

漫谈规律与条件的相互关系

事物都有其发生发展直至消亡的规律。这是不以人们的意志为转移的客观事实。规律者，一定不移的至理也。自然界，社会间，医学领域，万事万物，莫不如此。然而有同一事物，其发生、发展、结果，有不相同者，此何故。其中有规律与条件的相互关系存焉。祖国医学是以辨证论治为准则，不懂得规律，就不能按照规律进行治疗，也就不能辨证论治。但不懂规律与条件的相互关系，相互影响，则心中茫茫，无所适从，亦不能辨证论治。既认识其规律，又认识规律与条件之相互关系，这是辨证论治法则。

事物之有规律，即是客观存在。但条件对规律能起促进或制约作用，亦是客观存在。《伤寒论》的六经辨证，《温病条辨》的三焦辨证，《温热经纬》的卫气营血辨证，是既言规律，又言规律与条件的相互关系。外感六淫，内伤七情，此条件也。六经传变，三焦传变，卫气营血传变，此规律也。但有顺传，有逆传之不同者，此又在规律之与条件相互关系上，即条件对规律起制约或促进作用。《伤寒论》113 方，397 法中，在仲景自序中谓，是为误治而设者十之五六。

医疗药物，亦是条件之一，治之得当，使条件对疾病起到制约作用。反之，治之不当，则条件对疾病起到促进作用。疾病的发生、发展及其消亡（指恢复健康），本来依着规律的传变，顺序进行。在医药治疗而起作用的条件下，或正确或错误。正确的起到对疾病的制约作用，错误的就起到对疾病的促进作用。天下各种事物，是一个整体，有直接和间接的相互联系。其发生和发展，并不是孤立的，而是同周围的其他事物相联系的。同时，还接受其他事物的作用和影响，受到外界条件的制约或促进。

条件有内部与外部之分，有必然和偶然之别。所谓条件，就是作用于一切事物，对事物本身的规律发生影响，并使其产生或发展。外感六淫，是外部条件，内伤七情，是内部条件。前者是外因，后者是内因。因者，即条件也。膏粱之体，藜藿之躯，或跌仆损伤，而疾病之发生与发展，各不相同。此既是必然与偶然，亦是条件之不同，而促使规律亦不相同。而且条件与条件之间，亦是相互联系，亦不是孤立的。如外感六淫的外因，《内经》又有“邪之所凑，其气必虚，壮者气行则已，怯者着而为病”。此外因又与内因相联系。内伤七情，是内因，而喜怒忧思悲恐惊，亦与外部环境（注：即社会生活）攸关，此内因又与外因相联系。所以《内经》又有“急则治标，缓则治本，本而标之，标而本之”。标本在相互影响之后，原无定体。更有言者，在条件对规律起着疾病制约或促进作用时，亦有一定的规律，按照其变化的规律，进行辨证论治。如温热病误汗，引起汗多而阳亡，急予理中汤，或四逆等汤以回阳固脱。如伤寒误下而成结胸，用五泻心汤法。则又是根据病变后的规律，在治疗上创造新的条件，以改善病情和制约疾病的继续发展，由制约而达到恢复健康的目的。（注：要达到熟悉规律，掌握规律，一定要从实践得来。）

所以为医者，在辨证论治时要胸中有数，心中雪亮。既认识疾病的发生与发展规律，又掌握规律与条件相互影响的关系，在辨证论治之理法方药上创造条件，对疾病起到制约作用。

今日上午，有鸣王公社一叟，66岁，来诊治。小溲似癃非癃，似畅非畅，滴沥频数，而溲时痛甚。舌两边有厚黄干苔，中剥而红光。脉反沉闷不扬。窃思老年癃症，亦每有之，此亦是老年规律。而四诊合参，又与老年规律大不相符，心疑之。追问之下，得知近来饮参茸酒及十全大补酒，此条件之与规律相互影响。与龙胆泻肝汤法，并作此文。（1982年8月2日）

附鸣王公社病例，是今日来第三次门诊。从病例中可具体见到规律与条件的相互关系，条件对规律，既起到促进作用，也起到制约作用。（1982年8月9日）

鸣王公社和平大队，张某，男，66岁。初诊，7月23日。案曰，小溲淋漓不畅，溲时频数，阴茎隐痛，舌苔边黄中滑。考古人论癃，有属肝者，肝脉络于阴器也。有属肾者，肾司二阴也。有属肺者，肺为水之上源也。有属脾者，气不升则升降不调也。并有阴虚阳虚，或湿热不化。年逾花甲，肾阴早衰。今舌苔如斯，脉来隐隐细滑，肺肾二经之病。在肺则源不清，流不洁。在肾则与膀胱相为表里，“膀胱者，州都之官，津液藏焉，气化则能出矣”。此肾又有湿热，于是膀胱气化失司。拟一面养肺，一面清化下焦湿热。南沙参、北沙参各15g，大麦冬15g，六一散15g，木通6g，桔梗8g，炙升麻2g，银花15g，橘叶10g，黑山栀 10g，炒怀牛膝 10g，乌药 6g，冬葵子 30g。

8 月 2 日二诊，前方已服 6 帖，小溲频数益甚，似癃非癃，似失禁非失禁，而阴茎痛甚。舌苔厚黄而干，中有一条抽心光剥，舌质红，脉滑细劲。心窃疑之。在初诊时，就认为此症与老年癃闭症规律不相符，其因未明。在二诊时，四诊合参，更与疾病的发生发展规律不符，心益疑之。一再问诊，始知近几月来常服参茸酒，十全大补酒。于是心中一亮。此温热补酒，助火灼液，与一般的老年癃症大别。前方虽不大误，然病重药轻，且有升麻、乌药之辛温升耗，总是方不对症。于是仿龙胆泻肝汤法。龙胆草 5g，炒赤芍 12g，六一散 15g，川连 3g，炒黄柏 6g，黑山栀 10g，薄荷 4g，海金沙 15g，鲜生地 30g，炒怀牛漆 10g，天冬、麦冬各 15g，鲜淡竹叶 50 张。此方本拟用大黄去川连，因其年老，故未用大黄。以川连代之，以清热解毒。但连、柏苦寒，苦者，其化以燥，故又加麦冬以监制之。且与鲜生地同用，以毋虑其耗阴伤液。然心中不释。忆有戚墅堰一叟，是铜匠，亦 60 余岁。因长服参茸酒，引起溲血发热，终致不起。故心忧之。

8 月 9 日，三诊。前方亦服 6 帖。案曰，前经龙胆泻肝汤法，黄苔已化大半，小溲频数作痛，亦已十去其八。年逾花甲，虽有癃症，本是常病，亦未见如此之甚者。舌苔如此黄厚中光，此另有所因。良以辛热温补酒药，助热耗液，阳盛无制，肝阴既伤，肝热复炽，此病之所由来也。症已大减，原方减小其制。于原方去川连，加粉丹皮、朱灯心。5 帖而愈。

附注：以上是论述规律与条件的辨证关系。既要弄通事物之规律，又要弄通规律与条件的相互影响。如此，才能真正做到辨证论治，心中有数。

简谈望诊的面色

观察面色，是望诊之一，有形神之分，而神尤重于形。《内经》有“黄欲如罗裹雄黄，不欲如黄土”“白欲如鹅羽，不欲如盐”“黑欲如重漆色，不欲如地苍”“赤欲如白裹硃，不欲如赭”等。前者是言其有荣泽，后者是言其枯而无华。前者易知而病轻，后者难了而病重。古人重视神形色脉。在观察面色中，神是神态，情是情意，色是气色，是三者备焉。由此可知，前者病程尚短而易治，后者病程已久而难疗。此可意会，难以语言。平时留心于实践，而善于总结经验者，自可望而知之也。

一、面色㿠白

面色㿠白，气息似喘非喘，额有微汗，而呈颓丧气象者，多有四肢微厥，脉多沉细，或是浮虚散乱。（不论其舌色如何）凡见此者，阳亡将至者有之，或即将死亡者有之，此是死亡前征兆。如亡阳症，犹可回阳救逆。治之得法，多有生者。若久病体弱，邪未清而正已匮。短则顷刻，长则一日左右，即将死亡，多数不救。以此卜其预后，不可不知。（注：弥留时，每一是昏迷而死，一是阳亡而死。）

二、面黄如蜡，毫无华色

凡见此色者，一是水肿经久，反复发作。（如西医之肾炎）脉有沉细者，亦有细弦者。此土崩堤溃，脾气已漓，脾属土而色黄也。急以甘温大补大固，如参、芪、术、草、茯苓、山药、杞子、苁蓉、杜仲或加菟丝子、巴戟肉。禁用破气之品。枳壳、陈皮亦禁用。枳壳本是破气，陈皮亦能耗气。非 70~80 帖或百帖不为功。二是出血症，如崩漏、吐衄、鼻衄病程已久，出血又多。脾统血，脾气大伤。如见此面色者，亦宜大补大固。如脉沉细者，加炮姜炭、艾绒炭以摄血。亦须久服，大约 30~40 帖即可。三是或有吐血，鼻衄，或有头眩而见此面色者，此荣血大虚。心主血，脾统血，心少生血，脾不统血。（西医或为再生障碍性贫血，或白血病）此症舌苔每有微黄苔，或舌苔如常人，并无变异。宜大补气血，人参养荣汤主之。其中有肉桂之大辛大热，是主药。虽有苔黄，脉细滑或滑数，大胆用之可也。切忌寒凉。如误诊为血热妄行，而用寒凉之药，如犀角地黄汤、白虎汤等，必死无疑。如见此面色，既有发热，亦宜人参养荣汤。古人原有虚寒吐衄，及阴寒发热之论。观《景岳全书》即知。近医知此者鲜矣。四是黄中泛青而不泽。凡见此面色者，腹胀大或喘急症，每有之，小儿喘急亦有之。此肝肾大虚。如是喘急，宜六味地黄汤、一贯煎，亦宜久服。如是腹胀，又宜柔肝，温肾，培脾。单腹胀是大症重症，愈者不多。（注：亦有面黧黑，单腹胀大，亦多不起。西医属肝硬化）

三、面色黧黑不泽

此肾不摄纳，肾水上泛，色黑属肾也。古方加减七味地黄汤主之，即六味地黄汤加肉桂是也。六味地黄汤本是三开三阖，三固三泄，再加肉桂以温摄肾气。亦须服百帖方效。（注：具体病例，见予作《外感证治漫话》及《内伤证治漫话》，兹不复赘。1982 年 8 月 15 日）

谈四诊之相互关系及其辨证

望，闻，问，切统称四诊。阴阳，寒热，表里，虚实号为八纲。而八纲以阴阳为总纲，其余六纲，已包括在阴阳二纲之内，实则阴阳二纲而已。以四诊观察外在之病症，以八纲辨别内在之病机，于是辨证论治，而理法方药存焉。在辨证论治中，既以阴阳为总纲，又以胜复为中心。阴阳既能相互移易，胜复亦是往返无常。“重阴必阳，重阳必阴”“胜至则复，不胜则已”。病情多变，变异不定，是则辨证论治亦难矣。然则如何而后可。予曰，首先识别四诊之相互关系。四诊相互联系，不是各自孤立的。如温热阳明病之大热，大渴，脉大而舌苔或黄或黑，舌质或红或绛，此四诊之相互联系，此其常也。但亦有大热，大汗而脉反细，舌苔仍或黄或黑，阳病阴脉，此其变也。于是在四诊之间，有取舍之法。或以症为主，或以脉为主，或以舌为主。同一症而舌脉不同，既不相符又不相联系，则症虽同而治则异。同一舌脉，症虽异而治法则同。此所以有同病异治，异病同治之法。此皆辨证法也。

在阴阳变易，“重热则寒，重寒则热”，阳亡厥脱紧急时刻，如在四诊取舍中稍有差错，则致误人生命。如白虎汤症之四大，大热、大渴、大汗、脉大。但由于热胜则伤阴，多汗亦伤阴，阴竭则孤阳无附而飞越。此物极必反，胜至必复。亦即有余而往，不足随之。于是脉沉细或伏，或浮细数而散乱。四肢清冷，面色皖白，气息似喘而非喘，有颓丧气象。此变在转瞬，至急至危，于斯紧急时刻，急用回阳救逆法。如四逆、理中等法，多有生者。即是在四诊取舍中，从脉从症，不论舌苔何种颜色，或干或燥，放胆急用辛热回阳法。但附桂回阳，在1~2帖之间，阳回后再与救阴，辨证而论治之。明末万密斋，清之徐洄溪、许珊林最是能手。又有大吐泻，大出血，亦多有亡阳发生。吐泻伤阴，血去亦伤阴。阴伤之极，则阳亡。亦宜舍舌从脉从症，参附、芪附、术附等汤都为此而设。如大吐、大泻而阳亡者，以术附、参附或四逆汤为宜。如大出血而阳亡者，又以芪附、参附合用为宜。

又有戴阳、格阳等症，内真寒而外假热，面红烦躁，宜用白通汤法。此症不多见，多由误治而成。其他如外感门中其他病，如夏秋时痢及小儿麻疹等，以及内伤之其他病，亦每有阳亡险象发生。如上所述，舍舌从脉从症，急与回阳。

或疑热深厥亦深，与阳亡最易混淆。前者四肢亦厥，但干燥无黏汗。脉亦沉细，但重按隐滑，并无散乱之象。面不皖白，渴而欲饮。而且热深厥深，其来也缓。元阳散亡，其来也急。四诊自有分别，辨证可知之。凡此皆医生头等功夫，人命关天，一去不返，慎之慎之，切记切记。（注：大凡亡阳之死亡速，亡阴之死亡缓。宜救阴而误用回阳，虽有燥热，转以清热育阴犹有生者。宜回阳而误用救阴，则立即死亡。）

在外感证治中，亦分常变。常者常也，变者异也。伤寒六经辨证，温热病三焦辨证，或卫气营血辨证，其传经之顺传与逆传，每有变异，未可一概而论。在四诊合参中亦有取舍。在辨证论治中，常者应以凭舌苔为主。观察舌苔是望诊之一，其舌苔之变化，亦与疾病之发生与发展一样，同样有规律可寻，有次序可遵。立方选药，剂量轻重，每以舌苔作为尺度。在变症时另当辨证治之，未可印定眼目。

在内伤杂病中，同样是四诊合参，同样有取舍。任何疾病，既有阴，又有阳，或是阴阳夹杂。有一些病看来是小病，然不辨阴阳，不辨寒热，用药不当，则不唯不效，且适得其反。如胃脘饱闷，舌苔白润，脉细滞，以和胃理气，稍兼温化。如舌质红或无苔，脉隐滑，则宜沙参、石斛、橘叶、瓜蒌皮、枇杷叶、桑叶。此清轻肃降法。如舌偏红而滑腻，又宜前药加苏叶、佛手片、炒薤白头、上沉香，又是润燥并用法。又如崩漏，舌苔淡润，脉细。宜益气养血止血，佐以温摄。舌红脉细隐滑，宜凉营清肝，或清化热湿。特别应注意舌与苔颜色，虽无明显变异，但偏干，有细裂纹。脉象浮取中取虽亦无明显变异，而重按隐隐有滑数。切忌偏温、偏补、偏燥，应处处顾到。法宜平淡，平淡是头等功夫，最难达到。近人诗“画眉深浅入时无”。深与浅本是两者对立，入时就是对立统一，浅即平淡。可见平淡之不易，而世医忽之，何欤。

血症

南夏墅公社，王某，男，14 岁。鼻衄频发，肌肉有青斑累累，此起彼落。各处诊治，西医诊为再生障碍性贫血，介绍来门诊。

1982 年 7 月 12 日，初诊。予见其面黄如蜡，无华色，两手脉细无神，舌苔亦淡润，与黄芪 20g，茯苓 15g，上桂心 3g，炙甘草 3g，炒当归 9g，野白术 9g，蒲黄炭 10g，潞党参 15g，鸡血藤 15g，炒杞子 15g，炒潼蒺藜 12g，炙艾绒 3g，龙眼肉 12 枚。令服 20 帖。

8 月 19 日，二诊。云，已服 25 帖，服药后鼻衄未发，肌肉青斑大见减少，但仍有发出。面色已渐有色泽，纳谷亦振。舌仍淡润，脉稍起。原方去鸡血藤，加炒荆芥 10g，嘱续服 20 帖。服后又来，予以人参养荣丸，服数月即愈。

大凡诸出血症，分两大类。一属肝，肝为刚脏。血热妄行者多属于肝。肝藏血，血热则失所藏，宜清肝凉血。另一属脾，脾为阴土，脾有阴寒而失摄纳者多属于脾。脾统血，脾失所统亦妄行，宜温脾摄血。出血虽同，而舌脉大异。其特征是，前者面色光亮或隐隐泛青色，有色泽，或两颊有红色。其青色者少，红色者多。后者是面黄如蜡，无华色，毫无光泽。以此为辨，亦可一望而知。此症亦有少数舌苔淡黄腻，脉细数。均宜舍舌舍脉而从面色。有人只用寒凉，不知温摄，此只知其一，不知其二也。

予用参，芪，术，草大固大补脾气。潼蒺藜，当归，杞子，龙眼肉，鸡血藤以益血。桂心，艾绒温脾摄血。君药是桂心，用桂心是画龙点睛也。虽是炎暑司令，当用则用，并不犯时禁也。

本病例尚是轻症。忆有遥观公社张某，女，60 多岁。在常州市医院反复输血，后介绍至我处门诊。门诊时昏厥，病势严重。予曾用桂心一钱半（5g），淡附子二钱（6g），余药亦用此法，但参、芪均用一两（30g），服 70 余帖而愈。愈后浑身出黑斑，背部黑色如锅底，连片满布。此症亦罕见，古人所谓阴寒黑斑即此类症也。只要在辨证中辨得准，在论治中大胆用之可也。（1982 年 8 月 20 日）

吐涎症一则

巢某，男，45 岁。据述原有胃溃疡，今年 1 月胃穿孔，在常州一院进行胃修补术。4 月起，在饮食时泛吐痰涎甚多，所食食物并不吐出，频发不已。至 6 月，则每食必吐痰涎，不食则不吐如常人，于是遇餐则畏。

1982 年 8 月 14 日，初诊。见其舌质偏红，舌面有白腐苔，右脉缓滑。此肺失清肃而又有胃浊也。以北沙参 15g，郁金 9g，瓜蒌皮 15g，橘叶 10g，射干 8g，大力子 8g，苏叶 6g，佛手片 5g，佩兰叶 6g，上沉香 3g，绿梅花 3g，枇杷叶 10g，生竹茹 10g，3 帖。

8 月 17 日，二诊。泛吐痰涎大减。原方去沉香，加藿香 6g，3 帖。

8 月 22 日，三诊。泛吐痰涎已止。一餐能食油条两条，粥一大碗矣。而舌面腐苔亦净。仍用原方 3 帖，后不复来。

此症所奇，在进食时必吐痰涎，食物并不吐出，不食则不吐。细思，肺气通于喉，胃气通于咽。肺气不清则生痰，胃有腐浊则失降。肺宜清肃，胃宜下行。升降失常，在进食时更阻滞胃气。咽与喉比邻，一管之隔，食后逼迫喉管之痰涎而上泛也。方中沙参清肃，郁金开降，蒌皮以化肺之痰热，牛蒡以宣肺气。而射干清喉中痰热，消喉中肿核有殊功。再以佩兰、沉香、绿梅花化胃浊而养胃，生竹茹清化痰热，枇杷叶轻清肃降。肺主一身之气，肺气降而胃气亦降。法似平淡，看似寻常却艰辛也。

试论人参养荣汤方义

原方白芍（酒炒）一钱五分（5g），人参（去芦），陈皮，黄芪（蜜炙），桂心，当归（酒炒），白术（土炒），甘草（炙），以上各一钱（3g），熟地（姜汁炒），茯苓（去皮）各七分半（2.5g），五味子（炒杵），远志（炙）各五分（1.5g），姜三片，枣肉二枚，水煎服。

主治：脾肺气虚，发热恶寒，面黄肌瘦，倦怠短气，食少作

泻。（见冯楚瞻《冯氏锦囊秘录》）

考之古人，论此方者多矣。如薛立斋，喻嘉言，张璐玉，吴鹤皋，李士材，汪讱庵，柯韵伯等，各有见解。方注是脾肺气虚，主治各症亦空泛无专指。唯薛立斋在实践体会中，作出结论。“气血两虚而变现诸症，莫能名状。勿论其病，勿论其脉，但用此汤，诸症悉退。”此虽言之有理，来源于实践，究是心中了了，笔下难明。知其然，而不知其所以然也。医亦难矣。

然则，辨证论治，随证选方，何所据而云然。且古人对人参养荣汤，远不若补中益气、归脾二汤之精而详。独冯楚瞻道出“故面黄肌瘦，亦犹夫物之槁也”，并谓用此汤后“有不欣欣向荣者乎，故曰养荣汤”。夫槁者，枯槁也。荣者，荣泽也。此在望诊中得其旨矣。

以予所知，人参养荣汤所治之症，极为复杂，极为疑似，极为似是而非，似非而是。如有发热者，有不发热者。多数有吐衄血，或大吐衄者，亦间有不吐衄者。多数昏晕或甚至昏仆者，亦有不昏晕者。另外还有腹痛或腹有肿块者，或肝脾脏亦有肿大者。论其脉，有细滑数，或弦滑，或洪大无伦者，亦有沉细无神者。论其舌苔，有淡润如常人者，亦有淡黄腻，或灰黄腻者。四诊所得，既不相符，亦参差不一。唯其面黄如蜡，枯槁无荣泽气色，此则皆同。必待面色转华有荣润色泽，是其向愈之征。症状纷纭，变化莫测，而面色终不变，以此为准。万变不离其宗，即面色黄蜡无华是也。

贤如立斋，亦只能说“气血虚而变现诸症，莫能名状，勿论其病，勿论其脉，但用此汤，诸症悉退”。

然则人参养荣汤究治何症乎？予曰，此治阳虚虚劳之劳损症也。脉大为劳，脉细亦为劳。有阴虚劳损，有阳虚劳损。古之劳损症，多指阳虚。金元后之劳损，多指阴虚。阴虚劳损，后当续论，兹不赘。

夫人身气血，阴阳也。而每一脏器之中，亦一物而具阴阳二者。《内经》载："劳者温之，损者益之。"此治阳虚劳损之准则。夫阴虚劳损，是手太阴肺，足少阴肾二经之病。阳虚劳损，是足太阴脾、手少阴心二经之病。至于吐衄，发热，眩晕，甚则发斑等症，阴虚而热者能之，阳虚而寒者亦能之。昧于此，是不知辨证法也。喻嘉言论人参养荣汤，"方内皆心脾之药，而注肺虚误也"。汪讱庵则谓"此手少阴足太阴气血药也"。心主血，脾统血，心阳不振，脾气散漓。脾为心子，心阳虚，无以生脾土。脾气虚，而子盗母气。于是血失所主，亦失所统。

黄为脾色。《内经》论五色"黄欲如罗裹雄黄，不欲如黄土"。面黄无华，面黄不荣，面黄不泽，面黄如蜡，皆枯槁气色。头为诸阳之首，脾气散漓，而现诸面。病之本在心，病之标在脾。虽有熟地、当归养血之品，参、芪、术、草，补气之药，而其要则在桂心。直入心脏，益火以生土。诚如汪讱庵所言"桂心能导诸药入营生血，五脏交养互益，故能统治诸病，而其要则归于养荣也"。予意，本方陈皮似嫌其耗，白芍似嫌其伐。以龙眼肉、杞子易之，以收大补大固专功。王秉衡《重庆堂随笔》谓，龙眼肉、杞子，色赤入心，大补心血。似觉更为有力。此方之奥，主治之广，辨证之难，而神效莫测。可神传而难以语言，宜乎立斋服膺而慨叹之也。

注：西医所谓再生障碍性贫血、白血病等，本方确有专效。毋为其吐衄，发热，眩晕所惑，我见用寒凉者百无一生。本方虽大补气血，而用桂心，是其主药要药。甚则附子、炮姜亦可斟酌选用。予治再生障碍性贫血多效。并于1960年夏治愈白血病一例，病者沈某，今尚健在。皆见予作《内伤证治漫话》,《漫话续遗》兹不复赘。

医案一则

李某，男，52岁。平素体丰，痰热本盛。于1982年5月14日急诊入院。神识昏迷，舌强言謇。予曾诊治一次，照类中风治法，治以息肝凉心，清热化痰。嗣后由病房中西医结合治疗，诸恙渐平。继而四肢水肿，足胫足背肿甚，下溲亦少，久不愈。于8月19日，予又去诊视。舌质红而润，脉隐滑，纳食尚可，仅四肢水肿而已。以前胡8g，茯苓15g，双钩藤15g，桑叶15g，忍冬藤g，穞豆衣15g，瓜蒌皮15g，冬瓜子、冬瓜皮各15g，陈葫芦20g，浮萍草10g，嘱服3帖。服1帖后，小溲如注，肿大退。

8月23日，二诊。原方3帖。

8月26日，三诊。原方加杏仁6g，3帖。

8月29日，四诊。水肿已十愈八九，以北沙参15g，茯苓12g，生谷芽15g，野白术9g，双钩藤15g，穞豆衣15g，怀山药15g，冬瓜子、冬瓜皮各15g，瓜蒌皮15g，陈葫芦20g，浮萍草10g，调治之。

李某，曾涉猎医书，亦稍知医。见予法清轻疑而问曰，如此轻浅平淡之方，何能愈重症。予曰，此非汝能知也。病起肝胆，风阳不静（平时高血压），生痰生火，风阳挟痰热上越，则舌强而言謇。内蒙心包，则神识昏迷。经治后风阳渐平，痰热渐清，而络道中内蕴之风痰热究未净也。络阻则气痹，气痹而通调水道窒滞，故四肢水肿。病已经久，正已虚而邪未净，此非重浊滋腻所能愈。大凡重浊滋腻之品，既与清泄肝胆不合，亦非通络宣痹之法。昔柯韵伯、徐之才，有轻可去实一法，正为此也。（自注：柯韵伯《论十剂》有“轻可散实，宣可决壅，通可去滞，泄可去闭，滑可去着”等。）

夫少阳、厥阴同居一室，相为表里。治胆之药，亦能治肝；

治肝之药，亦能治胆。清代名医吴东旸，善于清泄少阳，手法清轻，能治大症。前胡，浮萍草善于清泄少阳。钩藤，桑叶清泄厥阴。稽豆衣，冬瓜皮，皮能行皮。忍冬藤以通络。瓜蒌皮清痰热。合陈葫芦以利水。故其效捷。后又以沙参清肃而养阴。谷芽，山药，白术以养脾。此皆不腻之品。唯白术稍觉呆滞，但葫芦、浮萍草同用，亦有监制之约。

此症用药清灵而流通枢机，亦是王孟英法。浓与淡，深与浅，重与轻，浊与清，厚与薄，治法多端。意到笔不到，此皆辨证论治法则。

漫谈意境

文学艺术、书画、金石等，在构思及作品上，首先要有意境。而且有意境则有神，否则徒具其形而已。优劣之分，与意境之高超或庸俗攸关。祖国医学在辨证论治上，亦有意境存焉。何谓意境。既玄奥，又不玄奥。既难理解，又不难理解。可以心会，而难于语言也。

近读周谷城《所谓意境》一文，如“凡存在发展变化的东西，都包含正、反、合三阶段。正，是指一切社会现实。社会现实中有劣习弊端，缺点错误。我们要去批评它，改造它，这就是反。通过斗争，克服困难，反掉现实中的缺点和毛病。从不满的现实中找出一个新的，与这原有的现实相反或比原有的现实更高的东西来代替。这样的新东西，就是理想，就是合。”周氏所论，虽言文艺，而政治的含义为多。文学艺术亦为政治服务也。若以文艺的艺术标准来说，未免失之太简。予之所言，是医学技术，是祖国医学在辨证论治上的意境运用。

意境者，自古有之，非自伊始。如以诗文而论，柳宗元之《江雪》诗寓有深远意境。若论医学，正治反治，从治逆治，上病下取，下病上取，同病异治，异病同治，先标后本，先本后标，重药轻投，轻药重投，病在远而取诸近，病在近而取诸远等。凡此种种，若无意境，呜呼可。《内经》谓“阴平阳秘，精神乃治”，此周谷城之所谓正。“阴胜则阳病，阳胜则阴病”，周氏之所谓反。“谨察阴阳所在而调之，以平为期。”此周氏之所谓合。天下任何事物，都有正、反、合三者。其始则异，其终则同。

意境在实践过程的初始阶段，是幻想，是假设。实践未久，心中无底也。意境在实践过程的后阶段，虽是意境，已是胸有成竹。实践是检验真理的唯一标准。久经实践，自能理论与实践相结合。但也还有一些仍是幻想，仍是假设。疑难杂症，奇疾怪症，往往有之。科学无止境，技术难顶峰，心中仍然无数者有之。此亦理之常，势所必然。

古人谓，医者，意也。心灵深处，思维高度，虽与先天攸关，实得力于后天。前者是禀赋，后者是基本功与实践。而基本功又以《内经》为主。《内经》以阴阳为总纲，以胜复为中心。熟读《内经》而融会贯通之。反复实践以检验之。意境之运用自如，其庶几乎。

论甘麦大枣汤

原方：甘草三两，小麦一升，大枣十枚。

主治：妇人脏躁，喜悲伤欲哭，有如神灵所作。数欠伸，甘麦大枣汤主之。

本方寥寥三味，平淡无奇。形不出众，貌不惊人。不知仲圣之奥，用者甚鲜。然有论者谓脏躁主肺，是肺主悲，悲哀伤肺也。其实《内经》论五志，肺是“其志为忧。”悲是悲伤，忧是忧愁，悲，忧当别。《素问·宣明五气》曰“五精所并”“并于肺则悲”。并与躁亦异途。且以本方之方义来释，其属于肺，亦觉牵强不合。亦有谓本方治心脾不足，似亦近之。但论者又谓应加当归、龙齿、胆星、菖蒲，则效更大。此则与脏躁之躁字有违，亦未知脏躁之病机何在。似有狗尾续貂之嫌者矣。喻东扶辑有《古今医案按》，王孟英又有《古今医案按选》，其中载有一脏躁症。经 3 年，百治不愈。后就诊于叶香岩先生。叶以甘麦大枣汤加 3 味平淡之药，并嘱服 40 剂自愈。病家见方平淡，疑而藐之，姑以 2 剂并为 1 剂服，服 20 日果愈。当时医者亦奇之，特收入俞氏辑书按语中。可见平淡之不见信于人。事事皆然，岂独医哉！

症既脏躁，躁在何脏，病机安在，方义何释。予不才，姑论之，亦未知然否？

予谓，脏躁之躁，与燥火之燥大别。一是足字旁，一是火字边。前者是内伤，后者是外感，前者是七情，后者是六淫。前者是郁久而成，后者是暴感而致。径庭不同。

予谓，脏躁之躁，躁在脾。脾为心子，虚则子盗母气。思发于脾而成于心，脾病及心，以脾为主，以心为次。脾藏意，意为脾神，在志为思。妇人情意不达，思虑伤脾。心藏神，心为君主之官，神明出焉。脾病及心，此脏躁之所由来。

五脏各有阴阳，胜复善变。脾固湿土之脏而属阴。《内经》有“湿位之下，燥气乘之，是以从之，湿转为燥”。燥之极则成躁。然情怀不适，郁结经久，则躁自内生。所谓“有余而往，不足从之”。由湿转躁，此本辨证法，《内经》论之详矣。

甘麦大枣汤，甘缓之法。治脾为主，治心为次。甘为脾味。脾欲缓，急食甘以缓之。甘草以甘补之。脾又是“其果枣”，心是“其谷麦”，心脾二经之药也。平淡中出不平淡，其唯仲圣能之。唐代李白“清水出芙蓉，天然去雕饰”。宋代王安石评张籍诗“看似寻常最奇崛，成如容易却艰辛”。其斯之谓欤。

自注：近几年予治脏躁症 7 例，皆效。如鸣王镇姊妹 2 人 2 例。其姊治愈后 1 年，因考大学未录取，又复发。其妹初发时曾投河自尽未果，愈后 2 年亦复发。红旗布厂女工 1 例。小留汽车站附近小留大队 1 例。公安局家属 1 例。省驻常州勘探公司家属 1 例。马杭公社男 1 例。其中女 6 例，男 1 例。年龄皆在 20 岁至 28 岁。7 例中有 2 例是月经量多如崩，彻夜不眠。皆有神情呆顿，有时默默不语，有时错言乱语。舌苔每如常人，脉象有细数，或细涩不扬，辨证时应从症主治。予皆用甘麦大枣汤加味。甘草 3g，淮小麦 20g，大枣 6 枚，再加鲜生地 30g，麦冬 15g。有时还加川百合 15g。是生地入心，养血润燥。麦冬虽养胃液，胃主灌溉一身，脾与胃又相表里，故亦濡润脾燥。百合是安神宁心。如是月经量多，则分而治之。在平时服上方，在月经转时，以白荠菜花 45g，炒白芍 15g，炒荆芥 10g 以摄血止血。脏躁症用甘麦大枣汤应服 20 剂方愈，正合叶香岩先生治法。白荠菜花、白芍则在月经转时连服 6 剂，但须连服 3 至 5 个月，则经血渐达正常。予之具体病案，散见于各《漫话》中，亦不复赘。（1982 年 9 月 16 日）

医学漫话续遗·卷四

自1976年写本书起，已六易寒暑。其中有《医学基础漫话》1册，《内伤证治漫话》3册，《外感证治漫话》1册，《本草漫话》2册，《医学漫话续遗》4册。因而名之曰《医学证治漫话丛书》共11册。由于前后实践所得偶有不同，而且有些是感而即写，原是初稿。有些有专论。虽然几经易稿，但由笔者水平所限，文不通顺，术乏连贯，在所难免。在内容上则皆从实践得来，可稍慰耳。本想重新整理，去芜存瑜，奈年事已老，精力已衰，恐不克如愿，亦云憾矣！后之来者，如见斯集，谓有一得，重与批正，九原可作，则亦感甚！

1983年11月13日　武进朱彦彬　时年75岁

辨证论治中的几点肤浅体会

一、以阴阳为二纲的相互关系问题

祖国医学的特色是辨证论治，辨证论治的基础是《黄帝内经》。自古以来名医辈出，莫不得力于《内经》。后汉张仲景著《伤寒论》《金匮要略》，其辨证论治的理论依据，亦本诸《内经》。因而《内经》是祖国医学理论中的基础。《内经》中辨证的纲领是阴阳，虽说八纲，实则是阴阳二者而已。薛生白曰：“医经充栋，不越阴阳。”充分说明阴阳在辨证中的重要性。

阴阳是一个东西的两个方面的代名词。天下任何事物，都是一分为二的，阴阳是处在统一体内的两个方面。如有正，就有反。有表，就有里。有上，就有下。何谓辨证。辨证是说世界上一切事物，都是普遍联系的。有直接的，或间接的，本质的，或非本质的，有必然的，或偶然的，有内部的，或外部的等，都是普遍地相互联系。以中医的辨证来说，如外感六淫，内伤七情以及地区之异，四时之别，城乡之别，社会条件，生活条件，生产条件等，普遍地相互联系。这许多联系，对疾病的发生与发展，起着相互影响，相互促进，相互制约的作用。从普遍联系而分析疾病，这就是辨证。从不同的具体病情，不同的具体辨证，从而作出不同的具体治疗，这就是辨证论治。

《素问·阴阳应象大论》曰：“阴阳者，天地之道也，万物之纲纪，变化之父母，生杀之本始，神明之府也。”又，《素问·阴阳离合论》曰：“阴阳者，数之可十，推之可百。数之可千，推之可万。万之大，不可胜数，而其道一也。”任何一个事物的同一体内，都有以阴阳为代名词的两个方面存在。人体的整体，既以阴阳来做分别。人体内部脏器，甚至是某一个脏器，以及内外表里等，都归纳在阴阳范畴之中。脏器本质（包括液体）为阴，这个脏器的功能为阳。阴有形可见，阳无形可见。不仅脏腑分阴阳，脏为阴，腑为阳。而且就某一个脏器来说，亦分阴阳二者。如肝有肝阳肝阴，胃有胃阴胃阳。在与外部联系中，亦各分出阴阳，如六淫的风寒暑湿燥火，则是寒为阴，热为阳。七情的喜怒忧思悲恐惊，喜怒为阳，悲恐为阴等。这样，不论体内与体外，内部与外部，一个事物都分出两个方面。所以说，“万之大，不可胜数，而其道一也”。

阴阳是一个统一体内的对立统一物，既对立，又统一。其相互关系，是相互影响的。既相互依赖，又相互制约。既相互促进，又相互消长，还会相互转化。但亦不是一成不变的，往往相互移易。“孤阴则不生，独阳则不长”“无阴则阳无以化，无阳则阴无以生”，这是相互依赖，缺一不可。“益火之源，以消阴翳，壮水之主，以制阳光”，这是相互制约。“阳盛则阴病，阴胜则阳病”“阳胜则热，阴胜则寒”，这是相互消长。“重阴必阳，重阳必阴”“寒极生热，热极生寒”，这是相互转化。

总之，“阴平阳秘，精神乃治”。阴阳应保持相对的平衡，但平衡是有条件的，相对的。不平衡是无条件的，绝对的。由于内因外因种种因素，即种种条件，在普遍联系相互影响下，产生了阴阳不平衡，“不平则病”，于是疾病生焉。做医生的要帮助病者创造各种条件，特别是立方用药上的条件（因用药物亦分阴阳），补偏救弊，截长补短，使阴阳的不平衡，达到相对的平衡。因而阴阳者，辨证之二纲也。（自注：主要说明各种各样的内外条件，是相互联系的，对疾病起制约和促进作用。）

二、以胜复为中心的相互关系问题

任何事物，都在不断地运动，不断地发展，静止的东西是没有的。人体和疾病的发生发展亦然。由于对立统一的阴阳在不断消长过程中，造成一面偏低，一面就偏高。这种消长形成的偏高偏低，如果超过了一定的限度，如消之极，或长之极，就会向着自己相反的方向转化而去，是阴阳互易。《内经》谓之胜复。“有胜则复，无胜则已”“有余而往，不足随之。不足而往，有余从之”。此即事物在不断消长过程中，超过一定限度，而趋于转化。亦即疾病在阴阳上的转化。同时，胜与复，不是固定不变的，胜而复，复而胜，往往循环无端，相互异位。

如上所述，万事万物普遍联系，受外部条件的制约和促进。

立方用药，无非是创造条件来影响内部，制约偏盛的一面，促进偏衰的一面。如木匠一样，截去太长，补上不足。使阴阳的不平衡趋于平衡。如此而已，岂有他哉！在立方用药上，即使是对疾病相适应的，但亦不可过剂。即用药亦不可超过限度。否则就造成另一个新的偏胜。此即胜与复的相互关系。在临床实践中，是有深刻体会和惨痛教训的。《内经》："大毒治病，十去其六，常毒治病，十去其七，小毒治病，十去其八，无毒治病，十去其九，谷肉果蔬，食养尽之，毋使过之，伤其正也。"应该十分重视。在阴阳相互移易中，一般是由渐变到突变，但亦有突发者。这是一般和个别的辨证关系。渐变容易察觉，突变急不及防。其实，渐变是突变的前趋，突变亦是渐变的结果。不过变得快慢轻重而已。履霜坚冰至，应未雨而绸缪。其突变者，刻不容缓，立即抢救。虽是"救阳犹易，救阴实难"，阳亡者，危在顷刻。阴竭者，迁延时日。这种两极分化，是极重要的关键时刻。《内经》中反复详述，应严密重视，高度警惕。人命关天，可不慎哉！予故云，辨证论治，以胜复为中心。（自注：大吐泻，大出血，大热，大汗，往往有突变，即迅速胜复。）

三、客观规律与主观努力的相互关系问题

事物的发生和发展，都有自己的一定规律。不同事物的发展规律，在各自的范围内普遍起着作用。规律是客观的，因而称为客观规律。同时在认知规律的基础上，发挥主观上的努力。顺着和利用规律，并按照规律办事。这样才能把工作做好。《孟子》所谓"揠苗助长"，是违背规律的错误行为，一定要失败的。祖国医学的辨证论治，同样是这个根本原理。任何一种疾病的发生发展，都有它本身的规律性。如《伤寒论》的六经辨证，《温病条辨》的三焦辨证，《温热经纬》的卫气营血辨证，都是论述疾病的规律。

风伤卫用桂枝汤，寒伤营用麻黄汤。先上焦，后中焦，再后下焦。卫之后方言气，营之后方言血。为什么要循序渐进，依次辨证论治？此无他，顺着规律，利用规律，辨证论治，主观与客观结合而已。《伤寒论》中亦有不少变症，似与规律不符，仲景在《伤寒论》自序中亦曾言及，这是误治引起。《伤寒论》中有“正局”，亦有“变局与变法”。变局，有误治而致者，变法是适应变局的治法。误诊误治，亦是外部条件，影响和改变这个疾病的正常规律。仲景 113 方，397 法中，有些是按照误治引起新的发展规律，进行新的辨证论治。如阳明热病，大热，大渴，脉大，汗多，本宜白虎汤，如误与发汗解表，于是热极伤阴。汗为阴液，亦伤阴。阴伤则阳无所附而飞越，又宜四逆汤救逆。阳回后又宜甘凉养津以存阴。看起来在治疗中早凉暮热，暮热早凉，亦是顺着并按照规律论治。费伯雄谓，昨日阳亡而救阳，今日阳回当保阴。“寒极生热，热极生寒”的阴阳转化，这是物极必反，阴阳胜复。好像变化无穷，捉摸不定，实则同样符合一切事物的规律。

四、四诊的相互辨证关系问题

望、闻、问、切谓之四诊，是了解病情，搜集病情的方法和手段，为辨证提供材料，是辨证论治的依据。有诸内必形诸外，从现象上可以洞察人体内部和外部的相互联系，从中找出其病机所在。四诊是相互联系，不能割裂分开的。

在反映病机中，有四者是相符的，亦有不相符的。如发热，脉大，阳病阳脉，是为相符。发热，脉细，阳病阴脉，为不相符。相符者顺，不相符者逆。因而在辨证论治中，有舍症从脉，舍脉从症，舍脉从舌，舍舌从脉等辨证关系。《脉诀汇编》曰：“阳盛者脉必洪大，至阳盛之极，而脉反伏匿，阳极似阴也。”又曰：“阴盛者脉必细微，至阴盛之极，而脉反躁疾，阴极似阳也”。《金匮要略》曰：“脉大为劳，脉细亦为劳。”凡此种种，岂可四诊不相合参乎。

更有真相与假象之不同。真相容易识别，假象迷人耳目。在四诊中，虽有假象，然总有一诊是真相可辨。程郊倩曰：“三阳中，阳明间有假脉，如热深厥深。”然而口渴欲饮之症仍在。三阴症，少阴症有假症，格阳戴阳是也，而其脉沉细不假。由此，可四诊不相合参乎。

古人重视神情，脉色，而神更重于形。脉贵有神，有胃气则生，有神即有胃气。此切脉之贵乎有神。《内经》论五色之“欲如”与“不欲”，此望诊之贵乎有神。苏东坡有诗云：“论画以形似，见与儿童邻。赋诗必此诗，定非知诗人。”神寓形中，形露神外。形神不可分，四诊当合参。

在诊断疾病之预后问题上，亦是取决于神的。例如黄疸，面黄光亮如橘子色者为阳黄，黄而晦滞无泽者为阴黄。阳黄宜茵陈蒿汤或栀子柏皮等汤。阴黄宜茵陈四逆汤或茵陈五苓等汤。同是色黄，而阴阳寒热大别。

病有阶段，《内经》谓病分初中末。“暴病属实，久病属虚。”同一人，同一病，前期不等于后期，后期不等于前期。还有膏粱之躯，藜藿之体，难言之隐，嗜欲之好。问诊可不详尽乎。四诊既有联系，又有区别。四诊一错，则辨证论治随着亦错。始因误诊，终则误治，可不惧哉！

五、辨证欲方与论治欲圆的相互关系问题

方与圆，既是对立，又是统一的辨证关系。唐代孙思邈有“胆欲大而心欲小，智欲圆而行欲方”之论。通常所说的做事要有规矩，规是圆，矩是方。方是大方向，不能南其辕而北其辙，是原则性。圆是在方的基础上，在具体做法上，根据实际，实事

求是，可以机动灵活，是灵活性。辨证欲方，是要把疾病的症与因，通过四诊以及阴阳胜复的辨证关系，把治疗大方向定下来，这是方。在具体治法上，可以在方的范围内，作出一定的机动灵活，这是圆。变则其久，通则不乏。趋时必果，乘机无怯。望今制奇，参古定法。这就是宗古法，而能灵活通变。

立方选药，古人重视君臣佐使，即药物的组织与配伍。前已论及，疾病是由人体内部与外部的种种复杂因素，在相互影响下，产生阴阳消长的不平衡，而产生以及发展的。而人体内部的疾患，往往错综复杂。不是清一色，难于一刀切。在脏器的相互关系中，此阴彼阳，此阳彼阴，此润彼燥，此燥彼润，此虚彼实，此实彼虚等，往往是有的。因而寒热并用，补泻并用，润燥并用，或者是相互制约，相互促进。或者是分兵合击，各个击破。所以君臣佐使，是有严密的法度存焉。如六味地黄汤之三补三泻，诸泻心汤之寒热并用，补中益气汤之用升麻，人参养荣汤之用肉桂，既是形神俱备，而且画龙点睛者矣。

医道和文学艺术，如书画、金石、戏曲一样，既要继承，更贵创新。齐白石为近代书画金石大家，其诗有“删去临摹手一双”之句。要钻入古法之中，跳出古法之外。始则有法，继则无法，此一变也。无法而不离于法，又一变也。徐洄溪重视灵通。王孟英贵在枢机。切忌食而不化，生搬硬套。三承气与白虎汤，重剂也。甘麦大枣汤，平淡剂也。乌梅丸刚柔并用法也。又如天生白虎汤，天生甘露饮，天生建中汤，以及雪水冷水等治法。只要是在辨证的方向原则下，至于论治、立方、选药，是贵在机巧。稳与狠，亦是对立统一的辨证治法。应在稳的前提下求狠，在狠的基础上求稳。人命关天，非同儿戏。叶香岩珍用平淡，在平淡中才能出不平淡。古人所谓“诗欲平淡愧未能”。可见平淡之不易。如甘麦大枣汤平淡之至，而屡奏奇功。孙过庭在《论书法》中有“置变化于法度之中，化险峻为平夷，既能险绝，复归平正”。道虽不同，理固一也。

在方圆结合中，既是相互联系，又是相互渗透。方形圆外，圆寓方中。如治本治标之法，《内经》有“急则治标，缓则治本”。标与本亦不是固定的，而会相互移易。在这个病情算是标，在另一个病情又算是本。例如原有内伤慢性杂病，又复感六淫外邪。先治外邪是急则治标，后治内伤，是缓则治本。又如大出血，大吐泻，大热大汗，出现阴阳转化，而有阳亡征兆时，急与回阳救逆。以参附、芪附、术附或四逆理中汤等法，此急则治标。待阳回后再治其本病，是缓则治本。所以《内经》又有“故治有取标而得者，有取本而得者”。又曰“本而标之，标而本之”。在这种病情迅变，祸起仓促的情况下，如不方圆结合，鲜有不误事者。医者于此等处，最宜注意也。

当今医者，补法盛行。补法是八法中之一，而非补法概治百病。误补者曰，此整体观念也。呜呼。其然乎，其不然乎。夫整体观念者，是从全面看问题。在辨证的基础上，补偏救弊，调整阴阳的不平衡，达到相对的平衡。“平则不病也”。三承气汤急下以存阴，此整体观念。四逆汤、理中汤等温阳以救逆，此整体观念。人参白虎汤、竹叶石膏汤，一面养正一面清热，此整体观念。推而广之，刘河间主火，李东垣主脾胃，张子和汗、吐、下，朱丹溪主痰，都是整体观念。“邪之所凑，其气必虚”固是整体观念。“去其所本无，即全其所本有”亦整体观念也。若云，只有补法是整体观念，则误补致死，整体安在哉。

苏东坡《琴诗》“若言琴上有琴声，放在匣中何不鸣？若言声在指头上，何不于君指上听？”这是言主观和客观的统一。所以辨证欲方，论治欲圆者，亦是把主观与客观统一而已。

有关辨证论治的一些问题，余有拙作《医学证治漫话》曾经拉杂论及。今应孟城召开中医学术交流会作发言，因而将旧作重行整理，略加补充。原想讲述时，多引用实践中具体病例以作说明，后因事返里，未果也。（1983年6月27日）

脾胃论学说刍议

自古以来，专以脾胃立论而最著者，先有金末李杲，后有清初叶桂。论之于前，阐之于后，此祖国医学之一大发展，大有功于后人。但脾胃之论，范围实广。即以内伤而论，有脾胃之本病，亦有他脏之病而传变及于脾胃者。胃为水谷之海，脾为运化之司，病机多端，变化无穷。欲以一论一法而概治脾胃之病，不亦戛戛其难哉。此有赖后人之不断发展，亦理之所当然，而无足怪者。予不敏，姑试言之。

夫疾病之发生与发展，必有其因。治病求因，为辨证论治之第一要义。简言之，有外因，有内因。详言之，社会条件、生活条件、生产条件、自然气候、地区之别、城乡贫富之殊等，各种各样的外部条件是其外因。精神因素，思想情绪等是其内因。而内外因相互联系，相互影响，错综复杂。从无千篇一律，同一模式。因异而症虽相似，病机则异。病机异而治法能相同乎。辨证论治者此也。

东垣身居金末，社会、政治、经济极度动乱。其在《内外伤辨惑论》开卷第一节中云，“向者壬辰改元，京师戒严。迨三月下旬，受敌者凡半月。解围之后，都人之不受病者，万无一二。既病而死者，继踵而不绝。”从这一叙述看，就可知东垣在实践中产生的脾胃论治学说的内外各因。他总结为“饮食劳倦伤中”，是在兵荒马乱，生产荒芜，徭役之劳，忍饥耐寒。人以食为天，胃为人之本，其胃有饥饿而不伤残者乎。处此动乱，妻离子散，朝不保夕，其有思虑而不伤脾者乎。其辨证后立论，虽有“辨阴症阳症”“辨脉”“辨寒热”等十四条之辨。在论治中的立方，如补中益气汤、清暑益气汤、参术调中汤等主方，都有参、芪、术、草等大补脾胃元气之品。又如木香枳术丸、半夏枳术丸、木香化滞丸等辅助之方，是消补兼施法，其实是寓消于补。当然，还有朱砂安神丸、黄连清膈丸、朱砂凉膈丸等方，以清心凉膈，亦是传变中辅助之品而已。试观其在辨证后的论治曰，“唯当以甘温之剂，补其中，升其阳，甘寒以泻其火则愈”。并引用《内经》“劳者温之，损者益之”，以为论据，其用意便可知矣。其仍有甘寒、苦寒、凉膈、清心等法者，是为病机上的转化，胜复之传变而设也。忆在1960年前后，由于经济的困难，生产的歉仄，各地亦曾不同程度发生与东垣论述之病相似，用东垣法多效。因而东垣是大有功于后人也。

叶桂身处清初康熙、雍正年代，斯时社会稳定，经济繁荣，民生安定。其与东垣身处围城不同。而且叶氏悬壶吴县，就诊者膏粱之体为多。内因外因既有不同，在相互联系相互影响所产生的病机方面，与东垣所论大相径庭。叶氏同样在实践的基础上，大大发展了东垣的脾胃论学说，创立脾胃分治之论。“太阴湿土，得阳始运。阳明阳土，得阴自安。”于是胃宜甘凉，脾宜温健，脾胃分治。自叶氏始，纠正了东垣的脾胃混同立论，在继承与发展上，亦大有功于后人也。

综上所述，李、叶两氏，都是从实践出发，并从实践积累而得出的理论。是难能可贵的。自李以后，元明二代宗李法者大不乏人，其最著者为薛立斋。自叶以后，有清一代宗叶法者风起云涌，其最著者为王士雄。今则两说纷纭，莫衷一是。既不辨证，亦不论治。宗李则参、芪、术、草；宗叶则地、麦、甘、斛。出主入奴，各有千秋。予试作此文，意有所补。后之视今，亦犹今之视昔。“芳林新叶摧陈叶，长江前浪让后浪。”（唐刘禹锡诗）不断继承，不断发展，此医者之职，亦医者之志也。

祖国医学之特色，是辨证论治。辨证者何，即人体内部脏器本身器质，以及这个脏器本身的功能，再与外部的各种事物相互联系，相互影响。对疾病的发生与发展，既起到制约的作用，又能起到促进作用。全面完整地进行辨证，寻求病因之所在。辨证既清，论治则当。辨证不清，动手便错矣。同一脾胃之论，两种不同学说，欲其都能放之四海而皆准，必无此理。不过是各有所长，各有所短而已。

李、叶两家各自处在自己的特定历史时期，治乱不同，劳逸不同，精神因素不同。因而不同的社会环境，就有不同的病人对象。有其疾病产生的不同的特定病机。为医者身临是境，想出各种办法，积极进行医疗，都是实事求是，从实际出发。这是最大的医德。后人对李、叶两名大家深深景仰不已者此也。脾胃之病，广泛复杂，不是清一色，不能一刀切。既宗李法，亦师叶法，更可发明创造，自立治法。师古而不泥古，钻入古法之中，跳出古法之外。辨证是原则性要坚持，治法有灵活性可多变。

胃主纳食，脾司运化，而且居于中州。有脾胃本身之病，亦有上下左右的影响牵连，即生克传变之病，是不胜枚举的。简言之，有胃痛、胃脘闷胀、呕吐、噎膈、水肿等，莫不与胃或脾有关。而肝胃之间，脾肾之间以及《内经》的“饮食入胃，游溢精气。上输于脾，脾气散精。上归于肺，通调水道。下输膀胱，水精四布，五精并行”等。如是则各个脏器，都与脾胃有一定的关系。历代医家，重视脾胃，亦即在此。

不论胃病或是脾病，都有寒热虚实的不同。胃有胃阳亦有胃阴。脾有脾阳亦有脾阴，一脏而阴阳两者具焉。同一症，如舌苔白腻或淡润，脉沉细或细软。此与舌质偏红偏绛，或有裂纹，脉偏数偏滑者，在治法上大有不同。前者宜温运，后者宜凉润。如有黄苔而腻者，亦佐苦寒。如症与舌脉不符，而寒热夹杂者，又当温凉同用，润燥同用。并视其寒热夹杂之程度，孰重孰轻，按先后缓急次序，用夹杂之法治之。如叶氏论胃痛谓“恙起于寒，郁久化热”（见《张景岳全书发挥》）。喻嘉言论胃痛曰“寒热夹杂之病，当以寒热夹杂之药治之”（见《喻嘉言医案》）。

脾胃之病如与其他脏器牵连，如肝与胃，脾与肾，又当兼治。在兼治中，同样有寒热虚实之别，先后缓急之殊。在用过温运（或甘温或辛温）或用过凉润（或甘凉或苦寒）后，应严密注意症与舌脉的变化。如药前是苔白，脉细缓，进温药后，舌转见偏红或有黄苔出现，脉转见数象或滑数，此病机胜复，有转化之象。如药前是舌偏红偏绛，脉偏数，服凉润后舌脉虽佳，而症情加重，亦是寒热胜复之征。

履霜坚冰至，宜未雨绸缪。凡是症、舌、脉有不相符者，必有一真一假隐乎其间。此复杂之病，更宜注意，切忌过剂。《内经》曰："有余而往，不足随之，不足而往，有余从之。"过剂是超过用药限度，就会走向反面，此之谓胜复。古人每详于脉而忽于舌，但亦有"症有疑似凭之脉，脉有疑似凭之舌"，以及"舍脉从舌，舍舌从脉，舍症从脉，舍脉从症"等论述。在审慎辨证的基础上，立方选药，可不拘一格，灵活运用。至于具体方药，具体病例，本文不与泛述，仅举其大法而已。切忌生搬硬套，牵强附会。如果胸中具辨证之法，笔下有实践之识，则云龙雾豹，出没隐现，自可纵横自如。能达此，则对李杲、叶桂两大名家的脾胃学说，或不无小补云尔。

续读书札记

读《王旭高医案》内伤痢疾门

有清晚年，无锡王旭高，医道精超，声誉大振。《王旭高医案》辨证精辟，立论中有古文气。简洁老练，不作泛论，切合病机。有清一代，除叶香岩外应推王氏。

在内伤痢疾一门中，患下痢赤白，常有干粪夹杂，其中一案，有“从来肺有积热者，大肠必燥，以相为表里故也”“脾属中土而主湿，大肠属燥金而主津，津亏则燥益坚，脾虚则湿愈甚耶。昔秦氏论痢，有湿火伤气，燥火伤血之分，此则湿燥两伤。拟撰一方，润燥兼行，气血兼理。或通或塞，均非所宜”。予按，此症之特征，是便坚如栗，便外包有黏液冻垢，或夹血丝。日3~4次而不畅，多数是左下腹作痛。舌脉有时并无明显区别，有时舌苔有微黄腻者，亦有如常人者。脉有细滑者，亦有细涩者。西医谓是结肠炎。治不得法，确是难愈。治之得法，亦须服药30多剂始愈。

予在花甲年之前，亦不能治愈此症。遍阅方书，苦心思索。清《张畹香医话》，每以苍术、厚朴与芩、连同用。其论病机，亦详于脾湿而忽于大肠之燥。在柳宝诒《柳选四家医案》中，谓肠有燥气，迫液下行而成黏冻。但又忽于脾湿，更未立方药。予从此悟及应化脾湿，润肠燥。化湿宜苦辛温或兼苦寒，润肠燥宜甘凉滑利，润肠以通腑。寒温并用，润燥并用，稍佐利气导滞。十余年来，治愈甚多，几未有不愈者。亦有几年后复发者，仍与前法，或可以此法合成丸药，以巩固其疗效。

钱某有此疾，据云已10余年，甚苦之。予拟一方，小川朴5g，知母10g，鸡苏散15g，炒防风6g，瓜蒌仁12g，大腹皮10g，槐米炭12g，焦六曲10g，炒黄芩8g，煨木香3g，炒扁豆15g，荷叶10g，嘱服3帖以观动静。盖以其对祖国医学并未坚信也，虽经立方，未即服药。至8月29日始来我院告我，近日服药2帖，而大便已爽，黏冻亦少，大喜。便书原方与之，仅蒌仁加至15g，嘱可连续服5剂。由我院方企扬医生代书之。

由此以观，王旭高在此病之病机上，立论透彻无遗。而其立方选药，如升麻、陈火腿足骨，一升一涩，亦觉可议耳。此与病案不相符矣。仅见其初诊，此例是否治愈，亦殊难断也。王氏一代名医，素为予景仰。亦可见医者之难。美国发明家托马斯爱迪生说："天才是百分之一的灵感，加上百分之九十九的汗水。"王氏旭高其或勤奋有余，而灵感不及耶。

《百病辨证录》论肿胀

肿与胀，古人往往混同立论。其实肿是肿，胀是胀，病因不同，病机亦异。但有先肿而后亦胀，亦有先胀而后肿。此等症，治之早尚可愈，治之晚每多不起。古今医者视为难治之症。但肿尚易，而胀实难。大凡单胀而不肿者，以肝脾为主。先肿而后胀者，以脾肾为主。肿胀并甚者，以肝脾肾为主。在辨证中当然有寒热，虚实，阴阳之不同。

予尝查阅古今方书，并质之同道，对肿胀后期，每苦无良策。对单腹胀大如鼓，四肢瘦削，小溲不利，西医谓是肝硬化。在肿病反复发作后期，小溲点滴全无，西医谓是肾病综合征等。以上二症，脉沉细者尚可措手，脉弦硬者实难下手。如肿病垂危时，面黄如蜡，毫无华采，小溲点滴全无。脉弦硬无胃气，而舌苔每白润如常人，腹亦有不胀者。用温用凉，确难措手，而死亡甚速，有时出乎意料。

近翻阅陈士铎著《百病辨证录》，其在辨证中不载脉象，亦无舌诊，对症状亦叙述甚简，仅以五行辨证而已。在肿胀门中谓"人有两足跗上先肿，渐渐肿胀至腹，按胀上如泥之可搏，小便不利，大便反结。方用泄水至神汤，大麦须二两，茯苓一两，白术二两，小赤豆三钱，水煎服。一剂而腹必雷鸣，泻水如注，再剂而水尽泄无遗，不必三剂也"。在方后附注中"冬瓜汤亦甚效。冬瓜一个，煎水十碗。另用白术三两，车前子五钱，肉桂二钱。将冬瓜水煎汤二碗，先用一碗，少顷又用一碗。其水从大便而出，一剂而胀肿全消。”此二法甚巧，而且亦较平稳，惜大麦须及冬瓜不常有。又载水肿既久，遍身手足俱肿，用决水汤：“车前子一两，茯苓二两，王不留行五钱，肉桂二分，赤小豆三钱。一剂而小便如注不绝，二剂而肿胀尽消矣。”在附注中“用冬瓜汤更加刘寄奴一两，茯苓一两，服之亦水泻而愈”。又载“单腹胀，手足不肿，用逐秽消胀汤。白术一两，雷丸三钱，白薇三钱，甘草一钱，人参三钱，大黄一两，当归一两，丹皮五钱，莱菔子一两，红花三钱。服后大泻血水而胀消”。在附注中，用雷逐丹亦神效。雷丸三钱，当归、白芍各五钱，红花一两，雄黄、厚朴、槟榔各二钱，枳实、甘草各一钱。水煎服，下恶秽一桶愈。

予按：前两案，似为肿病后期，与西医之肾病综合征相类。后一案，似为单腹胀，与西医之肝硬化腹水相类。前两法可试用，后一法未敢浪试。如此大症，而言之如此轻易。是从实践得来还是臆说，亦只能在今后实践中作出结论。陈氏又谓脉大者可治，脉沉细者难治。此则未敢苟同也。（1983 年 9 月 15 日夜。）

医案医话随笔

便血案

吴某，女性，9 岁。运村公社飞星巷上村人。患者大便出血，色紫成块，每日 5 至 6 次，或 3 至 4 次，所下甚多。病后 2 日，由其祖母同来住院治疗。住院 2 旬病不减，邀会诊。1983 年 6 月

18 日，西医诊为坏死性小肠炎，已输血 2 次。予见其面黄如蜡，无华色，脉来细软无神。以焦苍术 8g，生黄芪 30g，炮黑姜 2g，炙甘草 2g，炒白芍 15g，煅龙骨 15g，炒防风 6g，焦山楂 10g，煨木香 3g，煨葛根 8g，蒲黄炭 12g，藕节 15g，2 帖。

6 月 20 日，二诊。便血度数依然，所下已少。脉仍细软，而舌苔隐隐见灰黑色而润。虑其炮姜太燥，苍术偏温，均去之。以葛根 6g，炒白芍 15g，炒荆芥 10g，炒防风 6g，大腹皮 10g，焦山楂 10g，槐米炭 12g，蒲黄炭 12g，炒茜草 10g，煅龙骨 15g，炒扁豆 15g，藕节 15g，2 帖。

6 月 22 日，三诊。便血次数大见减少，每日仅 1 到 2 次。血色亦淡，灰苔亦化去，脉仍细软。前方去葛根、荆芥、槐米、藕节，仍加焦苍术 6g，荷叶 10g，煨木香 3g，2 帖。

6 月 24 日，四诊。便血全止，经化验是阴性。舌苔见白腻，根微黄色，脉已浮。时届暑令，原方加鸡苏散 15g。再 2 帖而痊愈出院。

此例是湿郁于脾，脾统血，统血失司，故便血。出血已多，面黄如蜡，脉又细软，故黄芪以固气，气能摄血。炮姜温运以摄纳，而苍术、防风祛脾湿，兼理手阳明大肠。

叶天士治此症，有醉香玉屑丸法，亦是重用苍术。吾师巢渭芳先生治此病亦宗叶法而多效，予宗师法亦多效。第二诊，见其舌苔隐有灰色，虽是润泽，虽脉沉细，未转数象。然炮姜、苍术辛温燥烈，虑其化燥故去之。苍术在燥药中为最烈，厚朴、半夏、菖蒲次之。炮黑姜是干姜又经炮制，性亦雄烈。应考虑及此。第三诊又用苍术，以其究为主药也。此症便血虽多，然身不热，肢不厥，并无颓败之象。第面黄无华，此出血经久使然，犹可投以温摄。治病总要稳狠结合。初诊是狠，二诊是稳。迨后病情好转，就顺势利导可矣。（1983 年 8 月 19 日）

疱疹案

吕某，男，13岁，青龙公社人。1983年6月8日，初诊。案曰，皮肤成块成片红痒，起疱疹渗水。近半年来续发不已，今益剧，周身几无完肤。此湿热夹毒，淫于肌肤也。以炒荆芥、炒防风各8g，赤芍15g，生草3g，银花15g，紫花地丁15g，地肤子12g，白鲜皮12g，炒苦参9g，杭菊10g，板蓝根25g，豨莶草15g，五加皮10g，浮萍草12g，5帖。另外用方，苦参12g，松香12g，生明矾3g，雄黄1g，共研细，用猪油调擦患处。据其家属来述，煎药服完4帖，并用外用药法即痊愈。

此症虽非大病，但须有外科基础者，方能愈之。太先生徵君马培之，内、外、妇、幼各科俱优，而以疡科为独胜。吾师巢渭芳先生承其衣钵，予亦宗师法。马氏又秘传外科合药书一本，今存者已少。今宜兴县中医院外科邓南荫医生珍藏此书。邓之伯父为无锡邓星伯，星伯与吾师巢渭芳、丹阳贺季衡及王新初等诸前辈，均为马之弟子。有清后叶，全国著名中医多出自孟河马、费、丁、巢各家，今已寥寥无几矣。

自汗案

湖塘吴某，女，53岁。烘热，汗多淋漓，已年余。服药亦无效。今春2月，医转我诊之。予亦未加细审，即书牡蛎、桑叶、地骨皮、浮小麦、青蒿、白芍等7味。1个月后又来，言及汗多依然，甚至如洗。予大惊，前法误矣。细询之，原来经行量多，并有胃病，曾经上下出血。今月经已停，病起出血之后，中西医屡治无效，并要求服成药。予思，寒热温凉，固气护胃等法，皆已服过，而成药又不多。沉思良久，需用巧药。寒凉于胃有碍，益卫又于烘热不利。法宜平稳，又应与病情相合。思之，思之，乃以磁朱丸半斤（250g）与之。嘱每日 30g 布包煎服，限 8 日服完。（自注：磁朱丸太硬，不易消化，故改为煎汤服。）至 4 月 22 日复来。据述服后烘热汗多均止，停药月余又有汗出之象，较前已大为减少，故来复诊云之。

予立案曰，据述曾有胃病，并经上下出血。经停期旬，亦曾崩漏，血虚显然矣。《内经》谓，阴平阳秘，精神乃治。夫血为阴，气为阳。气有余，便是火。火旺则阴更伤。阳亢无制，火性向上，于是烘热，汗多淋漓。经用磁朱丸法，凉心以潜阳，镇逆以平虚阳，且具护胃，一法而三备。服后诸恙顿止，停药月余，故态又有复萌之象。今舌红无苔，阴伤未复，阳亢未平。肝藏血，肝血既伤，肝阳必旺。木热则脂流，此近日带下之所由来。耳鸣轰轰，亦是阳旺不潜。阴平阳秘，精神乃治。万物不得其平则鸣也。脉来细数，细为阴虚，数为阳强。仍拟清肝凉血，息风潜阳。既然曾有胃病，则偏凉偏温，均非所宜。《内经》胜复之理，不可不知。以煅龙齿 15g，绿梅花 3g，炒白芍 12g，穞豆衣 15g，青蒿梗 15g，牡蛎 20g，桑叶 15g，白菊花 10g，双钩藤 15g，炒芡实 15g，椿根皮 10g，生竹二青 10g，磁朱丸 20g（布包同煎），5 帖。后又来 2 次复诊，调理而安。

霉湿症案

青龙公社江某，女，28 岁，于 1983 年 6 月 8 日来门诊。案曰，病起去年仲夏，先是胃痛。斯时霉湿行令，淫雨连绵。又经雨淋，周身尽湿。湿伤脾，脾与胃相表里，胃气于是窒滞不和，不通则痛，此胃痛之所由来。既而痛止，渴饮溲多，渐致只能汤饮。自病迄今，虽经盛夏炎热，从无点汗，月经亦 3 个月未转，显然湿有化热之象。湿与热合，纠缠不清。热为阳邪，湿为阴邪，热郁则渴，脾湿下流则溲多。其经停不行，亦由湿热阻滞气机。气为血帅，气滞则血亦滞也。病已一年，面黄形瘦，舌苔黄腻。黄为有热，腻为有湿。左脉细，右脉重按隐滑。细为湿滞，滑有郁热。治之之法，一以化湿，一以清热。清热于湿中，化湿于热外。拟苦辛温法。小川朴 5g，赤苓 15g，炒川连 2g，佩兰叶 8g，藿香 8g，青蒿 15g，石菖蒲 5g，连翘 8g，黑山栀 8g，炒茜草 15g，荷叶 10g，5 帖。

6 月 20 日，二诊。诸恙稍有减轻，近日有时形寒。又是霉湿之令，一伤二伤。有时心泛，有时呕吐，此又感新邪矣。舌苔仍腻。佩兰叶 8g，赤苓 15g，小川朴 5g，藿香 8g，姜半夏 9g，鸡苏散 15g，焦六曲 10g，陈皮 5g，通草 5g，炒山栀 10g，连翘 10g，炒黄芩 9g，白蔻仁 2g，5 帖。后经我院邵文全医生诊治 2 次，亦宗此法。病已愈，月经亦转矣。

夏秋时泻案

今年仲夏，淫雨成灾。大暑及立秋二节，炎阳杲杲，酷热难受。先是湿盛，继而热盛，大人小儿，患腹泻甚多，而且来势亦猛。小儿不喜服药，不与医生合作，治之颇费周章。予治小儿之病，药只数味，对苦辛酸难吃之药，多避而不用。每以六一散 15g，炒车前子 15g，炒谷芽 15g，炒扁豆 15g，通草 5g，荷叶 10g 等出入为方。如有大便垢腻似痢者，则加白芍 10g。有时亦用回春丹 5 粒，每日 2 次，每次 1 粒，开水烊化后服，每多效。看似容易却艰辛也。

明朝万密斋，是幼科大家名家。其治小儿夏秋时泻，自备末药二种。一是三石甘露饮为末，另一是四逆汤为末。在腹泻而发热时，则与三石甘露法。在发热之极，腹泻之盛而阳欲亡时，则与四逆汤法。其婿亦从万氏学医。有一次万出诊在外，其婿治一小儿腹泻，误用四逆法。待万归见之，大惊。曰，此三石甘露症也，误矣。仍与三石法而愈。此《内经》阴阳胜复之病机也。本来是应用三石法，但泻之极，热之极，泻多伤阴。重热则寒，于是阴阳转化而易位。其所以欲用四逆法者，是治其阳将亡也。在转化的瞬息时刻，是其关键。早用四逆法，则阳未见欲亡，此是误治。如阳欲亡而不用四逆，则顷刻阳亡而死矣，亦误治致死也。在不宜用四逆而误用之，犹可抢救，或能挽回。以其仅是阴伤而化燥，犹可稍延时日。在当用四逆而误用三石，则转瞬阳亡，不及救也。此等处看似容易，其实是要大胆识，大手面，方能在生命关键时刻而处理裕如。非易易也。（8 月 23 日）

阳旦汤法案

王某，女，33 岁，湖塘工人。1983 年 8 月 17 日初诊。案曰，发热 4 年余，热前畏寒，平时经行量多。舌偏红有裂纹，脉亦不数。病程已久，滋阴益虚，广服鲜效。窃思如为阴虚，脉不细数，亦不相符。如属阳虚，舌偏红有裂纹，此亦不合。如属血虚，则热前恶寒，亦不相符也。胃为卫之本，脾为荣之源。脾失统血，故经行量多。荣有郁热，脾脉络于舌本，故发热频仍，舌有红裂。脾与胃相表里，脾病及胃，胃失外卫，故有畏寒。似此发热畏寒，日夕无定时，此非外感。世有外感达四年之久者乎。拟与阳旦汤法，一清荣热，一解卫气，然乎否乎。以观动静。桂枝 2g，知母 10g，炒黄芩 9g，青蒿梗 15g，银花 15g，通草 5g，炒荆芥 6g，连翘 10g，橘红 5g，桑叶 15g，荷叶 10g，5 帖。8 月 25 日复诊。据述，服上药至第 4 帖即寒热未发，胃纳亦振。嘱仍服原方 5 帖，以刈其根。

此病例疗效如此之速，亦非予始料所及。该病者在 4 年多病程中，服药近千帖。亦不外杞子、川石斛、女贞子滋养肝肾及清骨散等法而已。在复诊中，细询 4 年前病发之前的具体情况，据云曾经小产，小产后即发此病。予始悟及新中国成立前有用土牛膝根插入阴道而打胎者，多有此种见症，均以阳旦汤法而愈。

牙衄案

朱某，女，成年。1983年8月17日，初诊。牙衄2年余，近益剧，涓涓而流不止。舌亦不红绛，脉亦不滑数，仅见细耳。与凉温并用法。凉血是欲其血得凉而宁静，是治其肝。温摄是欲血得温摄而不上溢，是治其脾。以肝藏血，脾统血也。以鲜生地50g，炮黑姜2g，炒元参10g，炒荆芥10g，炙侧柏叶15g，炒蒲黄10g，炒白芍15g，旱莲草12g，炒怀牛膝10g，煅龙骨15g，藕节15g，炙艾绒3g，5帖。

8月22日，复诊。牙衄已大减，脉仍细，舌稍转红。原方去荆芥，加鲜茅根6g。此种治法，是刚柔并用法也。

溲血案

有予家乡谢某来告我，其夫朱某，年56岁，在运村商店工作。小溲大量出血，西医诊为肾病，拟行肾摘除术。予问病起何时，便血时阴茎是否刺痛？答曰，病经月余，阴茎亦不作痛，仅神倦面黄而已。予告曰，予拟一方，姑试服5帖。即书潞党参15g，生黄芪15g，野白术10g，炙甘草3g，炙升麻3g，炒柴胡5g，煅龙骨15g，藕节15g，蒲黄炭10g。我在7月返里，谢又来告我，服3帖溲血即止。服完5帖，饭食大振。予告以当再服5帖，防其复发。嗣后即愈。

今年8月24日，东青公社范某，女，35岁。来门诊。先是带多，继而溲血，溲时尿道刺痛，并阻急不畅。舌苔黄腻，脉细弦滑。予以龙胆泻肝汤合海金砂散与之。龙胆草4g，赤苓15g，炒赤芍12g，鸡苏散15g，海金沙15g，炒淮牛膝10g，炒大黄9g，瞿麦15g，黑山栀10g，粉丹皮10g，台乌药6g，炒藕节15g，5帖。半月后又来复诊，溲血已止，仍有尿频。与小柴胡汤，加黄柏、萆薢而愈。

治疗小便出血，其寒热虚实鉴别之关键，全在乎溲血时尿道痛与不痛为别。其痛者属实，不痛者属虚。不痛者重在治脾，脾统血也。痛者重在治肝，肝脉络于阴器，疏泄太过也。前者是不足，后者是有余。前者是补中益气汤，后者是龙胆泻肝汤法。同一溲血，虚实不同，而治法悬如。（8月27日）

遗精案

薛家公社后有小学教师，年22岁。遗精2年，多方治疗无效。于今年5月2日来门诊。云，遗甚密，几乎两日即遗，而脉已虚。予以煎方补中益气汤法5帖。

5月7日来复诊，亦无稍效。予以末药方与之：茯苓150g，五倍子75g共研末。每日2次，每次10g。在8月30日因事来我院，告我曰，服末药后遗即止。遗精本是小恙，治不得法，确也难愈。所以同一病症，症因不同，欲以一方一法治之，其效甚鲜也。经历既久，知之弥深，而逾知为医之难。

胃痛案

徐某，女，15岁，郑陆公社人。于1981年7月12日初诊。腹痛绵绵2个月余，痛无定处，喜热喜按。大便正常，形瘦乏力，纳少。苔白舌润，脉细。此脾胃之阳不振，气虚寒生。拟温中散寒，补虚理气，以黄芪建中汤法。黄芪15g，炒白芍12g，茯苓15g，川桂枝2g，广木香3g，台乌药6g，橘叶10g，炙甘草2g，大枣6枚，鲜生姜5g，嘱服6剂。

7月18日二诊。腹痛减轻，触之仍有疼痛。原方去桂枝、生姜，加野白术6g，续服5剂。

7月27日三诊。腹痛全止，形瘦面黄，用培补脾胃法善后。

胃呆食少案

王某，女，59岁。1982年5月22日初诊。胃呆食少，神倦，口干夜甚，舌红无苔而干。叶天士脾胃分治之论，胃为阳土，得凉则和，脾为阴土，得温始健。用甘凉法。北沙参15g，大麦冬15g，大玉竹15g，川石斛15g，绿梅花3g，穞豆衣15g，双钩藤15g，佩兰叶6g，瓜蒌皮15g，桑叶15g，枇杷叶10g，5帖。

5月27日复诊，舌已润，胃纳已振，原方5帖而愈。叶氏在《温热论》中曾说补阳犹易，补阴实难。此指阳将亡，阴将竭而言。而阳亡阴竭各有其因。如大热，大汗，大吐泻，大出血等。而同一人，同一病，病程先后不同，病机又异，阴阳胜复之理，熟读《内经》而有实践功力者，自能知之。此医者头等功夫也。

嗳气案

潘某，男，37岁。1982年8月17日初诊。嗳气频频，已1个月余，睡眠饮食时稍缓。脐周疼痛，苔黄，脉偏滑。以苏连饮合椒梅汤法。苏叶6g，川黄连3g，佩兰叶6g，佛手片5g，双钩藤15g，瓜蒌皮15g，橘红5g，白蔻仁3g，花椒2g，乌梅9g，柿蒂9g，枇杷叶10g，5帖。

23日复诊，嗳气未发，腹痛亦止，唯喉间若有物阻梗不畅，以肃肺和胃而愈。

苏连饮出自王孟英。王氏剂量甚轻，苏叶一分，黄连二分而已，是辛开苦降法。嗳气、呃逆、呕吐之属于挟热者，用之甚效。脐周痛与腹鸣不同，每与厥阴有关。厥阴体阴用阳，本寒标热，椒梅汤最为合法。是分而治之，一方而两法备焉。（以上3例是方企扬，邵文全医生录下后补记，1983年9月17日夜。）

腹痛案

马某，男，74岁。平时身体尚健，自去年4月起，脘腹攻痛抽引，移走无定处。越发越重，几无定时。中西医多方治疗，无少效。有疑为恶性肿瘤者，行将待毙。1983年8月31日初诊。予见其精神自如，两目有神，言谈亦爽利，饮食亦可。唯脘腹上下左右攻痛移走不定，大便稀薄如水，臭秽殊甚。舌苔满舌厚黄，中根更甚。似干非干，似腻非腻而啃。脉两手滑实有力，沉取益甚。予谓此大实证也。湿、热、瘀三者互相交结，形如流寇，聚窜无常。腑气不通，不通则痛。其大便如稀者，热结旁流也。其臭秽不堪者，郁久而生热毒也。以小承气汤加味，先通其腑。生大黄10g，川黄连3g，小川朴5g，鸡苏散15g，炒枳实3g，炒六曲10g，大腹皮10g，木通6g，藿香8g，黑山栀10g，赤猪苓（各）15g，鲜藕半斤（250g）。3帖。

9月5日，二诊。苔稍化，大便并未通畅，腑气未通。脘腹痛稍有减轻，脉滑稍敛，仍宗原意。生大黄10g，天花粉20g，小川朴5g，川黄连3g，鸡苏散15g，大腹皮10g，炒枳实3g，木通6g，藿香8g，肥知母10g，鲜藕半斤（250g），3帖。

9月8日，来人述改方。据述，二经通腑下夺后，大便微泻，脘腹仍攻痛。予思腑气稍通，是热、湿、毒渐从下泄之象，邪有去路。但瘀滞阻结，本来是热湿与瘀滞互为犄角，既各立营寨，又相互牵连。前是攻其一面，热湿夹毒，有欲解之象。当转用化瘀滞，清痰热之法，攻其另一面也。以大贝母12g，炙甲片10g，郁金10g，瓜蒌皮、瓜蒌仁各15g，桃仁5g，银花15g，淡昆布12g，泽兰9g，粉丹皮8g，炒黄芩10g，橘叶10g，炒苏子10g，丝瓜络10g，5帖。

9月16日，病人又亲来复诊，舌苔已化去十之八九，仅有散在零星之碎点碎片。舌质已现淡红色。实脉未见，仍有滑象。脘腹攻痛，一日间只有一至二次小痛，病势大见好转。但腑气未全通畅，瘀滞夹痰，尚未全彻。除恶务尽，原法减小其制。大贝母10g，瓜蒌皮、瓜蒌仁各15g，知母10g，昆布12g，炙甲片8g，丹皮8g，泽兰6g，炒黄芩8g，炒苏子8g，炒红花3g，鲜丝瓜叶3大张，5帖。

此症经治后虽是应手，究竟病者年已74岁，何以还有如此大实大热之症，病因何在。在初诊中问曰，病起去年4月，广服中西药，曾服补剂乎。答曰，未也。但病机终未了然。至9月22日，其子持原方来改方，谓苔化后舌红亦淡，已出外行动自如。予又问曰，在病前曾服药酒乎。答谓，曾长期服参茸酒、十全大补酒、益寿酒等。予豁然曰，病因在是也矣。古稀之外高年，正气虽虚，阴液亦不充。辛热补剂，助火益热，煎熬津液成痰。经络失宣，痰热并与瘀滞相胶结，久而成毒，弥漫于肠胃之间。于是满腹牵引攻痛，痛无定处，痛不可忍。症，舌，脉均见大实之症。粪便虽多稀水，而奇臭异常。

予亦深悔问诊不细，只问补药，未问药酒。病家非医生，当然不知药酒之危害。于是而知，病虽治愈，在选药上尚未丝丝入扣，尚有可议之处。如早知病因在于药酒，初诊中厚朴可不用，应加元明粉、紫地丁。如此更为有力，亦更与病恰合。为医者，不可不细也。

胃痛案

徐某，男，57岁。1982年4月25日初诊。胃痛3年，嗳气反酸，饥则痛甚，得食稍缓，小腹亦感作胀。平时嗜酒，舌根有黄腻苔，脉濡滑。胃先有寒，与酒湿胶结不化，郁火化热。用左金法加味。淡吴萸3g，川连2g，苏梗9g，炒白蒺藜10g，橘红5g，佛手片5g，上沉香3g，白蔻仁2g，瓜蒌皮15g，制香附6g，生竹茹10g，5帖。

5月17日二诊。胃痛已去十之七八，食欲亦增。苔渐化，舌质有裂纹。伏寒未去，郁热未净。淡吴萸2g，淡干姜4g，九香虫2g，南沙参15g，制香附6g，炒白蒺藜10g，苏梗9g，佛手片5g，绿梅花3g，瓜蒌皮15g，生竹茹10g，续5帖。

3个月后又来复诊。胃病未发，偶有轻微腹胀，以疏肝和胃而愈。

此症用左金法，本无足道。在复诊中，集润燥于一方，如沙参、蒌皮、绿梅花、竹茹与干姜、吴萸、九香虫同用，亦有颇足述者。如此治法，予屡用之而多效。遇重症，竟以附子与麦冬同用，干姜与天花粉同用。不知者，以为杂乱无章。不知深寓严密配伍法度，此不读古书也。唐以前书，每以石膏与附子同用。在明清二代，喻嘉言曾谓，此寒热夹杂之症，当以寒热夹杂之药治之。叶香岩亦谓，恙起于寒，郁久成热。此种阴阳胜复之理，不熟读《内经》，其何能知。

呕吐案

金某，女，84岁，马杭公社人。1981年3月10日初诊。呕吐，甚则食后倾囊吐出，喉间自觉黏腻。脉不匀，滑而有促象，舌光偏红。以北沙参15g，绿梅花3g，瓜蒌皮15g，苏叶6g，郁金 6g，橘叶 6g，生蛤粉 25g，双钩藤 15g，大麦冬 15g，射干 8g，枇杷叶 10g，5 帖。

3 月 15 日复诊。呕吐已止，仍有嗳气，仍拟清熄。石决明 30g，郁金 6g，北沙参 15g，绿梅花 3g，橘叶 6g，瓜蒌皮 15g，桑叶 15g，双钩藤 15g，马兜铃 12g，枇杷叶 10g，生竹茹 10g，5 帖而愈。

此例耄耋高年，阳旺无制。王太仆曰，食不得入，是有火也。此症能食，但食后即吐出，肝阳冲胃，胃气不降。滋腻或寒凉太过，既腻膈失宣，亦有格拒之虑。故以清轻清肃上焦，清金以制肝，制肝以安胃，此隔三治法。稍佐苏叶辛温，反佐法也。既是肝阳亢逆，石决明不用于初诊呕吐正剧之时，而用于复诊呕吐既止之后者，以石决明重镇，恐其药过上焦病所，欲速反不达。此种先后缓急用药分寸，成似容易却艰辛。初诊方甚平淡，平淡中出不平淡。梅尧臣诗“作诗无古今，唯造平淡难”。可见平淡之不易。

耳聋案

周某，女，53 岁。于 1983 年 2 月 28 日来门诊。先是两耳闭塞不聪，继而两耳津津流出稀水，涓涓不停，卧则枕巾尽湿，头脑空痛，已有 2 个月余。大苦之。平时有牙衄，面黄无华，舌白脉细。正气既虚，风阳亦不静。以生黄芪 15g，赤芍 12g，生甘草 2g，杭菊 10g，苍耳子 10g，马勃 5g，橘叶 10g，地榆炭 12g，紫地丁 15g，南沙参 15g，白芷 6g，炒藕节 15g，5 帖。

未来复诊。1 个月后，方医生见而问之，云，服药即愈。

此症亦无大奇，但于清息风阳中加入黄芪，则有巧思存焉。此例重在望诊，面黄无华，与面有红光，是虚实之大别。舌白脉细，与舌有黄苔脉滑，亦大别也。今之名医只有一诊，仅问诊而已。既不载舌脉，更无论舌脉之形神。我真佩服其能为名医，呜呼。今之医道，一至于是，吾复何言！（1983年中秋佳节）。按：有耳中奇痒，并不红痛，亦不津脓，此血虚生风生燥。用生黄芪30g，服之自愈。予亦有验案。《清代名医医话》中亦有论及。

淋证案

缪某，女，60岁。住湖塘镇。今春来门诊。尿频、尿急、尿痛已3个月，面黄如蜡，无华采。脉虚细。予曰，妇女在经行期间，此亦一般疾病。今年已花甲，不应再有此症。见其舌淡润，因与补中益气丸半斤（250g），嘱每日2次，每次10g，开水送下。

9月22日复诊。问之昔日之病，服丸药早已缓解，现唯腰痛而已。

所以辨证论治，首当分虚实。如老年妇女尿频，尿急，尿痛甚剧，而舌红绛，脉滑实者，又当大剂六味加天冬、麦冬滋益肾水。吾师巢渭芳先生常言，此下枯症。症情颇恶，每多不起。禁用渗利药。所以，辨证要细且详。古代小说《后西游记》有“秦州牛吃草，益州马腹胀。天下觅医人，炙猪左臀上。”虽是小说讽刺，不是对医而言。如果不辨证，不论治，是正对医而言也。（1983年9月22日）

腹胀案

金某，女，46岁，教师。1983年9月9日门诊。月前曾经发热，热退，脘腹饱闷不舒，继而少腹胀大，脐下为甚。板硬光亮，皮肤紧急。两足浮。脉滑，舌质偏红，舌面有腻色。邪留未楚，伏暑化胀。古法原有桂苓甘露饮法，先以一面清热，一面化湿。以块滑石20g，赤苓15g，小川朴5g，通草5g，寒水石15g，冬瓜皮15g，陈皮5g，大腹皮10g，焦六曲10g，炙内金9g，藿香6g，荷叶10g，5帖。

9月24日复诊。腹胀已平，足肿亦退。腻苔化去，舌有裂纹。于原方去厚朴，加淡黄芩6g而愈。此症疗效明显，一诊即胀退。病者甚喜，医者亦甚喜也。

考桂苓甘露饮是五苓散加三石。古法要用上肉桂煎汁，吸收在茯苓之内晒干。今人都不如法炮制。五苓是洁净腑法。石膏、滑石、寒水石是清郁热法。此治伏暑化胀之正法也。

本病例是热湿胶结，故去桂而加朴。腹胀病吾师每用内金，剂量是三钱（30g）。前年在镇江地区参加中医学术会议，我问句容县一老中医，对肝硬化腹水常用何法。据称，需重用内金，应用至15g或20g方效，此亦经验之谈。考之本草，内金不寒不热，不燥不润，消胀利水有特功。

水肿案

万某，女，46岁。1983年8月20日初诊。面浮，足胫肿如柱，舌质稍红。宜泄风阳，兼以利水。前胡8g，茯苓皮15g，杏仁9g，苏叶9g，冬瓜子、冬瓜皮各15g，川萆薢15g，晚蚕沙12g，忍冬藤15g，陈葫芦20g，生姜衣2g，浮萍草10g，5帖。

复诊肿势大退，去萆薢，加通草5g，再5帖而愈。（自注：此轻可去实法也。）（1983年11月9日补记）

论伏邪症

在外感病中，有伏暑一症，又称伏邪。《温热经纬》论之较详。雷少逸《时病论》称为晚发。此症每发于农历八九月之际，以深秋为多。舌苔每白润，脉每软滑，午后形寒微热。此症颇缠绵，难于速效。用药轻则鲜效，用药重则药过病所，一病未已，一病又起。予师巢渭芳先生法，每以益元散、青蒿、佩兰、连翘、竹叶清轻之法，效亦不显。久延则透红疹白痦，亦能化燥。予年轻初行医时亦苦之，非若初感实邪之可一蹴而就也。

时吾地医生有邵甜棠、蒋玉亭，均系予塾师蒋友章秀才学生，与予先后同学。邵先在常州学儿科，蒋师从承槐卿名医学。对伏暑习用平胃散加益元散、黄连、黄芩，或用香薷饮。效亦不显。此30年前事也。

对患有长期恶寒有内热（有经年不愈，亦有多年不愈），若谓外感，对照时间亦不相符。若谓内伤，则既非阴虚，亦非阳虚。以其饮食神情尚佳，仅在日晡或晚上，恶寒时微有颤栗，寒后发热，亦不甚剧。每以桂枝与黄芩同用而效捷。此仿阳旦汤法。近来门诊中伏邪症不少，予亦用阳旦汤法。如桂枝2g，知母10g，鸡苏散15g，淡黄芩6g，橘红5g，连翘10g，银花15g，通草5g，青蒿梗15g，焦六曲10g，荷叶10g，甚效。较之《温热经纬》《时病论》之治伏暑法为优，予屡用之。桂枝以托邪外出，黄芩以清伏热。桂枝虽属辛温，有知母、黄芩作配伍，相得益彰。

在外感病中，有伤寒学派者，有温热病学派者。在表药中，前者用辛温，后者用辛凉，互相攻击。在吴氏《温病条辨》中首方仍是桂枝汤，王孟英讥其跳不出伤寒圈子。王宗叶、薛，表药用辛凉解肌法，对桂枝畏之如虎。予年轻时，亦持此种见解，亦此看法偏颇。

既是外感，当用则用，何必泾渭不同。试思，用2g之桂枝，以6g或8g之黄芩监之，何虑其辛温化燥劫液之有。但桂枝剂量不应太多，用2g已足矣。学说应有发展，只讲继承，不讲发展，陋矣。此守株待兔也。

陈某用阳旦汤1例是慢性病，病已4年。本册前已载及。兹再录伏邪1例。

徐某，女，45岁。1983年8月25日初诊。每晚恶寒，似欲颤栗，既而内热，舌质偏红。桂枝2g，肥知母10g，炒黄芩9g，青蒿梗15g，桑叶15g，通草5g，连翘10g，橘红5g，银花15g，炒荆芥10g，鸡苏散15g，荷叶10g，5帖。9月16日复诊。伏邪渐清，寒热已止。近来有时牙衄，予凉营法而愈。

前后2案，病程长短不同，外感内伤亦不同，而治法则同。后者仅增加鸡苏散1味，可见在辨证论治中需灵活也。（9月26日。自注：服药后牙衄恐与桂枝有关。）

附　群众验方，治疝气

淡吴萸10g，红花6g，广木香6g，制香附6g，艾绒15g，海藻10g，公丁香10g，小茴香6g，三棱6g，葫芦巴10g，甘草6g，肉桂6g，莪术6g。

上药配4帖，共研细末，醋调分匀，计敷1个月。

简易妇科证治

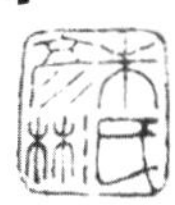

妇人科是大内科中之一，亦有专科，如妇科。妇人科古人称谓带下医，因妇女带下是普遍性疾病。

妇女之病，如以内伤而论，主要是经带胎产。看似单纯，但由于经带胎产引起的各种各样的疾病亦极为复杂。治病必求其本。本者是致病之本，即致病的原因。所以治疗好经带胎产方面的病，就能预防由于经带胎产失于治疗而引起的各种各样的疾病。

经带胎产本身之病，亦极为复杂。引起经带胎产病变的原因亦很多。而且有些妇女情怀忧郁，情绪不畅，并有难言之隐，有些疾病不肯轻易告诉医生。这对医生的正确诊断，在客观上产生困难。

对外感病而言，如伤寒病、温热病等，往往会和经带胎产有着一定联系。这就造成在治疗外感时存在着一定程度的关碍。既要治疗外感，又要照顾到经带胎产。因此，古人有宁医十男子，莫医一妇人之说。此亦言治疗妇女疾病是比较复杂而艰难的。医生既对男人的健康负责，更对妇女的健康负责。只要勤学苦研，理论联系实际，辨证而论治之，是完全可以做好妇科防治工作的。

妇科书亦很多。如《济阴纲目》《傅青主女科》《妇科良方》《医宗金鉴·妇科心法要诀》《女科证治准绳》等。但妇科医生遇到妇女既有妇科病又有外感病时，就要内伤外感同时处理。所以《伤寒论》《温热经纬》以及《温病条辨》等，特别是辨证论治的基础理论书《内经》，都要下一番功夫。

一、有关月经方面的疾病

月经，《内经》谓之天癸。（自注：癸者，水也。肾者主水，故肾气盛乃至，肾气衰而竭。）“二七而天癸至”“七七而天癸止”。是说女子在二七，即14岁要发育，月经开始来到。到七七，即49岁时月经要停止了。一般来说是正确的，但有少数超前或者落后。

在月经初转时，其周期往往并不按月来潮。等到1~2年后，月经按月而转，逐渐正常。月是每月，经是经常。每月经常到来，故称月经。

月经亦有不至，而每月到期鼻衄，是谓倒经。亦有每3个月而1转者，谓之居经。亦有6~7个月1转，或1~2年1转者。我看过一妇女，一生未有月经，亦生育两个小孩。有些是有病，亦有一些查不出病。此亦难于常理言也。

1. 月经先期

月经先期即月经提前而至。每月提前2天左右，并无其他疾病，亦属正常，不必服药。有提前5到6天者，亦有1月2转者，甚则1月3转者，必须治疗。古人谓先期属热，后期属寒。此对一般而言。亦有少数先期属寒，后期属热者。当分别辨清而治之，未可一概而言。

《素问·上古天真论》:“二七而天癸至，任脉通，太冲脉盛，月事以时下，故有子。”王冰注谓:“冲为血海，任主胞胎。”而奇经八脉，又是隶属于肝肾。《内经》又谓肝藏血，脾统血。因而治月经，着重肝、脾、肾三经。古人又谓妇女调经，首先治肝。其实，月经病之属于热者，以治肝为主，兼顾脾肾。月经病之属于寒者，以治脾为主，兼顾治肝肾。此大法也。肝既藏血，又主疏泄，妇女性多郁结，郁久则生热。肝有郁热，则疏泄太过，于是藏血失职，故月经提前而至。脾又统血，又主运化，脾有寒湿，统血滞顿，运化失司，故后期而转。而肾主摄纳，冲脉又隶于肾，所以亦与肾有关。凡治月经先期之病，多数以治肝为主，个别治脾为主。再根据既是月经先期，先期的天数有多少，月经数量是多还是少，是否淋漓不易干净，是否兼有带下。以及是否还有其他疾病，病人的年龄有多少，是生育年龄，还是更年期。以及在计划生育中，是否结扎或放节育环等具体情况。根据四诊与八纲，辨证而论治之。

大体上立方用药，举例如下。

大凡月经先期，脉象弦滑或偏数，舌苔白，亦不腹痛。属于一般性的，以逍遥散加减主之。炒柴胡 5g，茯苓 12g，炒白芍 12g，薄荷 4g，制香附 6g，煅牡蛎 20g，苏叶 6g，川续断 15g，炒当归 6g，橘叶 10g，月季花 5g，生竹茹 10g。

如果有带下，可以去当归、苏叶、月季花，加川萆薢 15g，椿根皮 10g，大丹参 15g，莲须 15g 等。

如果月经提前而有紫血块，可以加蒲黄炭（包）10g，大丹参 10g，炒茜草 10g，藕节 15g 等。

大凡月经提前，舌质偏红，脉滑而数，而稍内热，要用清肝凉血法。青蒿梗 15g，桑叶 15g，炒柴胡 5g，鸡苏散（包）15g，粉丹皮 6g，炒白芍 12g（亦可用大生地 15g，炒黄芩 8g。）

如果月经提前而量多，可去柴胡、钩藤、山栀，加贯众炭 10g，大生地 15g，蒲黄炭（包）10g，蛤代散等。炙侧柏叶 15g，旱莲草 12g 亦可酌用。

大凡既是月经先期，而又淋漓不易干净，舌质偏红，脉亦偏滑数，宜凉血摄血法。炒荆芥 10g，炒白芍 15g，大丹参 15g，煅龙骨 15g，桑叶 15g，蒲黄炭（包）10g，茺蔚子 10g，炒杜仲 15g，焦米仁 15g，卷柏炭 10g，藕节 15g。又，白荠菜花 30g，生竹茹 10g，炒丹皮 8g。亦可酌量加减。又，生地亦可酌加。

注：服上述疏肝、清肝、凉血、祛瘀药后，月经提前症状自会逐渐好转。月经原来量多的，亦会逐渐正常。但在立方用药前，一定问清楚是否有胃部不舒，以及胃痛、腹痛。因为清肝凉血药，往往对胃腹有影响，宜注意及此。

如果有个别月经提前属于寒凝气滞者，脉来沉细，或细软无神，舌淡有白腻苔。与下列月经后期门中之属于寒湿气滞者，治法大抵相同。亦可加入炒柴胡。

2. 月经后期（即愆期）

任何疾病的发生与发展，都与社会历史有关。如治乱兴替、生活条件、生产条件、思想情绪、精神因素等，内部的、外部的各种因素息息相关。所以古人说过，数百年有大变，数十年有小变（指疾病）。以月经病来说，在1960年左右我国经济大困难时期，妇女月经一般多是落后，而且月经多数长期不转。此我所亲历。现在生活改善，民生安足，因而月经多数是超前，极少数是落后。而且由于计划生育中之结扎放环，医术亦未完全过关，因而既是月经先期，而且经行量多，是较为多数。医者有责，应研究出各种有效防治办法，为妇女减轻痛苦，亦协助做好计划生育工作。

月经后期一般性的立方选药，举例如下。

月经后期2天左右，亦无其他疾病，亦属正常，不必服药。如果落后天数多，脉来沉细，舌淡有白腻苔。或有腹痛，面色萎黄，前已论及。此以治脾为主，兼顾肝肾。脾有寒湿，则气机窒痹不畅。脾又统血，则血少流畅。以辛温健脾，化湿理气法。苏梗8g，茯苓12g，小川朴5g，炒当归6g，制香附6g，佛手片5g，佩兰叶6g，焦六曲10g，焦苡仁15g，香砂仁3g，白残花3g，鲜生姜1片。或加红枣6枚，月季花6朵。

如带多，酌加川萆薢15g，椿根皮10g，炒白芍10g等。方中再去掉几味，如砂仁、生姜。

如经行量多者，可酌加黄芪15g，炒菟丝子10g，炒茜草10g，荷叶10g，藕节15g，大丹参15g等，斟酌加减。亦可用归脾丸，乌鸡白凤丸。面黄如蜡，血虚而寒的，用人参养荣丸长服一时期，温脾祛寒，补血。还要注意有无其他症状，辨证而论之。亦嘱病者禁食寒冷之物，如冷茶、冷粥、水果等。

注：如虽是后期，而舌红脉数，头眩心慌，面有热象者，不得作寒治而用辛温法。仍用清肝凉营法。（见月经前期）

3. **崩漏**

崩是经血大下，如山崩之状。漏是淋漓经久不净，如漏水之状。崩与漏往往相牵连，先是崩血，继而漏血不净。亦有崩漏互相交替，崩后漏，漏后不崩。先要在年龄上弄清病因，即妇女七七而天癸止之时，即停经时期，以及初发育的青春时期，中年壮年时期的各个不同时期。还有计划生育中结扎放环，大产后，小产后等不同情况。病因有差异，治法每有不同。

崩漏证治，亦是治肝脾肾。以治肝脾为主，治肾为辅。在治肝脾中，又有以肝为主，或以脾为主之别。治肝宜凉，肝藏血，兼以凉血。治脾宜温，脾统血，兼以摄血。亦有凉肝温脾，凉血摄血同时兼用。此则脏器相互之间，每有此寒彼热，此燥彼湿。在寒热润燥相互纠缠的复杂病症中，往往寒热并用，润燥并用，庶几得之。此亦相互制约，对立统一的辨证关系。

尤当注意者，有治标与治本之别。急则治标，缓则治本。有时根据病情的变化与发展，治标与治本，交替施用。例如大崩血，去血既多，阳无所附。血为阴，气为阳，阴阳互相维系。“孤阴不生，独阳不长。”阴血大去，阳气无所附，就会飞越，就会出现阳亡险象。顿时面色晄白，四肢发冷，冷汗多，脉沉细如丝，或脉浮细，躁数不静，重按又无脉。阳亡虚脱，顷刻间事。性命攸关中，此时急进参附汤、芪附汤以回阳救脱。如以别直参50g，淡附子9g，黄芪50g，炙甘草5g，浓煎急急灌下。如病员经济困难，不用别直参，黄芪可用100g，再加杞子50g亦有效。另外，再用秤锤煨红，或热煤球，放入一大碗酸醋中，令病人吸收热酸醋气味。直至病人阳回，脉起汗止，手足发热，面色好转为止。此是治标救急。回阳后再治其本，即治崩血之病。治标治本，是医生头等功夫，一定要掌握好。人命关天，应该高度负责，严密注意。

停经期的崩漏。（即更年期）

妇女在年届49岁左右，即是天癸当止之年（亦有个别提前或落后）。多数是月经紊乱，时转时停无定期。往往3~4个月不转，一转即崩血，崩后还会淋漓不易干净。经停经转，或崩或漏，反复发作，即使治疗得当，亦难以彻底迅速治愈。

任何出血病，如吐血、崩、便血、产后出血、鼻出血等，应严密注意两个方面。一是血大出时的阳亡，在抢救时刻不容缓，已如上述。另一是长期出血，阴虚阳亢。肝失血养则眩昏耳鸣。心少血养则心悸欠寐。筋络肌肉缺乏血液涵养，则发麻无力等，相继发生。在崩漏时以治崩漏为主，亦应兼顾由于失血引起的其他各症。在崩漏止后，以治其他各症为主，亦应兼顾崩漏，虑其复发也。治疗其他各症，亦不外以肝脾为主，兼以养心益胃。在四诊中重视舌脉，如舌偏红，偏绛，或中有裂纹，脉细滑偏数。应用息肝养心，兼镇虚阳。如沙参，丹参，双钩藤，麦冬，桑叶，白芍，穞豆衣，绿梅花，石斛等类。慎用忌用香燥之药，虑其伤阴也。若舌淡苔白，脉细软无神，面黄无华，虽有眩昏心悸等症，又宜气阴兼治。如黄芪、当归、枣仁、龙齿、丹参、党参、白术、桂圆肉、红枣等，随症酌用。亦可用熟地，杞子以益肾。总之，要随症辨而治之。

更年期的血崩方（舌淡润，脉虚软而不数，面黄无华。）

潞党参15g，炒当归8g，生黄芪15g，蒲黄炭（包）10g，煅龙骨15g，炒茜草10g，大丹参15g，川续断15g，制香附6g，炒荆芥10g，炒藕节15g，白荠菜花30g。

久崩而脉虚细无力，舌淡苔白，面黄无华，要用温摄法。温摄法主药是炒荆芥10g，炙艾绒3g，炮黑姜炭2~3g。根据病的轻重，3味中或全用，或只用2味，效果显著。服后注意舌脉，如舌不转红，亦不干糙，脉不转数，可继续用之。如舌见转红，脉见转数，炮姜、艾绒当停用。恐其辛热过用而伤耗津液也。

大凡用药，不论辛温，或者寒凉，都有一个限度。即使是用药对路，超过限度，即是错误。如果用药超过限度，则寒病未已，热病复起。或者是热病未已，寒病复起。阴阳寒热，自会转化，向着自己相反的方向转化而去。《内经》“大毒治病，十去其六，常毒治病，十去其七，小毒治病，十去其八。无毒治病，十去其九。谷肉果蔬，食养尽之，无使过之，伤其正也。”另外，崩血时，用陈棕（床上的棕）炒焦，以30g煎汤服，亦有止血功效。或用白荠菜花（连棵、连花、连茎、连根）50g，炒荆芥10g，炒藕节15g煎服，亦有效。在夏秋有鲜藕季节，每日用鲜藕一斤或一斤半煎汤服之，完全有效。但要连服2到3个月，就会彻底完全治好。而且不分属寒属热都有效。藕有止血专长。治鼻出血，牙龈出血，吐血，便血。而且还治夏秋痢疾，都有特效。此法知者甚少，一秘法也。

崩血之属于有郁热者，如崩血经久，反复发作，舌红或绛，脉滑数有力。

大生地15g，炒白芍15g，大丹参15g，炙侧柏叶15g，旱莲草12g，炒丹皮8g，蒲黄炭（包）10g，茺蔚子10g，黛蛤散25g，炒茜草10g，鲜茅根30g，生竹茹10g。其他，如香白薇10g，瓜蒌皮15g，炒元参10g，卷柏炭10g，鲜淡竹叶30张，桑叶15g，青蒿梗10g亦是可用。如舌红绛而干，可不用大生地，而用鲜生地30~100g，力量更大。如肝火旺盛，石决明30g，紫贝齿30g，淡黄芩8g，大麦冬15g，天花粉15g亦可选用。古人有用石膏、知母。此大实热病可用，一般勿用可也。

用药应该注意，用苦寒或甘凉药时，防其胃部腹部作痛。用辛温药时，防其耗伤津液。用滋腻呆补药时，防其胃部气闷，饮食反而减少。人体是一个整体，要全面看问题，反对只顾一头，忽略全局。

关于漏的治法，上面已经论及。崩是大出血，漏是小出血，而长久不干净。亦同样要分寒热两大类型。属热者较多，属寒者较少，亦有不寒不热，在二者之间的。

热型。

亦是以清肝凉血为主。如舌偏红，脉偏数，或者是滑数。漏血虽不多，但经常淋漓。有的几十天，有的1到2个月不干净。并有头昏，心悸，口干，或者大便干艰，胃口不好，性情急躁等。青蒿梗15g，炒白芍15g，大丹参15g，桑叶15g，炒丹皮8g，蒲黄炭（包）10g，双钩藤15g，香白薇12g，瓜蒌皮15g，川续断15g，煅龙骨15g，生竹茹10g。

又，白荠菜花，藕节，茺蔚子，南沙参，怀山药，炒侧柏叶，川石斛，女贞子，煅牡蛎，莲心，莲须等，都可选用。

寒型。

亦是以治脾为主。脉虚软无力，舌淡苔白，精神不振，头昏目花，腰痛等。炒荆芥10g，茯苓12g，炒当归9g，炒白术9g，焦米仁15g，炒杜仲15g，川续断15g，炙艾绒3g，生黄芪12g，炒白芍12g，制香附6g，藕节15g。

如脉细如丝，或有腹痛，亦可加炮黑姜2g。

在脾失统血的崩漏中，有些面黄而浮。脾主健运，又主肌肉，在脾病中面浮是常见的。主药是黄芪，白术，苡仁。我师常用黄芪皮，皮行皮也。今已缺，统用黄芪而已。白术有一种是野白术，品种质量较好。产地是安徽潜山，故又名野潜山白术。苡仁健脾利湿，炒用健脾，不润不燥。治脾病之崩漏，是平稳而有效的。

至于既无明显热象，亦无明显寒象（根据舌脉）者，在治病立方用药中，可以如下法。炒荆芥10g，炒白芍12g，大丹参15g，茺蔚子10g，川续断15g，煅龙骨15g，焦米仁15g，炒杜仲15g，蒲黄炭（包）10g，炒茜草10g，藕节炭15g，白荠菜花

30g。如有腹痛，去茺蔚子，加制香附6g。因茺蔚子性微寒，故去之。换香附，是取其调气舒肝。一般来说，服完5剂有显效。

青春期的崩漏，即青年还是初发育经通，即有崩漏症。但经行量多如崩，并有腹痛，有的一连5到6天大出血。由于初发育不肯告人，于是面黄眩晕，精神不振，影响读书学习。舌苔亦无明显变化，脉象往往带滑（所下经血，往往带有瘀块）。亦可用下方。炒荆芥10g，白荠菜花45g，炒当归10g，炒白芍15g，藕节20g。（缺藕节，可用荷叶10g）

上法在经行前服3剂，月经一转，继服3剂。如此服法，一般连续服3个月，少数要服5个月，完全有效（即每月在经前、经时，共服6剂）。崩血止后，不服调理药亦可。此种青春期经行量多，近来常见。至于青春期漏症，并不多见。照上述漏症治法可也。

近几年全国实行计划生育，有施行绝育的结扎术。又以女扎为多，并有放环术。由于医学技术尚未达到尽善尽美，因而在结扎或放环后，往往月经量多，有的和崩血一样。其次，有的还有带多。长期迁延，出血一多，导致全身健康不良。治本之法，是使经血正常。治标之法，仅是补益。因而，根本的治法，是使经血量少。所谓漏卮不塞，终非善计。

在临床实践中，是费尽心机的。后得一单方验方，治经血量多。用白荠菜花15g，炒当归10g，2味服之。同样，在经前及经期服，确是有效。以后在实践中逐步发展，并在武进县的红旗布厂搞点试验。白荠菜花用至45g，炒当归仍是10g，效乃益显。由于工厂女工服煎药不便，于是以上述2味制成坤宁膏，以盐水瓶装好，但疗效不及煎剂。遍查《本草从新》《本草纲目》，仅载白荠菜花有止痢作用。后查叶橘泉的《食物中药》，有白荠菜花“功能止血，与麦角同功”之述。因而凡遇结扎放环而经血量多者，即以白荠菜花45g，当归10g。

有时出血特殊的，加炒荆芥 10g，炒白芍 15g，藕节 20g。如原来有胃痛，就加佛手片 10g。服法同上述，即每月服 6 剂。在经前及经行时服之，连服 3 到 5 个月。基本上多数完全治愈，有少数亦达到控制的功效。真是“看似寻常最奇崛，成如容易最艰辛”也。

曾有一妇女，尹某，运村公社人，现 48 岁。曾在 28 岁时，做结扎术。斯时医疗技术较差，术后经行如崩。数年后，神气大衰。予迭经治疗，初以大剂归脾汤，加炒白芍、煅龙骨，并加重党参、黄芪剂量。当时还未知用荠菜花。服药时出血量减少，停药数月，血量又多。继而血块与脓血杂下，身体益不支。予与归脾汤中加紫地丁草 15g，银花 12g，紫草 3g，脓血止。后又阴道奇痒，夜不能寐。此时予已回医院，由当地医生服苦参、地肤子、黄柏。并用洗药外用，阴道痒更剧。予适返里。用黄芪一两（30g），仅一味药，煎服痒即止。盖血虚生燥，燥则痒作，医不知也。后来医问何故。予曰，湿热则痒，血虚亦痒，此二分法。尔只知其一，不知其二。后来门诊中，遇一人一再奇痒难忍，搔破而流血，亦用一味黄芪而愈。此外，还有 60 岁以外的老年妇女，忽然月经又行，而且量亦多。此大虚证，急拟参、芪、熟地、杞子、苁蓉、当归大补肝肾下焦。

4. 经行腹痛

此症每经行 3 到 5 天即腹痛，经行时痛更甚，经过即止。月月如此，不胜痛苦。有婚前有此病，而婚后即愈者。亦有婚前无此病，而婚后反有者。以寒湿踞经为多，以热郁荣分，肝气不舒者较少。寒湿踞经，则气滞而血流不畅。热郁荣分，则血得热而亦不畅也。主要以舌脉为辨证根据。亦有属于滞者，亦有情怀不舒者，亦有平时恣饮寒凉之物者，亦不可一概而论也。

寒湿踞经而气滞者，用下法。（舌淡苔白脉细）苏梗 9g，茯苓 12g，淡吴萸 2~3g，制香附 6g，炒白芍 12g，广木香 3g，小川朴 5g，法半夏 6g，台乌药 6g，青皮、陈皮各 5g，炒延胡索 5g，生姜 1 片。

如腹痛而经行量多，并有瘀块者，可酌用蒲黄、茜草、炙艾绒。必要时，亦可用炮黑姜 2~3g。但必须舌淡苔白，脉沉细无力，属于寒湿者。

在用过吴萸或炮姜后，密切注意舌脉。如舌质渐红，或发现有微黄苔或黄苔，急去吴萸、炮姜。大辛大热而性烈也。因而，属寒湿之痛经，吴萸为常用，炮姜不常用。如有寒热之分，难于确诊时，于上方亦去吴萸。

属于寒证，必须嘱病人禁食一切冷物，如冷水及水果等品。否则疗效不显。

即是经行量多而有血块，但有寒湿痛经者，益母草及益母草子（即茺蔚草及茺蔚子）亦慎用或禁用。以其性寒也。

此外，炒杜仲、川续断、佩兰叶、泽兰、降香，甚则桃仁，均可辨证酌用。

热郁荣分，肝气不舒。肝藏血，情怀不舒，郁久生热。血有蕴热，则被煎熬而失于畅通，不通则痛。宜舒肝凉血，并理气机（舌红脉数）。炒柴胡 5g，炒白芍 15g，薄荷 3g，制山栀 10g，制香附 6g，橘叶 10g，苏叶 6g，炒川楝子 6g，大丹参 15g，香白薇 10g，生竹茹 10g。

舌红而干，或光，或有裂纹。脉数而滑有力者，酌用生地、粉丹皮。如有微黄苔或黄苔，酌加青蒿梗、香白薇、六一散、通草。甚则加炒黄芩 6~8g。

如经行量多，亦可蒲黄炭、茜草炭、侧柏叶、黛蛤散、卷柏炭、藕节、鲜藕等，斟酌选用。但白芍必须用 15g。傅青主有用至 30g 者（旧秤一两）。白芍微苦微寒，入肝脾二经，是血分药。和肝柔肝而敛脾，为一切血症要药。至于当归，虽是妇科主药，但性温，肝郁热者慎用。川芎亦是四物汤组成药物之一，但辛温而升，辛者能散，但究属温升，亦宜慎用，热证恐不宜也。吾师巢渭芳先生于热证不习用，予遵之亦慎用。

不论寒证还是热证，应嘱病人，于经行腹痛前服完中药5剂。并须逐月经前服之，连服3~5个月。平时能坚持服之更优。

5. 经行乳胀

此症每在经行前7天左右，即两乳房胀痛，甚则胀硬，上撑胸膺。及经至则胀缓，经过则胀止。乳房属足阳明胃，乳头属足厥阴肝。肝气不舒也。往往有不育者。治法亦是疏肝和胃，佐以理气软坚。舌脉亦无异常者，方如下。炒柴胡5g，郁金9g，制香附6g，瓜蒌皮12g，苏子、苏叶各6g，青皮6g，煅牡蛎25g，橘叶、橘核各10g，炒川楝子6g，薄荷4g，望江南15g，淡昆布12g。甚则加炙甲片8g，又如大贝母12g，蒲公英12g，丝瓜络10g，路路通10g均可选用。

亦有少数既有痛经，又有乳涨者。如舌脉亦无异常，可酌加沉香3g，广木香3g。亦可用厚朴花5g。厚朴花是厚朴树之花。厚朴辛温而燥，朴花燥性大减。如见舌质偏红，脉滑而数。沉香、木香、朴花慎用或不用。或以凉润药监制用之，如黑山栀10g，银花12g等。大凡燥药，以苍术为最，厚朴、南星、半夏、菖蒲次之。用之不当，能伤液耗血也。

此症服药时间，亦以经行乳涨前服之为宜，亦应连服数月。

6. 闭经

经闭者，月经当行不行也。除前述有倒经、居经等之外，原来经行正常，后因病而经不行，此谓经闭，或曰闭经。其因亦多，当辨证论治之。如因各种各样慢性病，血液暗耗。如由于大崩血后，血虚未复。如有气滞，脉道阻癖。亦有因大惊恐者，惊则气乱，恐则气下，气为血帅，气血失畅也。并有虽无病症，而形体过瘦或过肥胖，亦能经闭不行。过瘦则荣血不充。过于肥胖，则痰湿太盛，脉道被压迫而阻闭不畅。予尝见20岁以外的妇女，月经本来正常，后由于身体过于肥胖，先是月经血量甚少，甚至只有点滴。继而经闭不转，有 1 到 2 年亦不转者。必得肥胖减少，方能经转，徒用通经无益。应以化痰利水为主，稍佐通经。晚蚕沙（包）12g，茯苓皮 15g，制南星 9g，前胡 8g，冬瓜子、冬瓜皮各 15g，橘红 5g，穞豆衣 15g，川萆薢 15g，浮萍草 15g，炒茜草 12g，炒红花 3g，丝瓜络 10g。

如舌苔偏红，双钩藤、瓜蒌皮亦可用。如舌淡偏腻，亦可用半夏 9g。苍术，厚朴太燥，慎用或忌用。此症应以化痰为主。痰类二种，痰厚腻而湿清稀。化痰应用二陈汤、导痰汤、温胆汤等加易。痰挟热者多，湿挟寒者少。其兼以利水者，使痰浊从小便而去也。此方多数有效。如不属经闭，而是单纯肥胖，则去红花、茜草，加钩藤、瓜蒌皮亦有效。并须加飞滑石 20g。

二、带下病

妇女通经后，每有带下，其不严重者，不服药亦可。但以发育通经后，及月经停止时为准。其有月经不通，或月经已止，而仍有带下而多，此必须调治矣。

带下有白带，黄带，赤带，绿带。以及有所下之带，如阔面条而坚韧者，并有带如稀水，及厚黏或臭秽等不同。在病机上亦极为复杂。有肝有郁热者，肝属木，柳宝诒谓木热则脂流。有脾不健而生湿，湿下注则带下。朱丹溪谓脾湿下流，在妇女则带下，在男子则成遗精。有下焦有湿热者，湿热不化。以肾为主，肾司二阴，湿热与津液混淆，从小便下流，则带成矣。亦有心与小肠之火下移，心与小肠相表里，火迫津液而下流，亦成带矣。此是情欲不遂，或情欲过度所致。亦有脾肾有寒湿者，寒胜阳衰，则水湿不化。亦有血有蕴热，郁久生毒，亦成带下。而且往往夹血。赤带与溲血迥异，带多黏腻，溲血则爽利。而且带是淋漓涓涓而下，溲血则如小溲之下。

应该注意，带之属于湿热者，往往小腹滞坠不舒，此湿热郁结而气滞。带如治愈，湿热既清，而腹滞下坠自舒。世医不知，误作寒湿，遂用辛温燥烈之药，愈治而病愈重。以辛香温燥之品，助火而耗液，误矣。带多之病，多有腰酸，只清其带，带止而腰酸自愈。腰为肾府，肾病带多，故腰酸痛。不能因果倒置。大凡带黄稠而有臭秽之气，或带中夹血，或阴道发痒，此属湿热者为多。

若论治法，任何疾病，都是辨证论治。鉴别诊断，是四诊合参，而以舌脉为主。一般而言，治带之法，往往通涩并用。通是通其热郁，涩是固关窍。或是补涩并用。补是补其脾肾，涩亦固其关窍。或是清涩并用。清是清其郁热，涩是固其关窍。或是燥涩并用。燥是化其脾湿，涩亦固其关窍。亦有泻涩并用。泻是泻其实热，涩亦固其关窍。一通一涩，或一泻一涩等，此亦对立统一之辨证法则。治之得法，服 5 剂后，带病可十去其六。服完 15 剂，可达痊愈。此须告之病人，令坚持服之。否则虽见小愈，往往前功尽弃。更有甚者，带病每多反复，特别是计划生育中，进行过结扎或放环者，更易复发。

1. 肝失条达，郁结不舒，郁久生热

肝主疏泄，疏泄太过，肝阳偏亢。肝属木，木热则脂流。于是带多，内热，眩晕，口渴，形瘦乏力。舌质偏红，或偏绛。脉细数，或滑数。以清肝泄热，兼以化痰，并佐固泄。青蒿梗 15g，赤苓 15g，炒白芍 12g，川石斛 15g，煅牡蛎（包）25g，生苡仁 15g，怀山药 15g，石莲子（杵）15g，炒芡实 15g，莲须 15g，椿根皮 10g，生竹二青 10g。

如缺石莲子，改用莲心 15g。粉丹皮，大丹参，川续断，鲜藕，南沙参，瓜蒌皮等均可选用。如带中夹血，亦可选用炙侧叶，白茅根。

2. 脾湿下流，面黄无华，带稀如水。舌淡苔白，或滞腻。

焦苍术、焦白术各 15g，茯苓 15g，川萆薢 15g，生苡仁 15g，炒白芍 12g，晚蚕沙（包）12g，姜半夏 6g，煅牡蛎 25g，炒芡实 15g，怀山药 15g，川续断 15g，椿根皮 15g。

又如，荷叶、杜仲、陈皮、炒六曲、五加皮等，均可选用。禁食寒凉食物。

3. 中年妇女，带多而有臭秽之气，少腹滞坠，似痛非痛，似胀非胀，只觉下坠之感，并隐隐不舒。舌苔淡黄腻，或黄腻。腰痛，脉滑，带色黄。以清化下焦湿热。大丹参 15g，赤苓、猪苓各 12g，六一散（包）15g，瞿麦 15g，通草 5g，生苡仁 15g，炒黄柏 6g，煅牡蛎 25g，川萆薢 15g，乌贼骨 12g，莲须 15g，椿根皮 10g。

又如，川续断、炒杜仲、生竹茹、藕节、黑山栀、莲心等均可用。

如阴道发痒，加炒苦参 9g，或再加地肤子 10g，其效更捷。即使阴道并不作痒，而带多色黄，并无胃痛腹痛，苦参均可用。胃痛忌用者，以其苦寒，恐伤胃也。如不用黄柏，可改用木通 6g。如舌苔既黄而又腻甚者，亦可酌用小川朴 5g。并注意舌苔，服后腻苔去后，即忌用川朴，以其辛温而燥也。

4. 舌红光或干，脉滑数。带多，头昏，有烘热，口渴，或有赤带。此心与小肠之火下移，而荣分复有热也。以凉血清心，用导赤散法主之。细生地 15g，生白芍 12g，木通 6g，生甘草 2g，粉丹皮 8g，香白薇 12g，煅牡蛎 25g，怀山药 15g，元参 9g，旱莲草 12g，生竹茹 6g，鲜茅根 30g。

又如，川石斛、瓜蒌皮、天花粉、大麦冬、淡竹叶、鲜藕等均可选用。如带中夹血，可选用蒲黄炭，炙侧柏叶，黛蛤散 25g（如用黛蛤散，当去牡蛎。）

大凡舌红或绛而干，胃津已伤，不但香燥之药禁用，即是淡渗之药，如赤猪苓、滑石、通草、苡仁等亦是禁用。因淡渗利水，更伤其阴。如黄柏、木通等苦寒之药，亦是禁用，苦者其化以燥，亦伤阴也。此与治疗其他疾病之舌红绛而干，同一禁忌。又如肝火旺盛，石决明 25~30g 亦可用之。如有鲜生地，则去干生地而易以鲜生地 30~60g。凡用凉血滋腻药，应注意胃部、腹部是否有作痛，及胃部饱闷、饮食减少等症状发生。以凉血之药，恐损脾胃之阳，而滋腻之药，亦恐其呆膈也。总要步步留心，时时注意为宜。

5. 脾胃之阳不振，寒客下焦。面黄无华，少腹隐痛，舌淡润，或有白苔，脉细软无神，带如清稀之水。以温脾肾之阳，兼补下焦。此虽少数，并不多见，然亦不可不知。生黄芪 15g，茯苓 12g，仙灵脾 12g，炒菟丝子 12g，覆盆子 10g，破故纸 15g，川杜仲 15g，川续断 15g，煅牡蛎 25g，炒白术 8g，香砂仁 3g，荷叶 10g。

又如，炒小茴 5g，炒鱼线胶 12g（应用蛤粉炒。如带中夹血，可用蒲黄炒。）

又如，世医每用阿胶治带，其实阿胶是养阴滋补之药，用于舌红而绛者为宜。若下焦有寒或有热者，滋腻之品，并非所宜。

又如，妇女有尿频，尿急，尿痛症。每兼有带多，或有阴道作痒，用苦参最宜。

又如，老年妇女而在 60 岁以外，有带多或有夹血，或亦尿频，尿急，尿痛。苦参大非所宜。此肝肾虚证，急宜大补肝肾，取效不易，慎无忽之。大补肝肾药如生地，熟地，白芍，大麦冬，牛膝，川石斛，女贞子，炒杞子，功劳叶，桑椹子，煅牡蛎，枇杷叶等。大凡治阴道诸病，多数用治肝、肾、肺三经。以肝脏络于阴器，肾司二阴，肺又为肾之上源也。

在农村中，每用单方验方。如车前子全棵，杨柳树根须，杨柳树枝等亦有效。如系虚热症，可以莲心每天 50g，煮焖服之，最为有效。我幼时，常见我先母用猪腰子 1 只，猪脊髓 1 条，生苡仁，煅牡蛎，稍加酒料，饭锅上炖熟食之。此补精益肾，清利湿热，兼以固涩。亦是良法。古人谓漏卮不塞，终非良图者，此也。古人验方又有用枯矾研末，和饭同为丸，每日在饭前开水过服 20g。又有白螺丝壳火煅研末，用饭米共捣为丸，治女子带多，男子遗精。此亦涩法。白螺丝壳和牡蛎是同类同功。此种单纯固涩之法，适用于带病经久，而不属于湿热者。如是暴病而有湿热或寒湿症状者，必以清化湿热，或温化寒湿，稍兼固涩。否则单用固涩法，留住湿热或寒湿，必致转为他病，养痈遗患。不可不知，不可不慎。

三、胎前

胎前诸病，更为复杂。有因胎而致病者，亦有因病而牵及胎气者，此由于妇女之特定条件与男子不同。而且有些胎前之病影响产后，看来是产后之病，实与胎前之病有关。古人书又有怀孕后，六经司胎之论。看似虚无，实为实践体会。如 3 月为离火司胎（属心），5 月为脾胃司胎等，在临床上仍有参考价值。

古人用药，亦有三番五禁之文（见《清代名医医话精华》）。所谓五禁，是在用药上禁用破血药、淡渗药、燥烈药、下行药、香窜药。禁用破血药是指大黄，桃仁，红花，炒延胡索等动血破血之品。血分破损则损伤胎元。禁用淡渗药是指通草，赤苓，猪苓，苡仁，车前子等淡渗利尿之品。利多则伤阴，且利尿有下导之意，亦伤胎也。禁用燥烈药是指南星，苍术，肉桂，附子等。药既燥烈，胎不安也。禁用下行药是指牛膝，冬葵子，元明粉，炙磁石等。药既下行，能导胎使下也。禁用香窜药如麝香，冰片，脑砂，安息香等。香窜之品，亦是大损胎元。但《内经》又有“有故无殒，亦无殒也”之文，是说在必要时，对急病重病，当用就用。有病则必当之。这是为了保护孕妇安全，保大人的重要措施。在一般情况下，还当禁而避之。

至于半夏，亦有堕胎之说。但《金匮》在治严重恶阻，原有半夏与生地并用之方。所以又不可拘执。我师巢渭芳先生常用半夏以治疗恶阻呕吐，予则有时用，有时避而不用。保护孕妇及保护胎儿，是双重任务。在不得已时，舍胎儿而保全孕妇可也。在怀孕之后，有关刺激食物，如辣椒、生姜、胡椒、烟酒及大热大寒之药，均宜禁忌和审慎。关于夫妻同房，更宜审慎。

关于胎前而有外感，虽是按照《温病条辨》《温热经纬》等书温热外感学说论治，但究是孕妇，与一般男人不同。所以做妇科医生，不能单纯钻研妇科诸书，对温热外感学说，亦应研究。否则动手便错矣。孕妇夏秋时痢，即发热而有痢疾，或白或红，或红白相兼，腹痛，里急后重，最易落胎。若治不得法，一经流产，而又发热，稍一不慎，即致不起。遇孕妇热痢，亦十分警惕，否则后悔无穷。发热亦能导致流产，亦宜十分注意。至于孕后脉象，及验胎死舌苔等，既有理论依据，更须实践经验。两者缺一不可，而实践更重于理论也。

1. 恶阻（即妊娠反应）

怀孕后1个月左右，即开始有恶阻症状发生。有的重，有的轻，也有个别毫无反应。具体表现有：恶寒，自觉内热，恶心呕吐，饮食后每多吐出，胸闷。有的还有腹痛，胃呆，喜食酸物。而以呕吐不能食为主。《难经》谓任脉主胞胎，冲脉主血海，皆隶属于肝肾。胃为水谷之海，亦与胃有关。既已受孕，冲任之脉受到影响，于是胃乏下降，肝气上逆，故多呕吐。亦有呕吐而有胸闷腹痛者。亦有发热久不清者。恶阻持续时间，一般以1个月为期，亦有长有短，有的一直到产后为止。

治法不外平其肝，和其胃，此是多数。亦有理气健脾，或清内热者，此是少数。此与生理上之反应有关，治之得法，达到减轻其症状。若欲使恶阻完全停止，则亦勉为其难。

用药大法，一般忌用大寒大热，味数宜少，剂量宜轻。如药多用，剂量过重，反而药过病所。不但无效，反生他病。如有大发热，此是例外。

在服药方法上，亦大有讲究。宜嘱孕妇中药煎好后，少量频服。1帖药须分10余次服完。因有呕吐，甚至滴水入口即吐，故使少服频服。如用药适当，呕吐自能渐止。交代明确，自有显效。对于一切重浊之品，气味恶劣之品，尽量不用。恐其闻及恶劣气味，药后呕吐。总应选用有气无味之药为宜。

至于脉学，孕妇本是滑动，但呕吐之甚，脉反有沉细者。《脉诀》所谓"上部有脉下部无脉，其人当吐"。呕吐，气上壅逆，脉道不宣。待呕吐止，其脉仍会滑动也。

妊娠恶阻，胃呆不欲食，食后泛泛欲吐，或食后即吐出，形寒，胃脘发闷，有淡黄苔。以王孟英的苏连饮，合《金匮》橘皮竹茹汤加减主之。苏叶5g，炒川连2g，橘皮5g，双钩藤15g，生竹茹10g，郁金6g，佩兰叶6g，绿梅花3g，枇杷叶10g。

苏连饮原方是苏叶一分（0.3g），黄连二分（0.6g），是黄连多于苏叶一倍，因苏叶辛温，故以黄连监制之。双钩藤有气无味，虽是平肝药，治呕吐有特效。以肝气犯胃则呕吐，肝气清和，胃不受犯，故呕吐止。古法竹茹用生姜汁炒，是反佐治法。今药多已不炒。若用鲜生姜或生姜汁，则辛辣之味，难于入口，予故不用。

如并无苔黄，而是舌淡苔白。可去黄连，加白蔻仁1g。又如穞豆衣15g，白残花3g，桑叶15g等亦可选用，都是有气无味之药。看似平淡无奇，而有显效。

又如舌苔厚黄，苔黄而干，内热盛者。鲜石斛15g，银花15g，炒黄芩8g，连翘10g，鲜淡竹叶30张均可选用，黄连亦应改为3g。

忆1952年，骆某，孕后恶阻，呕吐殊重。滴水入口即吐，内热。孕后近6个月，病势仍重。予诊之，见其舌苔满黄厚干。与鲜石斛、黄连、黄芩、银花、橘红、双钩藤、郁金、鲜淡竹叶等2剂，病减轻。5剂竟愈。此恶阻之严重者，热症也。

恶阻虽有欲吐之症，而腹痛，胃部不舒，舌淡苔白而腻，并无热象。宜脾胃并调，兼以理气。苏梗6g，小川朴3g，陈皮5g，佩兰叶6g，广木香3g，白残花3g，藿香6g，双钩藤12g，荷叶10g，白蔻仁2g。

此症忌食生冷果品。寒湿之症，反而易愈，适可而止，切勿过剂。香燥之品，过用恐损胎元。又如虽是寒湿之症，炮黑姜、肉桂、附子等大辛大热之品，忌用禁用。

又，对孕妇恶阻病人，宜耐心做思想工作，嘱其尽量增加饮食，适当劳动。

2. **安胎治疗**

孕后因负重、跌仆、跳跃等而致小产，并有不因上述原因而连续小产，又名滑胎。一般小产尚易安胎，至于滑胎，易孕易滑，每在孕期3个月左右，此病甚恶。

我见一妇，连续滑胎11次，终身未育。亦有外伤或因外感而小产者，而治疗亦极为复杂。以孕后3个月小产为多，孕后5个月或7个月，小产亦有之，但较少耳。大凡小产时，腹痛，继而流血，再而腰酸。不怕腹痛，最怕腰酸，腰一酸即胎落矣。如阴道出血不多，淋漓而下，则与安胎法。亦是辨证而论治。朱丹溪每以白术、黄芩并用，一以补脾，一以清脾也。脾统血，故重用治脾。沈尧封《女科辑要》重用川续断、杜仲，看似平淡，亦有效。王秉衡《重庆堂随笔》善用桑叶。王孟英遵祖法而验案甚多，并解注谓，蚕食之而成茧，茧有丝如络，能络住而不堕。其说似属勉强，但用之有奇效。我用此法安胎，已50余年矣，而世人不知也。此不读书之弊。农村单方验方，以鲜苎麻根100g，和入糯米一把，同煎服之。连服数日，胎即不落。对治连续滑胎亦有大效。

堂侄女素行，时在江西工作。滑胎2次。予嘱以桑叶、黑芝麻各半研末，每日调服2次，每次2匙，后即愈。恐江西无苎麻根，故改用此法。

邻居庵场生产队余姓，其媳在镇江工作。滑胎已3次。予嘱送去鲜苎麻根、桑叶2味，后亦正常生育。此种治法，一定要在一经怀孕，即断续服之。如在孕后3个月滑胎者，须断续服过3月期方止。若在已经腹痛漏红时用药，则仍需煎剂，其效更大。

至于小产前出血较多，又须固气摄血法。如当归补血汤，重用黄芪，剂量亦用到50~100g，或加别直参，方能把胎安住。古人谓无力用参，当重用黄芪代之（或大剂潞党参）。在孕后5到6个月的安胎，又当重用脾胃药。在7个月左右的安胎，又当重用脾肾药。

予曾治疗运村镇石牌环村一竹匠妇，在孕7个月余小产后来我处诊治。予嘱其以后孕至5个月即来服药。后来孕至7个月余，腹已阵痛，才来我处。予曰，恐不及治矣。与安胎法。讵料携药回家，至半路胎又落。后来怀孕至5个月时，即来诊治。与大补肝肾法，如参、芪、熟地、白术、覆盆子、菟丝子、杞子、怀山药等，连服20余剂即正常生产。此症予师每用泰山磐石丸，需用黄牛鼻和入作丸。此丸今缺，已不用。至于小产后，往往大出血，与大产后出血治法大体相同，详见后。

另外，还有一个疑似问题。孕妇漏血腹痛，往往已经多日才来门诊。所漏之血，病人每不检视，只知有血块流出。胎胚是否堕落，亦难确知。按其脉，如已见微细，则胎已落矣。亦有脉仍滑者。斯时，照安胎法，还是照小产后治法，难于明确断定。此时谨慎小心，忌用行瘀化血之药，仍照安胎法治可也。

大凡安胎之药，每诊1次，以2帖为限。严重的只先开1

剂，要勤于换方。因落胎的变化最速，往往说落就落。如帖数开多，药未服完，胎已堕下，则医生极为难堪矣。只开 2 剂之药，并嘱 1 日夜服完，则药力大而收效亦大也。

怀孕 3 个月左右，因持重或跌仆，腹痛腰酸，阴道淋漓漏红，舌苔微黄，脉仍滑。野白术 10g，桑叶 20g，炒黄芩 8g，川续断 15g，炒杜仲 15g，炒荆芥 9g，炒白芍 10g，怀山药 15g，蒲黄炭（包）10g，藕节 15g，苎麻根 30g。

又如荷叶、大丹参、青蒿梗、生竹茹等，亦可选用。如病势较重，漏血较多，应加黄芪 30g。仍与桑叶，苎麻根，炒黄芩等同用。

怀孕 3 个月左右，忽然有上述小产胎动症状，而漏血亦较多，舌淡苔白，脉虽滑而虚软，应用固气摄血安胎法。别直参 20g 另浓煎汁，和入药汁内同服。炒当归 9g，桑叶 15g，野白术 10g（如缺改用炒白术 12g），川续断 15g，炒杜仲 15g，上黄芪 30g，荷叶 10g。

如腹痛应加制香附 6g。腹痛甚者，亦可再加广木香 3g。又如炒荆芥，炒白芍，蒲黄炭，藕节炭，煅龙骨等均可辨证选用。

怀孕 5 个月左右，而有上述小产动胎症状，舌苔无异常，脉仍滑，用治脾固气摄血法。苏梗 9g，野白术 10g，炒荆芥 10g，桑叶 20g，黄芪 30g，党参 30g，炒黄芩 8g，炒杜仲 15g，川续断 15g，炒当归身 9g，白苎麻根 30g。

又如腹痛甚者，制香附 6g，炙艾绒 3g，荷叶 10g，藕节炭 15g 均可选用。

孕妇已有 7 个月多，忽有上述早产症状发生，脉软滑，舌苔无异常，面黄，宜大补脾肾。大熟地 15g，潞党参 15g，野白术 12g，黄芪 30g，炙甘草 3g，桑叶 15g，川续断 15g，炒菟丝子 12g，炒当归 9g，大枣 8 枚。

又如炒荆芥 10g，茯苓 12g，荷叶 10g，白苎麻根 30g，炒杞子 15g，怀山药 15g 均可选用。

又有黄苔，脉滑而急数，面红。当改用清肝凉血法。如青蒿梗 15g，大生地 15g，桑叶 15g，桑寄生 15g，生竹二青 10g，鲜藕 100g，白苎麻根 30g，炒黄芩 9g，大丹参 15g，炒白芍 12g 等。寒与热，即阴与阳，是二大法门。治法大别，不得错也。

不论何种大出血，切切防其阳亡。血大出之后，阳无所附，每导致阳亡，危在顷刻。治详见产后门。

又滑胎多在孕后 3 月左右，治同上述。

3. 子咳

孕妇咳嗽，或大便泻，久不愈者，名曰子咳、子泻。而孕妇水肿，往往足胫肿，甚则面浮，腰胀，名子肿。与大内科之治疗咳嗽、泄泻、水肿，既有同，亦有异。但内科症偏单纯。至于孕妇，其禁忌之药，一律勿用。既与胎气有关，往往难于彻底治愈。待至大产之后而竟痊愈。此不可不知。

孕后咳嗽，舌脉亦无异常，亦不形寒发热，平素又无咳嗽旧病，仅在孕后咳嗽不已者，此名子咳。治以肃肺理气，或佐化痰。炒苏子、炒苏梗各 6g，茯苓 12g，炙白前 10g，橘红 5g，大贝母 12g，炙紫菀 12g，前胡 8g，生苡仁 15g，海浮石 10g，杏仁 6g，枇杷叶 10g。

又如，姜半夏虽说孕妇忌用，但是化痰要品，予师巢渭芳先生每用而不避。有人每用当归。当归性温而腻，吾师及予每不用或少用。如大便干艰，亦可加瓜蒌皮 15g。其他如炙冬花、生竹茹、生蛤粉、沙参等，亦可随症选用。（吾师于海浮石与生蛤粉，炙紫菀与炙冬花，都仅用 1 种，不用 2 种。予亦习惯承师法。）

4. 子泻

子泻治法，每用参苓白术散法。此既能治泻，又兼安胎，一举而二利。但应加广木香 3g，煨葛根 6g，荷叶 10g，台乌药 6g 等。拟方如下。煨葛根 6g，茯苓 12g，炒白术 6g，小川朴 5g，炒扁豆 15g，煨木香 3g，藿香 6g，陈皮 5g，台乌药 6g，焦山楂 10g，荷叶 10g。

又如炒六曲 10g，炒防风 6g，甚则香砂仁 2g，怀山药 15g，炒芡实 15g，焦苡仁 15g 等，亦可随症选用。

5. **子肿**

子肿是平时并无水肿及消化不良等症，但在怀孕后，面时水肿，甚则是胫肿大如柱，腰部作胀。西医理论认为由高血压引起。在产时或产后发生子痫有一定关系。中医仍是治脾为主，每以五皮饮加减。如脉有弦硬者加双钩藤 15g，稽豆衣 15g，决明子 20g 等。如舌苔无异常，忌用或禁用苦寒，寒凉之药。方如下。苏梗 6g（或苏叶 6g），茯苓皮 15g，五加皮 10g，陈皮 5g，冬瓜子、冬瓜皮各 15g，焦六曲 10g，焦米仁 10g，生姜衣 1g，小川朴 5g，荷叶 10g。

其他如炙鸡内金 6g，佩兰叶 6g，藿香 6g，上沉香 3g，均可选用。

又如，舌淡苔白腻，脉软滑，面黄无华，而水肿又严重。可酌加桂枝 3g，或桂木 2g（本忌用）。

如舌质偏红，有淡黄苔，或白苔偏干，脉弦滑。又须以前胡 8g，茯苓皮 15g，双钩藤 15g，忍冬藤 15g，冬瓜子、冬瓜皮各 15g，黑山栀皮 10g，稽豆衣 15g，杏仁 6g，炒黄芩 8g，桑叶 15g，浮萍草 10g。

亦可以浮萍草与生姜衣 2g 同用。一清凉，一辛温，其效更捷。吴东旸在《清代名医医话精华》中论：前胡、杏仁、浮萍草均是从少阳治法。肝胆相为表里，而主疏泄，肝胆之气清，则脾健胃和而水肿自消。此隔二治法，予用之每效。杏仁亦可与厚朴同用，一润一燥，治肿胀亦宜。亦可用枇杷叶，治水肿之属于风热者甚宜。肺主一身之气，肺气清则周身之气皆清。柯韵伯有枇杷叶是肝家肺药，桑叶是肺家肝药之记载。予平时喜用之。

6. 孕、妇外感

既是孕妇，又复感外邪，最为复杂，法宜兼顾。如发热之炽则胎不安，而易致小产或早产。履霜坚冰至，应未雨绸缪，否则贻误无穷。《温病条辨》及《温热经纬》二书，均有详细论及。而诸妇科书论及外感，每忽而不论。实则温热病学说之书，亦不可不读也。

治疗妇科外感，亦不外三焦辨证，以及卫气营血辨证。并结合对孕妇之用药禁忌，预防因外感而至胎堕。以及胎堕后的妥善处理而已。应该明确并注意，治疗孕妇之外感，与一般治疗男子的外感，是更为复杂而艰难。本篇亦仅简单言之，全求全观，还当钻研治外感诸书。

孕妇之属于风温者，以三焦辨证为宜。如属于温病，如春温、暑温、秋温、冬温、伏邪等，以卫气营血辨证为宜。至于秋燥，亦照三焦辨证。至于热痢，亦照卫气营血辨证。凡此皆是大原则，不可乱也。兹分别简述如下。

风温症，以冬春为多。形寒，发热，咳嗽。原来有慢性哮咳的，发得较为严重。叶香岩谓“温邪上受，首先犯肺，逆传心包”。若顺传可致胃，此是三焦辨证法。其先有形寒而发热者，是肺主皮毛，尚有表邪，故有恶寒。顺传于胃，则表邪渐解而传于阳明胃，此时发热恐将加重。逆传心包络，是传及心的外卫，不但发热加重，而且有神昏谵语险象发生。故曰逆传。治疗外感病，当然也是望闻问切四诊合参。更为重要的是舌脉。舌包括舌的本质及舌面上的苔两个方面。用药的次序，剂量的轻重，一般来说，舌脉是主要根据。尤其看舌苔，是望诊中的重要方面。看舌苔的书亦很多，以《辨舌指南》为最全最好。其是集各家有关论舌苔学说编纂而成。其中收集了叶天士在《温热篇》中的舌苔论述。予亦写《简言舌诊》，可作参考。

风温初起，形寒发热，咳嗽，舌苔淡黄，脉滑而数。滑本孕脉，数为有热。宜一面解表，一面清里。仍宜注意孕妇禁忌药。方如下。苏梗 6g，或用苏子、苏梗各 6g，杏仁 6g，鸡苏散（包）15g，桑叶 15g，橘红 5g，连翘 10g，前胡 8g，生蛤粉 20g，炒黄芩 8g，银花 12g，大贝母 12g，生竹茹 10g。

方中鸡苏散是滑石末六份，生甘草一份，合研为六一散。如再加薄荷为鸡苏散。是一面清热，并有辛凉解表的作用。如去薄荷再加朱砂末，又为益元散。有清热凉心的作用。滑石本是辛寒清热，淡渗利湿，亦是一般性的忌用药，但孕妇亦为常用之药。另外，还有粉丹皮，是凉血祛瘀，是入血分，亦有忌用之说，但屡用之亦无妨。大凡治外感温热病，必要时可放宽禁忌范围。但对有麝香、冰片的丸药，则是绝对禁用。又，用杏仁、苏子，如大便溏泻者忌用。因其滑大便也。

在服过中药后，形寒已止，内热未清，此表邪已解，当去苏梗。因苏梗辛温，是发汗解表药，故当去之。如发热不加重，舌苔仍是淡黄，邪将渐解，可加一点咳嗽药。如冬花 6g，枇杷叶 10g，瓜蒌皮 15g（瓜蒌皮亦滑大便，如大便溏，勿用）之类。

如遇有神昏谵语，舌质偏红，苔黄厚或老黄而干，此热入营分。心包络亦主血，既然是热邪逆传心包络，故已入营分矣（营亦属血的范畴，但有浅深之别，营浅而血深）。拟方：益元散（包）15g，郁金 6g，天竺黄 6g，银花 15g，粉丹皮 8g，连翘 10g，川黄连 3g，橘红 5g，炒黄芩 9g，双钩藤 15g，鲜淡竹叶 30 张。

如舌苔干甚，黄而糙，无津，可酌加鲜石斛 15g。如舌质红甚，亦可用鲜生地 30g，鲜茅根 30g。

由于是孕妇，应时时处处注意病妇有无因热重而胎动，阴道下血，腹痛等险象发生。定要黄苔渐化，才是转轻之表现。在发热渐退，神识已清，药方也要相应逐步减轻。切勿过剂，反生变症。

在发热退净，黄苔渐化，切切勿用温补及滋腻补药。如黄芪，党参，白术，熟地等。恐温补助热，热势再发。或滋腻滞膈，饮食减少。可用桑叶 15g，川石斛 15g，绿梅花 3g，大贝母 12g，青蒿梗 15g，郁金 6g，橘红 5g，南沙参 15g，生竹茹 10g，枇杷叶 10g。如仍有淡黄苔，亦可用炒黄芩 8g，淡竹叶 30g 等。

至于夏季的暑温，秋季的秋温，还有一种是暑温夹湿，是名湿温，千头万绪，极为复杂。当以《温热经纬》的卫气营血为辨证法则。所谓卫气营血，其实是温热病在发生发展的传变过程中的次序与层次。天下任何事物，其发生与发展，都有自己的规律。规律是客观的，故谓客观规律。做任何工作，工人、农民，都应根据规律，顺着规律办事。做医生同样依着规律，根据规律，进行辨证论治。“卫之后方言气，荣之后方言血”“先上焦，次中焦，再下焦。”是温热病传变的规律。就是以温热病的舌苔来说，同样是有规律的。简单言之，先是淡黄苔，再深黄苔，再老黄苔，再黄而干，再有灰苔，再有黑苔。舌质也是依次传变，如由嫩红舌，再到偏红舌，再到深红舌，再到绛舌。舌苔会由腻到干，舌质也会由润到干。到病程较长，病情转重，还会舌红无苔，或舌绛无苔，或干而光亮。如果治疗得法，病情转轻，舌苔也依次化去。如由黑苔退到黄苔，由黄苔再退到淡黄苔，再由淡黄苔而化干净。舌质也会由绛色转到红色，再由红色而退到正常的嫩红色。这就是发生与发展的规律。如果一起病，就是厚黄苔或是黑苔，又如果一夜之间，黄苔黑苔统统化净，这是违反规律。合乎规律者为吉，违反规律者为凶，此须牢记者也。

暑温与秋温，初起每多挟湿。暑为阳邪，湿为阴邪，故清热与化湿，必须两面兼顾。但病程一久，温热日甚，而湿亦会化燥。故治暑温与秋温，先是要分清有湿无湿，还要分清热与湿孰多孰少。这样才能分别对待，全面兼顾。亦以舌脉为主要依据。但以暑温与秋温相较，或夏季之湿温，与秋季之湿温相较，则是夏季的较为易治，秋季的较为难治。何以故。人与自然气候，有着密切的关系，外感温热病与自然气候息息相关。夏季的病势浅，秋季的病势深也。

湿温症缠绵牵连，不易速愈。病程既长，每每透白痦，出红疹，甚则发斑。湿温化燥之后，亦有神昏惊厥。壮热大汗之后，也会亡阳。阳亡最为险证，危在顷刻。因汗出既多，汗为阴液，阳无所附而暴脱。见症是四肢厥冷，汗黏，脉沉细，或浮细散乱而数，面色晄白。在壮热而未见阳亡时，本宜用清凉药以清热。但出现阳亡时，又宜参附回阳。是人参 50g，淡附子 10g，有时还加干姜 6g，炙甘草 3g。是四逆汤法，亦即附子理中汤法。是大辛大热，回阳法也。但只宜吃一帖。待汗止，脉大，四肢发暖，立即停服。停服又宜转用清凉清热法。前用人参、附子，是临时救急措施，是急则治标治法。后来又用清凉药，是缓则治本法。医生遇此，是要有大见识，大经验，才能达到此种手段。昔费伯雄言“昨日阳亡而救阳，今日阳回当保阴。”即此意也。清代名医许珊林亦善用此法，不愧名医。

湿温症亦每有大腹泻，或胃脘发闷不舒。四诊应以舌苔是否腻为主。但是有舍舌从症，或舍症从舌的辨证关系。既有理论基础，又有临床实践经验，自能辨证而论治之。举例如下。

夏秋间形寒发热，腹痛，舌苔淡黄，邪在卫气之间，表邪未解，脉滑数。大豆卷 15g，赤苓 12g，鸡苏散（包）15g，青蒿梗 15g，炒黄芩 8g，桑叶 15g，橘红 5g，连翘 10g，炒黄连 2g，银花 15g，藿香 6g，荷叶 10g。

如服药后形寒已止，而发热不退，舌苔老黄色，或偏干者，黄连要用 3g。呕吐者可用双钩藤 15g，去荷叶改用鲜淡竹叶 30g。如有神昏谵语，可用天竺黄 6g，京菖蒲 3g，亦可酌用鲜石斛 15g。如舌苔黑而偏干，脉滑大，可用生石膏 15g，或玉泉散（包）15g（石膏六成，生甘草一成研末组成。张景岳制方）。必须注意，舌苔腻而不化，或腹痛胃脘不舒者忌用，恐其寒凉太过也。

以上是热多湿少，藿香化浊湿，黄连苦寒，寒清热，苦化湿。

夏秋间湿温症，形寒发热，胃脘发闷，大便或溏，脉虽数而软，舌苔白腻，或淡黄腻。拟方：藿香6g，赤苓12g，小川朴5g，鸡苏散（包）15g，佩兰叶6g，橘红5g，连翘10g，青蒿梗15g，焦六曲10g，通草5g，黑山栀10g，荷叶10g。

如舌苔白腻，可用石菖蒲5g。如是淡黄腻苔，可用炒黄连2g。应严密注意舌苔，如腻苔渐干，则川朴、菖蒲、六曲都去之。以其性辛温而燥，恐其助热而化燥。鸡苏散改为益元散（包）15g，并酌用银花15g，淡竹叶30g。亦可黄芩与黄连并用，此是湿多热少治法。如湿温已经化燥，黄苔而干起刺，或有黑色，则鲜石斛、淡竹叶、肥知母、玉泉散等均可选用。（一般要在发病10天后。）

温病化燥，或湿温化燥，舌红或绛，无苔，或干，此邪热渐入营入血之候。见此舌者，每有神昏谵语，其脉反细数。细为正衰，数为炽热。失治每多惊厥之变。急以鲜石斛15g，肥知母10g，郁金9g，鲜生地30g，银花15g，连翘10g，淡黄芩9g，天竺黄6g，香白薇10g，鲜芦根60g，鲜淡竹叶10g。

如舌红绛光亮如镜，胃阴伤也。亦可酌用麦冬15g，天花粉15g，玄参10g。《温病条辨》载生地、麦冬、元参三味是增液汤，益阴而生津液。亦宜重用石膏60g。神昏不清，用川贝母9g以化痰，用鲜九节菖蒲3g以通窍。（是温病中后期。）

在妇女患外感病中，如并不怀孕，温病、湿温之轻症，均可用玉枢丹0.3g开水调服。连服3日，甚效。如是热重而神昏，则至宝丹、紫雪丹、安宫牛黄丸、神犀丹均可酌用，是清热宣窍，凉心镇惊，良效而力大。如在孕妇均禁用，以其有麝香、冰片等伤胎之品。切记之。

前已述及，外感的辨证论治，在四诊中当然是四诊合参，但以舌脉为重要依据。如舌苔淡黄，每用黄芩。如舌苔深黄或老黄，每用黄连，或黄连、黄芩同用。如舌红绛而苔干黄，或灰或黑，则用鲜石斛、石膏、竹叶、芦根等。凡此皆气分之药。如舌红绛而干，则用生地、麦冬、元参、鲜石斛、银花，是血分药而宜养阴生津者矣。古人用清营汤及犀角地黄汤。但犀角、羚羊角价贵而缺，今已不用。如有西瓜、鲜梨、甘蔗、荸荠时，可恣吃这类水果，清热存阴而不伤胃。王孟英《温热经纬》说西瓜是天生白虎汤，鲜梨是天生甘露饮（大便如泻，梨勿用），甘蔗是天生建中汤，而荸荠与海蜇头同用又是雪羹汤。徐洄溪亦善用西瓜。亦可饮井水、冷水、雪水，以治高热神昏。余听鸿《诊余集》亦有大剂犀角，不及黄梅冰水三碗之案。予亦喜用而善用之，多有奇效。

又如，舌苔腻，甚则黏腻，此为有湿或有痰浊。治湿之轻者，小川朴、橘红、菖蒲、六曲、六一散、姜半夏、通草、佩兰之类。治湿之重者，则平胃散中的苍术（炒）、川朴、陈皮、姜半夏同用，或再加石菖蒲。仍须注意，化燥之品过用，防其化燥。不论何种舌苔，其干与腻（润），是关键问题。虽是黑苔，而满苔黏腻，则滋阴药及清凉药均是忌用。而又当以芳香化湿为主。

至于温热病而大便溏者，叶天士谓“伤寒大便溏为邪已尽，不可再下，湿温病大便溏为邪未尽”。切勿过用辛温止涩之药，稍加煨木香 2g，炒车前子 12g 即可。

至于春温冬温，则与暑温秋温治法，有同有异。盖冬春二季，天气还是寒凉，自然气候与夏秋不同，所以寒凉不可早用多用。在重病的必要时，用夏秋二季治法亦可。

7. 孕妇热痢

关于夏秋热痢，又名时痢。流行严重时，又称疫痢。亦应重视。此病多有腹痛及里急后重。由于里急后重而努挣不爽，往往导致小产或早产。一经小产则有危险。予见甚多。

痢下之物黏腻如冻垢，有白痢，有赤痢，多数是红白相兼。此是夏秋暑热挟湿挟毒，熏蒸于肠胃之间，传导受病。亦分气血，古人谓痢白者属气，痢赤者属血分。实则开始时白多，继而多是赤白相杂，亦有痢下纯血冻者，故以气血并病为多。治法亦是气血并治。刘河间论治痢谓“行血则便脓自愈，调气则后重自除”。此即气血并治法也。严重的时痢，往往恶心，或者呕吐，这是噤口痢，治法大体相同，但必须加清胃降逆止呕之药。时痢的重症，本来可用大黄以荡涤胃之热毒，此下夺法。但大黄入血分，破血而攻下，能堕胎，故禁用。治疗时痢最有效的药品是鲜藕。对患时痢病员，嘱其每天吃鲜藕 2 斤左右，或以鲜藕 2 斤煮汤服，不服中药煎剂亦取效甚捷。予治时痢重症，每嘱先用鲜藕一斤半煮汤，即用藕汤煎药服，真有神效。忆 1951 年予患时痢，来势甚凶，一发即发热呕吐，半天痢十余次。予随即食鲜藕，连渣咽下，迅即病情减轻，3 日痊愈。有一周家塘潘姓患痢，已 10 余日，病情严重，曾多方施治无效。予以黄芩白芍汤合白头翁加减，并以藕汤煎药，2 日痢止。群众曾谓何其神效。其实是鲜藕之功，而医者不知也。予生平喜用水果治重病，每多得心应手。

至于夏秋间泄泻发热，对孕妇的影响较小，治之得法，亦易愈。但泻转痢者为逆，痢转泻者为轻。兼读大内科书可也，兹不多述。

夏秋时痢，或白或红白相兼，发热，亦有形寒者，腹痛，里急后重，所痢尽是鱼冻状。舌苔淡黄腻，或微黄苔，脉滑偏数。病在初起者，应调气和营，稍佐化湿，兼以清热。方用炒荆芥 10g，赤苓 12g，六一散（包）15g，小川朴 5g，炒黄芩 8g，通草 5g，炒白芍 12g，炒银花 15g，大腹皮 10g，煨木香 3g，焦山楂 10g，荷叶 10g，西秦皮 10g。

治疗时痢的基本方，是黄芩白芍汤（黄芩，白芍，甘草）。黄芩清大肠热，是气分药。白芍和营，是血分药。甘草缓中解毒。亦有以白头翁汤为基本方者，此厥阴治法。《金匮》分痢之属于热者治厥阴，痢之属于寒者治太阴。予谓二方可合用而加减之。黄芩，白芍，甘草则为必用之药（六一散中有甘草）。加荆芥是和营疏风。荆防败毒散中用之，疗效亦好。舌光无苔，或红或绛者忌用。有苔均可用之。我师巢渭芳先生不用，予喜用之。由于时痢初起，舌苔带腻，故用厚朴以化湿。用木香，是调气法。病程稍长，已是黄苔满苔，则去厚朴，恐其辛温燥也，应加黄连。如是噤口痢，则黄连、石莲子 15g 为必用之药，并加郁金。呕甚者，去木香。木香香窜，本草书谓服之令人呕。

其余如白头翁，炒黄柏，藕节，鲜藕，生竹茹，朱灯心亦可选用。吾师于呕吐者多用黄连，痢下血多者，则用黄柏，予遵之。吾师喜用苍术炭、煨葛根，即葛根黄芩黄连汤加苍术以化湿。予恐苍术太燥，葛根太升，故不喜用。银花亦是好药，能凉营清热解毒。

另有一种时痢，病程即久，屡经误治。如误服炮姜、肉桂等大辛大热之药，津液大伤。舌红或绛，光亮无苔。又当以鲜生地，生白芍，生甘草，西秦皮，银花，白头翁，大麦冬，鲜石斛，阿胶，淡竹叶，鲜藕，南沙参，白扁豆，绿梅花等加减用之。一切苦寒之药，淡渗之药，辛温之药，均须禁忌。总之，外感温热病，千头万绪，极为复杂。今已多由西医治疗，即是中年中医，亦缺乏实战经验。其实这是头等功夫，应一并学习。

8. 胎前舌苔

此主要是讲述胎死腹中的舌苔。胎死腹中，有多种原因。有因发热者，有因跌打损伤者，有因滑胎而胎死失落者。古人谕舌“面赤舌青者，子死母活。面青舌赤吐沫者，母死子活”。但在实践所得，亦不尽然。予数十年的经验，凡胎死腹中后，胎儿月份不多，每不易觉察。舌苔上逐渐有变化。先是苔有淡青色而腻甚，继而青色转为青中夹灰，亦黏腻。再转化为灰黑色，已不见青色，而满苔黏腻更甚。如无外感发热，并无面红症状。但苔黏腻是其特征，其苔色则由淡青而灰而黑。此由胎死腹中，腐浊之气上熏于胃，胃脉络于舌本，故苔有腐浊也。2个多月死胎，中西医每不易确诊，唯验舌法为最可靠。

9. 怀孕后脉象

《素问·阴阳别论》曰："阴搏阳别，谓之有子。"此有两种解释。一是浮部与沉部不相同，一是寸部与尺部不相同。是否已经怀孕，当然也是四诊合参，其脉象亦确有可凭。而难于确诊者，仅个别而已。

怀孕初期之脉，多是滑动。滑者，如盘走珠，而有流利之象。但有粗滑，有细滑。有滑而实，有滑而软。有滑而长，有滑而短。滑与涩相反，可意会也。亦有肥胖之妇，脉细滑不甚明显。此是痰湿脂肪太多，脉道受阻迫。

孕脉有一特点，除滑之外，还有一个动字。动者，即是突然上下移动，有时突然跳跃搏指。在诊脉时，用推移法，更为明显。即是三指按寸关尺部位，向内侧推移诊候。多数是沉取见之，中取亦有可见，浮取则无。

在四诊合参中，当问及停经时间。在停经时间上，亦应辨证，反对机械执一。如月经已过期未转而不见孕脉，必问其上次经行时，是否月经出血过多。如是曾经出血过多，则每有月经落后现象，此则未可断为孕也。如在诊脉时见孕脉而月经仍转，此必问清最近一次月经出血量的多少。如是月经虽转，比平时大为减少，或仅数滴，在妇科中亦有回潮之说，此又可断为孕也。大凡中年妇女，已经结婚，而月经不转者，除诊脉外，亦应问及妊娠反应等症状。但亦有少数并无妊娠反应者。在难于确诊时，切勿轻易断其无孕，致生事故。嘱其等待一个时期，看看月经是否仍转，以观后效可也。

戚墅堰镇河南一妇，在陕西工作。因胃部不舒来诊视。予曰，孕矣。彼曰，月经刚过二十日，尚未满月，何得有孕。予曰，以脉而论，孕而男也。彼不信，后果孕而生男。

有漕桥乡善堂头村一妇，因不欲饮食而来诊治。予亦曰，孕矣。彼说大产后仅 6 个月，月经还未转，何得有孕。予曰，以脉而论，是孕矣。后该妇到医院做妊娠反应试验，是阴性无孕，复来诊治。予谓不但有孕，而且女也。彼仍不信。再 5 个月后，又来诊治。说是由家中到漕桥上街时，在中途小产果女。故来服产后药。

又，东垫村一妇，已 42 岁。因月经过期不转，恐将生病，来门诊。予亦曰，孕矣。该妇曰，曾生一子，已 18 岁。已起楼房一间，是独生子。今曰有孕，医生何得戏言。予曰，此非戏言，凭脉言耳。在 8 个月后，该妇又来服产后药。予已忘矣。

至于孕脉中分别出是男是女，亦确有可凭。予数十年每注意及此。一般来说，以左右手两脉相比较。左手滑动甚于右者为男，而右手甚者为女。以平时脉象来说，男大于左，女大于右。如见左右手相等滑动，则实际上又是左甚，又为男。在滑动之中，以动为主。左动甚者为男，右动甚者为女。如见右手虽滑甚，而左手动甚者亦为男也。还有尺寸之分，如虽在右手，寸脉滑动甚，尺脉平，亦为男。昔王孟英诊一孕妇，右寸羹沸动甚，尺脉平，断为男。男为阳而女为阴，虽在右手，法乎天者亲上，故寸滑动为阳，亦主男也。亦有极沉极细之脉，重按至骨，隐隐滑动，以左右为别。在诊脉时，静心凝神，集中全部思想于三指之上。外在敲锣，亦不听见。以二手反复比较。而个别脉象在疑似之间，不甚分明，或在脉法中尚有异议。王孟英谓“有可凭，有不可凭”者此也。姑记之，不举例。（编者注：此为先生个人临证心得，仅供参考。）

此外，还有易产法，治难产法，下胞衣法等，今均由医院接产，此法已无人知，略述如下：

易产法是在孕妇达月时，以黄杨树枝头（书称黄杨脑）3 寸长大小 7 个，和红枣 6 枚煎汤服，连服几天，则确易产。吾妻生育前每服之。小女初胎，经医院检查为横位，忧之。在孕至 9 个月时，令服瘦胎饮法。苏梗 10g，大腹皮 10g，陈皮 5g，炒枳壳 5g，焦六曲 10g，佛手片 5g，白檀香 5g，制香附 6g。连服 10 余帖，并煎服黄杨树枝。产时晚上 10 时开始腹痛，天未明即产下。但胎儿窒息，3 分钟后苏醒。产时难产，吾师每以大剂肉桂、熟地、龟板、川芎、当归、黄芪法。胞衣不下，则调服元明粉 10g。今由医院接产，无须再用此法。（编者注：此为先生个人经验，仅供参考。）

四、产后诸症治法

妇女生育，出于自然，产前切勿惊恐。产后诸症，亦极为复杂。徐洄溪谓：“产后血脱，孤阳独旺。”《金匮》论产后之症为多汗，大便溏，郁冒（即头昏）。故产后多有汗多，大便艰难，头昏，此不须服药，在 1 个月后即逐渐痊愈。如多汗淋漓，大便甚艰，亦可用潜阳润肠法。治产后诸病，如无明显大寒大热，均勿过用大寒大热之药，误用可引起他病。

在治产后病时，一定要问清恶露是多是少，是否已经干净。还须问清产时出血是多是少，因产时如果出血太多，就会引起头晕、心悸、欠寐等症，此血虚阴伤而阳旺也。如果产后恶露不净，时多时少，则宜先把恶露治好。继续出血，则贫血更甚。在产时如果大出血，就有阴伤血脱，阳亡险象发生。轻则用大剂黄芪 30g，炒荆芥 10g，煅龙骨 20g，炒当归 12g。如四肢发冷，汗多，面色㿠白，脉沉细，或浮数而散乱，急加淡附子 6~9g，炙甘草 3g 以回阳救逆。但不可多服。服一帖后，四肢已热，汗多亦止，脉来已起，参附立即停服。此头等功夫，产后紧要关键，宜注意及此。如原有胃痛，腹痛，哮咳等病亦宜注意。

还有一种急症，曰产后子痫。即在产下之后，亦有在临产时，手足抽筋，角弓反张，神昏目瞠，亦是急症险症。戚墅堰某制药厂工人蒋某，产后子痫，西医治疗无效。予以珍珠粉 1.5g，羚羊角粉 1g 开水调灌下，抽搐即止而愈。亦不外平肝息风，镇惊而已。

有一单方验方，以炒荆芥 12g，五灵脂 10g，预先配好 1 帖，在产时煎好，一经产下即服。可防止产后出血过多，昏厥，及腹痛（西医称子宫收缩）。予妻亦于产时屡服之。

产后还有溲闭不通（西医称尿潴留），乳汁少，乳痈（疡症）及乳吹等。

产后外感，是一个大症。有胎前外感，延至产后仍未愈。有产后忽有外感者。更有产时大出血，引起四肢抽筋，昏厥，状似外感，实非外感。因产时大出血，在病机的发展上，大体言之，向两个方面发展。一是阳亡，如上已述。血为阴，血去阳无所附，宜用参附汤，此是多数。另一是大出血之后，血虚浮阳亢逆。亦往往抽筋昏厥，如油灯将尽，而余火忽而上炎，脉反滑大有力。古人论血虚之脉，谓重按则无，或是中空之芤脉。此症往往误认为外感，如用寒凉则立即死亡。当用大剂十全大补汤，加肉桂，甚则加炮黑姜。此等症不多见，予曾检阅《医宗金鉴·妇科心法要诀》《女科证治准绳》仅有此论述，舌脉均不详。此则较阳亡更为棘手。

在产妇外感治疗中，是应十分谨慎小心。究是产妇，与一般外感不同，即易伤阴。产时去血，血虚阴本亏，发热之后更易化燥。阴伤之体，则化燥亦易。并有恶露不净。用药过凉，恐瘀留难清。并有小产之后外感，以及打胎之后的产后。兹分别简述于下。

1. **产后一般的恶露不尽**

大产后，一般的汗多，大便艰难，或头痛。恶露虽不多，但淋漓不干净。舌脉亦无明显异常（时间大概在大产后1个月左右）。此等症为最多。既宜和血化瘀，亦宜息肝，兼敛虚阳。严禁大寒大热之药。因过热则助火燥阴，过寒则损阳凝血。宜用和法，即和平法。炒荆芥9g，茯苓12g，双钩藤15g，穞豆衣15g，桑叶15g，丹参15g，煅牡蛎20g，蒲黄炭（包）10g，瓜蒌皮12g，炒白芍10g，川续断15g，藕节15g。

又如，桑寄生15g，焦苡仁15g，炒杜仲12g，橘红5g，桑枝15g，佩兰叶6g，绿梅花3g均可随症选用。如不腹痛，亦可用茺蔚子，或去牡蛎，加煅龙骨15g。此种治法，有效而稳妥，毋轻视之。大凡平淡之中，能出不平淡也。

如有产后恶露未净，或已净而骨骼酸痛，亦宜上法。恶露已净，当去白芍，或加太子参15g，或加黄芪12g，或并用之。

2. **产后出血多，或时净时多**

首先动员产妇至医院检查，恐有残余胎盘留在子宫。中医的桃仁、红花的作用，虽说是祛瘀法，亦即去残留的胎盘法。

如舌苔并无明显变黑，面黄无华，腹阵痛，瘀血成块而下。用方：炒荆芥10g，制香附6g，炒当归9g，煅龙骨15g，上黄芪15g，炒茜草10g，蒲黄炭（包）10g，大丹参15g，炙艾绒3g，川续断15g，炒白芍15g，藕节15g。

如脉细无神，舌淡而有寒象者。可加炮黑姜3g。如舌偏红，脉偏数，禁用炮姜。其他如，野白术8g，茯苓12g，炒防风6g，卷柏炭10g，参三七2g。研末开水调服，均可选用。

妇女产后出血多，或时少时多，或时净时多。内热头昏，脉滑数，舌偏红，则宜凉血化瘀法。舌红绛甚者，兼养胃阴。香白薇12g，炒白芍15g，蒲黄炭（包）10g，炒丹皮8g，青蒿梗15g，煅龙骨 15g，川石斛 15g，茺蔚子 12g，大丹参 15g，川续断 15g，炒杜仲 15g，生竹茹 10g。

其他如炙侧柏叶 15g，旱莲草 10g，桑叶 15g，黛蛤散（包）20g，鲜藕 30g，卷柏炭 10g 亦可选用。如舌红绛而干，可用鲜生地 30~50g。在大产后此等症不多，如出血经久，则偶有此症。此与崩漏不同，崩漏经久时，多见此症。

3. 产后溲闭（产后尿潴留）

《内经》谓小溲不通为癃闭。溲闭原因甚多，若以产妇溲闭而论，不外有二。一是产时努挣用力过多，脾气下陷。又是产时出血，脾又统血，脾亦暗损。人以升降适宜为正常，如升多降少，或降多升少则病。既在产时努挣，则降多升少矣。又因脾气失健，脾宜升，失健亦降多升少。清阳不升，于是浊阴不降，而产后小溲闭，甚则点滴不通。治宜补中益气汤，升阳健脾，稍佐滑窍。另一是产时大出血。血为阴，阴伤则津伤。肾司二阴，肾主液，而肺亦主津。于是肺肾阴伤，阴伤及阳，于是膀胱气化失司。《内经》:“膀胱者，州都之官，津液藏焉，气化则能出矣。”既是肺肾阴伤，而膀胱又气化失司，于是小溲亦闭。治宜肺肾并治。养津滋液，以益肺肾，兼调膀胱气化。又肺为肾之上源，源清则流洁也。

前者是多数，后者是少数。前者舌淡苔白，脉缓或虚。后者舌多偏红，或红而无苔，脉多偏数，或细滑而数。此其别也。在前后两种治法中，都要加升提药。此欲降先升，上窍开，则下窍通。又都要稍佐宣化膀胱功能法，膀胱气化则能出矣。此同中有异，异中有同，辨证法也。

大产后小溲闭，涓滴不通，少腹发胀。舌淡苔白，脉软。此脾气不健而下陷。仿补中益气汤。东垣制此方，虽治脾胃，治尿闭之清阳不升亦效。潞党参 15g，茯苓 12g，炒白术 8g，炙升麻 3g，炒柴胡 5g，炙甘草 2g，上黄芪 15g，台乌药 6g，陈皮 5g，炒怀牛膝10g，炒当归8g，冬葵子30g。另，西血珀0.2g研末，用稀粥调先服。（自注：西血珀即琥珀。研末后虽用开水调，但琥珀浮在水面，不能调和，服之令人呛。故用稀粥调。）

上方升麻、柴胡是升提药。乌药、陈皮是调膀胱之气。牛膝是下行，如恶露多，应勿用。冬葵子、琥珀是滑尿窍。冬葵子应用至30g方效。应在饭前服，使药力直达下焦。服2帖或3帖，即有小便淋漓流出，继而通畅。（自注：琥珀服2天。）

因产时出血多，平时身体阴亏，大产后小溲闭而不通。舌质红，或有薄淡黄苔，或无苔，脉细滑数。宜肺肾并治，养阴益津，以资化源。兼以升提，佐以调膀胱之气。北沙参15g（或南沙参、北沙参各12g），大麦冬15g，炙升麻3g，川石斛15g，炒柴胡5g，橘叶10g，生甘草2g，台乌药6g，冬葵子30g，枇杷叶10g。另，西血珀0.2g研稀粥调先服，连服2天。

此方不用柴胡，亦可换用桔梗3g。桔梗入肺，亦是升提药。用于此症，比柴胡为优。陈皮换橘叶，因陈皮燥也。

如有淡黄苔，亦可用木通6g，滑石15g，朱灯心2g。

4. 产后恶露停留

产后本应有恶露，但不宜太多，时间太长。亦有大产之后，恶露全无，于是停留腹中而腹胀满，或作胀痛，仍须恶露下行则愈。古人用苏木饮，为祛瘀行血药。

此症极少，予一生中只遇到2人，均用苏木3g，制香附6g，炒红花3g，广木香3g，焦山楂10g，降香5g，蒲黄炭3g等而愈。

昔《徐洄溪医案》载一产妇停瘀。发热腹大，已奄奄一息。用大黄，人参，黄连，肉桂而愈。药仅4味，对立统一，此亦妙法。予曾以此4味治疗赤痢1例，为止塞法。抗日战争时期，和桥镇一小孩11岁。其人腹大，发热，形瘦，气粗，服后亦愈。可见辨证论治之可贵。有定法，无定方，异病同治法也。

5. 产后催乳法，乳吹，乳痈

产后乳汁少，或无乳汁。有通乳方，即催乳法。王不留行15g，生黄芪30g，木通9g，炙甲片9g，七星猪蹄1只。如舌偏红，可加大麦冬20g。如胃部不舒，则加佛手片。只服1帖，多数服后乳通，然亦有无效者。

产后如小儿死亡，亦有回奶法。用大麦芽100g煎服。麦芽回奶有效，但剂量要100g左右。

还有妇女在哺乳期，突然一只乳房漫肿而硬。亦有形寒，乳房并不红，与一般生乳痈不同。方书谓是乳吹。是婴儿吮乳时，把风吹入乳房。此说是否正确，予亦不知。有一验方，以鸡蛋1个，一头稍敲破，塞进整粒白胡椒子，有1岁塞进1粒（予总是用26粒）。蛋孔上用纸糊好，用干净砻糠放在碗内。把鸡蛋竖好，孔在上，在饭锅上蒸熟。去壳将蛋及整粒胡椒子一次吃下，明日即愈。予妻生孩多，每发此病，皆以白胡椒子蒸鸡蛋而愈。胡椒性大热，而服后立效。予亦不解其理。可见科学之道，真是无穷无尽。

又，产妇由于哺乳，奶路阻塞，奶流不畅。潴留既多，每多结成红肿硬块。治不得法，如不消散，则化脓须用手术排脓。如肿块生在乳房上面，则排脓后流脓不畅，向乳房下部流注，下部于是又红肿成块。如不消散，则乳房下部又须手术排脓。此是外疡，名乳痈。用中医治法较易消散。一是外敷药，一是内服煎剂。内服药禁用大寒大热之品，用清热排脓，和胃解毒可也。如藿香6g，大贝母12g，生甘草2g，银花12g，橘红5g，粉丹皮6g，青蒿梗15g，丝瓜络或鲜丝瓜络3张，佩兰叶6g，炙甲片8g，角针9g。是发散药，溃后忌用。

吾师巢渭芳先生，为马培之先生门人。马太先生屡为清代慈禧皇太后看病，名震中外，清朝后期大名医。各科学术，极为精湛，而以外科为最优，著作甚丰。外科方面，有《马评〈外科证治全生集》》及《马培之医案》。另有秘传《疡症合药大全》一厚册。丹阳已故名医贺季衡，无锡已故名医邓星伯，与吾师巢渭芳先生（亦已故），都是立雪于马氏之门。吾师一脉相承，学有渊源。求治者接踵而至，亦孟河医派之佼佼者也。由于耳提面命，因而予对疡科，亦粗知一二而已。

6. 小产后诸病

一般来说，小产后、大产后的治法，原则上是相同的。但打胎引起的小产，则有特殊症状，特殊治法。

旧时每有打胎者，是用土牛膝根（俗名臭花娘，茎是方型），插入阴道而流产。于是阴道内及子宫受损而生腐热，每因此有表症。其症状亦特殊，是发寒发热循环连续不已。如寒已颤栗，寒已发热，热至神昏。热后又寒，寒后又热，如是循环不已。一日夜之间，有连续发冷发热3到4次者，有时发热时还呕吐，类似外感。夫温疟日作，则1日寒热1次。间日疟，则2日寒热1次。3日疟则3日寒热1次。岂有1日夜间，寒热连续发作3次左右者乎。任何事物，都有它自己的发生与发展规律。凡见此种症状者，土牛膝打胎引起小产后之症状也。亦有特殊疗法，效亦显著。

在抗日战争时，有漕桥镇附近一人代替病家来邀我出诊。在路途中，予曰，何人病，有何不舒。家人曰，病人是小婆（第二个老婆），其夫已死去。是发寒热。予心疑之。及至其村其家，病家的大婆引我看病。农村风俗，每聚而围观医生看病，而其大婆亦在场。此时病人不好说，我也不好问。于是我问其症，发冷发热乎。曰，是也。问，发冷则冷极而颤抖，发热则昏昏而若迷乎。答曰，然。又问，寒已而热，热已又寒，连续不停乎。答曰，然。此时亦不能轻易下结论。又问，下身有下血淋漓或有血块乎（指恶露）。答曰，然。于是确诊打胎小产，以阳旦汤加减。桂枝2g，肥知母10g，炒黄芩15g，鸡苏散包15g，青蒿梗

15g，焦山楂 10g，银花 12g，通草 5g，炒荆芥 9g，赤苓 12g，荷叶 10g。玉枢丹 0.6g，水调先服。2 帖即愈。

7. 产后外感

产后，又复外感。正虚邪实，养其正则邪盛，清其邪又正虚，极宜谨慎小心，用药稳当。在养正与清邪之中，以祛邪为第一要义。邪去则正可渐复，邪留则实者亦危。故以祛邪为第一要务。虽要祛邪，法宜和平，在一般情况下，怪方奇方，切勿浪用。宋陆放翁诗“诗欲平淡愧未能”。放翁一代诗人，知平淡之不易。在平淡中，才能不平淡。诗词书画，都有形神之分。形显神外，神寓形内，而神尤重于形。宋代苏东坡“论画以形似，见与儿童邻。赋诗必此诗，定非知诗人”。在辨证论治的基础上，立方用药，亦有形神之别。此必智者而后知也。

在四诊中要问清楚是否腹痛，恶露多少，平时有无疾病。脉象如何，舌苔如何。表里之邪，孰多孰少。大便如何。而脉象尤为重要。如脉滑数，或滑大有力，此发热之应有脉息，为顺。如一面高热，一面脉沉细，或浮散燥乱，此症脉不符。阳病阴脉也，为逆。

徐洄溪《洄溪医案》中有“产后血脱，孤阳独胜，虽石膏、犀角，对症亦不禁用”。在危急存亡之际，亦有用者。如正气虚极，亦宜一面祛邪，一面养正，如人参白虎汤、竹叶石膏汤等。

此外，看舌苔亦很重要。既是产后、产时出血，一经发热，容易热入营分，亦容易化燥动风，亦容易神昏惊厥。热入营分，则舌红或绛。若舌红绛而仍有黄苔，或夹灰，或色黑，此气血两燔。须凉营清气，二面兼施。若舌红绛无苔，干而无津，或光亮，此热在营也。宜凉血，生津，滋液。苦寒药及淡渗药均忌用禁用。用甘寒或咸寒法。如生地，鲜石斛，麦冬，银花，元参，天花粉，鲜芦根，鲜茅根，西洋参，阿胶。如神昏，加天竺黄、京川贝、双钩藤、淡竹叶。

产后与产前治法不同，至宝丹、神犀丹、紫雪丹、牛黄丸均可选用，胎前则禁用。

亦有透㾦出疹者。㾦是白㾦，疹是红疹，均宜色泽鲜明者佳。《温热经纬》论㾦疹谓白宜水晶色者佳，如枯骨者死。论疹宜鲜红色泽，枯暗者危。白㾦是气分居多，疹斑是血分居多。治㾦宜清气，稍加透发，如青蒿梗、鲜芦根、清水大豆卷、薄荷等。治疗疹与斑，又宜凉血活血。如鲜生地，鲜茅根，银花，粉丹皮，元参，紫草。此皆叶天士法也。在外邪渐清，热势渐退，所谓渐清渐退，是逐渐而退，为顺为吉。如果本来热势很盛，突然而退清，每多变化，此非吉兆，最宜注意。

至于热退神清，往往是炎威虽退，余烬犹存，每会反复。辛温助火，滋补呆邪，切切忌用。只需轻清以清余邪，保护胃气，徐图恢复。

至于病退后之复，即食复、劳复、女劳复三种。是说饮食不注意，过于劳动及男女同房等三种原因会导致疾病反复。

关于病退后还会有一些后遗症，如面足水肿，胃脘饱闷，或发胀不舒，咳嗽，或不易恢复健康，神倦无力等。在上述诸恙治法中，亦以舌脉为主要根据。外感是一种大病，大病之后，脾气未复，脾运未健，往往有热退之后，面足水肿。如舌苔白腻，脉虚无力，此病退而脾阳不振。可以苏梗 8g，茯苓皮 15g，炙内金 6g，小川朴 5g，佩兰叶 6g，藿香 6g，陈皮 5g，焦苡仁 15g，炒冬瓜子、炒冬瓜皮各 15g，大腹皮 10g，荷叶 10g。

水肿甚者，亦可以加生姜衣 1g。如腹部发胀者，可加香砂仁 6g，上沉香 3g，白檀香 5g 等。舌苔腻甚者，加焦苍术 6g。

以上是由于脾阳虚，而有湿者的治法。药偏辛温而燥，注意舌脉。如服药后舌渐红，脉渐数，上药立即停服，另行辨证论治可也。

如果在外感病后，亦是面足水肿，而舌苔仍有淡黄色，脉有滑数。此一方面余邪未清，一方面又脾运未健。治法既清肃余邪，又要健脾。治法并不矛盾，二面兼治之。可用赤苓 12g，青蒿梗 12g，炙内金 6g，通草 5g，大腹皮 10g，焦苡仁 15g，炒冬瓜子 15g，益元散（包）15g，黑山栀皮 9g，炒银花 12g，双钩藤 12g，穞豆衣 15g，荷叶 10g。又如，焦六曲 10g，橘红 5g，佩兰叶 6g，藿香 6g，浮萍草 9g，前胡 8g，朱灯心 2g 均可选用。

至于病后咳嗽，是发热时肺气暗损，病后又肺气未清。可用南沙参、北沙参各 15g，桑叶 15g，大贝母 12g，瓜蒌皮 12g，杏仁 6g（大便溏，瓜蒌皮、杏仁忌用），枇杷叶 10g，生竹茹 10g，生蛤粉（包）20g，橘红 5g，生苡仁 15g，生冬花 6g，炙白前 10g，川石斛 15g 等。

如舌红光，可加麦冬 15g，大玉竹 15g，梨皮，荸荠 10 枚等。

如病后调理，亦要辨证而用。切勿浪用参、芪、术、熟地等，腻膈助痰，呆脾呆胃。吾师巢渭芳先生在外感后调理，每以炒南沙参、炒北沙参各 15g，茯苓 12g，野白术 8g，怀山药 15g，陈皮 5g，焦苡仁 15g，生黄芪 12g，冬瓜子（炒）15g，荷叶 10g，大枣 6 枚。皆平易之品也，予遵师法，深觉稳妥。

产后外感，重复立方用药如下：

产后 10 日左右，恶寒发热，恶露亦未干净。舌苔淡黄腻，或微黄腻，脉象每多滑数。邪在表在卫，既不宜辛温，亦不宜大寒。泄热解表，兼清气分，可以炒荆芥 9g，赤苓 12g，鸡苏散（包）15g，桑叶 15g，通草 5g，橘红 5g，炒黄芩 8g，青蒿梗 15g，银花 12g，连翘 10g，焦山楂 10g，荷叶 10g。又如，炒丹皮 6g，大豆卷 10g，黑山栀 10g，双钩藤 15g，紫苏叶 6g，佩兰叶 6g 等均可选用。

如在服药后，恶寒已止，而高热不退。舌苔渐黄，或满舌黄苔，或老黄色，或黄而厚。宜加川黄连 3g，鲜淡竹叶、郁金各

9g，去荆芥、山楂、荷叶、鸡苏散改为益元散（包）15g。（自注：鸡苏散中有薄荷。益元散中有朱砂，有清心作用。）

又如发热逐步发展，苔黄而干，或起刺，或夹灰，灰黑。此势正盛，脉亦滑大。方如下：川黄连3g，郁金9g，鲜石斛10g，连翘10g，炒黄芩8g，银花15g，黑山栀10g，益元散（包）15g，粉丹皮8g，通草5g，青蒿梗15g，鲜竹叶30张。

如有神昏谵语，前已述及，兹不赘。

凡验舌之法，既看颜色，亦看干潮。既看舌，亦看苔。凡苔在舌上，其根紧束者，病为重。凡服药后，颜色尚未化退，而苔根已松动，有松散之象者，为邪热渐退之征。切勿再过用寒凉，防其药过病所。

还有发热经久，或者病人身体本来不太好，舌苔厚黄。一夜之间，苔全脱去，而见绛舌（或者原有是绛舌），乃真阴已虚。而腐浊又盛（胃中）者，则往往舌上先起白色腐点，逐渐蔓延及满口及唇，如豆腐渣。此症最恶。中医谓是口糜。治法既养阴存津，又宜化浊。法宜轻清，稍佐芳香。治之得法，犹有生者。此种口糜舌，予在学医时及行医中往往有之。法如下：北沙参15g（或西洋参12g），绿梅花3g，佩兰叶6g，大麦冬15g，川石斛15g，橘红3g，茯苓12g，益元散（包）15g，通草5g，银花12g，藿香6g，枇杷叶10g。

又如，白残花3g（凡用白残花，去绿梅花），生竹茹6g，双钩藤12g，穞豆衣15g，朱灯心2g（如已用益元散，则灯心不用朱砂拌，益元散已有朱砂，重复也）。有人谓宜用炮姜甘草汤，误也。总之，舌糜是重症险症，得救者亦不少。

五、其他有关诸病

凡是妇女，不属于妇女生理有关的疾病，照一般大内科治法处理。亦应考虑到是否与特定的妇科病有相互影响，相互牵连，这就是中医的整体观念。反对就事论事，只看一面，不看全面。

除经带胎产之外，还有些病是与妇女的生理有一定影响，一定牵连的。既然在生理上男女有共同点，亦有差异点。内外条件不同，就要分别对待，此之谓辨证。如妇女的尿频、尿急、尿痛，以及梅核气，梦交，同房阴道出血，脏躁症等。在治法上，病机上，与男子治法不同。分述如下。

1. 尿频、尿急、尿痛

多数前二症相兼，亦有三症相兼者，即小溲频数而不畅，小溲阻急，或小溲时阴道作痛。有 1 小时数十次小便，阻滞急迫，欲溲不溲，少腹向下滞坠。或者兼有带多，或者阴道发痒，痛苦殊甚。

肝主疏泄，肝脉络于阴器，肾司二便，肾与膀胱相表里，故治法以治肝肾为主。由于下焦有湿热，故亦清化下焦。如尿频、尿急、尿痛三者均严重，当以龙胆泻肝汤加减，疗效明显。如只有尿频，尿急并不十分严重，则逍遥散加减。如大便艰难，而有肠燥者，轻则用蒌仁，病重用大黄。如阴道发痒，则可用苦参，或兼用地肤子 10g，白鲜皮 10g。不但止痒有特效，而亦兼治带多（有胃痛，腹痛忌用）。其他清利下焦湿热，则滑石、通草、川萆薢、炒黄柏、木通、黑山栀。舌苔红绛无苔，可用细生地、粉丹皮。宣膀胱气化，台乌药 2g 均须用。虽是辛温，但与大队清化药同用，亦无妨碍。亦须用炒怀牛膝 10g，导药力下行。但必须用肝药。病重，用龙胆草 5g。病轻则用炒柴胡 5g，薄荷 3g 即可。并须解湿毒，则用生甘草 2g（如用鸡苏散，则薄荷，生甘草已有）。用之得当，效如桴鼓。

同样以舌脉为立方用药的重要根据。舌苔淡黄者为轻，厚黄色为重。如稍带腻为轻，如厚黄而干为重。亦有个别黄中夹灰者。脉象以一般性滑或偏数为轻。以滑实有力，或弦硬滑实者为重。多数是症与舌脉相符。

此症每多复发。如屡发屡愈，愈而又发，身体已差。并无黄苔，脉是细数带滑，则大苦大寒之药，又当禁用。当与肝肾药中加肺药，以肺为肾之上源也。又当用沙参，赤苓，苏叶，莲须，川石斛，橘叶，枇杷叶，乌药，牛膝等。

吾师巢渭芳先生于尿频、尿急、尿痛，每用藕节为药引，亦取藕之和营通气而已。予至今仍沿用之。如下：

尿频，尿急，尿痛三者俱有。舌苔厚黄而糙，脉滑实有力。肝肾下焦湿火正盛，急宜龙胆泻肝汤法。（大便干艰）龙胆草 5g，赤苓、猪苓各 12g，炒赤芍 12g，六一散（包）15g，薄荷 4g，黑山栀 10g，台乌药 6g，炒怀牛膝 10g，炒黄柏 6g，炒大黄 6g，川萆薢 15g，藕节 15g。如舌质红苔黄干者，亦可加鲜生地 30g（如缺鲜生地，改用大生地）。又如银花 15g，朱灯心 2g 亦可选用，粉丹皮亦可用。如是孕妇，当去牛膝、大黄。此堕胎药也。服 3 帖后病情好转，则当换方。龙胆泻肝法已用矣，恐药过病所，引起脾胃受损。故不宜久服。

尿频，尿急，小溲次数多，欲溲不畅。舌苔淡黄，脉滑数。以逍遥散加减。炒柴胡 5g，赤苓 15g（或赤苓、猪苓各 15g），六一散（包）15g，炒怀牛膝 15g，炒黄柏 5g，乌药 6g，川萆薢 15g，黑山栀 10g，炒白芍 12g，通草 5g，煅牡蛎 12g，藕节 15g。如带多，加椿根皮 10g。原方中有牡蛎，亦属治带。又如瞿麦，莲须，生米仁，薄荷，朱灯心，炒苦参，均可选用。

尿频，尿急，屡经反复，舌质稍红，苔白，脉细数，宜清肝肾，兼以肃肺。苏叶 6g，赤苓 12g，南沙参 15g，橘叶 10g，炒白芍 12g，煅牡蛎 20g，莲须 15g，台乌药 6g，炒怀牛膝 10g，川萆薢 15g，川石斛 15g，枇杷叶 10g。如有带下，加生苡仁 15g，椿根皮 10g，藕节 15g。如身体虚者，亦可酌加炒芡实 15g，怀山药 15g，乌贼骨 12g，瞿麦 15g，女贞子 12g 等。

以上均须禁胡椒，生姜，辣椒，酒等。

还有老年妇女尿频，尿急，尿痛（六十岁以外的），前已论及。此大虚证，宜大补肝肾，忌用苦寒及淡渗等药。宜一贯煎法，如二地、二冬、石斛、女贞子、炒川楝子等。

以上所述，如大便干艰，可酌加瓜蒌仁或炒郁李仁 12g。

又，男子有尿频尿急的，治法不同。另有治法兹不赘。

补记：妇女尿频，尿急，尿痛中有溲中夹血，或血甚多，在尿痛中每有此症。急宜前法中加蒲黄炭，或小蓟炭，鲜藕，炒茜草，海金沙 15g，鲜茅根等。

2. 梦交

在男子有梦遗，在妇女亦有梦交。所谓梦交，是梦中同房交接，在妇女中每有此症。在男子梦交而遗精，以实证居多。在妇女梦交而流精，以虚证为多。妇女隐忍，不肯就医，亦可怜也。

妇女梦交，以经行出血量多为主要病机。亦有情怀不遂，肝肾有相火者，此是少数。心藏神而主血，肝藏魂而藏血，脾主思而统血。经行血多，或崩漏日久，则心、肝、脾三脏并病，于是神魂不宁，思虑妄动，而梦交病生矣。

治法宜大补心、肝、脾三脏，宜大剂归脾汤加入安神养心之品，并须佐以镇惊。如有月经量多，或崩漏等症，宜先治好，以治其本。

在 1963 年戚墅堰镇东街有一王姓妇，年 42 岁。原是月经量多如崩，继而梦交，延及 3 年，不肯就医。梦交无虚日，精液暗流。于是面黄无华，舌淡，脉虚软而细，并有心悸。予以肝、脾、心三脏并治法。生黄芪 20g，茯神 12g，炒归身 10g，潞党参 15g，炙甘草 2g，青龙齿 15g，炒枣仁 12g，紫贝齿 15g，炒白芍 12g，大丹参 15g，龙眼肉 10g，炒远志 5g。

此妇女有迷信思想，医书载谓梦与鬼交。予又以玉枢丹 0.6g 令蜜调涂阴户口。并曰，阴户涂满末药后，是避邪而不梦交矣。

连服中药14帖即梦交止。予不迷信，阴户口涂末药，是坚其治疗必愈之信心耳。昔《洄溪医案》治一妇常见恶鬼，嘱其用玉枢丹含于口中，向恶鬼喷去而愈。余善巧仿之而已。

前年春，戴溪乡友一村，有妇女2人同来门诊，年皆30余岁，皆有梦交症。予问2妇曰，月经量多乎。答曰，然。亦以此法而愈。

至于由情怀不遂而梦交者，当以凉心清肾法矣。

3. 同房时阴道出血

此则由于情欲太盛，下焦相火偏旺。当清心坚肾，并泻肝肾相火。如生地，白芍，炒黄柏，炒丹皮，蒲黄炭，炙侧柏叶，旱莲草，莲心，生竹茹等。此症亦偶有之。

4. 妇女梅核气

此种病男子亦偶有之，但在妇女，亦是常见病。虽无性命之忧，而痛苦殊甚。治不得法，虽小病而极为难愈。

喉中如有物梗阻，吐之不出，咽之不下，介在喉间。此症多嗳气，有时胸部上端郁闷不舒。予师列入妇女郁症门。由于妇女情怀不适，肝失条达，则疏泄太过，胃部受到影响。谓之肝木犯胃，是肝胃病。《金匮》紫苏饮、厚朴饮、四七汤等，予用之多不效。盖用药太燥，则肝阴暗耗，更加疏泄无制。用药太润，则滋腻呆胃，胃又不安。予在实践中常用如下法，效极明显。

北沙参15g（或南沙参15g），苏叶6g，郁金9g，射干8g，绿梅花3g，瓜蒌皮12g，佩兰叶6g，佛手片5g，上沉香3g，制香附6g，橘红5g，枇杷叶10g，降香5g。

此方主药是射干，不能缺少。枇杷叶与降香同用，是吾师巢渭芳先生常用法。此方确有良效，勿轻视之。如病情好转后，双钩藤、穞豆衣、白残花（用白残花则去绿梅花）、炒川楝子、炒白蒺藜亦可选用。

5. 妇女脏躁症

脏躁一症，以妇女为多，男子亦间有。妇女年龄，以 20 岁左右为多，40 以外的亦间有之。《金匮》论之已详。具体言之，其症善悲泣，郁郁不乐，默默少言。亦或有错言乱语，甚则欲投河自杀。欠寐，甚则彻底不寐。神识呆顿。论其脉，每多滑数或细数。论其舌苔，舌质或偏红，苔无明显改变，但偏干。究其病因，有女子情怀不舒。有突然变惊。有平时月经量多，且唯此居多。

古人论脏躁，谓肺主悲，当治肺。又谓脾主思，当治脾。又谓肝藏魂，当治肝。又谓心藏神，当治心。予谓与上述都有一定关系。《金匮》有甘麦大枣汤一方，药仅甘草、小麦、大枣。人多忽之。谓其过于平淡，难愈重症。此庸医之见，不知经方之神妙也。情志不舒，此妇女郁症，是肝失条达。肝苦急，急食甘以缓之。用甘药，是治肝也。《内经》论五脏与五味之关系，谓脾主甘。与五果的关系，谓脾主枣。是知甘麦大枣汤，本脾药也。心欲缓，以甘补之，亦心药也。一方而心、肝、脾三脏并治，非仲景先圣，其孰能之。

其因惊而引起者，肝主惊，惊则气乱，气乱则神志不宁。其因月经出血过多而引起者，心主血，肝藏血，脾统血也。平淡之方最难，神重于形也。如能真正达到平淡，炉火纯青矣。无论文学艺术、戏曲、书画、金石，无不尽然。近代大名鼎鼎的书画金石家齐白石曾谓，艺贵在传神者此也。

俞东扶辑《古今名医医案按》，王孟英复有《古今名医医案按选》，并加评语。载有一人患脏躁症，久治不愈。后至叶天士处诊治，与甘麦大枣加减，嘱服 40 帖即愈。病者见方平淡，以 2 帖并 1 帖煎服，服 20 帖竟愈。当时传为美谈。

鸣王乡有姐妹二人。其娣由于考大学未录取，患脏躁症。时悲泣，经日默默不语，有时自言自语。脉滑细数，舌偏红，苔白稍干。方拟生甘草3g，鲜生地30g，淮小麦20g，大黑枣8枚，川百合15g，天竺黄6g，大麦冬15g，朱灯心2g。门诊3次，服药35帖而愈。越4年，其妹年18岁，亦患是症，欲投河自杀，未果。由其父携之来诊视。予问之大惊。仍与前方去灯心，加白荠菜花40g。未来复诊，坚持服30帖亦愈。

又有某布厂一女工，年17岁多。因空中有重铁锤忽然下坠，几伤及身。大惊后彻夜不寐，神呆默默，亦自言自语。苔亦白而稍干，脉滑数。予以镇惊，化痰，凉心法。如陈胆星，青龙齿，川贝母，郁金，天竺黄，橘红，生竹茹等。乃温胆汤合导痰汤法，药价1元多。讵知1剂后病势大振，四肢发生抽动。于是急以甘麦大枣汤，亦加鲜生地30g，大麦冬15g，天竺黄6g，川百合15g，朱灯心2g。时病人住急诊观察，亦服30余帖而痊愈。所以，治愈一大症，不仅方药要适应，而且服药的帖数多少，亦大有研究。昔徐洄溪论治病有四种。一是不药而愈。如伤风可以穿暖，停食积可以节食等。二是必药而愈。有些病必定要服药方。三是久药而愈。不仅要吃药，而且要久服。如慢性顽固病。四是虽药不愈。即古所谓风、劳、鼓、膈，今所谓肝硬化腹水及胃癌等。所以医生要心中有数，否则要功亏一篑。

遥观乡一男童，年16岁。患脏躁症，以上药治愈。越1年又发，亦用原法治愈。如此连发3年，虽皆治愈，而1年1发，必有其故。后思之，其发皆在深秋，秋燥行令之时。因而悟及气分本燥，而深秋又是燥气行令，一脏二伤，故届时复发。因嘱其明年在农历8月，即来服药以作预防。预防之药，亦不外上法加天冬、麦冬各15g，北沙参15g，肥知母10g而已，后竟不发。

6. 乳房肿块

在妇女有一种肿块，或在当乳头，或在乳房，或在乳房之上。既非乳痈，亦非乳吹。此系肝郁不舒，情志不畅所生之病。肝病则及胃，乳头属足厥阴肝经，乳房属足阳明胃经，故治以舒肝为主，和胃化痰为辅。以逍遥丸、芋艿丸，早晚交替各服 12g，连服 2 个月，有良效。逍遥丸以舒肝。芋艿丸是三味合成，即芋艿粉、荸荠粉用海蜇头煎汤泛丸，为化痰专药，故有效。但亦有属于乳癌者，此亦难治。

7. 产后神志失常

还有一种产后神志失常，自言自语，喜怒无常。既不发狂，亦不似癫，予曾遇 2 例。《古今名医医案按》亦载有此病。沈尧封《沈氏女科辑要》中以蠲饮六神而愈。其方由陈胆星，茯苓，橘红，姜半夏，菖蒲，旋覆花组成。予用之无效。后至雪墅桥乔山上寻得一单方中草药，服后呕吐，吐出痰涎甚多即愈。

另外，还有产时阴道口撕裂化脓不敛，宜用外用法。以桃花花粉或桃花丹掺疮口有效。桃花丹是尿浸石膏和桃丹、冰片 3 味研极细。此种阴道疮伤，禁用红升、黄升。

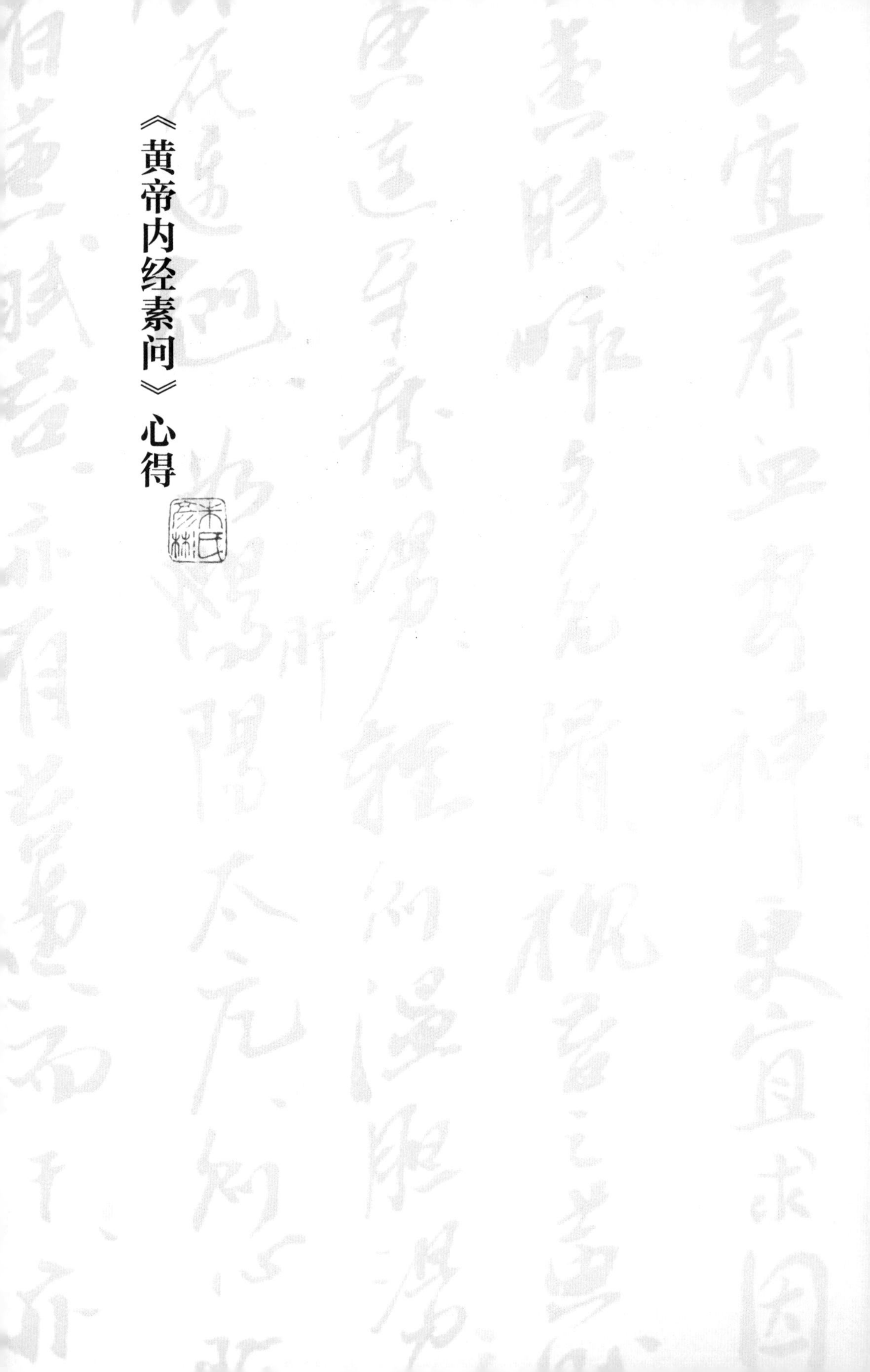

《黄帝内经素问》心得

自序

幼读《黄帝内经》，茫然也。学医后重读之，虽在临证实践中亦引用经文，但对其辨证论治精义仍茫然也，其难于心领神会如此。及渐老，又不断阅读，兼涉哲学、书画等书，于是渐有所悟。今已耄年，步履维艰，两目欠明，无能为也矣。岁云已暮，时不我待。于是将书中《素问》之读后偶有一得，挥汗记之。昔予有医学漫话之作，此文一并加入。是耶非耶，非敢自计。知我罪我，其在斯乎。是为序。

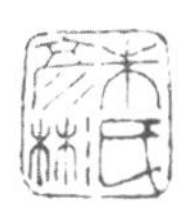

1989 年 8 月，时年 81 岁

《黄帝内经》一书，为祖国医学的经典巨著，是中医学辨证论治的遵循法则和理论基础。历代医家，莫不得力于此。由于是辨证上的理论原则和辨证基础，是一部“无方书”，仅有生铁落饮、小金丹等数方而已。全书有《素问》《灵枢》两部分，兹论及仅是《素问》。其中有总论、有各论，但前后差次诸如生理、病理以及与此又互相联系，相互影响的自然气候、社会生活、地理环境等，广收博引。历代医家注释此书者，代不乏人。如隋之杨上善之《黄帝内经太素》，全元起之注释，唐代王冰又为之次诠。至明清两代，如张景岳的《类经》，汪讱庵的《素问灵枢类纂约注》，李中梓的《内经知要》，薛生白的《医经原旨》等。但注释者，仅以经注经；纂辑者，仅前后移易归类。由于是书文词古奥，涉及面广，而且是朴素的唯物辩证法则，初学者以为并不是应用理论，每使学者既感到望洋兴叹，又有洋洋乎，叹观止矣之慨。不知经典书的经为经常也，典是典范也，是经常的典范书。必也，苦心阅读，反复钻研，并与临证实践相结合，则庶几矣。笔者不揣简陋，姑将阅读中肤浅心得和在实践中的一些不成熟体会，初探如后。谬误之处，尚请同道指正。

本书是借用阴阳两个代名词，来进行辨证。阴阳贯串在全书的始终。薛生白在《医经原旨》自序中曾谓“医经充栋，不越阴阳”。由于天下任何事物，都是一个东西一分为二，在本书中认为，外为阳，内为阴，寒为阴，热为阳，气为阳，血为阴，整个人体及一切脏器，同样包括在阴阳两者之内。阴是脏器本身的物质基础，及其血液、水分等。阳是同一脏器中固有的运动功能，或说功用。前者是有形可见，后者是无形可见。“阴在内，阳之守也，阳在外，阴之使也。”阴阳在同一脏器中，相辅相成，起着人体化与生，即产生与发展的全过程作用。如没有功能（阳），脏器本身的物质一定趋于消灭。反之，如没有脏器本身的物质基础（阴），功能就无从产生。《左传》所谓“皮之不存，毛将安附”。在错综复杂的疾病中，有的是于阳衰，有的是于阴虚，而是“阴病及阳，阳病及阴”。及物贵在平衡，“阴平阳秘，精神乃治”“阴胜则寒，阳胜则热”。韩昌黎所谓，树本无声，风扰之鸣，水本无声，风激之鸣。万物不得其平则鸣，其有不平者乎。为医之道，“谨察阴阳所在而调之，以平为期”“平则不病”“不平则病也”。但任何事物，平衡是相对的，有条件的，而不平衡是绝对的，是永久的。阴阳在相互消长中，一有偏胜，则疾病生。医者在预防和治疗实践中，一定要提纲挈领地探其源，而穷其流，找出病机所在。即运用“阴阳者，数之可十，推之可百，数之可千，推之可万。万之大，不可胜数，然其要一也”。这是辨证论治的基本原则。

一、医易一理

昔伏羲氏画八卦，其后西伯拘而演《周易》，是《周易》即今之《易经》，“《易》著天地、阴阳、四时、五行”“故长于变”。而《周易》目录称为上经、下经两部。《内经》中有上经、下经之书，或即此也。易是变易、交易，是言其善于变。太极生两仪，两仪者，阳动阴静。“《易》者，阴阳之变，太极者，其理也”“道即是理，天地之大道理，人生之大道理，阐明天理人道之书，就称为经”（见《周易释义注》）。由此而言，《易》亦是善变，同样是辩证的，从复杂的辩证中，以观察天地一切事物。这与《内经》的辨证法则，原无二致。故张景岳谓“医易同源”“善言易者，方能善言医”。总之，《易》与《内经》一样，在同一性的任何事物中，以阴阳为代表，来分析辩证事物的变化，来观察一切事物的发生，发展与变化。笔者对此未作研究，希同道纠正补充。

二、天人合一

天人合一者，是言疾病的产生及其发展与变化，是有外部条件、内部条件的。这就是医学三因，外感六淫的风寒暑湿燥火，内因七情的喜怒忧思悲恐惊，是外部条件和内部条件。不但此也，诸如地理环境、地理位置、山脉河流、土壤、旱涝等，本书中也论述不少。为什么？这是因为天下任何事物，都是相互联系，相互影响。在社会背景，社会生活，即历史条件，亦与疾病息息相关。而历代医家的医学、医德，亦与此有关。如身处后汉的张仲景著《伤寒论》，金元时代，李东垣著《脾胃论》，在上述两人的自传中，都述及疾病与历史背景，社会生活的关系。所以古人称，知人论世。要了解一个人，是先须了解其生活时势。既然一切事物都是相互联系，相互影响的，就必须把这一事物与其他事物，在联系中来考察，联系就是条件。“今夫热病者，皆伤寒之类也”“风为百病之长”，即外部条件。“百病皆生于气也，怒则气上，喜则气缓，悲则气消，恐则气下”等，即内部条件。在本书中，“地气上为云，天气下为雨”是言人的生理的升降、浮沉、出入。医者的辨证论治，对病者亦是条件。但是在诸多联系中，是多种多样的，有直接联系和间接联系，内部联系和外部联系，本质联系和非本质联系，必然联系和偶然联系。不同的联系，对事物的产生和发展，所起的作用是不同的。联系就是事物或现象之间，既相互影响，又相互制约，和相互作用。外因是疾病发生发展的条件，内因是疾病产生的依据，外因通过内因而起作用。“壮者气行则已，怯者着而为病。”同一条件而起的作用不同，所以，辨证论治是医者遵循的法则。

三、阴阳相互关系

阴阳在相互关系中的善变，多变，是极为复杂的，主要表现在阴阳两个方面。在同一性中的相互消长，相互依存，相互制约以及相互转化。而且在各个相互之间，既共同联系，又相互影响，既有普遍性，又有特殊性。脏为阴，腑为阳，血为阴，气为阳。从单独一个脏器来说，亦各有阴阳两者。如肝有肝阳，亦有肝阴；肾有肾阴，亦有肾阳。在阴阳的相互消长中，如肝阳偏长，就等于肝阴偏衰。如肝阴偏虚，就等于肝阳偏盛。阴虚阳旺，或阴盛阳虚，则疾病生。一面偏高，则一面偏低，一面偏低，则一面偏高。此物理之常，无足怪者。阳盛则功能亢进，“气有余便是火”，于是，脏器的物质基础消耗过多。反之，阴盛阳衰，则功能不足，缺乏促进作用，于是脏器在本身的新陈代谢过程中，应该排出的陈废物质，不能得到适当地排泄。阳虚则阴盛，阳不足便是寒也。阴阳不得其平，“不平则病，平则不病”。既然阴阳在相互消长中不得其平，于是疾病生焉。热为阳，寒为阴，热者寒之，寒者热之。医药既是外部条件，创造条件，补偏救弊，是“从阴引阳，从阳引阴”。辨证之法，如天平秤一样，一偏高，一偏低，欲使之平，既可增加偏低的一面，亦可减少偏高的一面。“亢则害，承乃制”，人体极为错综复杂，其产生和发展的疾病，同样是千变万化，阴阳的辨证法，亦是千变万化。所谓“万之大，不可胜数，然其要一也”。

阴阳相互关系中的相互依赖（即依存），亦是一个重要的辨证问题。既然是一个同一体中存在着两个方面，你中有我，我中有你，存则同存，亡则共亡。孤阴则不生，独阳则不长，阴阳和而后万物生长。和者，即相互依存，其存亡与共也。依是相互依靠，自己的一方，必须依另一方的存在而存在。“阳盛则外热，阴虚则内热”。阳盛是外感六淫之实热，阴虚是内伤七情之虚热。

两者虽是有别，而阴阳相互间失去其依存，形成不平衡则一也。而且，这种失去相互依存的不平衡，会相互移易，或相互转化。这就是阴阳在相互关系上的对立统一规律。对立是相互消长，统一是相互依存，不可偏废，缺一不可。这就是“阴阳均平，以充其形”。

阴阳相互关系上是相互制约。制约者，制是遏制，约是约束。一个东西，即一个事物内存在的两个方面，如一方太过或不及，用另一方面来遏制与约束，这就是制约。制约的目的是制约偏高或偏低，而使之平。这方法在临证实践中是常用的。“热者寒之，寒者热之”，既可用于偏高的一面，亦可用于另一面，以制约其继续发生与发展，是“从阴引阳，从阳引阴。”“夫气之胜也，微者随之，甚者制之。”制就是制约。一个事物中的两个方面都可用以这方面来制约对方，或用对方来促进这方。“壮水之主，以制阳光，益火之源，以消阴翳。”五行学说中的相生相克，隔二隔三治法，都是制约。例如，病机十九条中“诸风掉眩，皆属于肝。”既有抑阳息风之一法，又有壮水以涵阳之一法。“诸湿肿满，皆属于寒。”既有温中祛寒之一法，又有健脾祛湿以驭水之一法。或从标，或从本，或标本兼用。阴阳的相互制约，是指同一性中的阴阳两个方面，都不能孤立地存在和发展，这一方面的存在和发展，必须以另一方面的存在和发展为条件。所以是“善诊者，察色按脉，先别阴阳”。此之谓也。

阴阳的相互转化，是阴阳两个方面的位置相互移易，阴转为阳，或阳转为阴。《内经》又谓之“异位”。在辨证中最难识别，最为重要。既要有理论基础，而又有实践经验者，方能认识，是医者第一功夫，而对人的危害亦最为大。“重阴必阳，重阳必阴”，或者是“重热则寒，重寒则热”。在阴阳之相互关系中，热转成寒，寒转成热，即本来属阳，忽转成寒，本来属阴，忽转成热。不仅相互移易，而且还会转过来，又转过去。任何事物包括疾病的产生和发展，在整个过程中，或寒或热，都有一定的限度，或说交界线。这是质与量的相互变化关系。在发展上，先是量变。如果超过限度，即超过界限，就会引起质变。量变是质变的过程和积累，质变是量变过程中，超过限度的必然结果。量变是普遍性，质变是特殊性。如平常用的寒暑表，在一定的升降限度内是量变，如上升到一百度，就是从气中分化而去，如下降到摄氏零度以下，水又结成冰块，而成固体。这是超过限度而引起的量质之变。“重阴必阳”“重阳必阴”的重是超过限度，限度是量与质的交界线。例如，伤寒阳明病，大热，大汗，大渴，脉大，本是阳症，宜白虎汤或竹叶石膏汤。但热伤阴，汗多亦伤阴。阴伤之极的极，是超过限度。阴伤之极超过限度，则脏器的物质消耗过多，而阴竭。阴阳本来相互维系，相互依存，然阴伤之极，则阳无所附。如上所述，阴阳两个方面，都必须以对方的存在而存在为条件。既然失去了对方存在的条件，于是阳无所附而飞越，而转化成阳亡险症，已由量变转化为质变。其症四肢冰冷，黏汗多，脉沉细，或伏。症已转化，论治亦随之而转，急宜用参附、芪附，及四逆、真武等汤，以救其垂绝之阳。应该明确，附桂回阳，在 1~2 帖之间，阳回后，又宜转用清润以养阴。费伯雄所谓，昨日阳亡而救阳，今日阳回当保阴。笔者在抗日战争时期，在霍乱大流行时屡见之。新中国成立后的暑风、惊厥及麻疹的重症，往往遇到阴阳转化。哲学上的三大规律，是对立统一律，质量互变律及否定之否定律。上述阳明症的转化病例，是既否定对方，亦被对方否定。“寒者热之，热者寒之，微者逆之，甚者从之。”前两句是量变治法，后一句是质变治法。治寒以热，治热以寒，是逆其道之逆治法。治寒以寒，治热以热，是顺从其性之从治法。“微者逆之”的微，是量变，而“甚者从之”的从，是质变也。

四、五行的辨证

五行在《内经》的辨证地位亦很重要，仅次于阴阳而已。古人以金、木、水、火、土五种物质元素，来说明事物的相互关系。其中也包括相互影响，相互制约，相互消长。今与阴阳相联系来论述，这亦是古人的朴素辨证法。今人以阴阳五行为迷信，误之甚矣。一切事物，既有相互联系，必然地产生相互影响。《内经》五行和阴阳一样，把一切事物分别隶属五行之内，并在五行中亦划为阴阳两者。这和以阴阳为辨证法是一致，相辅相成的。“五脏受气于其所生，传之于其所胜，气舍于其所生，死于其所不胜”“气有余则制己所胜，而侮所不胜。其不及则己所不胜侮而乘之，己所胜轻而侮之。”其生克相互影响之道，对疾病的发生、发展及其预后、诊断，提示着辨证的启发。在运用于治疗上，还有隔二隔三治法。如肝病用肺药，肝属木，肺属金，是制约肝的隔二治法。同样，肝病用脾胃药以生金，是隔三治法。所谓五行生克，是由一切事物相互联系，相互影响，运用生克学说，而使其起促进或制约作用。又例如，肾病水肿，“肾为水脏，肾病则肿”。有治肺法，是清其水之上源，源清则流洁。有用脾药培土以御水，不使水势泛滥。这样，在辨证上的方法和运用上的灵活结合起来，而且在六淫、七情、五色、五味、药性等，亦分别划入五行中，在普遍性联系上，分析演绎，综合，联系阴阳学说，作出辨证上的正确诊断。此亦说明基本理论与阴阳学说同样重要。

五、胜与复，常与变的辨证

常与变的辨证，在上文已有论及，但属于质与量互变的多，兹不复赘。有些疾病是一般性的，有些疾病则具有特殊性，胜与复更是复杂多端。“治寒以热，治热以寒”，如果超过限度，过犹不及则复。《道德经》曰：“祸兮福所倚，福兮祸所伏。”世界上好事变坏事，坏事变好事，是常有的。在医药上亦然。在一定的条件下，如处理不当，则胜复往往反复出现。“故其始也，有余而往，不足随之。不足而往，有余从之。”一成不变的事物是没有的。所以，“有胜有复，无胜则否”“胜至则复，无常数也，衰乃止耳。复已而胜，不复则害”“夫所复者，胜尽而起，得位而甚，胜有微甚，复有少多，胜和而和，胜虚而虚，天之常也”。由此以观，辨证论治，要适可而止。无过，无不及，防止产生胜复之循环。在实践中体会最深，一病未已，一病又起。邪气盛则实，正气夺则虚。留而不去，则实者虚。造成胜复的原因亦很复杂，有外部条件，内部条件，而医者辨证不清，论治不当，亦是一端。

六、标本与阶段的辨证

标与本的辨证，是言一个人的症候群中，这个症是主要的，那个症是非主要的，辨证地得出先治标，还是先治本，或标本兼治。在极其复杂的症候群中，随着疾病的主次、轻重、缓急而分别论治。本书谓之“知标知本，用之不殆”。急则治标，是指在症候群中起着主要作用，在全身起着支配地位的症，是主要的，应该先治。在其他症候群中不在支配地位，是从属的，非主要的，对疾病的变化过程不起决定作用，是非主要的，可以缓则治本。但在一定条件下，可以相互转化，主要的可以转为非主要的。原来非主要的，可以转为主要的。在辨证论治中，同样是随着转化而转化，治标治本，随之异治。“有其在标而求之于标，有其在本而求之于本，有其在本而求之于标，有其在标而求之于本。故治有取标而得者，有取本而得者，有逆取而得者，有从取而得者”“知标本者，万举万当，不知标本，是谓妄行”。例如，外感六淫，其始先治其表，其终兼治其本。“邪气盛则实，正气夺则虚”。一面清邪，一面扶正，是标本兼治。又如，在阴阳转化问题上，“重热则寒，重寒则热”。先是热盛，继而阳亡。标本迅速移易，标本转移不定，而治标治本，亦随着转移而移易不定。标本转移，阴阳异位，是有其外部条件、内部条件的。善诊者，在整体观念思想指导下，是可预知，可以预防的。

阶段是疾病发生发展过程中，时间上的先后长短，以及每个不同的时间，疾病的产生和发展并不相同，而论治亦因阶段的不同而不同。本书谓“病分初、中、末”。此即阶段论也。由于疾病的发生和发展，时间过程中的长短、久暂，并随着内外条件的不同以及阴阳相互消长关系的不同，疾病并不是始终如一的，即使同一病中，在病机上亦并不相同。故而不同的阶段（初，中，末），不同的病变，不同的治疗。如伤寒病的六经传变，先太阳，次少阳，再阳明。温热病三焦辨证，“温邪上受，首先犯肺，逆传心包”（叶天士），及“先犯于肺，不从外解，则里结而顺传于胃”（王孟英）。卫气营血辨证，“卫之后方言气，营之后方言血”（《温热经纬》）。在病机上，前期不等于后期，后期也不等于前期。而治法亦然。任何事物的本身，是有它自己的固有规律，温热病的卫气营血，卫是前期，气是中期，营血是后期。此即阶段，即初、中、末也。在内伤病中，同样按照不同的阶段，进行不同的辨证论治。“气有高下，病有远近，证有中外，治有轻重。”远近者，即阶段，即初、中、末，即时间论也。

七、四诊

四诊是望、闻、问，切，是了解情况，收集情况，为辨证论治提供材料的方法和手段。四诊是辨证论治前必要的准备，辨证论治是四诊后的目的要求。诊者，审也，即审查，审察。四诊一定要深入细致，悉心研究。然后，论治才有正确的依据。什么是四诊，如何四诊，医者皆知，不多赘。兹姑将根据《内经》经文及临证实践中的点滴体会，举其大者要者分述如下。

第一是望诊。望者，看也。在望诊中，主要观察神情色脉。任何一个事物，都具备神形两者。形是形式，而神是神气，即神韵。而神重于形。证之其事物，无不皆然。“夫精明五色者，气之华也，赤欲如白裹硃，不欲如赭。白欲如鹅羽，不欲如盐。青欲如苍璧之泽，不欲如蓝。黄欲如罗裹雄黄，不欲如黄土。黑欲如重漆色，不欲如地苍。”五色者，形也。而欲与不欲，是论其神也。“治之要极，无失色脉。用之不惑，治之大则”“夫色之变化，以应四时之脉”。但形易见，而神难瞭，而且是心中了了，指下难明。凡神气颓丧，气喘如促，似不相接续者，多凶，而且，在 1~2 日之间。即如书画金石，亦重于神韵。有神气，才有神韵，有意境。宋苏东坡作诗，“论画以形似，见与儿童邻。赋诗必此诗，定非知诗人”。其重视神气如此。近代齐白石金石书画，神情溢然，确是大师。其次是观察舌苔。《内经》详于脉，而略于舌。舌诊有二，舌是舌之本质，苔是舌面上生出的苔。舌如地，而苔如苔草。看舌苔同样有形神之分。苔不论何种颜色，以潮润或滑腻为轻为吉。起刺，干涸，无津为重为凶。其舌亦不论何种颜色，以潮润有津者为轻为吉。干涸，无津，枯萎者，为重为凶。此亦神形之分。还有神情不安，烦躁，循衣摸床，额有汗，时有谵语，气促而面部颓丧者，危在半日之间。烦躁亦有阴阳之别。烦为阳，而躁为阴。躁是阴阳离决之象，阴阳不相维系也。又诸如行动，胸腹，痰血之色，都需细心观察。

闻诊是听病者及其家属细述病情为主。要耐心，细心。有时还听听同道，或者群众意见。其他为痰嗽喘急声、吐泻声、腹鸣声等，亦都是闻诊。

再次问诊，问者问也。在望诊，闻诊基础上，对疾病的来龙去脉，大体上已心中有数。对外部条件，内部条件，要问清楚，以知病源。“凡未诊病者，必问尝贵后贱，虽不中邪，病从内生，名曰脱营。尝富后贫，名曰失精，五气留连，病有所并”“必问饮食居处，暴乐暴苦，始乐后苦，皆伤精气”在外感六淫，内伤七情上问清病因，并有疑似之处，病者隐忍，或是不内外因。但在四诊中不相符，而难于确诊者，必穷根追源，使心中雪亮，而心领神会，恍然大悟。

最后是切诊。切诊最精细，《内经》仅分浮沉大小滑涩，后来医者增至二十七脉，以及十怪脉。如雀啄，鱼翔，虾游，屋漏等。十怪脉是心脏病患，笔者在苏州专区血吸虫病防治专科医院工作时皆见之。“脉从阴阳，病易已，脉逆阴阳，病难已。”如外感发热，而脉反沉细者，为阳病阴脉。内伤脏寒，而脉反滑大者，为阴病阳脉。其病为重，以其不相符也。《内经》对胃气脉、真脏脉有详论。胃气脉是微滑而有冲和之气。人以胃为本，民以食为天。有胃气则吉，无胃气则凶。“人无胃气曰逆，逆者死。”真脏脉与胃气相反，不见冲和之气，仅有坚硬搏指。见之者危，历历不爽。“能合色脉，可以万全”。孕妇之脉，滑而中动，有沉滑，细滑之分。滑者来去流利，有神也。“手少阴脉动甚者，妊子也。”中动脉时关部厥厥动摇，而且移走不定。但在外感后期，见中动脉则危。吾师巢渭芳先生屡有教诲，予亦屡试不爽。至于妇女怀孕后的或男或女问题，多有验者。兹姑不论。昔徐洄溪论脉，有正取、反取、侧取、推移等法，亦一创新。应该知道，四诊应四者全面联系，不可分割。在四诊中的阴阳学识，如有不相符者，必有一真一假，隐乎其间。古人论脉，谓可凭而不可凭者，脉也。而且，在辨证中，还有取舍之分，如舍症从脉、舍脉从症。舍舌从脉，舍脉从舌之分。脉诊在诊断、预后上极其重要。重复一句，四诊应综合全面，整体结合，不可分割，而有取舍之分。

八、辨证论治

论治，《内经》谓之治则。治则是治疗的法则，法是方法，则是规则。论治的论，是要论一论，议一议，即辨证法也。在通过四诊的分析，演绎综合，得出正确的审察和决断。在此基础上，大局已定，腹稿已成，于是立法，组方，选药。首先分清外感内伤，病之久暂，治标治本，祛邪养正等。特别要掌握各种疾病的发生、发展以及各种形式，各种变化的规律。天下任何一个事物，自己都存在着一定的发生发展规律。即使有诸多变化，亦是在一定的条件下产生的变化规律。这是客观规律，不论是正常的，或变化多端，都有规律可循。规律决定事物的发展趋势和发展过程，是普遍存在，普遍起作用的。医者，在自己的临证实践中，如能认识各种各样疾病的发生发展规律，并按照规律论治。如六经辨证、三焦辨证、卫气营血辨证是外感上各病自己固有规律。有次序，有步骤，辨证论治。只有这样，心中方才有数。

治则中的逆治与从治。“治热以寒，治寒以热”是逆治法，即正治法。逆治是反其道而行之。“热因热用，寒因寒用”是从治法，即反治法，即反过来治法。在疾病的表现形式上，有真相有假象。真相是事物固有的表现形式，假象是事物内部阴阳两者转化的表现。虽然是事物内部的特殊规律，而其规律以另一种形式表现，这又是普遍性与特殊性的关系。即使是假象，也是许多现象中的一种，或几种表现，依然可以识别。明程郊倩在《伤寒论后条辨》中说，三阴证在少阴有假症，戴阳，格阳是也，而脉沉细不假。三阳证，阳明多假脉，热深厥深是也，而口渴欲饮之症仍在。熟悉和掌握事物规律，其重要有如此者。

《神农本草经》同样是经书，历来医家多读之。仅载药 180 多味，后来逐渐增加。学医时，以读《本草从新》为主。至明时李时珍著《本草纲目》，乃大备，但备查而已。本草有药性，五味，五气，归经，宜忌，佐使，升降，浮沉等。亦划入阴阳范围，以作辨证。“辛甘发散为阳，酸苦涌泄为阴，咸味涌泄为阴，淡味渗泄为阳。六者或散，或收，或缓，或急，或燥，或润，或软，或坚。以所利而行之，调其气，使其平也。”治有八法，汗、吐、下、和、清、温、补、消是也。方有七方，大、小、缓、急、奇、偶、复。务须适得其可，无太过，无不及。“病有久新，方有大小，有毒无毒，固宜常制矣。”“大毒治病，十去其六，常毒治病，十去其七，小毒治病，十去其八，无毒治病，十去其九，谷肉果蔬，食养尽之。无使过之，伤其正也。”《神农本草经》中，分本草谓大毒，中毒，小毒，无毒（即上毒、中毒、下毒）。是以其药之功能而言，非今之所谓毒药。在辨证论治中，应形神具备，法尚平淡，重要在药品之组织。本草的归经问题：既归经，此是重点；又兼及其他脏器，此是一般。重点与一般应结合。柯韵伯谓桑叶是肺家肝药，枇杷叶是肝家肺药。此亦言本草之重点与一般的关系。在辨证论治中，既有继承，又有创新，而创新更为重要。古人今人，具体情况，岂能相同。医学亦应有各人独特风格。《内经》辨证法则，当遵循不衰。在立方选药法度上，应钻入古法之中，跳出古法之外。刘熙载论书法“学书者，始由不工求工，继由工求不工。不工者，工之极也”。苏东坡还有一首《琴诗》“若言琴上有琴声，放在匣中何不鸣。若言声在指头上，何不于君指上听。”这也说明主客体的辨证关系。笔者所谓之法尚平淡，并不是今医崇尚补法以媚人塞责。满纸参、芪、术、草、熟地、杞子，此名医也耶。悲夫。笔者所言之法，贵平淡，是形神具备，有内涵，有悟心。明末傅山论书法“宁拙毋巧，宁丑毋媚”。平淡是工之极。“看似寻常最奇崛，成如容易却艰辛”。此医者易为而不易为。可不慎诸。

祖国医学是个宝，其辨证的精湛是无限可挖掘。这是笔者六十多年的临证实践中的感受和体会。其中，《内经》是理论基础，是辨证论治的准绳和法则。学深学透，和实践相结合起来，任何文学艺术，医学科学，戏剧书画等，无不是从继承中得来。否则，是无根之木，无源之水。这是客观事实，不以人们的意志而转移。“宝剑锋从磨砺出，梅花香自苦寒来。”但继承之后，一定要发展创新。《内经》本是无方书，自后汉张仲景出，著《伤寒论》及《金匮要略》，于是医方大备。此亦发展创新也。而仲景在自序中曾说是从《内经》中学来。是先继承而后创新，113方，397法，厥功甚伟。迨后代有名医，如金元四大家，以及明清两代的温病学说，特别是明吴鞠通的三焦辨证，叶香岩的卫气营血辨证，此又一发展创新。有人提出，经方派与时方派之争，非也。实则是继承与发展的相互关系而已。

課徒集 卷四

附診餘集 卷六

[illegible]

大地麻痺大翻地病

怡先不敢張开，竟如此亂症，辨治心

嚥，大便或干而艰，亦有四肢发麻，從近代醫學

來說，高血壓多有之，但血壓不高的亦有之。

致病之因亦不一，內經諸風掉眩，皆

屬於肝，所以說是肝風，肝主風，主動，頂

巔之上，惟風可到，樹欲靜而風不寧也，則何

問大，宋某選之病，李東垣說是清陽

课徒集

民國三十二年

醫學叢書之二

武進朱硯賓著

課徒集

卷壹

稿本

課徒集

稿本

卷貳

下篇

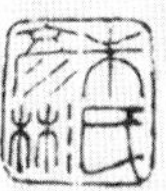

有力、大凡所謂既其每補
有化療相輔而行、此
臨床淡白潤澤細膩
書多列入附錄、議日至明
具試湯有近期療效、益不能

自序

香岩先生曰，医可为而不可为也。吾之子孙慎毋轻言医。夫以叶氏之学识经验，不特为有清一代宗匠，且为长沙而后之亚圣。其视医道之难犹如此，良以救人者医也，杀人者亦医也。毫厘千里，生死反掌矣。予自蒙童受学，与经史为伍。读圣贤书，欣然于治国平天下之道。先慈谓曰，医相同功，盍为乎医。虽敬诚受命，固未尝一一忘情于初衷也。数十年来，日夕与贫病相周旋。饥寒载道，药资何从。轻者呻吟床笫，重者死亡相接。目击心伤，痛彻心扉。个中苦衷，可胜道哉。后烽火弥漫，刁斗不宁。蛰伏危室，心胆俱裂。漫漫长夜，何时达旦。青主先生崛围之行医，则又不胜景慕之至矣。进退趦趄，百无聊赖。偶有所忆，拉杂志之。有缘成帙，课之子徒。不特于斯道或有稍补，且亦使后起者知为医之难也。羲之先生曰，后之视今，亦犹今之视昔。读之诚不胜其痛怆之至矣。是为序。

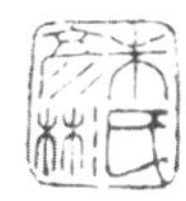

1943 年端午节前一日，笔于庆议堂

医之道德

费氏晋卿曰，为救人而学医则可，为谋利而学医则不可。此即医之道德之旨也。人类一切作为，须以道德为基础。孟子曰，无恻隐之心，非人也。恻隐之心谓何。即人类之道德是也。医者救人民之夭亡，国族之兴衰系之。实较其他个人道德，尤为重要。富贵之家无论矣。若贫病之家，食不饱，衣不暖。一旦患病，药资无从，延医乏术。工作因病停顿，一家之生活，只能听诸天命。稍有人心者，闻之亦将酸鼻。而身为医者，以救人为责。岂可如越人视秦人之肥瘠，漠然无动于衷乎。有之，其异于禽兽者几希。故医者之于贫病延请，应立刻诊视，不可延误片刻。盖早愈一日，不特病者之亲受其恩，全家亦可赖以生活也。如医生本身之经济稍裕，则宜给以药资。否则至少不可受其诊金。此一投手一举足之劳，医者何为而不为乎。余每至贫病之家，见其衣敝褴褛，囚首垢面，无隔宿之粮。呻吟床笫，俯首待毙。妻孥环绕啼泣，悲惨形状见之欲绝。呜呼，此人间事耶。谁使之然欤，是谁之责欤。欲广为救济，又为本身之经济所不许。内心悲痛，直不欲再为医矣。如此而不急往诊视，则我虽不杀伯仁，伯仁因我而死。扪之良心，安乎，否乎。传曰，积善之家，必有余庆。积不善之家，必有余殃。天之报施，丝毫不爽。因果循环，慎勿忽之。唯于富贵之家则异是。彼刻薄成家，积金累万。无事之时，医者不值其一瞬。偶有交易，亦不肯便宜分文。一旦罹疾，始行惶急。早祈祷，夕求神。延医时之娇态，直令人厌恶欲绝。余于斯时，必先诊治贫病，始允其诊。尚须讲明诊金，否则不愿往也。彼富贵之病而不起，尚拥有厚资。其阖家之生活，尚有余裕也。虽然医之道德，应予保守人命，究非儿戏，则又须于临时斟酌矣。

医之目的

古之医救人也，今之医谋利也。古之学医者，于诸子百家，经史之籍，先王圣贤，治国平天下之道，无不熟读，深娴概然。有治国之志，救民之心。本范文正公，不为良相为良医之旨。从名师，得其真传。埋首窗下，积数十年之苦功。历代先圣先贤之医籍，无不融会而贯通。佐以临证之经验，得心应手，立起沉疴。只求心之所安，不问报之厚薄。著书立说，遗泽后起。今之医者则不然。之乎者也不辨，句法之意义鲁鱼亥豕，满口错误。至于圣贤之经传，以及平上去入，宫商角徵羽，更无论矣。经商某业，一无所成。恍然于学医之可以谋生也。于是读汤头数篇，记成方数首，悬壶应诊，竟名医矣。呜呼，医何如此之易也。夫《灵枢》《素问》《伤寒》《金匮》，深古精奥。即具有国学之根底者，尚不易了然。肤浅之徒，何能言此。如此医者，真如盲人瞎马，夜半临深池，不亦危哉。夫盲人之受害，其本身事也，于人何预。庸医之害，害及他人也，以人命为儿戏。天下之事，有更甚于此者乎。叶氏弥留时，谆谆告其子曰，医可为而不可为也。吾之子孙慎无轻言医。以叶氏之贤，犹视医为难为。呜呼。今之言医何其易也。听鸿先生曰，任重利寡，过多功少者，医也。今之医者，竟以医为谋生大道，任其过，勿问也。更有甚者焉，利欲熏心，贪得无厌。以中医之不能藉口拷诈也。于是拾西医之唾余，备药水几针，药片几粒，复俨然而为西医矣。滑天下之大稽。此辈医也，生理，物理，解剖，化验，成分等，问之瞠目，不知所对。视英德文，如同盲人。呜呼。吾复何言。尚有医者告我曰，某药片可以退热，某药水可以杀菌。子何不备之，此实可以一举而两得也。余应之曰，谨谢厚意。我古圣先贤活人之法，无不大备。所不能立起沉疴者，我学术之未精也。我终日孜孜兀兀于古圣贤之书，尚未能了然奥义于万一。非驴非马，我不敢问。医者笑曰，子何顽固之甚也。余曰，唯唯呜呼。顽固耶。我日夕求之而未能得也。

医之悟心

为医难矣哉。须有国学根底也，须有名师传授也，须熟读岐黄及汉晋经籍也，须博考历朝先哲之学识也。而最为重要者，又须绝顶聪明，有悟心是也。何谓悟心，即临证时一种触机不期然而然，而有领悟之心也。作文亦然。忽然发生一段议论，超群绝伦。日后读之，自觉此段文气、句法、含义，切合中肯，大有今日反觉不能写出之慨。临证时亦然。症有并病者，有合病者，亦有在师时未曾经历，古书中未及载出之奇症，怪疾者。各种病状，难以枚举。于诊察之始，每感甚为棘手。然于望闻问切，苦心思索之后，小说家所谓忽然灵机一动，卒然悟及对症之治疗方法。一方或一味之中，均能深切病情。此即所谓触机，亦即悟心是也。有各种怪疾于汤液之外，以其他方法而愈者，此亦有悟心者乃能之。鲁愚之辈，何足道此。

治病之把握

余闻今之医者曰，某危症也，毫无把握。试服此方，服之如瘥，则汝之幸运，否则无可救药矣。吁，是何言耶。夫病有一定之传变，即有变证，病在何经可征也。治有一定之常法。即有权宜，标本，从逆，可援也。对证施治，尽力而为。虽属险症，端倪可寻。昔徐洄溪先生曰，病有不药而愈者，有必药而愈者，有虽药不愈者。虽属良医，不治之症固多。何得谓生死毫无把握乎。不死之症，宜直率告病家。曰，症虽险恶，治之可愈，无忧也。盖病家之于医言，如闻阎罗之判决书。切勿危言耸听。死则本为不治之症，愈则引为己功。平民无知，固不之知。然冥冥高鉴，其织维难逃耳。如遇不能治愈之症，亦宜明以告之。退让贤路，告以另请高明。盖一人之学识有限，他人或能愈之。彼治病之毫无把握者，正其学识经验肤浅，辨证组方之毫无把握也。余临证时每曰，此某症，静心服药无忧也。此某症，虽不服药亦可也。此某症，服药须数十剂，或数百剂，始瘥也。此某症，症虽险恶，药之亦无忧也。此某症，恐属难治，另酌高明可也。余之行道，如姜尚钓鱼，愿者来，不愿者去。我行我道，但求心之所安而已。如治病无把握，直盲人瞎马耳。不亦危哉。故有学问，有经验者，病之传变，证之真假，了然也。对证施治，胸有成竹。是病之能否治愈，不特预知之，且有把握在焉。

医之快事

忆昔巢师尝训余曰，天下之畅快事，莫如医道。沉疴危疾不数剂而霍然，医者之畅快，实有过于病者。此种情状，非送金之钜所能及也。夫人之所好，各有不同。则其快事也，亦随之而异。苟遇重症，医者之苦心焦虑可知矣。投剂之后，霍然而起。其乐也，孰有甚于此者。呜呼，余愿之为医者，均具有此乐也。

经方与时方

晚近医界，时起纷争。先则中医与西医之争也。今则经方与时方之辩也。夫中与西，鸿沟攸分，泾渭不同。我古圣先贤之经方实验，与世并存。与之争论，为正义计也，为学术计也，为保存国粹计也，为救民疾苦计也。理直气壮，词正义严。事应必然，何可非议。若夫经方与时方之争，则无谓之甚矣。夫经方，古方也。即《伤寒》《金匮》等方。此即天经地义，万古不易之法也。时方，今方也。此晚近先哲治病实验之方也。即时代、气候、体质或有变迁，以时论时之方也。经方以仲师为集大成。时方以叶氏法为最甚。有宜用经方者，有宜用时方者。治病以愈病为目标，何必存门户之见。大约言之，如卒病而症势险危者，每宜施以经方。病在危急，非斩关夺门之将不可也。并有有伤寒无温病，有温病无伤寒之辨。其实皆非也。见病治病，活泼泼地，如盘走珠可也。遇伤寒，以伤寒法治之。遇温邪，以温邪治之。如此而已。彼长沙固为万世师表，而叶氏亦为一代之贤哲。均非偶然也。

论阴阳

幼读医籍，最难了解处即阴阳等词也。盖所谓阴阳者，古人于词意难以达出处，以阴阳概之。即今之所谓代名词也。如所谓热为阳，寒为阴。气为阳，血为阴。上为阳，下为阴。脏腑脉象、症状、经络，以阴阳概之者，实不胜枚举。幼时读之，大有茫然无所指之感。如血亏而言阴虚，下焦虚亦言阴虚。诸如此类，实有另行注之必要。

论辨证

治病之难，难在辨证。辨证既清，药自奏效。如指南针然，方向既明，目的易达。审其为内伤耶，外感耶，或不内外因耶。内伤之中，血虚耶，抑气虚耶。外感之中，伤寒耶，温热耶。务必详审细察。如有疑难杂症，则其病根在脏在腑，在气在血，在经在络，可知也。从根治之，虽不中，亦不远矣。陆士谔先生曰，证虽千变万化，奇异百出，其病在何经不易也。准此治之，自易奏捷。然非学问渊博，经验宏富者，乌足以言此。呜呼。岂易言哉。

医心宜细如贼心

为医难矣哉。心之细，直入发。胆之大，宜如之龙，一身是胆。余尝戏谓友曰，医心细宜如贼心。并非窃物之谓，盖指处处宜注意也。病家请出诊时，问其男耶，女耶。久病耶，暴症耶。如属急症，先宜备以丸散数种。盖临急时可应也。入门时，宜注意壁角有否药罐在。如已服药，必索前方视之。如有谬误，则拟方又当别论。盖药误之变，亦宜留心也。问其曾服仙方否。盖仙方中往往有相反之品。亦不可忽也。

余曾治咳嗽咯血症，见其苔金黄，脉滑大无伦。气短痰涌。余疑损症。甚少此种见症。问其最近曾服药乎。曰，未也。斯时余忽闻肉桂之味。曰，何来桂味，曾服仙方乎。曰，然。已两服矣。索而视之，则肉桂二钱是也。余曰，阴虚肺病而服大剂辛热，不及救矣。午后即殒。此症虽不及救，而细心处可法也。

最为重要者，须问曾服生姜汤乎。吾乡陋俗，不问风寒暑湿之邪，必须先饮生姜、紫苏、黄糖汤数碗，以资出汗。夫生姜辛温大热，耗肺伤津。寒湿之症，服之犹可也。设若暑热之邪，不火上添油乎。且治病之法，岂出汗一法已也。即须汗解，发表之法甚多，岂独生姜一味。吾不知此法始自何时。目击心伤，不忍言宣。医者于此等处，最宜留心。若已曾服姜汤，则治法又当别论。不可以证脉为标准也。大椿谓，芩连虽与生姜同用，亦不能监其烈性。可不慎哉。

临病人，首观其面色。灰滞耶，红赤耶，惨白耶，清癯耶，黧黑耶，金黄或晦黄耶。如见灰滞，多属气滞夹湿之候，或中寒阳衰之候。脾肾二经之症为多，湿温症亦有之。如见红赤，则温热之候宜究。戴阳，格阳亦有之。一寒一热，不可失之毫厘。如见惨白，情志之病居多。肺痨症亦有之，上下脱血证亦有之。如见清癯，肝经之候居多。肺痨危急时亦有之。如见黧黑，则气滞脾败者有之，肾水上泛者有之，湿温症间亦有之。大抵中满之症居多。如见金黄或晦黄，则黄疸之阴阳攸分也。次观其目其睛耶，此属疸症。其睛赤耶，热极而风动之象。若病初起，睛即赤者，颇为险恶。又有咳嗽发热，睛微红而有水光色者，此透痧疹之象，小儿多有之。更须视其啼哭时有泪无泪。再观其鼻煽扑否耶。如已煽扑，则肺气已绝，难为力矣。

而看苔验齿更为重要。盖舌为心之苗，胃脉络舌本。中医之验舌较西医之视温度计准确，效力胜出万万也。

至于皮肤之浮肿与否，手足之健全与否，此一望而知之。无特赘言矣。

次闻其气喘否耶。喉间有痰声否耶。如见气喘，则肺金之不降可知。而肾虚摄纳无权者有之。冲气上逆，肝气上奔者亦有之。此则镇坠，平肝，纳肾诸法当用之。不宜以苦寒直折法矣。唯热咳症而见气喘痰涌，多至不救，且不能久。

再如腹中鸣响，及胸膈间之有痰饮声，亦宜静心闻之。如胸膈有痰饮声者，则属痰饮窜络，或日久而有窠巢也。治法于蠲饮化痰之中，当间以通络搜剔之法。大椿先生曾详论之矣。如腹中辘辘有声，则溏泄者多有之，而下痢则无也。如有泻痢一时难辨，则可以腹之响否而为断也。而霍乱之初起，腹中必辘辘然，如万马奔腾之状。疫症时尤宜留心焉。其他如吐痰声与矢气亦不可忽也。

问诊一端，更宜详细。病之久暂，体之强弱，以前曾患何症，以前曾作何事。女子则月经如何，曾否生产。千头万绪见机。古人所谓，知其要者，一言而终。不知其要，流散无穷。此即谓褚墨不能尽述也。

于望闻问之后，合之以脉，悟之于心，而症情毕遗矣。证诸上述，直仿佛如贼窃物时之处处注意也。

论药方之组织

辨证既清，即着手于药方之组织。夫用药如用兵，虽有七方之殊，而重要者，即药味组织法也。古人谓之君臣佐使，亦即此意。其奥妙精微，神斧工鬼，非浅学者所能道。试例举一二，以示梗概。有用寒者，以治热也。有用热者，以治寒也。有寒热并用者，此或为分治，或为反佐也。有用燥药者，以化湿也。有用润药者，以生津也。有燥润并用者，此互相牵制，各得其宜，而无太过之弊也。有用峻猛药者，此危症奇疴非斩关夺门之将不可也。然猛烈之性，勇往直前。每易诛伐无过，必佐以监视之品，方成为有节制之师也。有欲降而佐以升药者，如癃闭症之佐以升麻。如壶瓶之上窍开，而下窍得通也。有欲升而佐以降药者，如佐以肾经之品，鼓动肾阳，使其上腾也。有以大剂者，此所谓虏荆非八十万人不可。韩信所谓多多益善也。急症暴疾，而体质坚强者，多用之。有分量极轻者，如上焦之症，或体弱久病，此所谓上焦如羽，非轻不举也。有用轻淡之品，而分量极重者，此又纪律之师。虽众而无害于民也。古人之组方，无一味虚设。无一分妄投。试观仲景医圣诸方，有毫末可非议否耶。庸工不察，每曰此何方也。既用热复用寒，忽而燥，忽而润。寒热并用，勿如不用。润燥兼施，勿如不施。呜呼。此何言也，其何不思之甚耶。伤寒之桂枝白虎汤，是以桂枝之辛温解其表也，石膏之辛寒清其里也。苍术白虎汤，是以苍术之辛温燥其湿也，以知母之甘寒润其燥也。附子与大黄并用，一以通下，一以温中。此大黄附子汤是也。黄连与附子并用，一以清热，一以通痞，此附子泻心汤是也。又如小青龙汤之收散并施。人参白虎汤之攻补并用。何非千古不易之方。古方风痱门中，有羚羊角与生地、附子并用者。粗工见之，岂不笑冷齿乎。医道通于天道，王氏复谓半个神仙方为医。愿吾医者猛醒无忽。

论饮凉物

愈人疾病之谓药，未必树皮草根为然也。如停积则节食亦药也。如感寒则增褥亦药也。如纵欲过度，则节欲养真亦药也。如劳倦伤神，则节劳养精亦药也。诸如此类不一而足。则温热病之饮凉物，其为对证良药。夫复何疑。夫温热虽有表里之分，三焦之殊。其为燔灼也可征。炎炎之熊而甘露立解矣。昔大椿传中，有饮以白虎饮十余枚之文。夫白虎饮者，即西瓜汁也。《诊余集》中，有大剂羚犀不及黄霉水数碗之条。而王氏《潜斋》对于饮凉物法，亦曾反复详论之。即以景岳之崇尚温补，于进以辛温之后，服令病者恣饮冷水。可见一灵未全泯也。故春之甘蔗，地栗。夏秋之西瓜，鲜梨。冬之白莱菔。不特为药外治疗之辅助良品，且为治温热病之主要方药。世医不察，动辄曰凉物不可进也。如食凉物，则痧疹不能透齐矣。吁是何言也。夫何为而透痧疹，其理亦知之否耶。夫温邪犯人肺胃二经居多。治不得法，则热邪蒸郁，发为痧疹。此肺主皮毛，胃主肌肉也。而经络受邪，亦易透发痧疹。热愈盛而痧疹愈密，只需热减神清，其透与否，无关重要。且热邪既炽，津液干涸，温热之邪反难托之出表，而痧疹亦不易透发。是故饮凉物后，即有痧疹亦易透出。此种玄理，近代知者甚少。行之者，其何人乎。此大抵医者邀功避过，明哲保身法也。盖吾乡陋俗，于温热初起必问曰，此出痧疹也耶。凉物不可饮也。若令进以凉物，设若病者不起，必曰是某医早进凉物，痧疹未透致死也。一趋百和，交相责难。夫聚蚊成雷，积毁销骨。自古已然。医以名誉为第二生命，虽有救人之心，无如为营业计，为生活计，而无救人之胆矣。其然耶，其不然耶。否则何为而不进以凉物耶。余性愚鲁，不知趋避，但求心之所安而已。人之毁誉不问也。诊务之发达与否，勿计也。我行我乐，如是而已。抑更有言者，事变卒发，百物昂贵，较之平时超出数百倍。犀羚等角，每分需四百元矣。即鲜石斛，黄连等，一剂亦需二百元左右。贫病之家，其何堪此。医者不能救其身，复欲荡其家耶。如遇淫热之症，反不如凉物及雪水等之价廉而有实效也。

论秘方

何谓秘方，古人历试经验之奇方。用之者珍之宝之，而不肯轻易示人之谓也。古人之用心在活人，今人之蓄意在谋利。传子传女，相习成风，视人命若儿戏矣。彼以为如神器之可一传再传，传至万世，牟利无穷。不知冥冥之靳其后不再传，而斩其后也。秘方湮没不知几几。可哀也矣。名山先生曰，算计太精，有伤天理。毫厘不爽也。以洄溪徐氏之贤，亦视秘方为万世私产。心胸之狭，于此可见。其医案一部，读之诚不胜其忧。阅微草堂载一妇人，有一治砒霜秘方。一贫者服砒霜后，该妇人未予治之。造物罚该妇人十世服砒霜而死。此亦可为有秘方者戒。

论课徒

孔孟之从游者，有数千之众。此为设教计也。此为传道计也。古之医者之授徒也，为救民计也，亦为传道计也。师之授学于门人，门人之受业于夫子，其目的同也。目的谓何，即救人之心，而非牟利之术也。故于门人立门之先，招之来令其作文一篇，以观其文学之根底，以察其天资之智愚。既列门下，则循循善诱，旦夕教诲。盖《灵》《素》《伤寒》等医籍，词旨奥晦。非详切剖解，学者殊难明也。汉晋以下诸名家之心得，亦须一一训道，以明其立论，拟方之旨趣。并以自己数十年之经验，一一授之于学者。如是既不误国人，复不误学者。古之人必如此，而犹以为未足也。今之医者，黄口未干，师门初出，以为有门人可以广招来也。于是洞开授学之门。而世人亦以为医术之可糊口终身也。学医之众，如过江之鲫。择其阔绰而事之，其学术之如何，勿问也。两相欺蒙，可胜叹哉。所以医道愈传愈劣，而受西医之攻讦也。呜呼，攘外必先安内，欲发扬我古圣贤之道学，欲拯生民于水火，欲使彼西医之俯首帖耳，必先宜整顿我国医之学术始。

医宜集会讨论学术

医之通病，医之恶习，每耀己之长，攻人之短。即人之论证，拟方，尽善尽美，亦必另立开方单，以示另有一局。即同道相遇，鲜有以学术相研究者。此我国医之所以日就衰陋，而难以振兴也。有清一代，医学之盛，首推苏垣。其吴医汇讲一集，即吴地一时名医择一定之期，聚首一堂，互相切磋，共同研究。有一长焉，有一效方焉，有一心得焉，开诚布公，披肝沥胆，公之于医学界。如是，其有不进步者乎。积日累月，而成斯吴医汇讲一集。今之医者，不学无术耳。即偶有学问之人，心胸狭窄，故步自封。呜呼，其学术之无进步，其本身事也。天下后世之隐被其害者，可胜计哉。然则，如何而后可。曰，择一定之期，如集会者然。附近医者，相聚一堂，各出验方，或发宏论。如有著作，亦宜公开讨论。必如是而后可也。今之医学公会等，为名利计也。为权位计也。乌足以语此。

医宜博采群收论

夫文宗两汉，诗法三唐，以足睥睨一世。为医则不然。夫医者补偏而救弊者也。然自古医家不偏于寒，即偏于温。不偏于攻，即偏于补。求其得治法之中者，仲师而下，有几人哉。立斋、景岳、养葵辈，其偏于温补之尤者也。又可、孟英、洄溪等，其偏于清凉之尤者也。即以中风一症而论，主痰，主火，主风之说，纷纭不一。霍乱一症，或寒或热，莫衷一是。诸如此类，不一而足。各立门户，自成一家，使学者如入五里雾中，无所适从。此无谓之甚也。夫医以治病为目的，是病即用是药，见何症，即拟何方。康南海有言曰，国有法宪，犹病有医方。方药无定，以愈疾为良。故读古人书，宜胸有成竹。去其糟糠，取其精华。寒热温凉，攻补汗下诸法，随证施治。不偏于一家之言。如是，斯为得治法之全。然而难矣哉。

论医者意也

天下万事万物，不外乎理。致知格物，理而已矣。医者意也，意者理也。一切病情，以情理度之，以意会之也。即有疑难杂症，奇疾怪候，于望闻问切之后，苦心思索之下，以意理度之。虽不中，亦不远矣。如昔人之治脱肛，以生铁落数十斤煮沸，盛盆令病人坐其上，另服磁石汤。数年不愈之脱肛，一旦霍然。又如香岩先生之治痘数法，皆深具巧思。以意度之，而合病情也。然此非天资颖悟，而又有学识之根底者，曷克凑此。

伤寒与温病

清以前论伤寒者多。清以后论温热者多。其言论之偏，各守家乘。于是伤寒温热如鸿沟之分，泾渭之别。吴鞠通法宗叶氏，而开手第一方即以桂枝法。西江立论新颖，而治金鉴一案，以伤寒少阴治法，列入春温门中。且历代之注伤寒者，何止数千家。条分缕析。仅仅于六经之是辨，抑若印定条例，而使病情就范者。此种论法玄虚而不切实用。学者如入五里雾中，而不知所辨矣。近日人某言，六经者如阴阳等之代名词是也，太阳即指表而言。盖古人亦言太阳主一身之表也。太阳证即表证也，其太阳之腑者，即肾病也。如是直接透彻，有功后学不小。盖古人书，阴阳六经满篇皆是，学者每愈学而愈混也。如表证竟指表证，里证竟指里证。在何脏何腑竟言某脏某腑可矣。莫谓小事，实有关生民之夭亡也。又北人风凛寒多，人之感于风寒实多。南方气候温热，其感于温热实多。即间有感寒之症，其化热也较易。故麻桂之用于北人者比较多也。北人亦有温热证，南人亦有伤寒证。见何症象，即以何法治之。能愈病者为良。医何必斤斤于纸上之空辩，而不切实际哉。

医者过失杀人论

古人云，孰无过，过而能改，善莫大焉。又曰，过则不惮改。此可征人非圣贤，孰能无过。夫一切皆可过也，只须过而能改可矣。医操人民生死之权。过则夭亡立待，无可抵偿矣。夫疾病之千变万化，层出不穷。怪症奇候，有在师门时所未见，埋首窗下数十年，医籍中亦未之见者。一旦遇之，非天资聪悟，饱有经验，而又有学问根底者，鲜不偾事。即如霍乱一症而论，忽而回阳，忽而救阴，失之毫厘谬之千里。于此等处稍一不慎，夭亡随之矣。医之过失杀人者，愿其心可恕也。论其责无可逃罪也。揣其心，无不欲其病之愈且速也。唯其既无经验，又无学问。腼然悬壶，贸然行医。杀人而不之觉耳。既杀人矣，而不知改。愈则引为己功，死则委之天数。不穷思极想，研究万全之法。终日赌博行乐，以人命为儿戏。其亦生命之劫数耶。呜呼，无过者，吾不得而见之。过而能改者，虽从之执鞭，吾原也。

论人之禀赋

人心不同，如其面焉。人之禀赋属寒属热，属燥属润，亦各异焉。故治病者，先宜察其禀赋。禀赋之异既明，然后对症治之，鲜有不中的者。如余之体质，素属火体。常备雪水数瓮，渴则恣饮之三五碗，或七八碗。如石沉大海，直不觉其有若何之异也。冷茶、蔗汁、生白莱菔等，更无论矣。天气越寒，则饮冷物愈多。大寒之时，每夜须饮冷茶一大壶，或生莱菔数个。即服白虎汤数帖，亦无以异也。如此异质，虽属少数，而人之禀赋不同明矣。又余最喜水果。而近五年来每届夏秋，中脘每觉不舒。甚至西瓜涓滴不能入唇。每日反须饮烧酒二杯。一届冬令，又须饮冷物矣。故余尝喜谓人曰，余之腹，一井耳。冬暖夏凉也。其实冬令热郁于内，夏令热浮于外。阴阳升降，固如是也。故医者于临证时，须问其平时有何宿恙乎，兼视其人之肥瘦。则其禀赋之若何可知也。用药如用兵。需各面兼顾。一着之错，每至牵动全局。呜呼，医直若是，其难耶。

论切脉

望闻问切为之四诊。一切病症于望闻问之后合以脉道，则虽奇疾怪症，无能遁形者矣。世人不察，以为一经脉诊，病情即可了然。此误之甚也。或有以此难医者，或有以此探医之良否者。此皆无智者之所为。昔苏东坡先生曰，我欲难医，而我之病适为医所难。张石顽先生百误歌中，此亦一误也。然则，脉道不可凭乎。曰，非也。于病症丝毫不爽者也。古之论脉者多矣。《灵枢》而下，晋之王叔和详论于前。后贤之继起者，亦纂述于后。然此非可以笔墨口舌形容出之。所谓胸中了了，指下难明。前人脉学之真髓，难于授受。此则千古所引为憾慨者也。如脉之如鱼浮水面漾漾然。如脉之如张弓弦如钩。如若浅易之象，尚不能了然。其深微奥妙者，更无论矣。然则，何为而后可也。曰，须以古之脉学心会而神往之，默察而融化之，更得名师之解讲。如师承于临诊时，参与练习之，体验之。复经师承之指示，此何脉，此何症。某症得此为吉。某症得此为凶。如是者久之，蒙塞庶几稍开乎。至余于脉之心得，笔墨既难形容，而文思复属枯窘。濡墨久之，殊难下笔。不得已，姑举数则，以示梗概。欲求全璧，学者当于古人书籍中求之。

夫脉之有无，不可以断凶吉也。当以其证之若何而定之。如《难经》谓，上部有脉，下部无，其人当吐，不吐者死。数十年来，历试不爽。即吐症下部每多沉伏也。盖吐则气逆于上，下焦之气流行失职。而下部之脉乃下焦脉故也。霍乱之脉，沉伏者多。不可以脉伏便为难治之症，此秽浊充斥三焦，气道阻痹所致。中毒症，脉亦多伏。解其毒，宣其气机，则脉自流利矣。至若热极之症，脉亦每伏而手足亦易厥冷。所谓热深厥亦深。亦不外热势鸱张，脉道不利所致。故凡遇脉伏者，虽属危笃，切不可过甚辞张惶吓人，邀功而牟利也。

又瘟疫之脉，最不可凭。当于望闻问合平素经验所得而定之。古人谓，可凭而不可凭者，疫之脉也。又曰，脉象未至大热，用大寒似有害而终无害者，疫也。脉象可进温补，进温补似无害而终有害者，疫也。

温热之脉，亦无定体。或浮或细，或滑或洪大，或劲实。当与舌苔汇参之。如初起，自以浮数为顺。或热极则以滑大为吉。如热极而加沉细之脉，所谓阳病阴脉，凶多吉少也。如温热延久热不楚，而脉骤细者，危候。此正气已衰。所谓正不胜邪，炎威之下，沟渠尽涸也。又见疾燥之脉，而无次序者亦多凶。此有孤阳上冒之险也。如温热之症而见中动脉者，百中仅愈一二耳。何谓中动。上下两部沉细，中部之脉浮而厥厥动摇，沉按则无。（实难形容出之）见此脉者，精神每多恍惚。此元正脱漓。投药后虽见小效，终难收功也。阴虚咳嗽，或痰中带血，脉不浮细而数者，尚属可治。若一见上项脉象，则阴虚火动，千中难愈一二矣。

肿胀症切忌沉细而涩。然余见肿胀之症，每多此等脉象。盖真阳式微，阴霾弥漫。投以振阳光，消阴翳。健脾崇水之法，愈者颇多。不若损怯症之难愈也。吐、咯、衄、便血诸症，脉宜静而不宜躁。又体弱肝旺之质，每多代结之象。此种脉象，一手或双手数至一歇，或有定数，或无定数。盖气血两亏，而肝阳复旺也。治之得法，多有愈者。若急疾而见止歇，此名促。如行路人之急走而仆也。颇多危者。

妊娠之脉，有可验者，有不可验者。无以此为欺人之言也。盖孕脉流利而滑，经谓阴搏阳别，谓之有子。此沉按之则鼓指，轻举之而与病脉平脉有别也。

欲指出其脉形，实不可能也。三部九候，脏腑之平异可征。所谓神而明之，存乎其人是矣。若夫西医仅以时针计脉之至数，并谓脉道仅一血管而已，无须分部位，无须分九候。浮沉，大小，长短，滑涩等概勿论也。

论舌苔

看验舌苔为诊察上主要之一。前人虽有伤寒舌鉴等书，然统观前人论说，似多略而不详。有清香岩先生出，发聋振聩，阐发无遗。迨曹炳章先生辑辨舌指南，集古今之大成，称观止焉。兹将余数十年来之经历，略备数则。续貂之讥，恐所不免。

夫舌为心之苗，胃气通于舌本。即肝胆诸经于舌上，亦各有定位。医者舍此不图，实无从组方。而于时症尤为重要。夫时症之初起，表邪未罢，里热未盛。舌苔每微薄黄苔。表邪不解，邪渐入里，则苔渐由薄而厚，由微黄而老黄矣。在表时，以解表为主，佐以清化之法。唯解表不在温，辛凉解肌可也。间有稍用辛温者，此则不可泥执也。若见厚黄苔者，此邪热将化燥也。急急清其里热，银翘散中加入芩、连可也。若黄而干者，此津液已耗，已见化燥之象。急以鲜石斛、芦根等清热生津之品佐之。否则液涸风动堪虞。如干之甚者，须大剂甘寒，清热生津。剂小则杯水车薪，无济于事也。所谓虏荆非八十万人不可，是也。

余曾治一沈叟，体颇强实。八月患温，3 日后邀余诊之。其苔金黄而带红色，厚而干。毫无津液。脉来两手滑大。余以大剂鲜生地一两（30g），元参一两（30g），麦冬六钱（20g），鲜石斛五钱（15g），生石膏八钱（25g），银花一两（30g）等投之。复令其芦根数十斤煎汤恣饮，恙渐减。其家惑于女巫，停药数日。复邀诊之。其舌本已强，言语謇涩。苔见红色，较前犹枯缩。手扪之有刺。神识时蒙，津液尽涸。实难为力。乃以前方加倍，令其恣饮西瓜汁、雪水等。后竟痊愈。故不论其何种苔色，以有无津液为最重要。

又黄苔不化，渐转黑色。若黑色而润腻者，此为阴寒上泛，又当别论矣。若黑而干枯者，肾水已涸，恐不及救也。亦有胃实者，用承气法后间有生者。又黄苔而见裂纹，亦属胃热液涸之征。黄苔中而见黑点者，亦无非渐呈化燥液涸之象。又白苔所认为轻浅之候，实则此等苔色最为险恶。较之其他诸苔，难治多矣。医而因其为白苔而多忽之，偾事多矣。或薄白之苔而见燥刺，或白如传粉，望之似润，扪之实干。此等险恶白苔，每多满布舌中及舌边，不若黄黑苔之以舌根为盛也。故治干白苔者，急急清热生津。如白虎汤加入鲜石斛、银花。或用芳香如牛黄、至宝之类。甚则有用羚羊角者。此须最宜注意者也。

又苔带腻者，不论黄白，均为夹湿之象。此等处须要小心其热多乎，其湿多乎。古人治湿温，有合治者，有分治者。有先治热者，有先治湿者。以余之经验，如苔微腻者，当以治热为主，稍佐芳香以化之，淡渗以利之。热去而湿亦自化也。有人每以厚朴，苍术以化之。余见其化燥之易也。特治湿温症，当以宣畅为主，切勿凝滞。此等治法，以意会之可也。又苔而厚腻，而见症又属湿多者，自当以治湿为主。苦降辛开，淡渗诸法，得随症而加减之。治湿温法颇难，若偏于化湿，则化燥自易。若偏于清热，则腻滞湿浊，流弊百出。此等处能于验苔有经验，自易霍然也。

又青苔，古人谓之夹有瘀血。余曾治一张姓妇。即遵古法于清化之中略佐化瘀之品而愈。此种舌苔，并不多见。学者亦不可不知。又有舌尖之苔金黄而燥者，此心火燔灼。宜泻心火，润津液法。

大凡验看舌苔之外，更宜察其舌之本质。如有苔而舌绛者，此气血均热，宜清气凉营，两投可也。如舌绛无苔而干，或重则如猪肝色，手扪之无津，此邪入营分，心火亦呈燔灼。急宜大剂凉营存津。如犀角地黄汤加鲜石斛、金银花、天花粉、芦根之类。宜频进之，以愈为度。缓则恐不及救也。如舌绛而有一层白腐苔者，阴分既亏而胃浊复盛也。又有舌光无苔，舌见淡红色而微润者。此心脾气血两亏。医于此时，用药宜灵活。若因其光滑而用润药，每增胸闷腹痛等症。若稍加健脾香燥，则每增内热口燥。治宜平补心脾气血，切勿呆滞。此久病而平素体气复衰者每有之。又温热病久延，壮热，舌光绛，治固恣热势稍退，而元神已大衰矣，每有满口唇舌浮垢腐浊，搽之即去，而无根脚。渐去渐生，最是险象。此胃阴大衰，而湿浊复盛也。《辨舌指南》中谓之口糜。我见甚多。治当育阴化浊两用之。如金石斛、省头草、通草、飞滑石，或稍加厚朴二三分（0.6~1g），间有生者。又风温犯肺等症，舌苔不易化黄。以肺金之病，每多白苔也。不可因其苔白而云肺家无火也。又伏暑之症，缠绵不愈，有类虚损。舌苔每见满舌白燥苔。亦不可不知。

又有舌胀不能出口，色红赤相兼如猪血色。此热毒已盛，鲜有愈者。余于荒田村一朱姓，于霍乱后曾见之。热毒固盛，而又失治所致也。古人谓舌苔厚而黏腻者，如田地之湿热盛而草木茂盛也。久病而无苔者，此地气贫瘠不毛之地也。余谓，舌光无津者，此炎阳杲杲，草木尽萎，而大地顿呈枯燥之象也。又余曾见一张姓妇，满舌裂纹，如人字形。问之，舌上亦无所苦。数年后，余又见之如故。此盖禀赋如此，无足异也。

大凡看验舌苔，最好以手扪之，则一切燥黏干刺等苔，较可真确矣。医者如不能普遍施之，则于疑似之际，不可不如此诊验。无谓其秽浊而忽之。

又于舌苔之外，唇齿亦甚重要。齿枯燥者，胃热盛而肾液不足。亦宜清热生津也。如叶氏论之，甚为详晰。学者不可不读也。如唇皖白者，或属久病气血两虚，或属时感寒战正剧。如唇红或紫者，亦属热盛之故。更有热极齿枯，而牙宣渗血者，或有腐浊气者。亦非阳明热极，及营血沸腾所致。清胃泄热，凉营解毒可也。

论春温

冬不藏精，春必病温。此论伏气之春温也。温邪上受，首先犯肺。此论随感即发之春温也。伏气，新感辩论愈多，治法愈混。唯春温在严寒之后，余凛未消，自不同于暑热秋邪之易于化燥。故春温证初起，表邪多者有之。表里兼有者亦有之。里邪盛而无表邪者，反属少数（此指普通春温而言，亦有直中之春温闭证。学者不可执泥）。久延或老年人，内陷化燥，则较壮年者为易耳。治之之法，审其为表证也，以解表法治之。审其为里证也，以清里法治之。其或表证未罢，里热复起者，则解表清里兼用之。见证治证，以愈病为目的。若各立门户，互相攻讦，病人隐受其祸矣。昔晋人不汲汲于治国平天下之实际，而徒托空言，专尚清谈，卒致亡晋。医相同功，理固然也。俞东扶先生谓，循名而不责实，误尽天下苍生。皆此辈也。又春温而至化燥，内陷反轻，夏秋时之时症为难治，而危者极多。兹拟治法数例于后，略备概况。学者幸无印定眼目，而不思变通也。

苏杏解表散（自制）

苏叶二钱（6g），光杏仁二钱（6g），粉丹皮（或连翘）二钱（6g），炒黄芩钱半（5g），赤苓三钱（9g），橘红一钱（3g），焦六曲三钱（9g），左秦艽钱半（5g），大贝母三钱（9g），块滑石四钱（12g），桑叶三钱（9g），荷叶半张。

药味之分量，当视病之轻重而定之。此方治春温初起（冬温亦可用之），终日形寒，内热或微咳，或不咳。苔微黄或稍腻。脉微数。胸中或痞，或泛恶。服2帖形寒当减。症之顺者，每2剂即愈。前方以苏、杏之辛温解其表邪，黄芩、块滑石之苦寒淡渗，清其里邪。六曲、橘红消导理气，化痰，且能化湿，而橘红尤长于解表也。桑叶、大贝母、连翘清热止咳，疏风。皆辅佐之良材也。而秦艽一味，尤长于治冬春感症之终日恶寒也。

芩连清里饮（自制）

桑叶三钱（9g），连翘三钱（9g），粉丹皮二钱（6g），川郁金二钱（6g），赤苓三钱（9g），银花四钱（12g），块滑石四钱（12g），橘红一钱（3g），细雅连四分（1.5g），黑山栀三钱（9g），双钩藤三钱（9g），淡竹叶20片。

此方治春冬时感，表邪已解，而里热日盛者。苔渐黄，脉滑或数。如热邪炽盛者，加鲜金斗或鲜石斛及芦根之类。如神识昏蒙者，加光杏仁、天竺黄、京菖蒲等。如肝风已动者，加羚羊角或珍珠母。然而春冬时感，至此亦危矣哉。如作恶者，加旋覆花、生竹茹。如便稍溏者，加木香、车前子。

方解：前方芩、连苦寒清里热。银花甘寒，清热生津。连翘、丹皮，一以清心火，一以凉血热。滑石淡渗利湿。竹叶甘凉，息风清热。而成既济之功也。

论风温

春时感证，风温最多。叶氏香岩，吴鞠通，王孟英论之已详。学者究心自得也。宏论具在，何敢复赘。总之，风温证，肺金未有不病者。明乎此，则思过半矣。

疏风清肺饮（自制）

桑叶三钱（9g），淡芩钱半（5g），粉丹皮二钱（6g），生蛤粉四钱（12g），大贝母三钱（9g），瓜蒌皮三钱（9g），苏子钱半（5g），块滑石四钱（12g），光杏仁二钱（6g），银花三钱（9g），橘红一钱（3g），生竹茹三钱（9g）。

此方治风温初起，发热作咳，苔微黄，脉滑或数。若形寒者，苏子易苏梗。苔或黄腻者，加半夏。此方以桑叶、大贝、杏仁疏风化痰，止嗽解肌。黄芩清肺火。蒌皮化痰热。银花、丹皮清热解肌。蛤粉化痰。竹茹清上焦风热也。

沃焚救液汤

桑叶三钱（9g），知母、大贝母各三钱（9g），光杏仁二钱（6g），银花五钱（15g），川郁金二钱（6g），天花粉五钱（15g），瓜蒌皮三钱（9g），粉丹皮二钱（6g），鲜金斗四钱（12g），淡芩钱半（5g），块滑石五钱（15g），芦根一两（30g）。

此方风温症之业已化燥。古人谓，温为热之渐，火乃风之母，未有不克金者。热势既张，津液未有不耗者。故以鲜斗、花粉、芦根之甘寒，清热而生津也。不用黄连，以其苦寒而燥也。有人用鲜生地者，以滋腻血药，稍不切当，流弊从生，不可不知。此等症于服药之外，更宜令饮甘蔗、荸荠等，则见效自速也。如热更甚者，鲜金斗易鲜石斛五钱（15g）。

顺气化痰饮（自制）

嫩前胡钱半（5g），光杏仁二钱（5g），块滑石四钱（12g），粉丹皮二钱（6g），大贝母二钱（6g），竹沥半夏二钱（6g），淡芩钱半（5g），茯苓三钱（9g），橘红一钱（3g），瓜蒌皮三钱（9g），桑叶三钱（9g），竹沥半杯。

此方郁热内伏，风寒外束。形寒内热，气短痰响，喉有水鸡声。形势颇危，大有汗喘而脱之险。急以解表清热，而尤着重于降气化痰。前胡辛苦微寒，泄厥阴之热，散太阳之邪，功专下气，而为此方之君。半夏、竹沥化痰之功特长，而以为佐也。余意谓前胡功同麻黄，但力弱耳。

余昔年治一咳嗽症。咳嗽微寒，内热，面色晦滞。苔微黄而厚腻满舌。初以清肺降气化邪法。治之咳益剧，苔益腻。此湿邪弥漫，肺失清宣也。以小川朴，光杏仁，姜半夏，省头草，大贝母，橘红，块滑石，枇杷叶等投之。诸恙均退。可征治咳不专恃清化一法也。

论瘟闭

瘟闭证盛于春季，冬令间有之。其发也速。时症中以此证与霍乱为急速。一发即头痛如劈，项强，顾盼不利。手足起麻，甚则抽掣。胸闷作吐，甚则口噤，牙关紧闭。起舜莫制。目红，脉见滑大或洪数，亦多沉细者。苔不甚显露。甚易传染。医于春冬二季，最宜留心此证。若草率诊治，漫不加意，认为普通温证，则鲜有不偾事者。盖此证另有治法，不及迁延时日也。宜于诊病时，询其头痛乎，项强乎，手足起麻乎，胸闷泛恶乎。又宜注意附近曾否发现此种证。随地随时均宜注意也。古人谓，瘟证脉不足凭。故未可以脉为准的也。急宜先服玉枢丹以宣窍隧，通经络，祛秽浊。玉枢丹之特长，且为此证之特效药也。其证剧者，于服药之外，更宜恣饮雪井水。若能常以玉枢丹和雪水频饮之，虽不服药亦可也。前曾治一陆姓妇。大产 2 日，即发瘟闭甚剧。于服药及玉枢丹之外，曾饮雪水两大瓮。迄今复产五胎矣。世人谓产后服凉品不能生产。无知者言之耳。忆及前案，故附志之。

平肝宣窍汤（自制）

杭菊二钱（2g），川贝母三钱（9g），枳实六分（2g），天竺黄一钱（3g），茯神三钱（9g），光杏仁三钱（9g），双钩藤三钱（9g），银花四钱（12g），川郁金三钱（9g），炙僵蚕三钱（9g），珍珠母五钱（15g），细雅连三分（1g），鲜京菖蒲钱半（5g）

另服玉枢丹三分（0.9g）或五分（1.5g）。

又，益元散、黑山栀、连翘等均可随症加减。

此方治瘟闭初起而不剧者。如壮热而神狂，口噤者，则鲜石斛、淡竹叶、芦根、龙胆草、羚羊角均可选用。羚羊角太贵，三分（0.9g）之微，且须数千元矣。非贫病者所能胜任也。

余曾治一乞丐，十五六岁。头痛如劈，项强，两目怒视，壮热如焚。牙龈腐臭，秽气喷人。神迷口噤。施以玉枢丹五分（1.5g），以雪水数大碗调，频频服之，数日竟愈。又于今春，治一周姓。在谕桥菴中服役。亦以此法治愈之。

论霉湿

仲夏之初，霉湿司令，阴雨连绵，令人纳闷异常。感此者多见头重神倦，形寒发热，胸中痞闷。治宜宣浊化湿，宣通气机。如省头草、厚朴、六一散之类。然此法投后，每见化燥而呈壮热者。故燥药亦宜慎用，反不若轻宣法之万全也。

论暑湿

王氏《温热经纬》，论暑详矣，论湿亦详矣，而世人犹不之知也。一见夏令感症，即曰此暑湿也。平胃、二陈、生姜，千篇一律。化燥者有之，动风者有之。殊不知暑为暑，湿为湿。专属于暑者有之，暑中夹湿者有之。并非挟湿，始得名为暑也。且治湿之法，不一而足。苦以化之，连、芩之类是也。淡以渗之，滑石、通草之类是也。芳香以祛之，省头草、菖蒲之类是也。至于橘红之理气化湿，赤苓之淡渗利湿，薏仁和中清湿。对症用之，皆良材也。何医之不察，但知厚朴、苍术、陈皮、半夏之化湿。若非舌苔厚腻，湿浊壅盛者，则未有不偾事者也。又有不论何证，概以香薷饮加易者，此亦大误也。夫香薷辛温发表，夏月之用香薷，犹冬月之用麻黄也。徐氏洄溪，王氏孟英辨之韪矣。以世医之懵懵也，故复反述之。

论暑邪

暑邪有挟湿者，有不挟湿者。有由轻而重者，有一发即壮热神昏者。其一发即重者，即中暑是也。治之之法，当分营卫气血。即在表在里，在气在血是也。古人动静之辨，皆属空洞。纸上谈兵，究属无谓。兹将数十年治数症之经验略述梗概。

夫暑邪之由轻而重者，初起形寒发热而无序。或寒已即热，热罢复寒。或胸闷泛恶，舌苔微黄，脉象或滑数，或细数。头或痛或不痛，小溲或赤，大便或溏。此邪在表在气。失治误治，则形寒渐退，而发热渐重。轻则透瘖透疹，重则神昏动风。故治暑邪，以初起治法，最宜审慎也。初治得法，亦能速愈。治不得法，则寇氛已成，颇难一举一荡平之也。初起之难治，即在于某证表邪几分，里邪几分。有无挟湿，有无变态。估计真，辨识清，对证治之，数剂霍然矣。如过用辛温，则有化燥动风之险。若过用寒凉，则冰伏其邪，有吐泻之变。而宣通气机，无使滞痹，亦宜刻刻注意者也。

清气化邪汤（自制）

大豆卷三钱（9g），连翘三钱（9g），银花三钱（9g），香青蒿三钱（9g），赤苓三钱（9g），黑山栀三钱（9g），通草八分（2.5g），京菖蒲一钱（3g），鸡苏散四钱（12g），双钩藤三钱（9g），炒川连三分（1g），青荷叶半张。

玉枢丹二分（0.6g）先服。

此汤治暑邪初起，形寒发热，或寒已即热，热罢复寒，而无已时。胸中或闷，或泛恶，或呕吐。舌苔微黄，或初一二苔不黄。脉每滑数。即以此汤投之。或热势稍重，苔黄者，加黄芩。若泛恶，呕吐者，去豆卷，加旋覆花、橘红、川郁金。如便溏者，稍加广木香。如热稍盛则用细雅连、生黄芩、淡竹叶，去豆卷，荷叶。

暑邪初起，最属难治。若犯燥剂，则热益加剧。如寒凉早投，则变态百出。初治不得法，每迁延而不能速愈。此治暑邪初起，即邪在气分，表分者也。以豆卷之解表。连翘，银花，山栀，川连之清气邪。通草之利湿，且能宣通气机。鸡苏散之清暑化邪。钩藤一味，似乎不切病情，然据经验所得，治此症有特效也。盖其清气热，平心火，有专长也。此方之最善者，为玉枢丹与京菖蒲。查玉枢丹芳香辟秽，宣化湿浊，兼以通络。实为形寒发热，所必不可少者。新汤歌诀中谓其温疟之特效药。信然。若夫菖蒲宣窍化湿，且又芳香去秽浊者也。孟英先生屡用之，每见奇绩。世多湮没不用，未免良材失主之感。

清里存阴汤（自制）

细雅连四分（1.2g），连翘三钱（9g），双钩藤三钱（9g），赤苓三钱（9g），川郁金二钱（6g），黑山栀三钱（9g），益元散四钱（12g），桑叶三钱（9g），鲜金斗四钱（12g），银花四钱（12g），香青蒿二钱（6g），淡竹叶20片。

此方治暑邪稍延时日，表邪渐解，里热日盛。但并未内陷，亦未传入血分。苔渐干黄。各种见症将呈化燥之象。如热壮盛者，金斗易以鲜石斛。如阳明热极者，可加生石膏。如神昏有时谵语者，则加菖蒲、竹黄、川贝。或芳香如牛黄、至宝丹、神犀丹之类，均可以症之轻重而择用之也。大凡加减法，不能泥定，须视其兼症而定之。而药味之分量有用至数两者，有用数分者。

前西街徐某，年五十余。膝下无儿，手头复窘。于七月患温。一发即壮热口渴，两手脉来滑大而劲。苔干黄起刺，无津，且见金黄色。余以鲜石斛五钱（15g），鲜生地一两（30g），银花一两（30g），生石膏六钱（12g），益元散一两（30g），细雅连五分（1.5g），鲜芦根半斤（250g），连进数剂，且恣饮雪井水以救焚。即获痊愈。

加减犀角地黄汤（自制）

鲜生地八钱（25g），鲜石斛四钱（12g），双钩藤三钱（9g），粉丹皮二钱（6g），大贝母三钱（9g），金银花、天花粉各四钱（12g），淡芩钱半（5g），益元散四钱（12g），连翘三钱（9g），香白薇四钱（12g），川郁金二钱（6g），鲜芦根二两（60g）。

另，磨乌犀尖五分（1.5g）先服。

此方治舌绛干苔，或绛而无苔者。盖热已入营而津液告竭也。热重则液涸而风动。如谵语而手足抽掣者，加羚羊角、川贝、竹黄之类。或用至宝丹、神犀丹之类。凡舌绛而光亮者，切忌苦寒药。苦者其化以燥也。即黄芩亦宜酌用。如热毒壅盛者，可加陈金汁[①]。更宜扶以蔗汁、梨汁、西瓜汁、藕汁之类。甘寒清热而养胃阴。盖留得一分阴液，便是一分生机。清热，养胃，存阴，刻刻需顾到也。

① 陈金汁：取清热解毒之用，古代医家多用之。现鲜少用之。

增液加味汤（自制）

鲜生地一两（30g），大麦冬六钱（12g），鲜石斛四钱（12g），茯神三钱（9g），银花八钱（25g），益元散一两（30g），元参六钱（12g），天花粉一两（30g），鲜芦根一两（30g）。

此方治舌光绛而干，毫无津液，或舌枯萎者。如壮热已退，胃津未复，宜前方减小其制，以细生地易鲜生地，去石斛可也。

论湿温

湿为湿，热为热，自属两途。其湿热相合者，名曰湿温。薛生白，陈平伯，叶天士，王孟英论之已详。总其治法，当分其湿多乎，热多乎。某症湿占几分，热占几分。先治湿耶，先治热耶。合治耶，分治耶。若先治湿，则投药后之趋势若何。若先治热，则投药后之趋势又如何。治湿法，用辛温欤，苦化欤，淡渗欤，芳香欤，宣化欤。若于此等处，能把握得定，则治湿温之法，无余蕴矣。

化湿宣中汤（自制）

小川朴一钱（3g），陈皮一钱（3g），通草八分（2.5g），炒川连三分（0.9g），赤苓三钱（9g），省头草二钱（6g），飞滑石四钱（12g），焦六曲三钱（9g），光杏仁二钱（6g），姜半夏二钱（6g），京菖蒲一钱（3g），青荷叶半张。

此方辛温化湿，苦化清热，兼以芳香化浊。且寓有宣降之法。以治湿多热少，苔黄而厚腻，面色晦滞，脉息沉迟，神倦。如湿更甚者，可加苍术以化之。服数剂，若腻苔已退，湿渐去者，仍宜清轻宣化法以善其后。若热盛而湿少者，宜用清气化邪等汤加易之。

余前曾治西街浴池中一友，于8月中患湿温，形寒发热。予于清化两用法，服后未见动静。因其为苦工也，停药旬余。后每至午后，则神识迷蒙，谵语癫仆，不能自主。使人来询。余曰，殆系热入心包耶。授以至宝丹，服后神识益蒙，饮食时即箸落于地，亦不自觉也。复来询之。余曰，必经诊察方可投药。盖如系热入心包，至宝丹投之必不致加剧也。以其上午清醒时，尚能行走也，乃来寓诊之。苔黑如烟煤色，而黏腻满布。面色晦滞，脉亦沉滞。每至晚则神蒙而失知觉。按脉参症，湿重热轻何疑。苔虽黑而黏腻一也。脉沉滞二也。面晦滞三也。上午清醒，午后神蒙四也（如系热入心包，必不时轻时重）。当以化湿为主，清热为臣，宣中化浊佐之。乃投以苍术白虎汤加味。生苍术三钱（9g），赤苓三钱（9g），生石膏五钱（15g），小川朴钱半（5g），光杏仁三钱（9g），姜半夏三钱（9g），陈皮钱半（5g），通草八分（2.5g），川郁金二钱（6g），焦六曲三钱（9g），京菖蒲钱半（5g）。2剂后，诸恙均大见减退。再服2剂而神识已清矣。以芳香化浊，宣中通气而愈。

按：此症神蒙者，乃湿邪弥漫，蒙蔽清阳。与心包热极者大相径庭。故以苍术，厚朴之辛温以化湿。半夏，陈皮化燥而利机枢。杏仁乃开降法也。通草有宣气作用。而菖蒲芳香化浊，宣窍。更为合拍。

论秋温

秋温与暑邪大略相同，故治法亦大同小异。唯秋温实较暑邪为难愈。以暑邪以新感为多，随感随发，邪未深入。而秋温则炎暑之后，继而新凉。其瘥故迟也。

论温疟

《内经》曰，夏伤于暑，秋为痎疟。只此一语而治疟之法悉备矣。夫暑热内伏，新凉外束，以秋凉引动伏热，而温疟成矣。王氏孟英善于治疟，是治所因也。《温热经纬》一书，于疟反复剖论。而世医犹梦，何也。以余所历，间疟，日疟颇为易治。唯三疟不易速愈耳。祛其新凉，清其伏暑。夹湿者化之，夹风者疏之，夹滞者导之。如是而已矣。彼西医仅恃一金鸡纳霜丸，不论何因，不论兼症，悻悻然曰，此特效药也。呜呼，此即我国医所谓劫药是也。暑湿早遏，流弊丛生。延成中满者有之。成痢者有之。头痛如虫咬者有之。牙宣舌碎者有之。非服药不易善其后也。余前曾患间疟，因懒于服药，吞金鸡纳霜丸3粒。截果止，而头痛如劈。两太阳焮痛如虫啮，舌尖起裂纹而痛彻心脾。饮食维艰，仅能饮糊粥而已。因怕服药，5天中服井水60余大碗而愈。服时须新汲者，否则心胸不凉爽也。劫药闷人，类多如此。其日作者，以清气化邪汤治之亦可。如日作而重，过后热退而楚，可仿间日疟治法治之。

加减桂枝白虎汤（自制）

桂枝二分（0.6g），焦六曲三钱（9g），通草八分（2.5g），连翘三钱（9g），炒知母三钱（9g），陈皮钱半（5g），香青蒿三钱（9g），京菖蒲一钱（3g），生石膏五钱（15g），炒川连四钱（12g），大腹皮三钱（9g），荷叶半张。玉枢丹四分（1.2g）先服。

此方治间疟苔黄而润。如寒重者，桂枝加一分（0.3g）。须于疟发前服完2剂，十愈八九，且无流弊也。以桂枝之辛温，解其秋凉之外袭。石膏之辛寒，清其内蕴之暑热。知母能清阳明独胜之热，然虑其滋腻也，以六曲之消导健脾，以监制之，且又能化痰也。通草利湿宣气。陈皮宽中理气，以防石膏之大寒伤中也。炒川连清热化湿。菖蒲芳香化浊，宣湿。荷叶清暑而升脾阳。先服玉枢丹者，以其治温疟有独长也。堪称有组织，有节制之师，故无往而不披靡也。如发时呕吐，加旋覆花以降之。如苔厚腻而湿重者，加厚朴，或苍术以化之。如但热而不寒者，竟以竹叶石膏汤加清化可矣。总之，温疟之湿重者，苍术白虎汤加易之。如热重而不寒者，竹叶石膏汤主之。如暑热内伏，风寒外加者，桂枝白虎汤加易主之。

余前曾治一西黄土桥范姓，年三十许。体甚壮。间疟二作，寒热均重。寒则战栗，床笫为之震颤。热如火蒸，昏闷不省人事，精神大衰。来寓求速愈法。余笑曰，但能疟前服药2剂可矣。见其苔黄而腻黏甚重，其湿盛可知。乃以桂枝三分（0.9g），知母三钱（9g），玉泉散五钱（15g），小川朴钱半（5g），川连四分（1.2g），焦六曲三钱（9g），陈皮钱半（5g），通草八分（2.5g），银花四钱（12g），大腹皮三钱（9g），京菖蒲一钱（3g），鲜金斗五钱（15g），玉枢丹三分（0.9g）先服。曰，此方只可服2帖，不可多服也。越3日，复来复诊。曰，间疟已止。因其方之效也，多服1帖而胸中甚觉不舒。余笑曰，命汝2帖，何3帖为。乃以宽中健脾法而去。

论伏邪

暑热内伏，不即发，至深秋而发者，名曰伏邪。即伏暑是也。其发也渐，其去也迟。每有午后形寒发热，咳嗽，状类虚损症者。误治之，如油入面，殊难救治。此症实难速愈，以其并无壮热，仅微热而已。并不战栗，仅微觉形寒而已。过凉不可，稍涉辛温更不可也，每有延至霜降后者。治之之法，轻清清其伏邪而已。

轻化伏邪汤（自制）

益元散四钱（12g），大贝母三钱（9g），连翘三钱（9g），香白薇四钱（12g），赤芩三钱（9g），淡芩钱半（5g），粉丹皮二钱（6g），橘红八分（2.5g），川石斛三钱（9g），桑叶三钱（9g），青蒿梗三钱（9g），淡竹叶20片。

此方治伏暑晚发，午后微寒发热，咳嗽纳少，苔多白或微黄。形日以瘦，状类损症。误治之祸不旋踵。如经久不瘥，可酌加生鳖甲、肥知母。如热加重者，可加鲜钗、鲜斛之类可。

论秋燥

秋燥一症之燥字，古人每多以凉字解者，或有以润湿字解者，此大误也。夫燥为火旁，其次于火也，明矣。凉为凉，燥为燥，实属两途。古人所以愈辨而愈不清也，秋令即有凉润之症，即直接名其何症可矣。何必因秋有燥症，秋令凉润之症强名之燥哉。有清以还，始觉此种论治，实与病症不合。不得已，乃分出二种议论。一曰燥也。一曰润燥也。虽已进步，然名不正则言不顺也。夫燥与湿亦属泾渭不同。燥即干燥之意。《易》曰，燥万物者，莫熯乎火。究其实，自有不同处在也。燥症大多起于八月，九月中亦有之。发热咳嗽，口渴，痰或夹血。一派燥相毕露无遗。际时也，鲜梨实为对症良药。日夕啖之，虽不服药，亦可也。古人名之天生甘露饮。洵为定论。夫造化之生万物，有至意存焉。斯时而有此润燥清热，止咳生津之美果，则秋燥症之顾名思义，从可知矣。

润燥清肺汤（自制）

桑叶三钱（9g），银花三钱（9g），鸡苏散四钱（12g），鲜金斗四钱（12g），知母二钱（6g），大贝母三钱（9g），瓜蒌皮三钱（9g），粉丹皮二钱（6g），生蛤粉四钱（12g），光杏仁二钱（6g），天花粉四钱（12g），淡芩钱半（5g），鲜梨一只。

此方治秋燥咳嗽，发热等症。如燥之重者，则元参、麦冬、芦根均可加用。更令其日食鲜梨数枚。

邻居朱某，八月中痰臭，不可向迩。咳嗽，形日瘦。余曰，此秋燥症也，并非肺痈。因燥气灼肺，而肺如草之萎，故痰秽臭也。速啖鸭梨，且须多啖。彼初不甚渴，而日啖数十枚。日则越啖越渴。服近月，大便始润，而臭痰咳嗽亦愈。余去夏因诊务稍忙，以霍乱症之盛也，乃日饮烧酒一杯，香烟数十支。肺金暗耗，至八月忽而痰中夹血。因余素质痰多，日必咯痰数十口也。时方草拟霍乱心得一书，乃辍笔食梨，月余始瘥。盖肺气先伤，复感燥气也。

论时痢

痢疾古称滞下，以其欲下不下而言也。而古之所谓利下者，即今之所谓泄泻者是也。痢症盛行之年，沿门阖户，所患者皆是类，能传染，所谓疫痢是也。有下白黏如鱼脑状者，有夹血者，有纯血者。古人谓，伤于气者白多，伤于血者赤多。而纯血者，热毒更甚也。少腹坠痛，甚则脱肛。日数十行，剧者几不能离圊。发热，亦有壮热者。泛恶，亦有呕吐者，汤饮妨碍者。此则已成噤口痢矣。为时痢中所忌也。古今治法，有用升提者，有用健脾化湿者，有用分利小溲者。以余数十年之经验，仲圣黄芩白芍汤合白头翁汤加味主之，最为合拍。姑拟数方于后。

和荣败毒散（自制）

荆芥炭三钱（9g），黄芩炭钱半（5g），六一散四钱（12g），大腹皮三钱（9g），赤苓三钱（9g），通草八分（2.5g），煨木香五分（1.5g），白扁豆四钱（12g），白芍炭三钱（9g），银花炭三钱（9g），山楂炭三钱（9g），西秦皮三钱（9g），荷叶炭三钱（9g）。

此方治痢下初起，或白或夹红，腹痛下坠。或内热或形寒发热。令服3帖，未痊愈，再服3帖即愈矣。痢疾颇属难治，然治之得法，并无若何之危险也。唯不能速愈耳。若苔腻者，可加厚朴。如呕恶者，可加川郁金、旋覆花。若血多者，加黄柏炭。此方屡试屡效，切勿虑其白芍之太酸收也。《神农本草经》载，白芍通血结，而为腹痛之圣药，实为此方之君，而痢疾中不可少者。荆芥炭和血。黄芩清热。银花炭败毒清热，和血。六一散清暑利湿。木香、山楂，一以行气，一以导滞。古人谓，和血则便脓自止，行气则腹痛可愈。秦皮清肝热。荷叶炭和脾气而和血。大腹皮通滞气。扁豆清暑止泄痢。如有鲜藕之时，可多食鲜藕。盖藕为治痢之圣药。如能多食，虽不服药，亦可也。

余前曾患痢。因在八月中诊务正忙，颇苦之。乃节食停饮。

如饥时即食藕一段。两日即愈。

加减白头翁汤（自制）

细生地六钱（12g），西秦皮三钱（9g），白头翁三钱（9g），益元散四钱（12g），赤苓三钱（9g），银花炭四钱（12g），通草八分（2.5g），白扁豆四钱（12g），白芍炭三钱（9g），黄芩炭钱半（5g），川郁金二钱（6g），旋覆花二钱（6g），藕汁一杯。

此方治痢下经久，苔黄，作恶。脉细数。如血多者，加黄柏炭、地榆炭。如壮热，作呕甚者，加细雅连。如热毒重者，加鲜石斛、鲜生地。如痢下初起，壮热毒盛者，或用三黄汤，用生军泻之。见症治症，活泼泼地。

昔缪墅村周姓之佃伙患痢，发热炽盛，苔金黄而干。余以前方加鲜石斛、鲜生地而愈。

又该村一金姓苏北籍患血痢，所下皆纯血，日夕无度。甚则两腿足亦流注为满。余以清热为佐，化毒为主。银花，生草，人中黄，木瓜，黄柏等治之而愈。

又前年一钟溪邵姓妇，怀孕七月患赤痢，更易数医。香砂、小川朴、木香等香燥之剂，已服十余剂。痢益甚，壮热如焚，腹痛如绞。终日无宁时，嚎叫欲绝。雇舟来寓诊治。余见其舌苔焦黑，连及舌尖，毫无津液。唇燥齿板，口渴引饮。痢下赤白，日夕无度。最觉痛苦者，即其腹痛如绞。余曰，此痢下初治未得法度，毒热深入，肠胃如焚。若胎堕落，则产妇亦难保也。唯脉虽滑数，尚未至躁乱。乃与凉血清热，生津解毒，坚阴之法。以白芍炭三钱（9g），赤苓三钱（9g），鲜石斛四钱（12g），鲜生地一两（30g），益元散四钱（12g），银花炭四钱（12g），西秦皮三钱（9g），通草八分（2.5g），川郁金二钱（6g），黄芩钱半

（5g），白扁豆花钱半（5g）等，2剂。更令其蔗浆稍炖温，频服饮之。服后黑苔稍退，唯日夕尚须40~50次。而腹中仍痛，稍觉能忍耳。乃于原方去郁金、通草，加人中黄钱半（5g），黄柏炭钱半（5g），荆芥炭三钱（9g），仍服二剂。后恙势渐衰。三诊，去鲜生地、人中黄、益元散，加入元参五钱（15g），细生地一两（30g），赤芍炭二钱（9g），天花粉四钱（12g），藕节六个。服后日渐向安，痢止而胎安。惜阴液大伤，肝失涵养，且未经调理，数月后患胁症，迁延卒致不起。

夫痢症之最忌者，孕妇患也。以痢下气欲下坠，最易堕胎。设若胎落，则危者多而全者少也。故孕妇而患此者，切宜谨慎。并多服药饵，可保无虑也。又患者无智，每早服止涩之品，如鸦片之类者。殊不知兜塞暑湿之邪，变成中满者有之，变成外疡者有之。仍须通下，治其本也。

育阴清胃汤（自制）

北沙参三钱（9g），白扁豆花钱半（5g），川石斛三钱（9g），细生地四钱（12g），茯苓三钱（9g），大腹皮三钱（9g），川郁金二钱（6g），炒木香钱半（5g），炒白芍二钱（6g），西秦皮三钱（9g），野白术钱半（5g），青荷叶三钱（9g）。

此方治久痢。痢仍不瘥，胃阴已伤。舌光少苔，清热养胃，育阴健脾，诸法并进也。亦可酌加禹粮石，赤石脂以固之。

论便溏（时邪便溏）

湿热内蕴，每有大便溏泄。大抵以在五月为最多，不宜专注意于香燥、消导，亦当分其热重乎，湿重乎，以热湿之多寡而定治法。且热固阳邪，湿亦易于化燥也。如温邪而大便稍溏者，无须惊惶。此邪有出路也。不明者，妄加兜塞，流弊百出矣。又霍乱盛行之年，如遇大便洞泄，切勿忽视为普通便泻。急宜以霍乱法治之，缓恐不及救也。又有中毒而便泻者，诊察时宜注意及之。

朴香止泻汤（自制）

小川朴一钱（3g），炒泽泻三钱（9g），大腹皮三钱（9g），炒车前子三钱（9g），赤猪苓各三钱（9g），白扁豆四钱（12g），六一散三钱（9g），焦六曲三钱（9g），煨木香六分（2g），炒黄芩钱半（5g），炒银花三钱（9g），荷叶半张。

此方治暑湿内蕴。便溏泄，腹或痛，或作鸣。舌黄腻。如泛恶呕吐者，加苏叶、川郁金、旋覆花，黄芩易黄连。如壮热者，可加鲜金斗、鲜石斛之类。如腹痛甚者，加乌药二钱（6g）。最宜注意者，于霍乱症盛行之季，如遇腹鸣，便溏，切勿认为普通暑湿，急须问其腹鸣乎。如属腹鸣，则霍乱无疑也。盖腹中痛者，非真霍乱也。以此为辨。再暑湿便溏，用前方而大便已坚，须防其湿去化燥。如化燥者，照普通时邪例治之。

论疹瘖

温邪犯气，气分之邪充斥。治不得法，邪未宣泄，重者内陷，或传入血分。轻者，弥漫于经络之间。或发疹或透瘖，皆是邪热外达之象。先起于颈项胸前，遍于周身。如疹有淡红色者，有深红色者，有紫色者。皆因其热之轻重，而分出其色之深浅耳。至如白痦，孟英论之亦详，确以水晶色者为佳。凡透疹痦，并非恶候。唯热一次，每透一次。有病已愈，而尚透出疹痦者。故治不得法，颇难速愈也。治之之法，见证治证，无须顾虑其疹痦之不能透也。吾乡恶俗，于温邪初起，曰，将出痧也。厚被姜汤，以求之出。虽已在壮热，而凉物犹涓滴不敢入口。轻者重，而重者危，可胜悲矣。偶有稍进寒凉者，则群哗然曰，凉药入口，痧被遏而不能出矣。设或不起，必曰是某医凉药早投，疹未得出致死也。呜呼，聚蚊成雷，积毁销骨。医以糊口为计，其不枉道以徇人也。几希。夫夏秋天气炎热，则出痦子，此平人均如此也。春冬天气寒凉则无之。温邪温热熏蒸，向外发泄，则出疹痦，热退则愈矣。宜温宜凉，至愚者亦易明矣。余诊病时必曰，此温邪也。凉物可任病人恣饮也。疹痦之透与否，无须顾虑也。若热退正复，最为上策。不透疹痦，甚是佳征。最属错误者，一般以耳为目。粗知文理之辈，不谙医理，信口雌黄。愚民多信从之。然其自身之受祸，更为烈也。更有透斑者，亦无非血热所致。读王氏书自知也。

论冬温

冬温初起，轻者形寒发热，胸闷微咳，苔黄稍腻。宜苏杏解表散。重者壮热口渴，以芩连清里饮。大率治法与春温相似。老年人患冬温者，每不易愈。反不如夏秋之能速愈也。以上治法指普通而言，不可印定目光也。如 1943 年冬，反多伏邪症。以冬温法治之每不愈。必以清化伏邪法乃解。

论呕吐（指时邪）

时病邪热干胃，则呕吐寒热。热甚时亦作呕吐，热退则稍愈。呕吐，心胸懊侬，吐出反快，故并非恶候也。乡人无知，一见呕吐，惊惶无措。殊不知治病原有汗、吐、下三法。今人体弱多惧，此法已不复施矣。大抵卒然呕吐，脉多沉细，尺脉多伏。《难经》谓，上部有脉，下部无脉，其人当吐，不吐者死。宜注意之。如呕吐而尺脉伏者，无须惊惶也。治法以加减苏连饮投之。如呕吐已久，发热仍不退者，鲜芦根、生竹茹、鲜枇杷叶3味，煎汤饮之自愈。并以万金油搽其喉外亦佳。

加味苏连饮（自制）

苏叶二分（0.6g），橘红一钱（3g），双钩藤三钱（9g），连翘三钱（9g），川郁金二钱（6g），通草八分（2.5g），鸡苏散三钱（9g），枇杷叶三钱（9g），炒川连四分（1.2g），旋覆花三钱（9g），银花三钱（9g），生竹茹三钱（9g）。

此方治时邪呕吐。如壮热者，可加鲜石斛、鲜芦根。昔叶香岩先生治呕吐，以苏叶一分（0.3g），黄连二分（0.6g）而已。以其辛开苦降之力有独多也。而旋覆花泻下气。通草宣气机。双钩藤平肝逆而泻心火。橘皮理气逆。枇杷叶降气逆。而治热郁呕吐，竹茹亦有独长也。

呕吐症甚则汤饮不能入口，服药法亦宜注意，当频频服之。如甚者，当半匙一次。所谓服宜频，而量宜少也。

时病久延，苔绛而干。此津液不足，亦能作呕。此干呕也，当以生津法。如麦冬、元参、芦根、绿梅花等类。

亦有素有郁火，气不条达，复感外邪而作呕者。朱砂拌灯心，或青黛拌灯心亦可。

时症之呃噎嗳气，无非邪热上冲，而或挟肝气上逆所致，治当前法。世人不察，不知有寒热之别。一见呃逆，即曰此冷呃忒也，已临绝境矣。世医懵懵，亦认为胃之寒冷所致。丁香、柿蒂，随意乱治。呜呼，病本不绝，医反成绝矣。夫宇宙间一切万事万物，有阴有阳，即有寒有热也。如天气之有严冬，有炎夏。呃噎有寒证，亦有热证。此种常识，懵然不知。诚不知何所恃而为医也。

论腹痛（指时邪）

时病腹痛，约分热重、湿重、中毒数种。唯不论何因，皆属气道阻痹所致。盖通则不痛，不通则痛也。热重者，于清热之中略佐木香、乌药之类。如湿郁腹痛，痛如刀割，呕吐，亦发热，则以自制苍防渗湿汤治之。如因中毒而腹痛者，当究所中何毒而治之。解毒宣气，不可少也。

余昔治一东张家塘钱某之妻患痔疾。误信单方，服斑蝥数枚。于是少腹绞痛，痛甚厥逆，日必数作。胸闷泛恶，苔干黄而糙，毫无津液。脉来两手细丝。余初不知其为中斑蝥毒也。一再思维，证脉苔色，均不合符。言系中毒使然。

昔年治胥家塘华姓之媳，与此颇雷同也。因拟清热解毒，宣气通络法。飞滑石四钱（12g），通草五分（1.5g），川郁金三钱（9g），大贝母三钱（9g），朱茯苓三钱（9g），人中黄一钱（3g），金银花、天花粉各四钱（12g），金石斛四钱（12g），双钩藤三钱（9g），橘红一钱（3g），黑山栀皮钱半（5g），京菖蒲一钱（3g），枇杷叶三钱（9g）。因告病家曰，此症颇恶，或系中毒。病者省悟曰，曾服斑蝥，得毋中斑蝥毒乎。余喜曰，是矣。服2剂，恙大痊，调理而愈。

又孟英先生曰，卒然腹痛，或四肢见厥，多中毒症。服玉枢丹最良。亦不可不知也。

苍防渗湿汤（自制）

生苍术二钱（6g），晚蚕沙三钱（9g），大腹皮三钱（9g），炒银花三钱（9g），赤苓三钱（9g），姜半夏二钱（6g），广木香六分（2g），乌药二钱（6g），炒防风二钱（6g），飞滑石四钱（12g），旋覆花三钱（9g），焦六曲三钱（9g），青荷叶半张。

此治湿郁腹痛之症。服后腹痛止，内热不楚者。以清化法，调理之。

论瘟毒

瘟毒症，即大头瘟，蝦蟆瘟是也。其症头红肿，光亮而焮痛。身热，大便坚。冬春之时居多，宜内外治同时并进。内服如普济消毒饮加减之。外治法如丝瓜叶汁、甘露根汁，或以黄连、黄柏、大黄、青黛、薄荷、冰片等末调敷之。

时病调理

药以治病，非以养命。《经》云，大毒治病，十去其六，谷肉果蔬，食养尽之。无使过之。盖病退则正渐复，正复而神自充矣。故调理可也，不调理亦可也。唯病后如兵后，当视其病之见症而定之。亦未可一概论也。大体论之，炎威之后，壮热之余，肺胃之津液暗耗，脾经之健运失常。肺宜清肃，胃宜甘凉，而脾则宜温运。故治之之法，首当察其邪已清乎。否则留之之患，堪虞也。如邪已清，当视其肺液耗乎，抑胃阴伤乎，抑脾运不健乎。浪投香燥，漫进温补，则未为计之得也。反不如不调理之为愈矣。略备数法于后，以示梗概。

清肃饮（自制）

青蒿梗三钱（9g），连翘心三钱（9g），益元散三钱（9g），省头草三钱（9g），赤苓三钱（9g），大贝母三钱（9g），绿梅花六分（2g），橘红一钱（3g），川萆薢四钱（12g），川郁金二钱（6g），桑叶三钱（9g），香稻叶20片。

此方治温邪大势已退，余波未楚。或微咳，或不咳，或午后尚有微寒。内热，脉带数，苔微黄或稍干。此余邪逗留，肺胃之肃降失司也。以清养肺胃而肃气机，兼清余邪。如香白薇，滁菊，双钩藤，生竹茹，枇杷叶均可按证加易之。

清养饮（自制）

北沙参三钱（9g），野白术钱半（5g），省头草二钱（6g），陈皮一钱（3g），茯苓三钱（9g），川石斛三钱（9g），大贝母三钱（9g），炒白芍钱半（5g），生薏仁四钱（12g），炙内金钱半（5g），冬瓜子三钱（9g），合欢皮三钱（9g）。

此方治时邪已净，肺胃之阴液未充，胃呆纳少。若浪投香燥，则胃津有暗耗之虞。故以此清肺和胃，培补法也。

健脾和中汤（自制）

广藿梗二钱（6g），陈皮一钱（3g），姜半夏二钱（6g），冬瓜子三钱（9g），茯苓三钱（9g），焦六曲三钱（9g），大腹皮三钱（9g），焦薏仁四钱（12g），炙内金二钱（6g），扁豆衣三钱（9g），省头草二钱（6g），荷叶半张。

此方治时病后，食入不运，胸腹不舒，面黄脉滞，少苔。此病后脾运失司也。如木香，砂仁，生姜等亦可酌用之。但须视其邪已退净，可进香燥者。切勿滥用之。

时病肿胀论

温疟早截，或时邪治不得法，或时邪退而未楚，脾运复伤，皆能肿胀。或中脘饱胀，板硬。或少腹绷胀，或周身水肿。其因皆属邪留未净，气道阻痹。脾土暗耗，健运失司。与肾阳衰微之水肿，大相径庭。大致舌有黄腻苔，脉无定象。治法宜清化余邪，宣通气机，开泄阻痹，健脾化湿。须具轻宣灵通之品，既不可过于寒凉，复不宜过于温热，须寒热温凉并用之。如丹溪小温中丸等类。治之得法，日渐向愈。治不得法，多有危者。有心得，有悟心，天资敏慧，而又经验丰富者，方足以语此。呜呼，难矣哉。

三焦分消饮（自制）

小川朴钱半（5g），通草八分（2.5g），飞滑石四钱（12g），冬瓜子四钱（12g），连皮苓五钱（15g），焦六曲三钱（9g），大腹皮三钱（9g），黑山栀皮八分（2.5g），光杏仁三钱（9g），陈皮钱半（5g），省头草二钱（6g），荷叶（编者注：手稿无剂量记载。先生临证习用荷叶10g）。

此方治温疟早截，邪遏未楚，或时病后余邪逗留，脾气受劫，而少腹作胀。甚则浮肿，舌苔微黄。如厚黄而余邪尚炽者，可少加炒川连投之。须连服十余剂，或数十剂不等，亦有服数剂即愈者。如热已去而湿甚，可加焦苍术，或与炒知母同用之。香燥之品，如木香，砂仁等为最忌耳。

宣中汤（自制）

光杏仁三钱（9g），飞滑石四钱（12g），大贝母三钱（9g），川郁金二钱（6g），连皮苓五钱（15g），旋覆花三钱（9g），小川朴一钱（3g），大腹皮三钱（9g），枳实六分（2g），橘红一钱（3g），通草八分（2.5g），枇杷叶三钱（9g）。

此方治中脘饱胀，由时邪后所致。邪郁中焦，气道窒滞。当宣其气，轻清化其邪。

前曾治一胥家塘胥林某，三疟经久未愈。于秋季忽发热无楚时。苔黄而干，面足水肿，少腹亦胀。此疟久元正固衰，而内伏之邪，亦未楚也。脉有劲数之象可征也，以香白薇四钱（12g），连皮苓五钱（15g），黑山栀皮一钱（3g），省头草二钱（6g），小川朴一钱（3g），炒川连四分（1.2g），飞滑石四钱（12g），炒知母二钱（6g），焦六曲三钱（9g），通草八分（2.5g），金石斛四钱（12g），生薏仁五钱（15g），陈皮一钱（3g）。3剂，各恙均退。

更方数剂，三疟亦愈。前方浅肤者见之似属杂乱，而不知有至理存焉，且深得组织之妙谛也。小川朴与川连合用，知母与六曲并方，且列入金石斛，故见效颇速也。

论妇人感邪

古人谓，妇女之病除胎产经漏之外，与男子同。于外感也，亦然。胎前感邪，如寒战，则胎摇震而落。如热炽，则胎被热煎迫而落。如痢疾腹中坠痛，气往下注，最易坠胎。治法见病治病可也。病去则胎自安，理固显然。有坠胎后而恙顿去者，亦有坠胎后而恙势转剧者。若是，危莫甚矣。胎前禁忌，第须避去破血动胎，及香窜之品可矣。古人谓，面青母死，舌青者子死。面舌均青者，子母均死。如胎已死于腹中，则开宗明义，当以下死胎为第一也。若夫产后，其义颇广。最紧要者，急则治其标，缓则治其本，二语而已。明乎此，思过半矣。

夫产后之病，有由产前传来者，有产后新感者，有既以感邪而复停瘀，腹痛者。有瘀已净，腹不痛而仅有外邪者。世人不察，谬执产后宜温之说，宁服温热以致不救。稍有明理之医，见病而治病，则众楚交咻，英雄终无用武之地，不胜浩叹。洄溪先生曰，产后血脱，气血沸腾，孤阳独狂，虽石膏、犀角亦不禁用。且热退则瘀血自行，热留则瘀被邪热煎熬。如饴糖然，反不易下也。世俗更有一种谬说，谓产后多服寒凉，不能生孕。诚实狂谬。夫药所以治病也，有病则病当之，其不生孕者，自有其本身之病理在焉，与产后何尤。

余昔治一运村东面陆某之妻，春间患瘟闭症。曾服雪水二大瓮。今则子女七八人矣。产后患感服凉药而愈者，不胜枚举。第用药切勿凝滞，取宜中灵活之品可也。如荆芥炭，桑叶，大贝母，银花，炒丹皮，橘红，鸡苏散，淡芩，连翘，青蒿，白薇，山栀，双钩藤，竹茹，枇杷叶，郁金。如热稍重，则鲜斛、川连等。如腹中微痛，瘀血未净，可少佐炒赤芍、木香、西血珀等。总之，量体裁衣，见症用药，勿胶着而已。

若小产后感邪，较为危险。若用打胎法而小产者，在夏秋时病盛行之时，危险万分，十中难愈二三。盖既已胎下，复感新邪。见症寒热大作，寒则战振，床第为之动摇。热则昏蒸，不省人事。寒已即热，热罢复寒，有日作 6~7 次者。人非铁石，其何以堪。室女寡妇为满足生理上之需要，于是踰垣相从，桑中幽会，珠露暗结。惧腹之胀大，人言之可畏，投子宫以毒品，母子两亡。伤心害理，有如是哉。余昔治一陈姓寡妾，打胎后寒热大作，以桂枝、知母、炒黄芩、西血珀、益元散、炒丹皮、银花等而愈。夫产后忌香窜，宜淡渗。常症且然，况时感也耶。

孩稚患感论

小儿之病，仅时邪与停滞二大类而已，以其并无七情六欲之扰其天真也。兹所论者，仅属时邪。唯往往有外感新邪，内停积滞交并而病者。小儿阴气未足，纯阳之体。其化燥也，自属易易。动风痉厥，意中事耳。又脾胃未健，后天未充。其腹绷停滞也，亦易于是。慢脾疳积，交至杂来矣。见其停滞也，消导健运之。见其感邪也，量其热之轻重而清化之。感邪而复兼停滞也，审其孰重孰轻，孰先孰后，孰急孰缓，或并治之，或分治之。切勿治此碍彼，治彼碍此，致一病未愈，一病又起。

又小儿服药不易，可以不用苦药者，避之为是。吾郡晚近陋俗，于小儿不论何症，病家必索丸药，虽付重金不惜也。煎药可不服，而丸药则不可少也。医以迎合病家心意为宗旨，不论何症，亦概以丸散。既得重谢又称专家，一举两得，亦何乐而不为也。噫，吾不忍言之矣。夫有是病即用是药，小儿至痉厥动风，窍隧阻痹，以至宝丹或牛黄丸，清邪宣窍，通络。暂用之，以开阻痹可也。亦必须进以煎剂，方克有济。如感症初起竟投香窜，则病邪内陷，如油入面，莫之能出矣。无病生病，可哀也矣。无如世俗不肯信也，有丸药者为良医，为专科。呜呼，此谁不能之，特不肯为耳。余行医数十年，从不愿为昧良欺心之事。宜用丸散者，载之方笺，由药司配之。不宜丸散者，竟拟一方。令其诊金之多寡不问也，人之誉毁勿计也，如是而已。呜呼，世人心目中一庸医而已。夫我行我道，不屑问也。

论玉枢丹

香岩先生论玉枢丹，谓系仙人所制，有不可思议之功效。信然。然辟秽解毒，清热化湿，兼治疟邪。通窍开痹，均为其独有之功能。比苏合香丸而不燥，比至宝、紫血而中和，诚一路福星也。中毒而卒然腹中绞痛者，用之以解毒。瘟温神呆，口噤者，用之以通窍宣闭。卒中秽恶者，用之以祛秽避恶。和入疫疠方中，能治疫邪。霍乱盛行之时，常服之能免传染。昔徐氏大椿医案中，一妇人为邪鬼所祟，令服玉枢丹则邪鬼远走逃避，其功实难尽述及也。温邪初起，寒已即热，热罢复寒，或内发热而外形寒，于清气化邪汤剂中，令先服玉枢丹，无不药到病除。而疟邪用之，功效尤捷。新汤头歌诀中称其为治疟之特效，此先得我见者也。奈何今之医者，专以治幼科便泄。大材小用，良将湮没。故特表而出之。

论疡症患感

外疡治法不一，用药因症而殊。兹所论者，既患疡症，复感邪热也。夫疡未溃而感邪者，则清邪之中寓以发散软坚之法。若疡已溃而感邪者，则清邪解表和胃为要。盖人以胃气为本，胃气不败，恙自渐退也。治法当以甘寒为主，苦寒损胃，宜斟酌用之。如遇不得已时，必须进苦寒者，亦须与甘凉之品相兼用之，方不伤胃也。

时邪杂论（论神昏）

温邪之谵语者有数故焉。一曰热入心包也。夫心为君主之官，心不受邪，受邪则死矣。胞络代心行事，若热入心包，则主宰失职，故昏迷而谵语也。一曰阳明胃家热炽也。夫胃为五脏六腑之海，亦司神明焉。试观饮酒者必醉，醉而智觉失焉。此酒饮于胃，非饮于心也。又饱食及多食油腻，亦觉神倦昏瞀，此亦入于胃而非入于心也。故阳明胃经热极亦昏迷也。一曰阳明大肠实也。肠结燥矢，腑气失降也。一曰湿浊蒙闭清阳也。夫湿浊为无形之邪，最易蒙蔽清阳。清阳失聪，如君主之被群小蒙蔽，朝纲不振，政令不行也。一曰肝风之妄动也。夫热生火，火生风。邪风引动肝风，鸱张莫制。且肝为将军之官，将军跋扈，不受王命，虽欲神清不可得矣。

夫治热入心包者，当清其热，凉其心。通于窍络，宣其阻痹。如牛黄丸，至宝丹，玉枢丹等类是也。治阳明胃热者，清其胃，泄其热。如白虎汤是也。治夫肠实热，通其腑而下夺之。如三承气等法是也。治湿浊之蒙蔽清阳，当化其湿，祛其浊。如苍术白虎加菖蒲、省头草、郁金等类是也。治肝风之妄动者，当平其肝风，清其邪热。如羚羊角散，珍珠母汤等类是也。更有邪热结胸，心胸郁闷，阻塞气机而神昏者。当以大小陷胸汤治之。至于痰厥、食厥、气厥、受惊神漓，种种诸神昏，列入杂病类。兹不具赘。

论冬月之正伤寒

古人谓冬月感寒而即病者，谓之正伤寒。又叶氏谓，江南地卑气温，伤寒少而温病多。于是古方时方形成二大派，不研究学术而作无谓之攻讦矣。其实均误也。有伤寒之见症，即以伤寒法治之，有温病之见症，即以温病法治之。

夫伤寒也，固由伤于寒而发之。夫温病也，由于伤于寒，郁而化热者，亦复不少。特西北风高地寒，寒气凛冽，其伤于寒也重。故麻、桂等法宜之。江南气温多湿，体质弱而蕴热多。其伤于寒之轻者，虽伤于寒而里热复盛，于是寒为热化矣。故轻剂辛凉解肌。而剧者亦只需苏杏散加橘红、秦艽等解表而已。用麻、桂者，反占少数也。

因地制宜，其或然欤。愿以质之高明，以为然否。

时邪之耳聋

肾开窍于耳，故耳鸣，耳聋者，由肾水之不足，或肾气之不纳，或肝阳之上逆也。然此系杂症而然也。时邪之耳聋则不然。盖温邪上犯，先犯肺金。肺受热刑，清肃失行。而肺之结穴在耳中，名茏葱。孟英王氏论之详矣。故时邪之耳聋由于肺受灼也。

化其邪，清其肺，不治耳而耳自愈矣。又时邪久延，肺固被灼而肾水亦亏。亦有耳聋，耳鸣等症。清其余邪，肃其肺金，滋其肾水可矣。若用劫药治之，是揠苗助长也。遗祸必烈。

论汗解

时邪初起，邪当在表。得汗则邪气外泄，邪既泄而热自已也。古人汗、吐、下三法，乃邪在上者吐之，在下者泻之，在表者汗之。汗固泄热之良法也。唯汗之一法，亦有常度，有定则，非可以一概论也。夫久病阴亏，及邪已传里，若再妄汗，是竭泽而渔。汗多亡阴，可戒也。四肢厥冷，脉沉而细，上吐下泻之症，汗多厥脱，危在顷刻，尚可再汗乎。喘咳痰涌，及小儿肺喘等症，有汗者凶。止之不暇，敢妄泄乎。昔薛生白先生《温热赘言》谓，通阳不在温，而在利小便。救阴不在血，而在津与汗。故有宜发汗者，有宜止汗者。天下万事万物，有正有反，未可一概论之也。故用麻黄等汤者，邪在表也。用黄龙增液等汤者，病久邪已传里，而津液不足也。且发汗之法，亦未可泥执于辛温一途也。有辛温法，有辛凉法，有甘寒法。用辛温者，伤寒邪尚在表，以辛温直泄在表之邪也。用辛凉、温热之邪在表，用辛凉以解肌表之邪也。用甘寒者，即阴液亏损不能蒸汗，如釜中无水，不能蒸气而润也。用大剂甘寒以生津，而得战汗而解者是也。世人不察，不问病情，强欲发汗。夫汗之一法，医岂不知，何用絮絮者哉。而医者亦不明真相，柴、葛、荆、防一概乱投，不胜浩叹。又宜以汗解之证，既与汗解药，而病者服药当风，汗何由出。故桂枝汤下注云，服后宜食稀粥，稍温覆。此助汗之妙谛也。余每易患间疟，于热退之时，辄拥被而坐，食稀粥两碗，汗出如雨而病解矣。此虽小道，医病二家均不可不知也。

论结胸

邪热在表而反下之，邪陷于里而成结胸证。大、小陷胸汤及五泻心汤等，量其轻重而投之可也。前贤论之已详，何须多赘。唯以余之经验，每有热愈重而胸愈闷者，热退则胸舒矣。若以此误认为结胸证，实属错误。只须清其邪热，佐以宣畅之品可耳。今之医者见其胸闷也，而以香燥辛温之品，快利之。愈进而胸愈闷矣。盖热邪充斥，气机阻痹。大气之流行失于常度，故觉闷也。故治病当知其源，方不误事。

再论深秋伏邪

时病发于夏末初秋者易愈，发于深秋者较难愈。如深秋之伏邪，午后微寒发热，有类疟邪。脉劲数，苔不甚黄。此等症危者固少，但不易速愈。当清泄里邪。如香青蒿，知母，玉泉散，焦六曲，连翘，银花，通草，黑山栀，橘红，淡芩，菖蒲等。用橘红、焦神曲者，所以监石膏之寒凉也。如热转重，亦可加鲜斗等治之。如寒重者，可稍加桂枝以解肌表之新邪。

妇人肠瘀

妇人腹痛，最要注意其痛在何处。若痛在腹角，手按之而痛益甚者，此非普通腹痛证也，名曰肠瘀。此瘀血夹痰，流注肠角所致。大便必燥结，或内热，或胸闷，或作恶。甚则足不能屈伸，由肠瘀而渐成肠痈矣。误认为寒湿而用温暖之药，祸不旋踵。当祛其瘀，润其肠，通其络。今拟大法于后。

加味五仁汤（自制）

归尾二钱（6g），瓜蒌仁四钱（12g），炙甲片钱半（5g），制军二钱（6g），赤芍二钱（6g），火麻仁四钱（12g），炒红花四分（1.2g），陈皮一钱（3g），桃仁钱半（5g），郁李仁五钱（15g），煅牡蛎五钱（15g），两头尖14粒。

古人于肠痈一症，原有桃仁丹皮汤一法，功效甚捷。唯丹皮性流窜，恐其于作恶有关，故去之。如恶甚者，去归尾，加郁金、旋覆花、枇杷叶。如便坚之甚者，制军可易生军。如大贝，降香，木香，川石斛，黑山栀皮均可斟酌用之。

述瘟疫及治案四则

甲申春正月（1944年）余至南宅送大姑丈之丧。与该地老友同道顾、潘两君晤谈。顾、潘两君述及发现一种急症，头痛项强，目红瘛疭。死亡在旦夕之间。余询以所用何药，作何证处治。顾云此肺热也。须以清肺降火剂治之。余笑而腹非之。2月初，杨地附近亦见此症，唯尚未甚也。至2月底及3月中，此症盛行，大有沿门按户之险。发作卒然，每饱啖饭数碗，忽然而作者。而其死亡之速，与症势之恶，较霍乱由过之无不及。其症状大概先形寒，后发热，或重则寒战。大抵寒愈重者证愈剧。即头痛或如劈，亦有头不痛而见昏晕之状者。即呕吐或泛恶，所吐之水每多金黄色。亦有不吐者，亦系少数。而项强肢麻，项强重则角弓反张，肢麻甚则瘛疭。两目由微红而变深红色。舌苔则因时间短促，犹未及化。每白色或微黄色，此不足凭也。脉象每多劲数而左大于右。亦有大便溏泄者。此种症状，大致相同。最恶与死亡最速者，即形寒或寒战之后，并不发热，脉渐沉细，皮肤渐呈紫黑，神识昏沉，酣睡不醒。见此者，每多不及救。治之之法，为宣窍通络，清热平肝，解毒逐秽。如玉枢丹、紫雪丹、至宝丹之类，是宣其窍，通其络，逐其秽也。如石决明、珍珠母、青龙齿等，是平其肝，息其风也。如人中黄、银花、紫草、鲜斗、玳瑁等，是解其毒，清其胃热也。石膏则直泄阳明之热，唯脉大或劲数者宜之。如脉沉细而弱者，须忌之也。黄连亦为清火解毒之品。山栀则直泄三焦之火。天竺黄化痰热而宣窍。双钩藤平肝风，清心火，而兼通络也。菖蒲宣窍通神明，兼能逐秽。他如生铁落之重镇，夏枯草之平肝，金汁之清热解毒，均可随症酌用。考之古人，明崇祯年间张李作乱，死亡载道。旱灾数年，饿殍满途，是症盛行。王孟英先生曾言，北京城有20余门，每门每日出棺木千余。具足征当时疫症之甚矣。

夫治疫大家当推余师愚、吴又可二人。余氏每以大剂犀、羚，是固治法之平善者。唯今药价昂贵，羚羊角每分须八百元矣。照余氏方，非数万元不办。值兹夭魔遍地，人民血汗搜刮殆尽。如此巨金，富有者亦不办也，况其下乎。虽有良法，莫之用也。只能以重剂石决明，珍珠母等代替之矣。不胜浩叹。若吴氏则重用石膏、大黄，有每剂用至八两（240g），一人有用数十斤者。以石膏清其淫热，大黄通其腑，涤其垢，则火自平也。法虽优良，唯民俗已不古矣。病家一见便溏，惊惶万分。若投以大黄，必不敢服也。是以，于疫症而用大黄者，竟绝无而仅有矣。亦一叹也。昔张子和治病，原为汗、吐、下三法。今则下法偶或用之，吐法亦绝迹矣。不论表里、三焦，而唯以汗法应之。不徒无功，反能偾事。医病两家应负其责。

愧自幼读医籍，弱冠时从孟河巢渭芳夫子游。夫子深得徵君马培之先生之衣钵。唯疫症不常有，于学习期中，愧未曾见。读《瘟疫论》及《温病条辨》诸书，只知霍乱症之谓瘟疫。幼时识见之小，可发一噱。及1930年春，此症始甚。唯大不若今春之猖獗也。当时见症，每口噤动风，瘛疭头痛。诸症与今年大略相同。故见症虽恶，尚能迁延1~2日。并不若今春之酣睡昏沉，仅数小时之久也。1930年至今已十有五载矣。慨自1937年事变卒起，血流成渠，民无宁日。至1938年，霍乱大盛。1942年，霍乱更盛。既苦于兵，复苦于病。呼天抢地，而天地不应也。天生斯民，胡为乎如斯之苛也。言念及此，泪沾襟矣。又此症剧时，每口噤不能服药。即入口，亦每吐出。虽灌以至宝、紫血等类，每有虽鞭之长，不及马腹之苦。疫症之脉，可凭而不可凭也。霍乱症亦然。古人谓凭证不凭脉是矣。

案一

斜对门黄姓之妻，患疫最早。头痛如劈，项强，顾盼不利。寒热时作，皮肤变紫色。苔仅微黄，而脉左大于右。先投以至宝丹3粒，玉枢丹五分（1.5g）。处方以大剂清热平肝，通络解毒。令其一夜尽剂，复恣饮雪水5大罐。明晨视之，诸恙均退矣。午后仍然微寒发热，唯不若昨日之剧矣。原方减小其剂，竟渐愈。唯以药价太昂，日服雪水数碗，或淡竹叶水冷饮。如是者经数月。足征疫疠热郁之甚矣。

案二

邵家村邵某之媳，于三月初夜半患此，寒甚重。余适至其西邻诊病，因延诊焉。气颇粗，皮灰色，指甲见紫色。余颇危之。急以玳瑁四钱（12g），川郁金三钱（9g），紫草钱半（5g），雅连五分（1.5g），珍珠母一两（30g），黑山栀三钱（9g），银花一两（30g），生石决（30g）一两，人中黄钱半（5g），天竺黄钱半（5g），鲜金斗六钱（12g），京菖蒲钱半（5g），至宝丹1粒。越数日问之，竟霍然矣。此症未可石膏者，以脉见沉滞也。

案三

朱某，三月初先由咽喉微痛，继而头痛作恶，见疫症诸症状。余以治疫法加入清咽利喉之品，恙不见退。将晚复诊，乃以大剂治疠之法治之，明晨大安。因早晨食粥一大碗，恙复剧。余适出诊未返，乃由西法注射药水，恙虽定而头痛如劈，呼号无宁。时其祖母以为不救，泣邀决其生死焉。余脉之见劲数，因笑曰，淫热未平，肝风鸱张，无碍也。乃以青龙齿一两（30g），川郁金三钱（9g），生石膏一两半（45g），银花一两（30g），雅连四分（1.2g），人中黄钱半（5g），天竺黄钱半（5g），珍珠母一两（30g），生石决二两（60g），鲜金斗六钱（12g），双钩藤三钱（9g），生铁落一两（30g），以夏枯草一两（30g）煎汤代水，服之竟愈。

案四

许家塘刘某之女，归宁在家患疫。刘某以为疟也，半日而卒。其子16岁，亦染焉。气粗，面色紫黑。余知其毒热之深闭络道也。心颇危之。急予紫草钱半（5g），生石膏二两（60g），生石决二两（60g），青龙齿一两（30g），鲜金斗六钱（20g），银花一两（30g），雅连四分（1.2g），人中黄钱半（5g），天竺黄钱半（5g），珍珠母一两（30g），双钩藤三钱（9g），京菖蒲一钱（3g），紫雪丹八分（2.5g）。限其1夜服毕，竟愈。

頭眩暈、頭旋、頭重。
眩者旋也，暈者轉也，暈亦作運，是古
兩意思，其證皆頭重，似是而非。眩暈者
天地旋轉，天翻地覆，伏枕不能起動，
怕光，不敢張開，重則嘔吐耳鳴，
嘔，大便或干而艰，亦有四肢發麻，經近
來說，高血壓每有之，但血壓不高的亦
致病之因亦不一。《內經》病機中：諸風掉眩，
屬於肝，所以又說是肝風，肝主風，主動，頂
巔之上，惟風可到，樹欲靜而風不寧也。則何
聞，大朱丹溪主痰，李東垣辟之，而又說是清陽
不升，正絡下陷，有人又說血虛，血虛則生風。

何種舌苔，何種顏色，甚于西充津，二陳當禁用，
以其性溫而燥也。治舌質或紅或絳，光亮無津者，
不特辛溫禁用，就是苦寒之品如連芩、淡
滲之品如澤瀉、通草等，都在禁用之例。若苦
恐化以燥，淡滲亦傷陰，又宜大劑甘寒育陰
生津法，所謂增液湯、玉女煎、犀羚
之類。但犀羚既缺又貴，非農民所宜，農村中
鮮蘆根、鮮淡竹葉，都是好藥，大劑煎服，有良
效。西西瓜翠衣、鮮梨、荸薺亦是好藥，可大胆嘗試之。
此種病症是少數，不是多數。
血虛而眩暈者有之，亦是少數。脈多細軟，苔多
正潤，此等純虛證，往往愈治愈虛。我意治一宜照

朱彦彬先生手迹·外感证治漫话

外感証治漫話

春溫

武進朱彥彬

立春後的溫熱病，名曰春溫。前師葉香岩先生以及吳鞠通諸前輩名医，有时亦謂春邪。所謂邪是不正之氣，亦如暑邪、秋邪、冬邪等等。斯时天氣由冬令开户，寒尚未全除，因而春溫症与暑溫、秋溫在病机上、治療上有时相同，有时并不相同，且各有其特征，即在病机上转上。先是恶寒发热，骨節楚痛，或有胸闷，或有呕吐、胸闷；後恶寒渐罢，發熱渐重，以至不寒但熱，唇焦齿燥，下表亦有神昏痙厥。在辨証論治上，既有衛氣營血，亦有三焦，有时还参酌六經，而以衛氣營血辨証为主。吳鞠通的《溫病條辨》，是三焦辨証法，是以症来分上焦症、中焦症、下焦症。在思想辨証方法上，是很混肴，是以很为依據。王孟英輯《溫熱經緯》一書，集葉薛陳等各家學説，分

……营血。然衛之後方言氣，營之後方言血，是以……来划分病熱的淺深，在辨証上是横的看法……依據。吳之論是上下傳變，故名之縱。王之論……之傳變，故名之横。其實上下表里都有牽……截然分开，一刀切断，因而辨証論治上既要……亦应有側重点。为春季的溫熱病，風溫症……辨証为主，而春溫症又以衛氣營血为主，已於張……論》。其法是以六經辨証，其實是三焦辨証結合……証的綜合辨証法，亦不过以六經之名冠其首而……何乃躬，既有相互影响，亦有相互关連，既有原……其他性，应作如斯觀。

……氣、營血，既是程度輕重之不同，亦是傳變淺深之分别。一般言之，統称表里，在表症中多是衛氣之分，在里之症中是有營血之别，但多有氣血兩燔者，由氣入榮（營）那就

本草漫話

武進縣朱彦彬 是年七十又二歲

祖国医学的辨证论治，是言各个不同的具体情况，辨证地採取各个不同的具体措施，亦即根据客观实际，实事求是，有的放矢，在整体上来说，有一个理、法、方、药，这理、法、方、药四个方面，分开来各个都须辨证，併对来还可以综合性辨证，又不可分开的，是在实践中不断上升检验，并不断总结经验，把理论和实践结合起来。

理者，生理、病理也，法是治法，方是方剂，药是具体药味。有关理法，我在前作《医学漫谈》中有所论及，关于方剂，古人成方众多，如《伤寒论》《伤寒》方、《金匮》的什病方，湿热病的方剂等等。但古人立方，亦只能作为规矩，作为理论原则上的指导，具体应用，又为根据客观实际，此即所谓既有原则性，又有灵活性。孟轲曾谓：梓匠轮舆，能使人规矩，不能使……的有用全方者，亦有加减者，有几方合併者，其意亦不泥於具体药味者，更有自立……凡此种种，不一而足。历代古人，多创新方，不……今人胜于古人，古人多为今用，古人能为之，……浪推前浪，我们何独不能为之。钻入古人圈……跳出古人圈子之外。总的一条，不能脱离……际，不能违背实事求是，如此……岂有他

朱彦彬先生手迹·医道漫话

治病首辨六经，而六经必循行，即经络学说。在外感有六经辨证外，有三焦辨证，及卫气营血辨证；在内伤以经络学说来辨证，亦很重要，而世人每多忽之。如胸痛，是肺脉循于胸中，当治肺，而今人肺胃不分，误用辛温香燥胃药，无怪屡治而痛愈甚。又如阴道诸病，每与厥阴肝经有关，厥阴之脉绕阴器也。如此之类，不一而足。然针灸医生每言循经治疗，虽非针灸，医理则同。

诊治育龄妇女，凡涉及破血堕胎药，必先询问清月经时期，以此了解是否怀孕。孕脉固可知之，但亦有时可凭，有时不可凭，其可凭者常也，其不可凭者变也。诊务繁忙，对孕脉难免有疏忽之处，如不知其有孕，误投破血损胎药物，不特误人性命，且亦贻笑大方。《内经》有云：有故无殒，亦无殒也。在有孕时免损胎药物，如《内经》之言，只是在危急存亡之际不得不用，亦具有保母舍婴之意。

身体而要有几种疾患，如肝病、心病、胃病而要有主次之偏，治中应权衡孰为轻重主次，有先后[illegible]，其因者亦有多种病，先有不同的因，其有可以[illegible]，亦有必须分治者，有治此碍彼、治彼碍此之[illegible]，于一般论也。权衡[illegible]，掌握打先打后，把握之[illegible]。敌方张（如敌人）敌进我退时，须分别做到病情已衰，即追剿邪于其正气的相持阶段，然后进攻，追剿敌退我追阶段，指挥战争与辨证论治之一致。

自注：此所谓用药如用兵，亦所谓不为良相，即为良医，医相同理。

近来西医说有一种冠心病，就是风气痹喉，此未皆无心悸也。以一方一药而统治之，如长期服用苏合

朱彦彬先生手迹·《黄帝内经素问》心得

不但此也，诸如地理环境、地理位置、山脉河流、土壤等等，本书中也论述不少。为什么呢？这是因为天下任何事物，都是相互联系、相互影响。在社会背景、社会生活，即历史条件，亦与疾病息息相关。而历代医家的医学思想，亦与之有关。如东汉后汉的张仲景著《伤寒论》也在金元时代

分析辨证，以及动态变化来观察一切事物的发生、发展与变化等等。此则要作研究，本内经纠正补充。

三、天人合一问题。

天人合一者，是言疾病的产生及其发展与变化，是有外部条件、内部条件，这就是医学三因（包括不内外因）。外感六淫的风寒暑湿燥火、内伤情的喜怒忧思悲恐惊、是外部条件和内部条件

贯通之。佐以临证之经验，得心应手立也。况有祇求心之所安，不向报之厚，习医者书之谈，遗泽后世。今之医者，则不然之乎？是也不难由此之意义，鲁鱼亥豕，满目错误，出于圣贤之经传，以及手上书，入宫商角徵

医之目的

古之医救人也，今之医谋利也。古之学医者，先于诸子百家经史之籍，虽先圣圣贤治国平天下之道，无不熟读深研，洞悉犹有治国之志，救民之心。本范文正公不为良相，则为良医之旨，得名师传真传，埋首窗下，积数十年之苦功历代先圣先贤之医籍，无不融会而

朱彦彬先生手迹·课徒集

图书在版编目（CIP）数据

临证课徒录 / 朱彦彬著；蒋滨等整理 . —北京：
人民卫生出版社，2023.8
ISBN 978-7-117-35151-5

Ⅰ. ①临… Ⅱ. ①朱…②蒋… Ⅲ. ①中医临床－经
验－中国－现代 Ⅳ. ①R249.7

中国国家版本馆 CIP 数据核字（2023）第 148846 号

人卫智网	www.ipmph.com	医学教育、学术、考试、健康，购书智慧智能综合服务平台
人卫官网	www.pmph.com	人卫官方资讯发布平台

临证课徒录

Linzheng Ketu Lu

著　　者：朱彦彬
出版发行：人民卫生出版社（中继线 010-59780011）
地　　址：北京市朝阳区潘家园南里 19 号
邮　　编：100021
E - mail：pmph @ pmph.com
购书热线：010-59787592　010-59787584　010-65264830
印　　刷：北京华联印刷有限公司
经　　销：新华书店
开　　本：710 × 1000　1/16　印张：45.5　插页：6
字　　数：571 千字
版　　次：2023 年 8 月第 1 版
印　　次：2023 年 10 月第 1 次印刷
标准书号：ISBN 978-7-117-35151-5
定　　价：109.00 元
打击盗版举报电话：010-59787491　E-mail：WQ @ pmph.com
质量问题联系电话：010-59787234　E-mail：zhiliang @ pmph.com
数字融合服务电话：4001118166　E-mail：zengzhi @ pmph.com